"十二五"普通高等教育本科国家级规划教材

供临床、预防、基础、口腔、麻醉、影像、药学、检验、护理、法医等专业使用

医学遗传学

第5版

主　编　王培林　李　冰　孙文靖

副主编　单长民　郭　森　李　莉　刘红英　张金波　张子波

编　委　（以编写章节为序）

王培林　青岛大学
孙海明　哈尔滨医科大学
单长民　滨州医学院
郭　森　山东第一医科大学
赵宝昌　山东第一医科大学
张金波　佳木斯大学
张春斌　佳木斯大学
李　莉　山西医科大学
王　萍　山东中医药大学
李　兰　山东中医药大学
杨康鹃　延边大学
张子波　延边大学
左　伋　复旦大学
刘红英　潍坊医学院
李　冰　青岛大学
杨生玺　青海大学
张　静　延安大学
张咏莉　广东药科大学
毛建文　广东药科大学
孙文靖　哈尔滨医科大学
滕　蕾　青岛大学
任立成　海南医学院
张　喆　青岛大学

科学出版社

北　京

内 容 简 介

本教材严格遵循“医学遗传学教学大纲”的编写要求。全书编写内容17章，即：绪论、基因与人类基因组、染色体、单基因遗传病、线粒体遗传病、多基因遗传病、染色体病、遗传性免疫缺陷、出生缺陷、表观遗传学、群体遗传学、生化遗传学、药物遗传学、肿瘤遗传学和遗传病的诊断、治疗与预防。本教材是含有相应各章学习指南、习题集和多媒体课件等教学服务的融合型一体化教材。

本教材可作为高等医药院校的临床、基础、药学、中医药、优生优育科学和生殖医学等专业的本科生、研究生教材，也可作为临床医师、生殖医学、优生优育工作者和国家执业医师资格考试的参考用书。

图书在版编目（CIP）数据

医学遗传学 / 王培林，李冰，孙文靖主编. —5版. —北京：科学出版社，2023.1

“十二五”普通高等教育本科国家级规划教材

ISBN 978-7-03-074574-3

Ⅰ. ①医… Ⅱ. ①王… ②李… ③孙… Ⅲ. ①医学遗传学–高等学校–教材 Ⅳ. ①R394

中国版本图书馆CIP数据核字（2022）第256587号

责任编辑：胡治国 / 责任校对：宁辉彩
责任印制：霍　兵 / 封面设计：陈　敬

科学出版社 出版
北京东黄城根北街16号
邮政编码：100717
http://www.sciencep.com
三河市宏图印务有限公司印刷
科学出版社发行　各地新华书店经销
*
2001年8月第　一　版　开本：787×1092　1/16
2023年1月第　五　版　印张：18
2024年6月第三十印刷　字数：530 000

定价：69.80元

（如有印装质量问题，我社负责调换）

第 2 版序

医学遗传学是将遗传学原理应用于医学实践，将遗传学原理、分子生物学原理和医学实践整合在一起的新兴学科，如遗传病的诊断和治疗、家系调查分析、遗传病的基因定位和克隆、遗传病的分子遗传和致病机制、遗传咨询、基因诊断和基因治疗等，是与人类健康关系最密切的遗传学分支，也是医学教育中一门重要的基础课程。随着现代生物学和现代遗传学研究的发展，医学遗传学研究水平也得到了迅速提高。2001 年我国科学家参加的国际人类基因组测序协作组宣布完成人类基因组草图，是医学遗传学发展的里程碑。另一方面，目前发现有临床意义的遗传病已达 6000 余种，而且发病率不断提高和发病年龄不断提前，给许多家庭带来缺憾甚至灾难，他们期盼医学遗传学的发展带来福音。人类推动了科学的进步，进步的科学理应造福人类。希望医学遗传学走出课堂，走向社会，为优生优育、提高人类健康水平和生活质量，做出更大的贡献。

演员靠剧本，教员靠教材，教材的质量对于一门课程具有重要作用。有幸先睹王培林教授主编的《医学遗传学》(第 2 版)，该书是普通高等教育“十一五”国家级规划教材，2001 年第 1 版出版后，深受医学院师生和广大读者的欢迎。第 2 版又融入了蛋白质组学、表观遗传学等最新进展，全书 15 章，全面系统地阐述了遗传病的种类、细胞遗传学水平的传递规律、遗传病的分子机制以及相关领域的最新成果。

该书文字流畅，可读性强，深入浅出，较好地解决了讲解基础知识与阐明发展趋势之间的关系。该书既可作为医学院校本科生的教材，也可作为临床医生及优生优育工作者的参考读物，也可供相关社会科学工作者和管理人员阅读，因为医学遗传学还涉及某些社会学和伦理学的问题。

尽管作者和编者对该书付出了艰苦的劳动，但是缺点和不足还是难免的。希望医学院广大师生和该书的读者提出宝贵意见，使之不断提高和完善。

中国海洋大学海洋生命学院教授

2007 年 5 月于青岛

前　言

《医学遗传学》(第4版)作为“十二五”普通高等教育本科国家级规划教材已经使用5年，得到了广大用书师生和读者的好评与欢迎。该版教材的修订工作开始于2019年，同年12月在青岛大学召开了《医学遗传学》(第5版)编委会会议。

《医学遗传学》(第5版)的修订工作是在总结第4版教材经验的基础上进行的，新版教材在思想性、科学性、先进性、启发性和实用性上更进一步地统一，以更加适应普通高等医学院校和医药院校五年制本科生实际教学的要求，反映当今医学遗传学领域的新知识、新成就和新进展。

自2016年以来，医学遗传学的理论与技术又取得了许多进展，如应用光遗传学技术手段，治疗诸如视网膜色素变性、糖尿病和帕金森综合征等多种常见病和多发病以及基因编辑技术的临床应用等。2019年7月，被称为光遗传学之父的卡尔·戴斯罗斯(Karl Deisseroth)与另外三位光遗传学领域的科学家共同荣获国际上享有极高声誉的沃伦·阿尔珀特奖(Warren Alpert Prize)。2019年9月《新英格兰医学杂志》发表论文，我国科学家邓宏魁等完成了世界首例通过基因编辑干细胞移植艾滋病和白血病患者的案例，证明了基因编辑的成体造血干细胞移植的可行性和在人体内的安全性，将促进和推动该技术在临床医学领域的应用。因此，2020年10月，法国生物化学家埃马纽埃尔·沙尔庞捷(Emmanuelle Charpentier)和美国化学家珍妮弗·杜德纳(Jennifer A. Doudna)荣获该年度诺贝尔化学奖，表彰她们“发现了基因编辑技术中最有力的工具之一：*CRISPR/cas9*基因剪刀”。目前，胚胎植入前的遗传学诊断、精准医疗等医学遗传学理论和技术的应用在临床上也进行得如火如荼，如苯丙酮尿症等单基因病、艾滋病等传染病和肺癌等恶性肿瘤(体细胞遗传病)方面的诊断、预防、精准综合治疗等取得了可喜的成果。

本教材修订严格遵循“医学遗传学教学大纲”编写要求，根据各用书单位的教学学时安排，全书编写内容进行了适当增减，安排了17章，即：绪论、基因与人类基因组、染色体、单基因遗传病、线粒体遗传病、多基因遗传病、染色体病、遗传性免疫缺陷、出生缺陷、表观遗传学、群体遗传学、生化遗传学、药物遗传学、肿瘤遗传学、遗传病的诊断、遗传病的治疗和遗传病的预防等。本版教材增加了出生缺陷、表观遗传学两章。在每一章末，仍保留了英文小结，对各章中介绍的单基因遗传病或单基因性状均标记在线人类孟德尔遗传数据库（OMIM）编号，以便于检索。

本教材在修订过程中体现了内容新颖、概念清晰、叙述流畅、文字简明扼要等编写特点。本教材为融合性教材，提供含有配套的学习指南、习题集和多媒体课件，既方便教师授课，又方便学生自学。本教材适用于高等医药院校本科生和研究生使用，也可作为临床医师，生殖医学、优生优育工作者和国家执业医师资格考试的参考用书。

本教材在修订过程中得到了中国海洋大学张学成教授的支持与指导，谨致以真挚的谢意。对本教材多年来给予无私支持、关怀和帮助的、已故的我国著名医学遗传学家李璞、张贵寅、刘权章、董孝咏教授，致以无限的哀悼。

感谢科学出版社在修订过程中给予的指导与支持；衷心感谢责任编辑及各位编委高度的责任心和付出的辛勤劳动。由于编者水平有限，不妥之处在所难免，希望广大师生、读者在使用本书时，及时提出宝贵意见。

王培林

2021年3月

目　　录

第一章 绪 论

医学遗传学（medical genetics）是当前医学研究领域较前沿的学科。人们发现，核酸测序、基因检测与诊断、基因治疗、DNA 重组等医学遗传学技术，正被开发用于各种遗传病和传染病等多种疾病的检测、诊断与治疗，新型冠状病毒核酸/腺病毒载体疫苗、重组乙型肝炎疫苗、胰岛素和 α_1-抗胰蛋白酶等基因工程药物已经用于多种疾病的临床治疗与预防，转化医学、精准医学和基因组学等医学遗传学理论获得临床实践的平台上得到升华，基因编辑等新技术在临床医学中的实践获得深入探讨。因此，在不远的将来，医学遗传学的理论、技术在基础与临床医学中必将得到更广泛的应用。

第一节 医学遗传学及其发展简史

医学遗传学是应用遗传学的理论和方法研究人类遗传性疾病（简称遗传病）和人类疾病发生的遗传学问题的一门综合性学科。

医学遗传学的研究领域涉及基础医学和临床医学的各学科。所以，医学遗传学既是一门重要的基础医学课程，也是基础医学与临床医学之间的桥梁课程。

一、医学遗传学的任务

医学遗传学的任务是研究遗传病的发生机制、遗传规律、流行病学、诊断、治疗、预后和预防等问题，为控制遗传病的发生和其在群体中的流行提供理论依据，并且提供遗传病诊断、治疗与预防的方法和措施，为改善人类健康，提高人口素质做出贡献。

（一）揭示遗传病的发病机制与传递规律

1. 遗传病是常见病和多发病 近年来，随着现代医学技术的发展以及医疗服务水平的提高，一些危害我国人民健康的传染病（如结核病、乙型肝炎等）已得到了有效控制，这些疾病在人群中的发病率逐渐降低。但是遗传病的发病率不断提高，对人类健康的危害日益严重。

根据在线孟德尔人类遗传数据库（Online Mendelian Inheritance in Man，OMIM），人类发病机制明确的表型有 6900 种，其中单基因病或单基因性状 5833 种（截至 2021 年 6 月 3 日）。从人群中的发病率估计，有 3%～5%的人患某种单基因病，15%～20%的人患某种多基因病，约 1%的人患染色体病。当然，如加上作为体细胞遗传病的恶性肿瘤，遗传病的人群发病率将会更高。国家癌症中心 2019 年 1 月发布的数据显示，我国恶性肿瘤发病率为 285.83/10 万，其中：男性为 305.47/10 万，女性为 265.21/10 万，平均每分钟就有 7.5 个人被确诊为癌症。此外，人群中有 2.2%的儿童存在智力发育不全，其中 1/3 以上是遗传因素造成的。因此人群中实际遗传病的发病率还要更高。

显然，遗传病已经是常见病和多发病。其种类之多，发病率之高，给社会和家庭带来了沉重的负担。应用遗传学的理论和方法研究遗传病的发生机制和遗传规律，有助于降低遗传病的再发风险，为遗传病干预和改善身体素质奠定理论基础，对于提高人群健康水平具有重要的意义。

2. 不断揭示新遗传病的发生机制与传递规律 近年来，世界上遗传病发病率逐年攀升。根据 2020 年 3 月 OMIM 报道，人类的单基因异常年增长率约 2.1%。恶性肿瘤的人群发病率在我国逐年增加，呈上升趋势。根据国家癌症中心数据，近 10 多年来，我国恶性肿瘤发病率每年保持约 3.9%的增幅，病死率每年保持 2.5%的增幅。

人类单基因异常种类增加和恶性肿瘤发病率增加的根本原因在于基因突变率和染色体畸变率的增高。

人类生存环境中致癌剂（carcinogen）、诱变剂（mutagen）和致畸剂（teratogen），种类和浓度的不断增加是引起基因突变率和染色体畸变率增高的根本原因。自1997年12月《联合国气候变化框架公约的京都议定书》的制定到2009年12月的哥本哈根世界气候大会，世界大多数国家承诺和倡导低碳经济、节能减排，应对气候变暖，保护环境。2021年3月我国政府制订了力争2030年前实现碳达峰、2060年前实现碳中和的目标。显然实施低碳经济，降低和减少有害物质的产生与排放，保护人类赖以生存的环境已经到了“世纪救赎”的严重程度。2015年国际医学杂志《流行病学》刊登了日本冈山大学教授津田敏秀（Tsuda Toshihide）等的研究论文，该研究显示福岛第一核电站发生事故4年后，福岛县内儿童甲状腺癌罹患率是日本全国平均水平的20～50倍。2015年10月日本政府首次承认福岛核辐射致癌。核辐射污染环境，威胁人类及所有生物物种的生存，引起包括人类在内的全部生物物种遗传物质改变，即基因突变或染色体畸变。

对于因有害物质所导致的新遗传病，应用遗传学的理论和方法研究其发生机制和遗传规律，对于降低其发生率和提高人口素质具有重要的意义。

3. 实施个体化用药 随着人类基因组计划的完成，基因组医学研究的深入促进了医学模式的改变，逐渐走向“4P”医学模式：预防性（preemptive）、预测性（predictive）、个体化（personalized）和参与性（participatory）。“4P”医学模式为长期困扰人类的恶性肿瘤等体细胞遗传病及糖尿病、神经和精神疾病等多基因遗传病的早期预防、早期诊断和早期治疗开辟了新途径。

个体化用药（individualized medication）是利用先进的遗传学方法和技术（包括基因芯片技术）对不同个体的药物相关基因（药物代谢酶、转运体和受体基因）进行解读，临床医生可以根据患者的基因型资料实施给药方案，并“量体裁衣”式地对患者合理用药，以提高药物的疗效，降低药物的毒副作用，同时减轻患者的痛苦和经济负担，这就是基因导向的个体化用药。医学遗传学对于促进个体化用药和“4P”医学模式的深入开展具有至关重要的意义。

“精准医学计划”于2015年1月提出，根据该计划的定义，精准医疗（precision medicine）是以个体化医疗为基础，随着基因组测序技术快速进步以及生物信息与大数据科学的交叉应用而发展起来的新型医学概念与医疗模式。通过检测患者的个体基因、了解生活环境以及生活方式，将个体化医疗和大数据有机结合起来，找到病根，并有深度地精准用药，从而达到对患者的“靶向性”治疗。所以精准医疗又被称为个体化医疗（personalized medicine）。目前在我国一些三甲医院，以精准医疗模式，已经对肺癌等疾病患者实施化学药物治疗（简称化疗）。

（二）遗传学诊断

遗传学诊断是指临床医生根据患者的症状、体征以及各种辅助检查结果，结合遗传学分析，确认其是否患有某种遗传病，并判断其遗传方式及遗传规律。遗传学诊断的常用方法包括经典的系谱分析、细胞水平的染色体检查、生化水平的酶和蛋白质分析以及分子水平的基因诊断等。利用医学遗传学研究的新技术、新方法，我们可为经典遗传病和体细胞遗传病患者提供细胞遗传学诊断、基因诊断、产前诊断和植入前诊断。

（三）基因治疗

分子生物学研究的不断深入，推动了基因治疗技术的迅速发展。基因治疗（gene therapy）是指把基因或RNA导入人体细胞中，补偿或修复患者细胞内有缺陷的基因，改变患者细胞的表达，使细胞恢复正常功能，从而达到治疗遗传病目的的技术方法。1990年，美国国立卫生研究院（National Institutes of Health，NIH）重组DNA咨询委员会批准了腺苷脱氨酶（adenosine deaminase，ADA）缺乏症的临床治疗方案，安德松（Anderson）最早实施了对ADA缺乏症患者的体细胞基因治疗并获得成功。2003年，中国批准了世界首个用于治疗头颈癌的基因治疗产品。目前，针对一些遗传病，尤其是一些恶性肿瘤的基因治疗方案已经被广泛应用于临床。2019 年，全球基因治疗市场份额超过 34 亿美元，估计未来十年全球基因治疗市场增长率将超过 30%。根据靶细胞的类型不同，基因治疗可以分为生殖细胞基因治疗和体细胞基因治疗。

（四）遗传咨询

遗传咨询充分体现了遗传学基本理论和知识与临床实践的密切结合与应用。在遗传咨询过程中，临床医师围绕遗传病的发病原因、遗传规律、子女的再发风险、治疗和预防的方法以及预后等问题与患者或其亲属交谈，同时给予婚姻、生育等方面的建议和指导，有助于减少遗传病患儿的出生、降低遗传病发病率，提高人群遗传素质和人口质量。遗传咨询主要包括婚前咨询、出生前咨询、再发风险咨询等。

（五）转化医学

医学遗传学是转化医学的一个重要支撑学科。转化医学（translational medicine）是连接基础与临床学科的桥梁，是从实验室到病床边（bench to bedside）以及从病床边到实验室（bedside to bench）的双向循环式过程。转化医学的核心是将医学生物学基础研究成果迅速有效地转化为可在临床实践中应用的理论、技术、方法和药物，并在实验室与病房之间架起一条快速通道，实现基础研究与临床研究的双向转化。2003 年，国际上正式提出转化医学的概念，与个体化医疗、可预测性医学等一同构成系统医学（包括系统病理学、系统药物学、系统诊断与综合治疗等）的体系，其是建立在基因组遗传学、组学芯片等系统生物学与技术基础上的现代医学，倡导以患者为中心，发现和提出科学问题，通过基础研究与临床诊疗的协同合作，将科研成果迅速、有效地转化为临床实践的指导理论、应用技术、诊疗方法和最新产品等，在实验室与临床、公共健康决策和医疗服务市场之间架起一条快速双向通道。转化医学的最终目标是提高医疗质量，推进社会医疗健康事业的发展，受到了世界各国越来越多的关注，已经成为世界医学研究一个新的起点和着力点，引领未来医药研究新方向。

二、医学遗传学的主要分支学科

医学遗传学发展迅速，已经出现了许多分支学科。其中几个主要的分支学科包括人类细胞遗传学（详见第三、七章）、生化遗传学（详见第十二章）、分子遗传学和人类基因组学（详见本章第二节）等。

（一）人类细胞遗传学

人类细胞遗传学（human cytogenetics）是研究人类染色体的正常形态结构和染色体数目、结构异常与染色体病关系的学科。1923 年佩因特（Painter）用组织连续切片分析法研究人类细胞染色体，首次提出人类体细胞中染色体为 48 条，性染色体为 XX 或 XY。1952 年徐道觉（Hsu）用低渗处理法制备染色体标本，使染色体标本制备方法得到重大改进。1956 年，蒋有兴（Tjio）和莱文（Levan）发现人类体细胞染色体数目为 46 条，而非 48 条，为人类细胞遗传学发展奠定了基础。

此后临床细胞遗传学迅速发展，1959 年莱琼（Lejune）发现唐氏综合征是由于细胞中多了一条 21 号染色体——21 三体。福特（Ford）发现特纳综合征患者的核型为 45，X；雅各布（Jacob）发现克兰费尔特综合征患者的性染色体组成为 XXY。随后又发现了其他染色体数目异常导致的疾病——帕塔综合征（13 三体综合征）、爱德华综合征（18 三体综合征）等。

1959 年，诺埃尔（Nowell）和亨格福德（Hungerford）在美国费城研究慢性髓细胞性白血病（chronic myelogenous leukemia，CML）时发现了 Ph 染色体，首次证明了染色体异常与特定肿瘤之间的关系。1960 年在美国丹佛市召开了第一届国际人类细胞遗传会议，提出了“关于人类有丝分裂染色体命名标准系统的提议”即“丹佛体制”，对人类染色体研究的发展起了重要作用。1961 年莱昂（Lyon）在研究小鼠斑色遗传时，提出了“莱昂假说”，认为在具有两条 X 染色体的雌鼠细胞中，一条 X 染色体在发育早期随机失活，形成了 X 染色质，起剂量补偿作用。

1969 年，卡斯佩松（Caspersson）用喹吖因氮芥处理细胞染色体后，在荧光显微镜下染色体纵轴上呈现出明暗相间的带纹，即 Q 显带，首次发明了染色体显带技术。以后相继出现 C 显带、G 显带、R 显带等显带技术。显带技术可以准确地鉴别每条染色体。1975 年尤尼斯（Yunis）用同步化培养收获有丝分裂早中期和晚前期细胞，并进行显带处理，建立了高分辨显带技术，进一步提高了染色体显带技术的分辨率，对染色体的分析更加精细。

20 世纪 80 年代出现荧光原位杂交（fluorescence in situ hybridization，FISH）技术，用特异的 DNA 片段作为探针与中期染色体上的 DNA 进行原位分子杂交，可准确检测染色体微小片段改变和基因定位，并可直接检测间期细胞核。从而使细胞水平的研究与分子水平的探索相结合，产生了分子细胞遗传学，大大推动了细胞遗传学的发展。

（二）生化遗传学

生化遗传学（biochemical genetics）是研究人类遗传物质的性质和遗传物质对蛋白质合成与对机体代谢的调节控制。基于对尿黑酸尿症家系的分析，早在 1908 年加罗德（Garrod）就提出了“先天性代谢缺陷”的概念，奠定了生化遗传学的基础，但是这一发现的重要性迟迟未得到普遍认可。直到 1941 年比尔德（Beadle）和塔特姆（Tatum）研究链孢霉（*Neurospora*）的营养缺陷型突变种，提出了“一个基因一种酶”学说以后，科学界对基因通过控制酶的合成影响代谢过程才有了深入理解。1952 年科里（Cori）首先发现糖原贮积症患者体内缺乏葡糖-6-磷酸脱氢酶。1953 年杰维斯（Jervis）发现苯丙酮尿症患者苯丙氨酸氧化系统存在缺陷。此后其他由于酶缺乏导致的多种代谢性疾病相继被发现，为阐明先天性代谢病发病机制提供了依据。通过饮食控制等方法，有些先天性代谢病（如苯丙酮尿症）患者的症状能得到明显的改善，1954 年，比克尔（Bickel）首次利用低苯丙氨酸饮食对苯丙酮尿症患儿进行治疗，患者症状得到显著缓解。1963 年格思里（Guthrie）发明了一种简单的苯丙酮尿症检查方法，可用于大规模新生儿筛查，为控制某些遗传性代谢病的发生提供了有效手段。

1949 年，波林（Pauling）对镰状细胞贫血进行研究时发现镰状细胞贫血患者的血红蛋白与正常血红蛋白的电泳迁移率不同，他认为这是两种血红蛋白分子结构不同所致，首次提出“分子病”的概念。1956 年英格拉姆（Ingram）发现镰状细胞贫血患者血红蛋白分子中存在一个氨基酸的改变，导致其电泳迁移率改变。根据国际血红蛋白数据库（HbVar 数据库）报道，截至 2020 年，全世界发现的异常血红蛋白有 1360 种。除血红蛋白病以外，还有各种血浆蛋白异常、免疫球蛋白异常和受体异常等多种分子病。

（三）分子遗传学

分子遗传学（molecular genetics）是在分子水平上研究生物遗传和变异规律的一门学科。它是生化遗传学的新发展，从基因水平对遗传病或疾病发生的遗传性因素进行研究，揭示基因突变与疾病发生的关系，建立从分子水平上对遗传病进行基因诊断的方法，进一步实现对遗传病等的基因治疗，达到从根本上治愈遗传病的目的。

1953 年，沃森（Watson）和克里克（Crick）提出了 DNA 双螺旋结构模型，开创了分子遗传学研究的新纪元。1961 年雅各布（Jacob）和莫纳德（Monad）通过研究大肠埃希菌的乳糖代谢，提出了“操纵子模型”，建立了基因调控的概念。1967 年霍拉纳（Khorana）等破译了全部遗传密码。1965 年阿伯（Arber）发现了限制性核酸内切酶，为 DNA 重组提供了工具酶。1970 年巴尔的摩（Baltimore）和特曼（Temin）分别发现了逆转录酶，这是由 mRNA 合成 cDNA 的工具酶。1970 年霍拉纳（Khorana）首先人工合成了酵母丙氨酸 tRNA 基因。1977 年桑格（Sanger）提出了双脱氧核苷酸末端终止测序法。20 世纪 70 年代以后，已可能对基因进行直接分析，重组 DNA 技术（基因工程）应用于遗传病的基因诊断和基因治疗成为可能。1978 年简悦威用连锁分析法首次以限制性片段长度多态性（restriction fragment length polymorphism，RFLP）对镰状细胞贫血进行产前基因诊断。1985 年穆利斯（Mullis）发明了聚合酶链反应（polymerase chain reaction，PCR）方法，能在体外迅速扩增特定的 DNA 分子，大大促进了基因诊断和基因治疗工作的开展。1990 年安德松（Anderson）领衔了历史上首例基因疗法的临床试验，以逆转录病毒介导法对 ADA 缺乏症患儿进行了基因治疗，并取得成功。从此基因治疗出现一段爆发性发展阶段，至 2000 年，全世界大约有 4000 名患者参与了 500 多个基因治疗的临床试验项目。

（四）医学遗传学的其他分支学科

医学遗传学还包括体细胞遗传学、优生学、遗传伦理学、生物信息学、光遗传学技术、遗传性免疫缺陷（详见第八章）、表观遗传学（详见第十章）、群体遗传学（详见第十一章）、肿瘤遗传学（详见第十四章）等分支学科。

1. 体细胞遗传学（somatic cell genetics） 应用细胞的体外培养方法建立细胞系，研究 DNA 复制、基因突变/表达、基因调控、细胞分化和肿瘤细胞的形成机制等遗传学基本问题的一门分支学科。通过细胞融合完成体细胞杂交，产生杂种体细胞等，在单克隆抗体的制备和基因定位上有重要作用。

2. 优生学（eugenics） 是一门综合性科学，现阶段应在社会、经济、环境、文化、伦理的支持下，应以预防性优生学为重点，以生物学、医学、环境和遗传学为基础，采取遗传咨询、植入前或产前诊断、选择性植入或选择性流产的方法，减少或杜绝某些遗传性疾病患儿或先天性缺陷儿的出生，并积极关注孕期、围生期和新生儿期的保健以及婴幼儿的早期教育，以达到提高出生人口素质的目的。还要为积极优生探索方法和积累资料，为将来人类控制和改进自身创造条件。

3. 遗传伦理学（genetic enthics） 是应用伦理学方法研究和评估由于遗传学发展所产生的伦理问题的一门学科。主要研究有关医学遗传学和基因组学发展中所引起的伦理、法律和社会等问题。遗传学的迅速发展对社会不断产生一些值得注意和思考的冲击，包括遗传（基因）工程、转基因食品、克隆技术、基因组计划的伦理挑战，器官移植的伦理困惑，人工生殖的伦理评价，优生选择的伦理争议等生物伦理学（bioethics）问题。

4. 生物信息学（bioinformatics） 是生物学与计算机科学和应用数学交叉的一门新兴学科，是通过对生物学实验数据的获取、加工、存储、检索与分析进而揭示数据所含生物学意义的一门学科。生物信息学与基因组科学相伴成长，互相促进，对人类基因组计划的完成发挥了重要作用。生物信息学把基因组 DNA 序列信息分析作为源头，破译隐藏在 DNA 序列中的遗传语言，找到代表 DNA 和蛋白质的基因编码区，特别是要阐明基因组中大量存在的非编码区的生物学意义；同时，在发现了新基因信息之后进行蛋白质空间结构的模拟和预测；还可以依据特定蛋白质的功能进行必要的药物设计。生物信息学已显著地改变了基础生命科学研究的运作方式，并将带来医学与药学的重大革命。在后基因组时代，生物信息学对于推动个体化医疗的发展将发挥更大的作用。

5. 光遗传学技术（optogenetics） 是指近几年正在迅速发展的一项整合了光学、软件控制、基因操作、电生理等多学科交叉的生物工程技术。通过结合遗传工程与光来操作个别神经细胞的活性，发现脑部如何产生 γ 波，并为它们在调控脑部功能中的角色提供新证据，这将有助于发展一系列脑相关失调的新疗法。这是一种使用光和基因工程来控制大脑中神经细胞活性的非侵入性的突破性技术，能够在精确的时空点上进行靶标，可以同时采用多种波长和位点报告特定分子的存在或活性。临床医学研究者在近十年已经尝试利用非侵入性的光遗传学技术手段来治疗多种疾病，如视网膜色素变性、糖尿病和帕金森综合征等多种常见病和多发病。

三、医学遗传学的发展简史

1865 年孟德尔（Mendel）根据豌豆杂交试验结果，发表了《植物杂交实验》论文，揭示了生物遗传性状的分离和自由组合规律。但是，孟德尔这一超越时代的重要发现当时并未引起学术界的重视。直到 1900 年，他的工作才被德・弗里斯（H. de Vries）、科伦斯（Correns）和切尔马克（Tschermak）分别再发现，并总结成孟德尔第一和第二定律，从而奠定了现代遗传学的基础，为医学遗传学的建立和发展创造了条件。

1900 年瑞典学者兰德施泰纳（Landsteiner）发现了 ABO 血型系统并认为是遗传决定的。之后伯恩斯坦（Bernstein）阐明ABO血型是受一组复等位基因控制。这是孟德尔遗传定律在医学中应用的第一个例子。

1902年德国医生加罗德（Garrod）研究黑尿病、白化症、戊糖尿症等疾病，首次提出“先天性代谢病”的概念，并认为这些疾病按孟德尔遗传定律隐性方式遗传。

1908年哈迪（Hardy）和魏因贝格（Weinberg）研究人群中基因频率的变化，提出遗传平衡定律，奠定了群体遗传学研究的基础。

1909年尼尔森·埃勒（Nilsson-Ehle）研究数量性状的遗传，提出多基因遗传理论，用多对基因的加性效应和环境因素的共同作用，阐明数量性状的遗传规律，为研究常见的多基因遗传病奠定了基础。

1910年摩尔根（Morgan）及其学生发现果蝇的连锁遗传，将遗传学研究与细胞学研究相结合，创立了“染色体遗传学说”。1926年摩尔根发表了“基因论”。

2006年戴斯罗斯（Deisseroth）等首次提出了“光遗传学技术”的概念，被称为“光遗传学技术之父”。2019年7月18日，戴斯罗斯（Deisseroth）与另外三位光遗传学技术领域的科学家共同荣获世界知名的沃伦·阿尔珀特奖（Warren Alpert Prize）。

基因编辑或基因组编辑，又称基因组工程，是一种新兴的比较精确的可对生物体基因组特定目标基因进行修饰的一种基因工程技术。它可使人类对目标基因进行定点“编辑”，实现对特定DNA片段的修饰。2019年9月《新英格兰医学杂志》发表论文，我国科学家邓宏魁等完成了世界首例通过基因编辑干细胞移植艾滋病和白血病患者的案例，证明了基因编辑的成体造血干细胞移植的可行性和在人体内的安全性，将促进和推动该技术在临床医学领域的应用。因此，2020年10月瑞典皇家科学院在斯德哥尔摩宣布，本年度诺贝尔化学奖获得者为法国生物化学家埃马纽埃尔（Emmanuelle）和美国化学家珍妮弗（Jennifer），以表彰这两位女性科学家“发现了基因编辑技术中最有力的工具之一：*CRISPR/cas9* 基因剪刀”。

近年来，由于新技术、新理论和新方法的不断发展，对遗传病的发生机制和人类疾病发生的遗传学因素研究的逐渐深入，医学遗传学取得了丰硕研究成果（表1-1），同时伴随科学研究的发展也相应地诞生了上述许多分支学科。

表1-1 医学遗传学主要研究成果大事记

年份	主要研究者	重大研究成果
1944	Oswald Theodore Avery，Colin MacLeod，Maclyn McCarty	首次证明DNA是遗传信息的载体。DNA就是遗传物质
1953	Francis Crick，James Caughey Watson	建立了DNA的双螺旋结构模型，并提出了DNA的复制机制。1962年获诺贝尔生理学或医学奖
1956	蒋有兴（Joe Hin Tjio），Albert Levan	确认人体的46条染色体，开创了人类细胞遗传学的历史
1959	Jerome LeJeune	发现唐氏综合征是人体的第21对染色体变异造成的
1968	Werner Arber，Daniel Nathans，Hamilton Smith	发现限制酶及其在分子遗传学方面的应用。1978年获诺贝尔生理学或医学奖
1970	David Baltimore，Howard Temin，Renato Dulbecco	分别独立地发现RNA病毒中存在逆转录酶，可以催化以RNA为模板合成DNA的反应。1975年获诺贝尔生理学或医学奖
1972	Paul Berg	首次将剪切后的不同DNA分子连接组成新的DNA分子，首创基因重组技术
1975	Georges Jean Franz Kohler，Cesar Milstein，Niels KAJ Jerne	发明单克隆抗体技术。1984年获诺贝尔生理学或医学奖
1976	Michel Bishop，Harold Varmus	发现逆转录病毒携带的癌基因原是细胞中的正常基因。1989年获诺贝尔生理学或医学奖
1977	Frederick Sanger，Walter Gilber，Paul Berg	发明用酶法测定DNA序列。1980年获诺贝尔化学奖
1979	简悦威（Yuet Wai Kan）	实现首例DNA诊断
1985	Kary Banks Mullis	发明聚合酶链反应技术，可以在体外大量地扩增微量的DNA。1993年获诺贝尔化学奖

续表

年份	主要研究者	重大研究成果
1986	Elizabeth Helen Blackburn，Carol Wedney Greider，Jack William Szostak	发现能合成染色体端粒的端粒酶。2009 年获诺贝尔生理学或医学奖
1989	James Dewey Watson，Francis Collins	发现遗传病囊性纤维变性的基因
1990	William French Anderson	美国正式启动人类基因组计划。随后，德国、日本、英国、法国和中国也相继加入该计划
		基因疗法首次获得批准，首例腺苷脱氨酶缺乏症基因治疗成功
2001	国际人类基因组测序协作组（IHGSC）	2 月 12 日人类基因组序列草图公布
2004	IHGSC	10 月 21 日完成人类基因组序列图
2008	深圳华大基因研究院牵头	“炎黄计划”发表了首个亚洲人基因序列的研究成果，中国完成第 3 例人类个人基因测序
2010	Robert Edwards	在体外受精技术领域做出了开创性贡献。2010 年获诺贝尔生理学或医学奖
2015	Tomas Lindahl、Paul Modrich，Aziz Sancar	DNA 修复的细胞机制研究。2015 年获诺贝尔化学奖
2016	Yoshinon Ohsum（大隅良典）	发现了自体吞噬的机制，鉴别出了对细胞自噬机制具有决定性意义的基因。2017 年获诺贝尔生理学或医学奖
2017	Jeffrey Hall，Michael Rosbash，Michael Young	发现人体生物钟的分子机制，分离出一种控制日常生物节律的基因。2017 年获诺贝尔生理学或医学奖
2019	Karl Deisseroth，Edward Boyde，Peter Hegemann，Gero Miesenböck	发现和提出光遗传学技术及其相关研究成果，荣获 2019 年度沃伦·阿尔珀特奖
2020	Emmanuelle Charpentier，Jennifer Anne Doudna	因发现基因编辑技术中最有力的工具之一：*CRISPR/cas9* 基因编辑技术，获 2020 年诺贝尔化学奖

第二节 人类基因组学

基因组学（genomics）是从生物种群基因组整体层次上系统地研究基因组的结构、功能以及相互关系的科学，是用于概括涉及基因作图、测序和整个基因组功能分析的遗传学分支。人类基因组学（human genomics）是以人类基因组为主要研究对象的基因组学。

基因组学的研究应该包括两方面的内容：以全基因组测序为目标的结构基因组学（structural genomics）和以基因功能鉴定为目标的功能基因组学（functional genomics），后者又称为后基因组计划。结构基因组学系统地研究基因组的基因数量、每个基因在染色体上的线性分布位置距离、每个基因编码区和基因间隔区的 DNA 序列结构等，其研究成果集中反映在遗传图、物理图、序列图和基因图的建立上。当功能基因组学研究涉及这些领域时，又产生了若干分支。

一、人类基因组计划

人类基因组计划（human genome project，HGP）是 20 世纪 90 年代开始的、多个国家参与合作的、系统地研究人类核酸序列组成的重大科研项目。HGP 与曼哈顿原子弹计划、阿波罗登月计划并称为 20 世纪人类自然科学史上的三大计划，但是它对人类自身的影响却远远超过后两项。该计划旨在检测人类基因组 30 亿核苷酸序列，发现全部的人类基因并阐明其在染色体上的位置，破译人类全部遗传信息。

1985 年，美国生物学家、诺贝尔奖获得者杜尔贝科（Dulbecco）首先提出 HGP，1990 年 10 月，美国国会首先批准并启动了 HGP，随后，意、英、法、加、日、德、俄、欧共体等先后启动了自己的 HGP，为了协调加强各国的协作，成立了国际人类基因组协作组织（Human Genome Organization，HUGO）。1994 年，我国也启动了人类基因组研究，于 1999 年加入 HGP，成为参与这一计划的唯一一个发展中国家。2000年6月，美国、英国、法国、日本、德国和中国6国共同完成了人类基因组全序列90%的框架图。2001年2月，上述6国科学家公布人类基因组图谱及初步分析结果。初步分析表明，人类基因组由31.647（≈32）亿个碱基对组成，共有26 383～39 114个基因。2004年10月，国际人类基因组测序协作组（Internation Human Genome Sequencing Consortium，IHGSC）公布了人类全基因组高精度序列图，表明人类基因的数量为20 000～25 000个。HGP至此已基本完成预期目标，技术成果主要体现在对人类基因组整体结构的认识，即人类基因组遗传图、物理图和序列图的完成，在此基础上经基因精细定位和每个基因的序列识别分析，建立了人类的基因图，从而奠定了人类结构基因组学基础。这是人类继1953年发现DNA双螺旋结构奠定分子生物学基础以来，第一次从分子水平全面地认识了自我，是人类揭开生命奥秘的新篇章。

近几年来，各数据库根据最新版本的人类基因组参考序列，不断适时更新人类基因数目，但数据略有差异。DNA元件百科全书（ENCODE）数据库（2012年9月）为20 689个；一致性编码序列（consensus coding sequence，CCDS）数据库（2018年6月24日）注释了19 033个基因。可以说已经识别的人类结构基因的数量为1.9万～2.0万个，编码10万余种蛋白质。全球的人类拥有共同的基因组，在不同种族、不同个体间的基因序列有99.99%是相同的，但正是这0.01%的极少数的序列差异，形成了地球上千差万别的芸芸众生。

二、功能基因组学研究

功能基因组学研究属于后基因组计划，是利用结构基因组研究所提供的信息和产物，发展和应用新的实验手段，在基因组或系统水平上全面分析基因的功能，这是在基因组静态的碱基序列弄清楚之后转入对基因组动态的生物学功能的研究。研究内容包括基因功能、基因表达分析及突变检测等。采用的手段除了减法杂交、差示筛选、cDNA代表差异分析以及mRNA差异显示等经典的研究技术外，还包括应运而生的能对基因进行全面系统分析的新技术，比如基因表达的系列分析（serial analysis of gene expression，SAGE）、cDNA微阵列（cDNA microarray）、DNA芯片（DNA chip）等。在科学家看来，完成人类基因组DNA全序列测定只是破译人类遗传密码的基础，更重要和更大量的工作是功能基因组的研究。

（一）基因组多样性研究

人类共有4个人种、2000多个民族、目前有70多亿人口，是一个具有多态性的群体。要真正了解全人类的基因组，就必须研究与比较不同人种、民族和人群的基因组，这就是人类基因组多样性计划（human genome diversity project，HGDP）。已经完成的HGP，可以说是“代表性个体”的人类基因组研究。但是事实证明，人类所有人种和所有个体的基因组中的基因数量、位置和每一个基因的DNA序列结构具有高度的同一性。因此，可以说人类具有共同的基因组。HGDP的成果具有普遍意义，不存在白种人基因组、黄种人基因组之分。然而，人与人之间毕竟是有差异的。虽然不同个体间基因序列的差异仅为0.01%，正是这0.01%的区别对于维系人与人之间的参差多态至关重要。这种人与人之间的差异，即人类基因组在“同一性”前提之下的“多样性”。多样性体现在不同人种之间时，比如白种人和黄种人之间，称为“种族多样性”；体现在不同民族之间时，称为“族群多样性”；体现在每个个体身上时，称为“个性特异性”。

HGDP对疾病的诊治和预防意义重大。HGDP能够提供人群中遗传标记分布的合适数据，从而定位疾病相关基因；可以帮助了解人体对疾病的易感性（疾病基因组学）、对药物的差异反应性（药物基因组学）以及这些特点与个体DNA序列的关系。这都为将来的“个体化医疗”研究奠定了基础。

（二）比较基因组学

在人类基因组的研究中，模式生物体的研究占有极其重要的地位。虽然模式生物的基因组结构相对简单，但是它们的核心细胞过程和生化通路在很大程度上是保守的。所谓比较基因组学

(comparative genomics)就是对不同物种的基因组及其表达产物进行比较研究的学科。研究模式生物基因组对研究人类基因组有重大意义：有助于发展和检验大规模测序、表达谱检验、功能筛选等新技术；了解基因组的进化，从而加速对人类基因组结构和功能的了解；阐明基因的表达机制。研究表明，21%的基因是原核生物与真核生物所共有的持家基因（house keeping gene），这些基因可能涉及代谢和 DNA 复制、转录、翻译等生存所需的酶；32%的基因只是真核生物才有而原核生物没有，这些基因的功能可能涉及细胞骨架、特殊细胞器等；24%的基因是动物所共有，这些基因编码的蛋白质可能涉及不同组织类型的发生；22%的基因是脊椎动物所特有，这些基因编码的蛋白质可能涉及免疫和神经系统，其中一部分可能和思维相关。总之，模式生物基因组的研究为深度阐明人类基因组提供了大量的信息。再者，不同人种、不同民族、不同族群的比较研究，也属比较基因组学范畴。

（三）基因组的表达及其调控研究

基因组的表达及其调控研究包括：①基因转录表达谱及其调控。同种生物的不同个体、同一个体的不同组织、同一组织的不同细胞、相同组织细胞所处的不同发育阶段以及不同的环境条件，虽然具有相同的基因组，但是基因转录表达水平却各不相同。每个基因的表达模式只有放到它所在的调控网络的大背景下，才会有真正的意义。研究基因转录表达谱能够精确而特异地反映上述问题，是功能基因组学的主要内容之一。②蛋白质组学。细胞的基因组所表达的执行生命活动的全部蛋白质就构成蛋白质组（proteome）。蛋白质组是一个动态概念，也随不同组织、不同细胞、不同发育阶段、不同生理状态、不同外界条件的改变而变化。基因的序列不能提供这些信息，基因转录中的剪接、翻译后的修饰和蛋白质的拼接都涉及蛋白质组的变化。所以，一个基因可以表达的蛋白质数目可以远大于结构基因的数量。研究基因组表达的全部蛋白质及其相互作用的科学称为蛋白质组学（proteomics）。

（四）功能基因组学分支学科

功能基因组学分支学科主要包括：①环境基因组学（environmental genomics），是研究与环境因素相关的疾病遗传易感性的基因。人类疾病受多种因素影响，如遗传易感性、环境的暴露和衰老等，选择不同年龄、性别和种族背景的若干群体，分析、鉴定与环境相关疾病易感基因的等位基因多态性，建立这些基因多态性中心数据库，并服务于疾病流行病学中基因与环境相互作用的人群研究。通过鉴定影响个体对环境成分反应的基因多态性，可准确预测出影响人类健康的风险并制定出环境保护的策略。②疾病基因组学（disease genomics），是一门新的医学遗传学分支学科。分离、分析疾病的致病基因和相关基因，并研究其致病机制，揭示基因组与环境因素、致病因素之间的相互作用。③药物基因组学（pharmacogenomics），是研究包括药物在内的化学物质引起机体反应上的遗传差异，如降解代谢有毒物质的酶遗传多态性的研究，以寻找更为有效的药物作用。很多药物遗传多态性存在种族差异，说明某些基因突变的类型和频率存在着差异。药物基因组学的研究正朝向应用生物技术和药物工业化方法的方向发展，通过加速鉴定疾病相关靶点，为研发、鉴定更多的新化学药物创造条件。

第三节 遗传与疾病

遗传因素在人类疾病发生发展中的作用，在 18 世纪以前就已有记载，但是直到 20 世纪初孟德尔遗传定律重新发现以后，医学上才开始运用遗传学规律进一步认识遗传因素在疾病发展中的作用机制。20 世纪 50 年代以来随着细胞遗传学、分子遗传学的飞速发展，医学遗传学发展到一个崭新的阶段，许多基本的遗传原理已经阐明，不仅揭示了许多遗传病的传递规律和发病机制，而且提出了一些有效的诊断、治疗和预防遗传病的方法，在人类与疾病斗争过程中发挥越来越重要的作用。20 世纪 70 年代重组 DNA 技术（基因工程）建立以后，人们已从 DNA 水平上进行研究甚至改变遗传物质，进行基因诊断和基因治疗，从根本上治疗遗传病。

一、遗传因素与疾病的发生和发展

人类一切性状（形态结构、生理功能、生化特点、免疫反应甚至精神活动等）都是遗传因素和环境因素相互作用的结果。各种生物体，包括人体在内，都以其独特的新陈代谢获得能量，排出废物，维持生命活动。生物体特定的新陈代谢方式取决于其特定的遗传结构（遗传基础）。人体独特的遗传结构是长期进化历程的产物。在人类中，不同的民族、家系、个体，遗传结构不同，生命力不同。一个个体的身体健康取决于遗传结构控制的代谢方式及其与周围环境的平衡。遗传结构的稳定与完善是人体健康的基础。遗传物质的改变或环境因素的改变均可导致这种平衡的破坏而产生疾病。在一些疾病中遗传因素起主要作用，而在另一些疾病中环境因素起主要作用，但是二者之间没有明显的界限。

从疾病的发生角度，所有疾病的发生都与基因直接或间接相关。比如，成骨不全、白化病和一些染色体病（如唐氏综合征）等疾病是由于遗传物质改变所致；苯丙酮尿症和葡萄糖-6-磷酸脱氢酶缺乏症（蚕豆病）等疾病主要归因于遗传因素，环境因素起诱因作用；哮喘、糖尿病、原发性高血压和消化性溃疡等疾病是由于遗传因素和环境因素共同作用所致，它们属于多基因病；某些传染病、创伤、营养不良性疾病等完全取决于环境因素，似乎与遗传因素无关。但是，这类疾病的发生、发展与康复仍与遗传因素有关。例如，最近发现控制脊髓灰质炎病毒易感性基因位于 19q13；有 *HLA-B8* 基因（定位于 6p21.3）的人易患活动性肝炎等。可以进一步说，人类的每一种疾病的发生、发展和康复都与遗传因素相关。

二、遗传病及其特征

遗传病（genetic disease）是指遗传物质改变（基因突变或染色体畸变）所引起的疾病。遗传病主要有以下特征：①垂直传递。遗传病不同于传染病，它是在上、下代之间垂直传递，而传染病则经常发生水平传递。在显性遗传病常常可以看到连代遗传，患者子代中有一定比例患病，但是隐性遗传病基因的垂直传递在外部表型不能被察觉，因为携带者并不发病。②基因突变或染色体畸变是遗传病发生的根本原因，也是遗传病不同于其他疾病的主要特征。③生殖细胞或受精卵发生的遗传物质改变才能遗传，而体细胞中遗传物质的改变，并不能向后代传递。例如，肿瘤的发生常涉及特定组织中的染色体和癌基因或抑癌基因的变化。恶性肿瘤属于体细胞遗传病。④遗传病常有家族性聚集现象。遗传病患者家系中，亲缘关系越近，发病概率越高，随着亲缘关系的疏远，发病率降低。单卵双生具有相同的遗传基础，患同一种遗传病的概率（同病率）比异卵双生者高。

遗传病不应与先天性疾病等同看待。先天性疾病是指个体出生后即表现出来的疾病。虽然许多遗传病在出生时已经发病，致使大多数所谓先天性疾病被认为是遗传病或与遗传因素有关的疾病或畸形，但是也有许多先天性疾病是在胎儿发育过程中受某种环境因素（致畸因素）的作用而形成的。如某些药物引起的畸形、孕妇在孕早期感染风疹病毒引起的胎儿出生缺陷等。有些遗传病在出生时并未表现出来，发育到一定年龄才会发病，如进行性假肥大性肌营养不良（Duchenne muscular dystrophy，DMD）在五六岁以后才逐渐发病，亨廷顿病在 30～40 岁以后才会发病。据估计，在先天性疾病中，肯定是遗传因素引起的约占 10%，肯定是在胎儿发育过程中或后天获得的约占 10%，原因不明（可能是遗传与环境共同作用形成的）约占 80%。

遗传病也要与家族性疾病加以区别。家族性疾病是指某些表现出家族性聚集现象的疾病，即在一个家族中有多人患同一种疾病。许多遗传病，特别是显性遗传病，常看到连续传递的家族性聚集，即所谓的有家族史。但是也有不少遗传病，特别是隐性遗传病，常常为散发的，无家族发病史。相反，一些传染病（如肝炎、结核病等）和某些维生素缺乏症（如夜盲）可有家族性聚集现象，但这类疾病并不是遗传病。所以遗传病也不等于家族性疾病。

三、遗传病的类型

根据遗传物质改变的不同和遗传的特点不同，把遗传病分为以下几类，它们的遗传方式各不相同。

（一）单基因病

由于染色体上某一等位基因发生突变所导致的疾病，称为单基因病。由于这类遗传病按照孟德尔遗传定律传递，所以也称为孟德尔遗传病。根据致病基因所在染色体及其遗传方式的不同可分为：

1. 常染色体显性遗传病 致病基因位于1～22号常染色体上，呈显性，杂合体即可发病，如软骨发育不良等。

2. 常染色体隐性遗传病 致病基因位于1～22号常染色体上，呈隐性，具有纯合隐性基因的个体才会发病，如白化病、苯丙酮尿症等。

3. X连锁隐性遗传病 致病基因位于X染色体上，呈隐性。由于男性细胞中只有一条X染色体，Y染色体上一般没有相应的等位基因，故为半合子。所以，男性只要有致病基因就可发病，而女性只有纯合隐性基因时才发病，如红绿色盲等。

4. X连锁显性遗传病 致病基因位于X染色体上，呈显性。杂合子或半合子均可发病，如抗维生素D佝偻病。

5. Y连锁遗传病 致病基因位于Y染色体上，有致病基因即发病，只有男性才有Y染色体，所以这类疾病呈全男性遗传，如Y染色体性别决定区。

6. 线粒体遗传病 细胞线粒体DNA（mitochondrial DNA，mtDNA），也编码一些蛋白质，这些基因突变也可导致某些疾病，称为线粒体遗传病，也称为线粒体基因病。这类疾病通过母亲传递，如线粒体心肌病等。

根据OMIM最新统计资料（截至2021年6月3日），OMIM中总条目数25 898个，其中常染色体显性遗传和常染色体隐性遗传的条目有24 446个，X连锁遗传的条目（包括X连锁显性遗传和X连锁隐性遗传）有1318个，Y连锁遗传的条目63个和线粒体遗传条目71个。在OMIM数据库中，已经收集的单基因病和单基因性状5833种，涉及有关基因4073个；复杂性疾病或感染性疾病692种，涉及易感基因498个；体细胞遗传病231种，涉及有关基因130个；不明确分类的疾病表型152种，涉及有关基因119个。

（二）多基因病

由两对及以上等位基因和环境因素共同作用所致的疾病，称为多基因病。尽管多基因病仅有100余种，但每种病的发病率均较高，如原发性高血压的发病率约为6%，冠状动脉粥样硬化性心脏病（简称冠心病）约为2.5%等。因此，总的估计人群中有15%～20%的人罹患各种多基因病。一些常见病（如冠心病、高血压等）多为多基因病。

（三）染色体病

人的体细胞中有23对染色体，1～22号染色体为常染色体，X染色体和Y染色体为性染色体。这些染色体上约有1.9万个基因，因此，每条染色体上都载有许多基因。染色体数目或结构的改变所致的疾病称为染色体病。由于染色体病涉及许多基因，所以常表现复杂的综合征。目前，已发现染色体异常综合征100多种，如唐氏综合征等。

（四）体细胞遗传病

体细胞中遗传物质改变所致的疾病，称为体细胞遗传病。因为它是体细胞中遗传物质的改变，所以一般不向后代传递。各种肿瘤的发病中都涉及特定组织中的染色质和癌基因或抑癌基因的变化，是体细胞遗传病。一些先天畸形和免疫缺陷病也属于体细胞遗传病。

Summary

Medical genetics is a synthetic subject which studies human genetic diseases and genetic mechanism of occurrence in human disorders by using hereditary theory and methods. Its objectives include genetic diagnosis，gene therapy，genetic counseling and revealing the molecular mechanism for genetic diseases. There are a lot of branches in medical genetics，for example，human cytogenesis，biochemical genetics，molecular genetics and human genomics，etc. The human genomics was discussed in this chapter. The genetic disease means that the diseases are due to altered genetic materials（gene mutation and/or chromosomes aberration）. The genetic disease has many characteristics，for example，vertical transmission，etc. The genetic diseases have 4 major types：monogenic disease，polygenic disease，chromosome disease and somatic cell genetic disease.

（孙海明　王培林）

第二章　基因与人类基因组

1865 年，现代遗传学之父——孟德尔通过“豌豆杂交实验”提出了“遗传因子”（genetic factor）的概念。1909 年遗传学家约翰森（Johannsen）改称其为“基因”，表示遗传的基本单位。1910 年 Morgan 通过果蝇实验将基因定位于染色体上。1944 年埃弗里（Avery）等开展肺炎球菌的转化实验，1952 年赫尔希（Hershey）和蔡斯（Chase）等利用同位素标记进行噬菌体侵染细菌实验，这些实验直接证实了遗传物质是 DNA。1953 年 Watson 和 Crick 提出了著名的 DNA 分子双螺旋结构模型。1977 年，布罗克（Broker）等发现绝大多数真核生物基因都是不连续的，称为割裂基因。除少数 RNA 病毒（如人类免疫缺陷病毒、新型冠状病毒等）之外，绝大多数生物（如乙型肝炎病毒、真核生物等）遗传信息都蕴藏在 DNA 分子的核苷酸序列中，而基因就是 DNA 分子中具有特定功能或具有一定遗传效应的核苷酸片段。20 世纪 80 年代基因工程的开展，21 世纪初人类基因组计划的完成，以及近来基因编辑技术的应用，都使得基因和基因组的研究呈现出一派繁荣景象。同时，也对生物安全、社会伦理等提出了挑战。

第一节　基因的结构与功能

一、遗传物质 DNA 的组成与分子结构

DNA 是脱氧核糖核酸（deoxyribonucleic acid）的缩写，是以脱氧核糖核苷酸（简称“脱氧核苷酸”，deoxyribonucleotide）为基本组成单位的生物大分子，携带和传递遗传物质，是基因的组成材料，控制生物体生长发育。

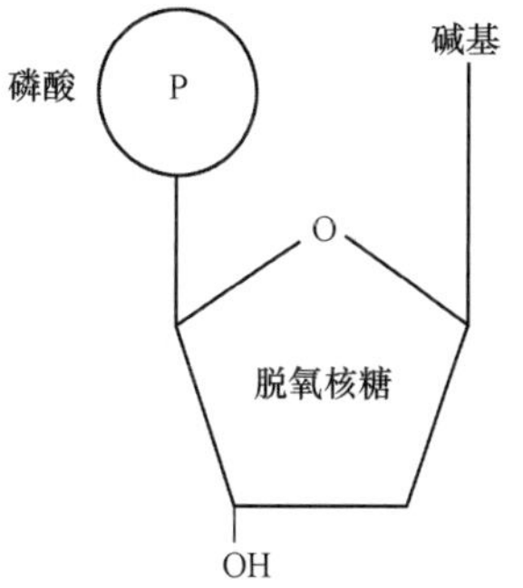

图 2-1　脱氧核苷酸结构示意图

脱氧核苷酸由三种物质组成：含氮碱基（图 2-1）、戊糖和磷酸。碱基包括嘌呤（purine）碱基和嘧啶（pyrimidine）碱基，均为杂环芳香族有机化合物，嘌呤是一个嘧啶环与一个咪唑环融合形成的双环结构，而嘧啶是一个六元杂环结构，在 DNA 的组成中均为它们的衍生物，包括腺嘌呤（adenine，A）、鸟嘌呤（guanine，G）、胞嘧啶（cytosine，C）和胸腺嘧啶（thymine，T）（图 2-2）。戊糖为 2′-脱氧核糖，即根据所含碱基不同，组成 DNA 的基本结构单位有 4 种：腺嘌呤脱氧核糖核苷酸、鸟嘌呤脱氧核糖核苷酸、胞嘧啶脱氧核糖核苷酸和胸腺嘧啶脱氧核糖核苷酸。磷酸在细胞内能够解离并释放出氢离子，带负电荷，由于它的存在，核苷酸呈酸性。

每一个脱氧核苷酸的结构均为五碳糖的 C-1′与嘌呤的 N-9 或者嘧啶的 N-1 通过糖苷键连接形成脱氧核苷（deoxynucleoside）；再经五碳糖的 C-5′与磷酸以磷酸酯键连接形成脱氧核苷一磷酸（deoxyribonucleoside monophosphate，dNMP）（图 2-3）。磷酸基可以再进一步以高能磷酸键连接第二个磷酸基团形成脱氧核苷二磷酸（deoxyribonucleoside diphosphate，dNDP），连接三个磷酸基团形成脱氧核苷三磷酸（deoxyribonucleoside triphosphate，dNTP），如脱氧腺苷一磷酸（dAMP）、脱氧腺苷二磷酸（dADP）以及脱氧腺苷三磷酸（dATP）。

（一）DNA 的一级结构

DNA 的一级结构指核酸中核苷酸的排列顺序，由于核苷酸的差异主要是碱基不同，所以也称碱基排列顺序。四种脱氧核苷酸通过 3′，5′磷酸二酯键连接而成多核苷酸链。一个脱氧核苷酸核糖 C-3′上

的羟基与下一个核苷酸的磷酸结合，形成 3′，5′磷酸二酯键（图 2-4），依次排列成的长链构成 DNA 的骨架，从同一个磷酸基的 3′酯键到 5′酯键的方向定为链的连接方向。在大多数天然 DNA 分子长链的两端，总是有一个脱氧核糖带有自由的 5′-磷酸，而另一端的脱氧核糖带有自由的 3′-羟基，前者称为 5′端，后者称为 3′端。DNA 链的阅读方向是从 5′端到 3′端。这种碱基聚合形式常用缩写来表示，如 5′pApCpGpCpTpGpTpA3′或 5′ACGCTGTA3′，左边总是 5′端，右边总是 3′端。DNA 分子是由两条多核苷酸链组成，通过碱基配对，形成了具有互补顺序的双链结构，dAMP 与 dTMP 之间形成稳定的碱基配对，dGMP 与 dCMP 之间形成稳定的碱基配对。碱基之间的配对是通过氢键来维持的，最后构成了一个由两条反向平行多核苷酸链组成的稳定的双链 DNA 结构。

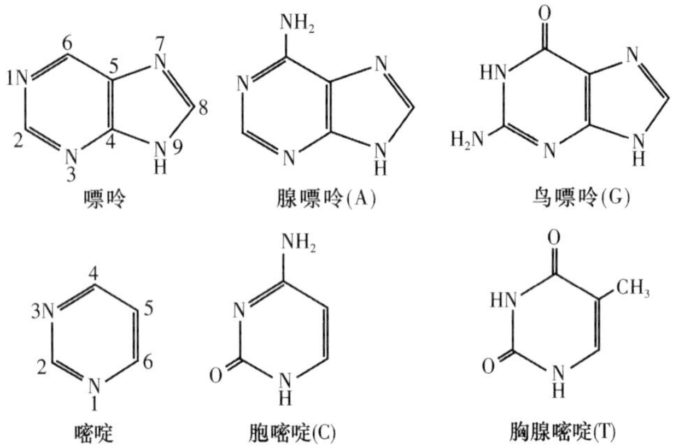

图 2-2　DNA 分子中主要碱基的化学结构

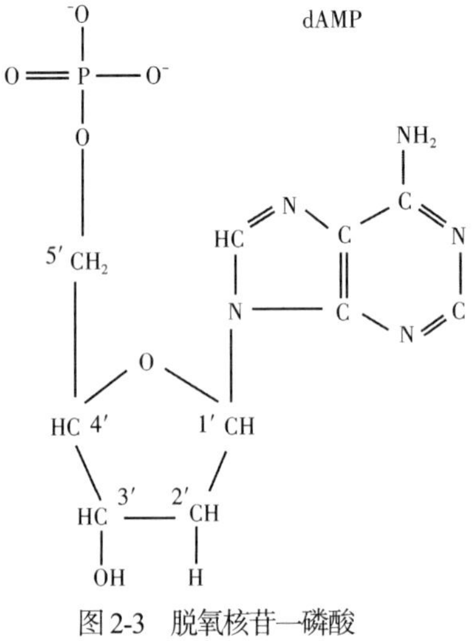

图 2-3　脱氧核苷一磷酸

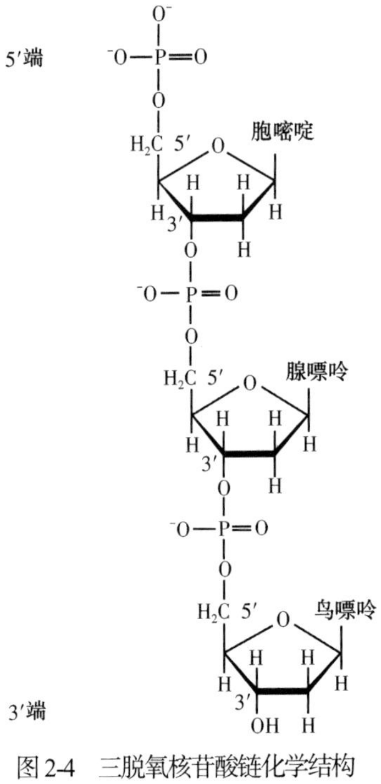

图 2-4　三脱氧核苷酸链化学结构

DNA 一级结构的重要意义不仅在于它蕴藏了遗传信息，而且还决定了 DNA 的二级结构和空间结构。

（二）DNA 的二级结构——双螺旋结构

DNA 的二级结构即空间结构，主要指由 Watson 和 Crick 在 1953 年 4 月提出的 DNA 右手双螺旋结构模型（图 2-5、图 2-6），其要点是：

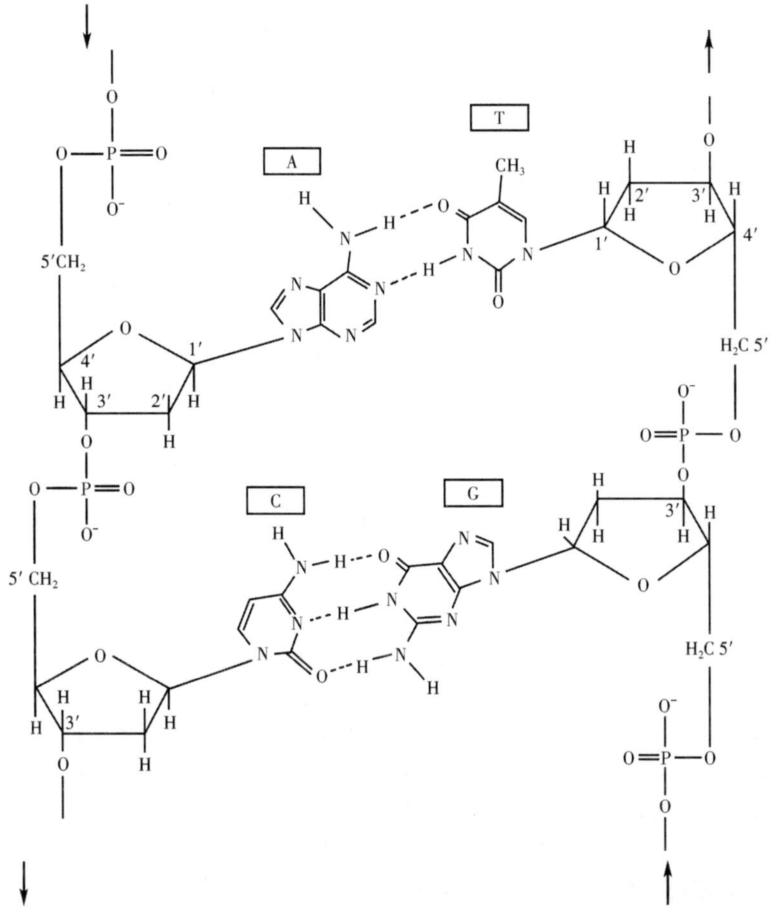

图 2-5 DNA 双螺旋的化学结构与碱基配对

1. 主链 DNA 分子是由两条并列的多核苷酸链围绕一个共同的轴盘绕而成的双螺旋结构，两条链反向平行，一条链从 5′→3′，另一条链从 3′→5′。螺旋直径为 2nm。主链位于螺旋的外侧，由脱氧核糖和磷酸的亲水性所决定，脱氧核糖平面与螺旋轴平行，碱基则位于螺旋的内侧。

2. 碱基对 两条多核苷酸链上相应的碱基借氢键互相连接成互补碱基对（base pair，bp），即 A 与 T 相配，G 与 C 相配。碱基平面与螺旋轴基本上是垂直的，嘌呤环和嘧啶环上的氨基和酮基是亲水的，因而可以形成碱基对，A 和 T 之间有两个氢键，G 和 C 之间有三个氢键。

3. 螺距 双螺旋链中的任意一条链缠绕一圈（360°）所升降的距离，称作螺距。该模型的螺距为 3.4nm，每一螺旋含 10bp；碱基对与碱基对之间的距离是 0.34nm，相对于螺旋轴移动 36°。

4. 大沟和小沟 沿螺旋轴方向观察，两条主链和碱基并不充满双螺旋的空间，双螺旋的表面形成两条凹槽，一面宽而深，称为大沟（深沟）；另一面狭而浅，称为小沟（浅沟）。这两条沟，特别是深沟，对于有特定功能的蛋白质（酶）识别 DNA 双螺旋结构上的遗传信息非常重要，因为 DNA 表面均为相同的磷酸和脱氧核糖的骨架，蛋白质（酶）在双螺旋结构表面无法识别信息，只有在沟内才能识别不同的碱基顺序。

DNA 分子上连接的碱基（对）为随机分布排列，形成了 DNA 分子结构的复杂性和多样性。尽管

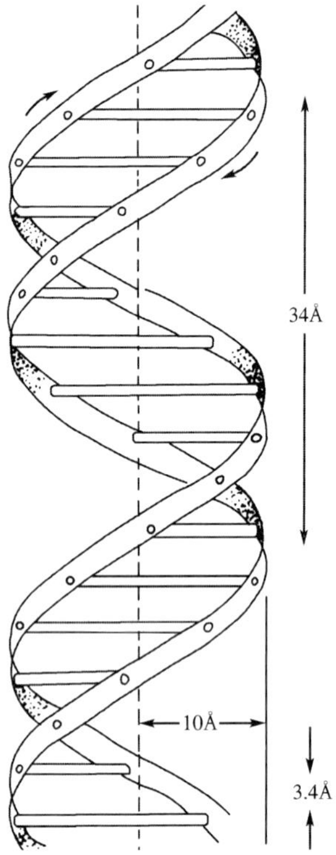

图 2-6 DNA 双螺旋结构模型

碱基只有四种，由于每个 DNA 分子的碱基对数目至少数千甚至可达数百万，假如以 100bp 计算，碱基的可能排列方式就有 4^{100} 之多。实际上，由于 DNA 分子量巨大，碱基对的排列方式多种多样，构成了结构复杂、种类繁多的 DNA 分子，蕴藏着生物界无穷无尽的遗传信息，决定了形形色色、千姿百态的生命自然界。

二、基因及其结构

基因（gene）作为遗传学的一个基本单位已经应用多年。割裂基因的发现使得基因的概念也发生了演变。以往对人类基因结构的了解，仅仅是通过从原核生物获得的研究成果中进行推测；自 1977 年以来，真核生物基因结构和 mRNA 剪接加工的研究成果，加深了对人类基因结构和功能的认识。根据基因序列分析和其他分子遗传学技术，证明在绝大多数脊椎动物的基因组中，90%以上的 DNA 序列不编码核内不均一 RNA（heterogeneous nuclear RNA，hnRNA）或者任何其他的 RNA。

（一）基因的定义

自使用基因一词已经有百余年，但其概念却在不断地发生改变，基因在遗传学中的含义变化得最多最快。1977 年，Broker 等发现真核生物的基因为不连续基因。目前从分子遗传学水平可以认为，基因是合成一种有功能的多肽链或者 RNA 分子所必需的一段完整的 DNA 序列。按照产物的类别分为蛋白质基因和 RNA 基因两种；根据产物的功能分为结构基因和调节基因两类。结构基因（structural gene）是指编码非调控因子的蛋白质或 RNA 的基因，如细胞表现形态和功能特征所必需的结构蛋白、酶类等或不执行调控功能的 RNA 分子（tRNA、rRNA）。调节基因（regulatory gene）是指编码蛋白质或 RNA 产物，能对另一个基因产生调节作用的基因。基因有三个基本特性：①可以自我复制。基因的复制实际上是 DNA 的复制，使得遗传的连续性得以保持。②决定性状。基因通过转录和翻译决定多肽链的氨基酸排列顺序，决定某种酶或者蛋白质的性质，最终表达为某种性状。③可以产生突变。基因的结构相对稳定，但也会发生突变。新的突变基因一旦形成，可以通过自身复制在随后的细胞分裂中保留下来。

（二）割裂基因

真核生物结构基因的 DNA 序列包括编码序列和非编码序列两部分。编码序列在 DNA 分子中是不连续的，被非编码序列分隔开，形成镶嵌排列的断裂形式，称为割裂基因（split gene）。编码序列称为外显子（exon），非编码序列称为内含子（intron），两者相间排列。不同基因所含内含子数目和大小不同。例如，人类甲型血友病的 FⅧ基因全长 186kb，由 26 个外显子和 25 个内含子组成，外显子长度从 69bp 到 3106bp 不等，内含子最短的 207bp，最长的达 32.4kb。每一个基因在表达时内含子的转录片段被切除，编码不同肽链区段的外显子转录产物拼接起来，在细胞质内翻译出特定的基因产物（图 2-7）。

割裂基因中内含子和外显子的关系不是完全固定不变的。同一 DNA 分子上的某一 DNA 序列，在作为编码某一条多肽链的基因时是外显子，在作为编码另一条多肽链的基因时可能是内含子，这是由于 mRNA 剪接加工的方式不同所致。结果使同一 DNA 片段产生两条或者两条以上不同的 mRNA 链，产生基因的差别表达，构成了真核生物割裂基因在表达上的一个重要特点。每个割裂基因中第一个外显子的上游和最末一个外显子的下游，都有一段不被翻译的核苷酸序列，称为侧翼序列。

割裂基因结构中外显子-内含子的接头区是一高度保守的顺序，称为外显子-内含子接头。每一个内含子的两端具有同源性和互补性，5′端起始的两个碱基是 GT，3′端最后的两个碱基是 AG，通常把这种高度保守的接头形式叫作 GT-AG 法则，在各种真核生物基因的内含子中均相同，形成割裂基因结构上又一个重要特点。同时，这种基因外显子-内含子接头的高度保守性，说明真核生物在 hnRNA 加工过程中存在着一个切除内含子、拼接外显子的共同剪接加工机制。

（三）侧翼序列

侧翼序列（flanking sequence）是在第一个外显子和最末一个外显子外侧的一段非编码区，由前导区、尾部区和调控区组成。侧翼序列中的前导区决定 mRNA 分子 5′端的非编码片段即 5′非翻译区（untranslated region，UTR）。尾部区决定 mRNA 分子 3′端的非编码片段即 3′非翻译区（图 2-7）。调控区包括启动子、增强子、沉默子、终止子等，对基因活性起着调控作用。它们均属于基因转录的顺式作用元件（cis-acting element），是人类基因组的一些特殊序列。

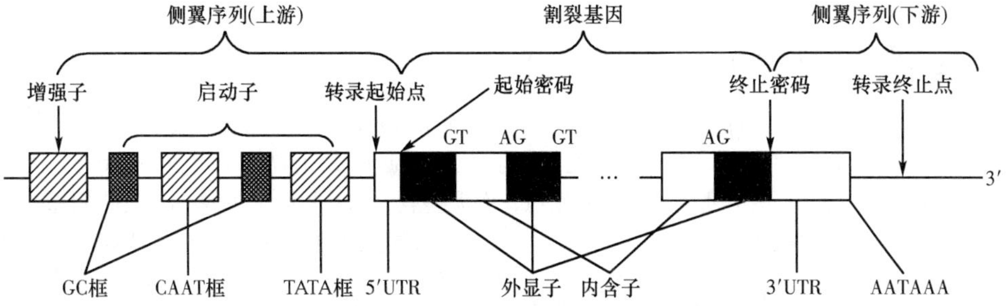

图 2-7　割裂基因及其侧翼序列

1. 启动子（promoter）　是 RNA 聚合酶结合并启动转录的特异 DNA 序列，位于基因转录起点上游的 100bp 范围内。启动子决定转录活性大小，决定双链 DNA 中的转录链，包括一组转录控制组件。

（1）TATA 框或 Hogness 框：位于转录起始位点上游 −19～−27bp 处，是高度保守的一段序列，由 7 个碱基所组成，即 TATAA/TAA/T，其中只有两个碱基可以有变化。TATA 框能够与转录因子 TFⅡ结合，再与 RNA 聚合酶Ⅱ形成复合物，从而准确地识别转录的起始位置，对于转录水平有着定量效应。

（2）CAAT 框：位于转录起始点上游−70～−80bp，也是一段保守序列，由 9 个碱基组成，其顺序为 GGC/TCAATCA，其中只有一个碱基可以变化。转录因子 CTF 能够识别 CAAT 框并且与之结合，其 C 端有着激活转录的功能。所以 CAAT 框有促进转录的功能。

（3）GC 框：位于 CAAT 框两侧，顺序为 GGCGGG，有两个拷贝。GC 框能够与转录因子 SP1 结合，SP1 的锌指区可以与 DNA 结合，N 端有激活转录的作用。所以，GC 框有激活转录的功能，可能与增强起始转录的效率有关。

2. 增强子（enhancer）　指能增强启动子转录活性的一段 DNA 序列。作用特点：①通过启动子增强转录，明显提高基因转录的效率。②具有远距离效应。增强子可位于转录起点前后的 3kb 或更远处，即无论在转录基因的上游或是下游，增强子均可发生作用。③无明显方向性。增强子的取向可以是 5′→3′方向，也可以是 3′→5′方向。这是由于 DNA 可以折成环状，增强子与启动子结合或与 RNA 聚合酶相结合的缘故。例如，β 珠蛋白基因的增强子是由串联重复的两个 72bp 的相同序列组成，可以位于转录起点上游−1400bp 或下游 3300bp 处，均可以使转录活性增强 200 倍。④具有组织特异性。例如，免疫球蛋白基因的增强子只在 B 淋巴细胞中活性最高。

3. 终止子（terminator）　是给予 RNA 聚合酶转录终止信号的 DNA 序列。由位于真核基因 3′端的一段保守序列（大多真核生物为 AATAAA），加上其下游的一段富含 GT 的回文序列，两者一起组成终止子。转录终止信号也是多聚腺苷酸化（poly A）的附加信号，位于 hnRNA 3′端 poly A 位点上游 10～35bp 处。由于添加 poly A 修饰，要先在 3′端水解掉 10～15bp，所以这段顺序又称为 RNA 裂解信号，其作用是：①指导核酸内切酶在此信号下游 10～15bp 特定位点处裂解 mRNA；②在聚合酶的作用下，在成熟 mRNA 3′端加上含 200～250 个 A 的 poly A 尾巴。

第二节 基因复制与表达

一、基因复制

基因复制（gene replication）是 DNA 部分片段的复制，以 DNA 复制为基础。DNA 复制时核苷酸的聚合速率在细菌是每秒钟 500 个核苷酸，在哺乳类动物是每秒钟 50 个核苷酸。

基因复制的基本特征主要表现为双向复制、半不连续复制和半保留复制等。在绝大多数的生物种类中已经弄清楚了基因复制的机制问题，所有生物种类中基因复制的机制大同小异。体外 DNA 扩增的聚合酶链反应技术的广泛应用就是一例证。

（一）双向复制和复制子

真核生物 DNA 复制的特征之一是双向复制，在每个 DNA 分子中含有多个复制起始点。从一个复制起始点，独立完成复制的一段 DNA，称为复制子（replicon）。每个复制子含 30～300kb，因此人类 DNA 约有 10^5 个复制子。每个复制子仅有起始点，而无终点。随着复制叉的移动，彼此相邻的复制子汇合相互连在一起。当亲代 DNA 分子上的所有复制子都汇合连接成两条连续的子代 DNA 分子时，复制结束。

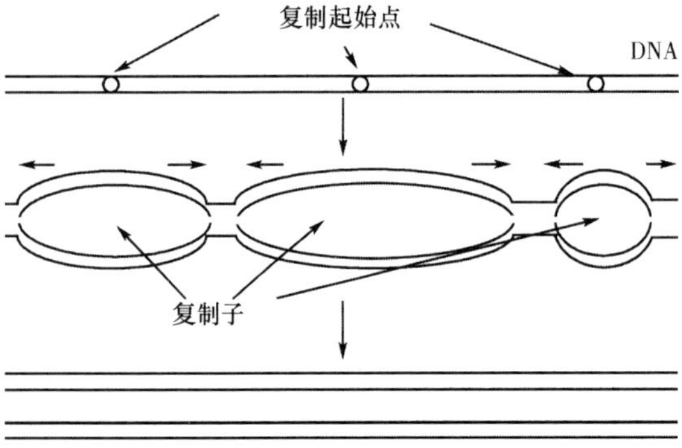

图 2-8 DNA 链的双向复制

复制子的长度是不均一的，13～900kb 不等。真核生物的种类不同，复制子的大小不同，即使同一种生物在不同的生理条件下，复制子的大小也不相同；生长快时，复制子就小。几个邻近的复制子可构成复制子族，每个复制子族含有至少两个复制子，多则 200 余个复制子。不同的复制子族在复制的起始时间上有先有后，而同一复制子族内各复制子基本上是同步的（图 2-8）。

（二）半不连续复制

半不连续性是真核生物 DNA 复制的又一特点。因为真核生物的 DNA 聚合酶只能把核苷酸加到多核苷酸链的游离 3′—OH 上，所以新合成的子代 DNA 链只能沿 5′→3′方向进行。在 3′→5′模板链上，只需一个 RNA 引物，DNA 可沿 5′→3′的方向复制，复制速度较快，完成复制的时间较早，叫作前导链；而以 5′→3′链为模板合成的 3′→5′互补链，合成过程复杂，完成复制的时间较晚，称为后随链。后随链进行复制时与前导链比较有两点不同：一是后随链为不连续复制；二是后随链的复制需要有多个 RNA 引物。

后随链合成的大致过程是，首先合成一小段约 10 个核苷酸的 RNA 引物，其长度和序列因不同生物基因组的种类而异。引物 RNA 的 3′—OH 可以为 DNA 聚合酶合成多核苷酸链提供引子，用以合成 DNA 片段，合成的一个 DNA 片段长为 100～200 个核苷酸，称为冈崎片段（Okazaki fragment），也是按 5′→3′方向进行。冈崎片段合成之后，RNA 引物被切除，在 DNA 连接酶的作用下，冈崎片段连接，补上缺口，形成一条整链（图 2-9）。

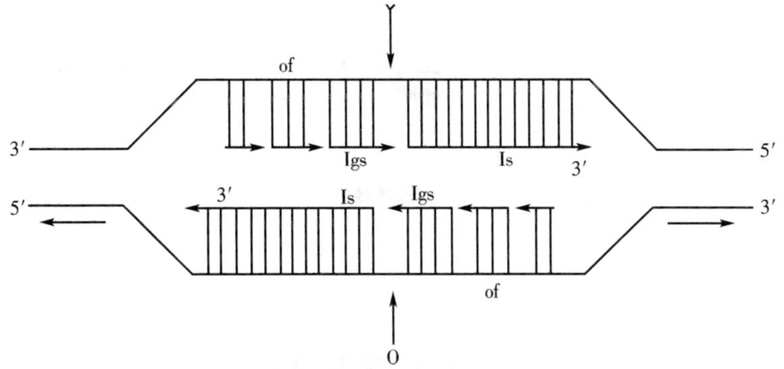

图 2-9　前导链的连续复制和后随链的不连续复制

of：冈崎片段；O：复制起始点；Is：前导链；Igs：后随链

迄今已经证明在 DNA 复制过程中，始动复合体和 RNA 引物一旦合成，DNA 链延伸，便产生前导链；前导链沿着复制叉前进的方向合成，其合成过程是连续的；然而，后随链通过多个引物，以不连续方式合成，因此，DNA 复制呈半不连续复制。

（三）半保留复制

DNA 复制的第三个特征是半保留复制，即上述前导链和后随链均以亲代链为模板，按照碱基配对的原则分别合成一条新的互补链，组成两个子代 DNA 分子，其碱基顺序与亲代 DNA 分子顺序完全相同，新合成的子代 DNA 分子中分别含有亲代 DNA 分子的一条链，所以 DNA 的复制为半保留复制。

二、基因表达

基因表达（gene expression）是以 DNA 分子为模板，通过转录合成相应的核糖核酸（ribonucleic acid，RNA），再以 RNA 为次级模板翻译合成具有生物活性的蛋白质，进而发挥其特定的生物学功能和生物学效应，这一过程称为基因表达。基因对蛋白质合成的指导不是由 DNA 直接进行，其遗传信息是经过 RNA 传递给蛋白质的（图 2-10）。但是，对于编码 rRNA 和 tRNA 的基因来说，基因表达就是转录生成 RNA 的过程。

（一）转录

以 DNA 为模板合成 RNA 的过程称转录（transcription）。转录是基因表达的第一步，是遗传信息从 DNA 流向蛋白质的重要步骤。转录是一种高度选择的过程，在绝大多数哺乳动物细胞，仅约 1%的 DNA 序列能转录为有功能的 RNA 产物。这种选择发生在两个水平：首先是 DNA 序列能转录为核 RNA（nuclear RNA）；然后是只有小部分的核 RNA 能得到加工，只有经过加工的 RNA 分子才准进入细胞质。

RNA 与 DNA 分子相比，具有下述不同的性质和特点：①RNA 分子一般是线状单链，个别部分可通过自身回折进行碱基互补配对形成假双链，形成有规律的茎-环（stem-loop）和发夹（hairpin）样的二级结构和假结样的三维结构；可以与 DNA 分子的一条链进行碱基互补配对形成杂交螺旋，如 tRNA 的三叶草形分子结构（图 2-11）。②RNA 核苷酸中戊糖是核糖。③组成 RNA 分子的四种碱基：A、G、C、U（尿嘧啶），与 DNA 分子相比，U 取代了 T。④有些 RNA 分子中含有稀有碱基，如假尿嘧啶等。RNA 分子主要有 mRNA、rRNA、tRNA 三种类型。这里以 mRNA 合成为例说明 RNA 的合成。

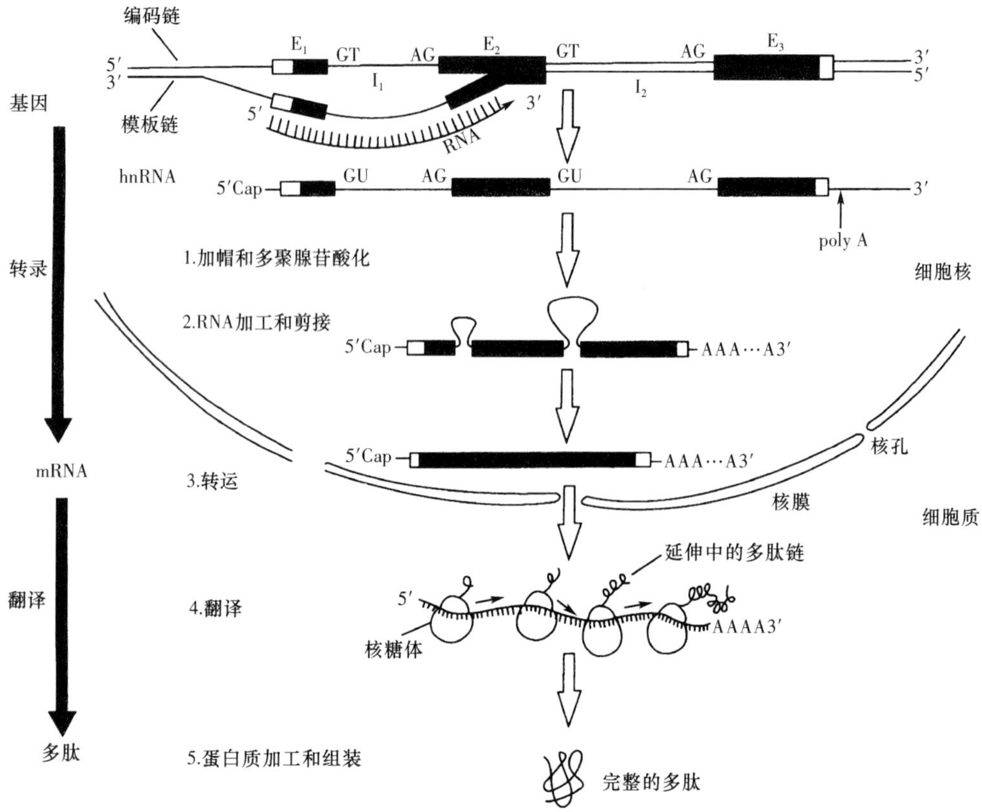

图 2-10 真核基因表达过程示意图

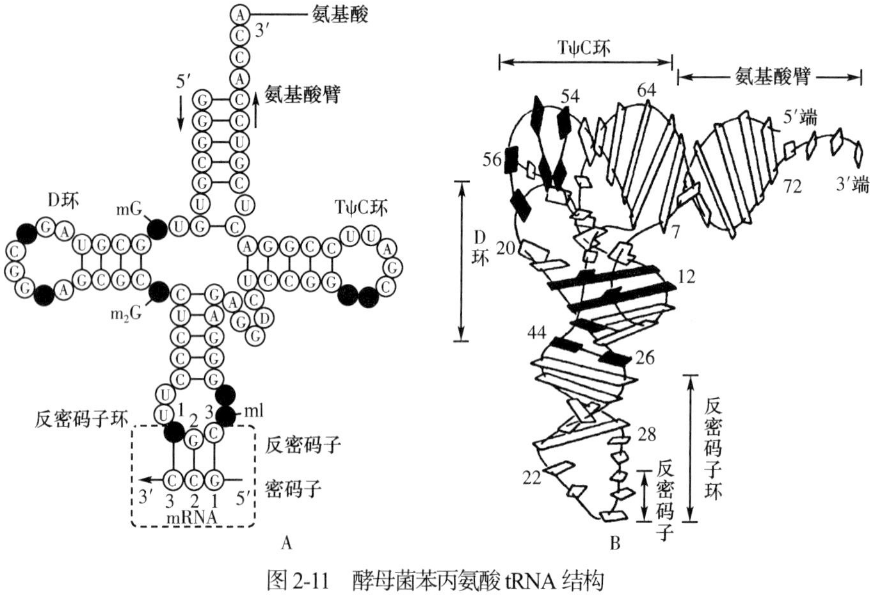

图 2-11 酵母菌苯丙氨酸 tRNA 结构

A. 三叶草形结构；B.三维结构

1. mRNA 合成 根据分子生物学中心法则，遗传信息从基因到蛋白质的流动方向是：DNA 先把遗传信息转录给 mRNA，然后翻译为蛋白质。由 RNA 聚合酶Ⅱ合成的 mRNA 前体，经加工修饰形成 mRNA。

（1）转录起始复合体：RNA 聚合酶Ⅱ需要启动因子识别转录起始部位。在启动子区有几种蛋白质按照特定的顺序组装并与 RNA 聚合酶Ⅱ一道组装为转录起始复合体，类似核糖体大小。

（2）转录延长：在 DNA 双链中，5′→3′端链为编码链，而 3′→5′端链为反编码链。转录以反编码链为模板，始动复合体以 5′→3′的方向进行移动。从转录起始位点开始，在 RNA 聚合酶Ⅱ的催化下，使一个个的三磷酸核糖核苷与 DNA 链上的互补碱基对配对，合成 mRNA 前体（pre-mRNA）分子，同时其 5′端和 3′端共价修饰（图 2-10）。转录在 DNA 的特定片段可以是一个或者几个基因。mRNA 前体 5～50kb，包括外显子和内含子，比 mRNA 约大十倍。mRNA 前体在核内存在的时间短，约 5%的前体在半小时内完成加工过程，形成 mRNA，其他大部分在一小时内于核中降解。

（3）转录终止：一般而言，一个基因的转录一旦起动，RNA 聚合酶应完成整个转录单元的转录，不提前终止转录。在多数哺乳动物的转录单元中，RNA 聚合酶Ⅱ在距离 poly A 附加位点下游 0.5～2.0kb 处终止转录。基因转录后，其转录初级产物 RNA 的末端与回文序列相对应的 RNA 顺序也是回文序列，由于碱基互补可以形成发夹结构，其后有 poly U 结构，发夹结构阻碍 RNA 聚合酶的移动并与其相互作用，而 poly U 则与模板 DNA 链中的 A 结合力较弱，使得转录产物易从模板 DNA 脱落，从而终止转录。转录终止之后总是连接 poly A。

2. mRNA 的加工 指 mRNA 前体的修饰过程，经过加工修饰之后才能成为有功能的 mRNA，包括 5′端加帽、3′端加尾和 RNA 拼接（图 2-10）。mRNA 前体在转运到细胞质之前，是与一组核蛋白结合，这些蛋白质是异质核糖核蛋白质颗粒的主要蛋白质成分，含有 hnRNA。hnRNA 是一集合术语，是指 mRNA 前体和其他大小不等的核 RNA。在真核细胞核内可以分离到的一类含量很高，分子质量很大但不稳定的 RNA，大小为 2～14kb，平均 8～10kb，比 mRNA 的平均长度（1.8～2.0kb）要大 4～5 倍。估计仅有 1/2 的 hnRNA 能转移到细胞质内，其余在核内被降解。

加帽指 mRNA 前体 5′端增加 7-甲基鸟嘌呤（m^7GpppX）的修饰过程，称为甲基化帽（图 2-12）。实际上 mRNA 5′端加帽位点即是转录起始位点，DNA 上的相应位点被称为“帽位点”（转录起始点）。帽的功能主要有两点：①为核糖体提供识别 mRNA 的信号，促进 mRNA 和核糖体结合；②增加 mRNA 的稳定性，以免 mRNA 受 5′外切核酸酶的攻击导致降解。

加尾指 mRNA 前体 3′端多聚腺苷酸化或添加 poly A 的过程。转录产物 3′端添加 poly A 的位置称为 poly A 位点。poly A 尾巴可有下述 3 种功能：①有助于成熟 mRNA 输出细胞核；②影响细胞质某些 mRNA 的稳定性；③与 5′端帽联合作用识别核糖体，以便 mRNA 的有效翻译。

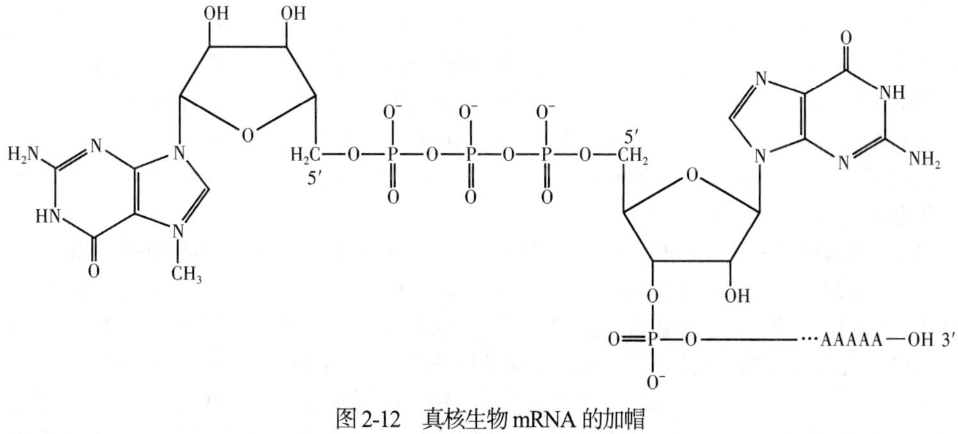

图 2-12 真核生物 mRNA 的加帽

RNA 剪接（RNA splicing）是把 mRNA 前体的内含子切除、外显子拼接在一起的过程，连同 5′端加帽和 3′端添尾，使 mRNA 前体形成成熟的 mRNA 分子。通过分析在体外剪接所产生的中间过渡产物，发现内含子不是作为线性分子被切除，而是形成套索结构被切除。剪接分为两步：第一步，内含子 5′端与上游外显子之间断裂，并且 5′端的 G 与 3′端上游 20～50 个碱基的 A（此处 A 所在的位点称为分支位点）以少见的 2′，5′磷酸酯键连接形成一个套索结构的 RNA 分支（图 2-13）；第二步，在

3′端切割并释放内含子，连接两个外显子。

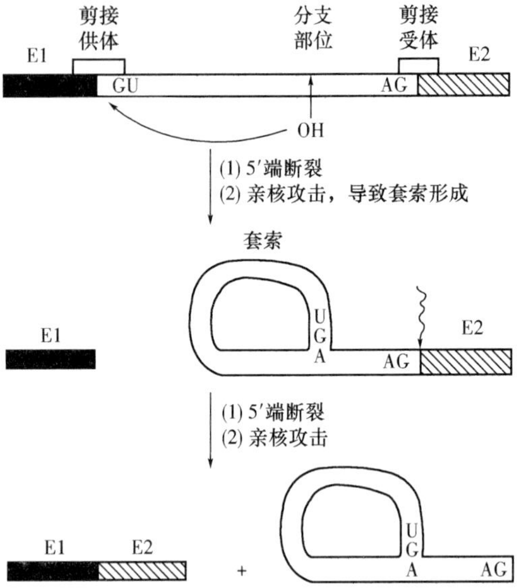

图 2-13 RNA 剪接机制

成熟的 mRNA 两端各有一段非翻译区。5′-UTR 从 mRNA 起点的甲基化鸟嘌呤核苷酸帽延伸至 AUG 起始密码子；3′-UTR 从编码区末端的终止密码子延伸至 poly A 尾的末端。

（二）翻译

翻译（translation）是指以氨基酸为原料，以 mRNA 为模板指导蛋白质合成的过程。蛋白质生物合成是在细胞质内的核糖体上进行的。mRNA、tRNA 和核糖体在翻译中起着重要的作用，mRNA 携带遗传信息，作为合成蛋白质的模板；tRNA 转运活化的氨基酸和识别 mRNA 分子上的遗传密码；核糖体是蛋白质合成的场所，把一个个的氨基酸分子连接成多肽链。

1. 遗传密码 mRNA 分子上从 5′至 3′方向，由 AUG 开始，每三个相邻核苷酸组成一个三联体，决定肽链上一个氨基酸或蛋白质合成的起始、终止信号，称为密码子（codon）。从 mRNA 5′端起始密码子到 3′端终止密码子的核苷酸序列，各密码子连续排列编码一条多肽链，称为开放阅读框。mRNA 中的四种碱基 U、C、A、G，随机组合成 4^3=64 种三联体密码子。其中 61 种编码 20 种氨基酸。UAA、UAG 和 UGA 3 种密码子为多肽链合成的终止信号；AUG 是甲硫氨酸（蛋氨酸）的密码子，同时又是转录的起始信号；CUG 和 GUG 偶尔也是起始密码子。这样就出现了一个氨基酸可以由一个以上的密码子编码的现象，即密码子的简并性。

2. tRNA 解读遗传密码 tRNA 在蛋白质合成中处于中心位置。mRNA 的碱基顺序与蛋白质的氨基酸序列之间在结构上无直接的对应关系，也不发生直接的相互作用，在这两种不同的遗传语言之间，只有通过作为翻译的 tRNA 才能相互沟通。密码子的意义是由 mRNA 和携带氨基酸的 tRNA 相互作用确定的。tRNA 是氨基酸的转运器，把氨基酸运输到核糖体，进行蛋白质的合成。所有 tRNA 分子的 3′端都是以 CCA 顺序结尾，末端 A 以共价键与氨基酸连接形成氨酰 tRNA。在 tRNA 分子的反密码子环上的三个碱基为反密码子，可以与 mRNA 分子上相应的密码子以碱基互补的方式配对，以氨酰 tRNA 的形式把氨基酸运送到核糖体。不同氨基酸 tRNA 的命名是在 tRNA 的右上角标注三个字母的氨基酸英文简写，如酪氨酸的 tRNA 是 $tRNA^{Tyr}$。

氨酰 tRNA 合成酶激活 tRNA。该步骤是由 20 种不同的氨酰 tRNA 合成酶（ARS）催化的，每一种酶识别一种氨基酸以及所有与其相应的，或者性质相同的 tRNA。

3. 核糖体是蛋白质合成的装配机 核糖体是由 rRNA 分子和多种蛋白质组成的一种颗粒状复合

体，rRNA 折叠成高度压缩的三维结构，主要位于核糖体内部，而蛋白质分子大多有一个球形结构域和伸展的尾部，主要分布在核糖体的表面；rRNA 和蛋白质靠非共价键结合在一起。核糖体由大、小两个亚基组成，构成核糖体两个亚基的 rRNA 分子不同，两个亚基的蛋白质分子也不同。真核细胞的核糖体的沉降系数为 80S，其中，大亚基 60S，小亚基 40S。60S 大亚基含有 28S、5.8S、5S rRNA 以及大约 49 个蛋白质分子；40S 小亚基含有 18S rRNA 以及大约 33 个蛋白质分子。

4. 蛋白质生物合成步骤　通常分为三个阶段：起始、延伸和终止（图 2-14）。

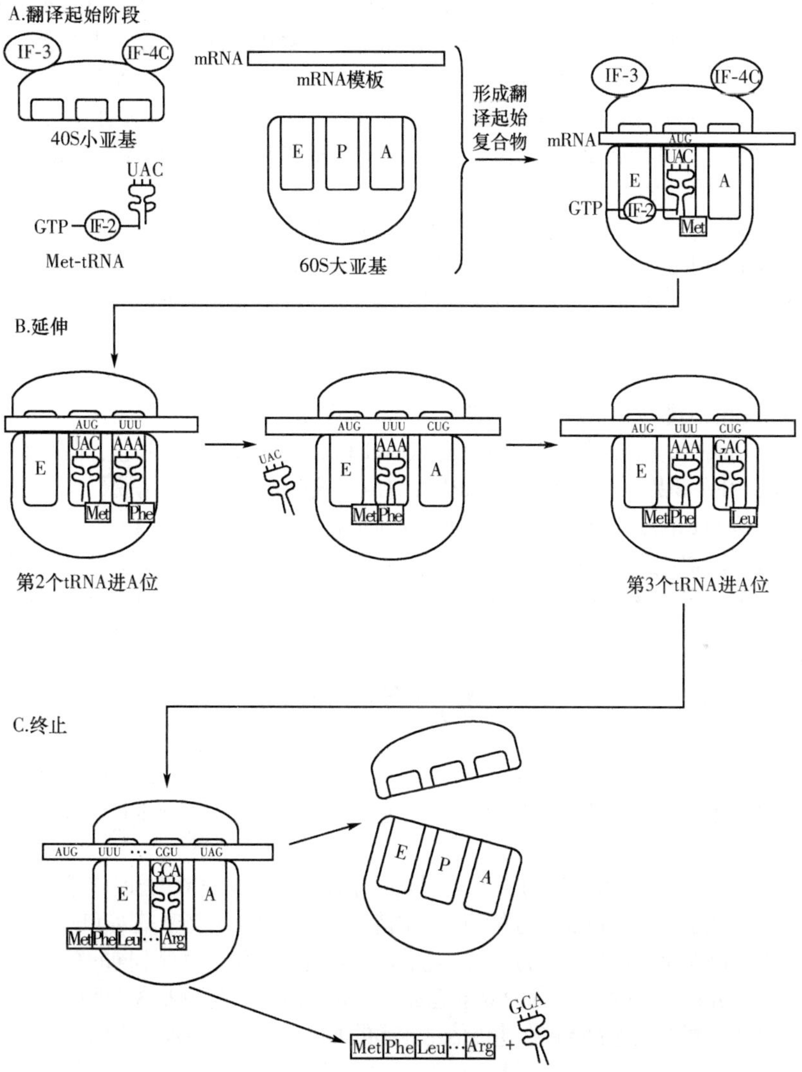

图 2-14　mRNA 遗传信息翻译成蛋白质的三个阶段

Met：甲硫氨酸；Phe：苯丙氨酸；Leu：亮氨酸；Arg：精氨酸

（1）起始：指 mRNA 和起始氨酰 tRNA 分别与核糖体形成翻译起始复合物的过程。

首先，游离的甲硫氨酸经氨酰 tRNA 合成酶的催化作用结合到 $tRNA^{iMet}$ 的末端生成活化的甲酰 $tRNA^{iMet}$。$tRNA^{Met}$ 至少有两种类型，其中一种是能够启动蛋白质的合成，称为 $tRNA^{iMet}$；另一种是能够把甲硫氨酸掺入到生长的肽链内。只有活化的甲酰 $tRNA^{iMet}$ 能够与核糖体小亚基结合，启动蛋白质的合成过程。

其次，甲酰 $tRNA^{iMet}$（蛋白质-GTP 复合体参与）结合到 mRNA 的蛋白质合成起始密码子 AUG 部位。几乎所有真核生物蛋白质开始合成的识别信号是 mRNA 的 5′帽子。

然后，在起始因子的作用下，核糖体小亚基沿着 mRNA 滑动到 AUG 处与 mRNA 结合，最后甲酰 $tRNA^{iMet}$ 反密码子（UAC）与起始密码子（AUG）互补结合，三者形成起始复合体。

最终，大亚基与小亚基结合成为完整的核糖体（图 2-14）。在起始复合体形成过程中，GTP 水解提供能量。

（2）延伸：指根据 mRNA 密码序列的指令，按顺序添加氨基酸，从 N 端向 C 端延伸肽链，直到合成终止的过程。延伸为 4 个步骤的连续性循环。

1）进位：与核糖体 A 位（氨酰位，aminoacyl site）上 mRNA 密码子所对应的氨酰 tRNA 进入核糖体 A 位。如图 2-14 所示，甲酰 $tRNA^{iMet}$ 作为肽链第一个氨基酸的提供者，已经进入了 P 位（肽酰位，petidyl site）；再如图 2-14 所示假定的肽链内，后来进入的苯丙氨酸 $tRNA^{Phe}$ 结合到 A 位。

2）转肽：在转肽酶和延长因子的作用下，P 位上 tRNA 的氨酰基或肽酰基连接到 A 位上的氨基酸上，两氨基酸之间形成肽键。图 2-14 所示在甲硫氨酸的羧基和苯丙氨酸 $tRNA^{Phe}$ 的氨基之间形成肽键，合成二肽的甲酰-苯丙氨酸 $tRNA^{Phe}$。

3）移位：在移位酶的作用下，核糖体沿着 mRNA 相对移动一个密码子的位置，A 位上的肽酰 tRNA 移动到 P 位，在 P 位上的 tRNA 移动到 E 位（出口位，exit site），A 位空出。图 2-14 所示甲酰-苯丙氨酸 $tRNA^{Phe}$ 从 A 位向 P 位移动，取代刚才失活的 $tRNA^{iMet}$，GTP 水解为肽酰 tRNA 的移位提供了所必需的能量。

4）释放：原 P 位上无负载的 tRNA 移位到 E 位上暂时停留后脱落，称为释放。

以上合成过程依次重复，每重复一次增加一个氨基酸残基，多肽链得以延长。

（3）终止：mRNA 上出现终止密码 UAA、UAG 和 UGA，多肽合成停止，在被蛋白质释放因子（release factor，RF）识别后，肽链从肽酰 tRNA 释放，核糖体从 mRNA 解脱下来，分成两个亚基，同时，一个无负载的 tRNA 分子释放，这一过程称为肽链合成终止（图 2-14）。

在翻译过程中，常常多个核糖体同时结合到一个 mRNA 分子上进行翻译，可以高效地翻译出许多结构相同的多肽链。多个核糖体由一个 mRNA 分子串在一起，进行蛋白质的合成，叫作多聚核糖体（polyribosome）。

三、基因表达的调控

基因经过转录及翻译，产生具有特异生物学功能的蛋白质分子，决定细胞的形态与功能。体细胞中携带着生物体细胞生长发育的全部遗传信息，为什么会分化出不同的细胞然后组成不同的器官呢？

基因在不同细胞、不同发育时期的表达是不同的，而且基因的表达在时间和空间上有严格的程序。在一个生物个体的几乎所有细胞或不同发育阶段中持续表达的基因为持家基因（house keeping gene）；然而，随着组织细胞及个体发育阶段的不同，随着内外环境的变化，而有不同的基因表达，表现为细胞特异性（组织特异性），这些基因称为奢侈基因（luxury gene）。基因表达的严格程序是通过基因表达的调控来实现的。基因表达的调控在遗传信息传递的 DNA 水平、RNA 水平以及蛋白质水平上均可进行。

（一）转录前调节

转录前染色质结构发生的一系列的重要变化是基因转录的前提，转录前调节与基因丢失、基因扩增、基因重排、甲基化修饰和染色体的结构状态等有关。

有人将染色体的活化称为“转录前基因调整”或基因的“开关”。染色质的重组实验证实，当将组蛋白用酸去除后，残余的染色质表现出更高的转录活性，而当组蛋白成分回复后，重组染色质的活性降低，表明组蛋白能抑制 DNA 的转录活性。大量的实验还证实，非组蛋白在间期细胞核中与 DNA 相连能解除组蛋白对 DNA 转录的抑制，促进 DNA 转录，而且非组蛋白还能决定转录出的 mRNA 的性质。这表明，非组蛋白是重要的基因调控成分。此外，染色体螺旋化的程度也与 DNA 的转录活性有关。螺旋程度低的常染色质可以进行转录，螺旋程度高呈异固缩状态的异染色体由于存在着 DNA 的“超螺旋化”，阻碍 RNA 聚合酶沿 DNA 链移动，而抑制转录。转录前调节并不是普遍存在的调控方式，如基因丢失只在某些低等真核生物中发现。

（二）转录水平调节

1. 顺式作用元件（cis-acting element） 能与特异性转录因子结合，以决定转录的起始位点、转录效率及转录的时空特异性的 DNA 序列，称为顺式作用元件。通常是非编码序列，包括启动子、增强子及沉默子等。在不同真核生物的顺式作用元件中也会发现一些共有序列，如 TATA 框、CAAT 框等，这些共有序列是 RNA 聚合酶或特异转录因子的结合位点。

2. 反式作用因子（trans-acting factor） 调节蛋白是调节基因转录的蛋白因子，真核生物基因调节蛋白又称转录调节因子或转录因子，绝大多数真核转录调节因子由某一基因表达后，通过与特异的顺式作用元件相互作用，影响另一基因的转录，该调节因子为反式作用因子；这种调控机制称为反式调节。有些真核调节蛋白可特异性识别、结合自身基因的调节序列，调节自身基因的开启或关闭，该调节蛋白称为顺式作用蛋白，这种调节方式为顺式调节。

3. 启动子与 RNA 聚合酶活性 真核启动子是由转录起始点、RNA 聚合酶结合位点及控制转录的调节组件组成。启动序列影响其与 RNA 聚合酶的亲和力，而亲和力大小则直接影响转录起始的频率。

4. 调节蛋白与 RNA 聚合酶活性 一些特异调节蛋白在适当环境信号刺激下在细胞内表达，随后通过 DNA-蛋白质、蛋白质-蛋白质相互作用影响 RNA 聚合酶活性，从而改变基础转录频率，出现表达水平变化。

5. 协调表达 真核基因的转录产物一般是单顺反子（monocistron），即一个编码基因转录生成一个 mRNA 分子，经翻译成一条多肽链。许多蛋白质由几条不同的多肽链组成，因此存在多个基因的协调表达。

6. DNA 碱基修饰变化 在真核 DNA 有约 5%的胞嘧啶被甲基化为 5′甲基胞嘧啶，这种甲基化最常发生在某些基因 5′侧翼区的 GpG 序列，DNA 甲基化与基因的表达成反比关系，甲基化程度高，基因的表达则降低，脱甲基化可使基因的表达增加。

7. 沉默子（silencer） 为负性调节元件，当其结合特异蛋白因子时，对基因转录起阻遏作用。

（三）转录后调节

转录后修饰、加工是真核基因表达调控的另一重要环节。在核内进行加工修饰，包括加帽、加尾、剪接及碱基修饰和编辑等。不同剪接方式可形成不同的 mRNA，翻译出不同的多肽链详见前述。另外，还有其他多种形式，如 RNA 编辑。在 mRNA 水平上改变遗传信息的过程，称为 RNA 编辑（RNA editing）。RNA 编辑与 mRNA 前体的加帽、加尾和剪接等修饰不同，后者不改变 DNA 的编码序列。而 RNA 编辑导致 mRNA 在编码区的核苷酸组成与顺序不同于其 DNA 模板，属于遗传信息加工。编辑形式包括核苷酸的缺失、插入或置换等，例如：①尿嘧啶核苷酸的插入或删除；②C→U、A→G 或 G→A 的 RNA 碱基转换；③C→G、G→C 或 U→A 的碱基颠换。mRNA 编辑沿 3′→5′方向进行。RNA 编辑可以调节哺乳动物蛋白质的功能。

（四）翻译水平调节

真核细胞的翻译过程受核糖体数量、起始因子、延长因子和释放因子等蛋白质以及 tRNA 类型和数量的影响，主要在翻译起始因子活性的调节和 RNA 结合蛋白对翻译起始的调节等方面进行。

1. 微小 RNA（micro RNA，miRNA） 是一类普遍存在于真核细胞中的小分子非编码单链 RNA，长 21～25nt，由长 60～200nt 具有发夹结构的前体 miRNA（pre-miRNA）经 Dicer 酶（RNAase Ⅲ 家族中对双链 RNA 特异性的酶）加工而成（图 2-15），参与内源性基因的转录后调控。加工成熟的 miRNA 与 Argonaute 家族蛋白组成 RNA 诱导沉默复合物（RNA-induced silencing complex，RISC），阻遏与之部分互补的靶 mRNA 翻译或降解与之完全互补的靶 mRNA，使之失效，达到翻译水平调控的作用（图 2-15）。

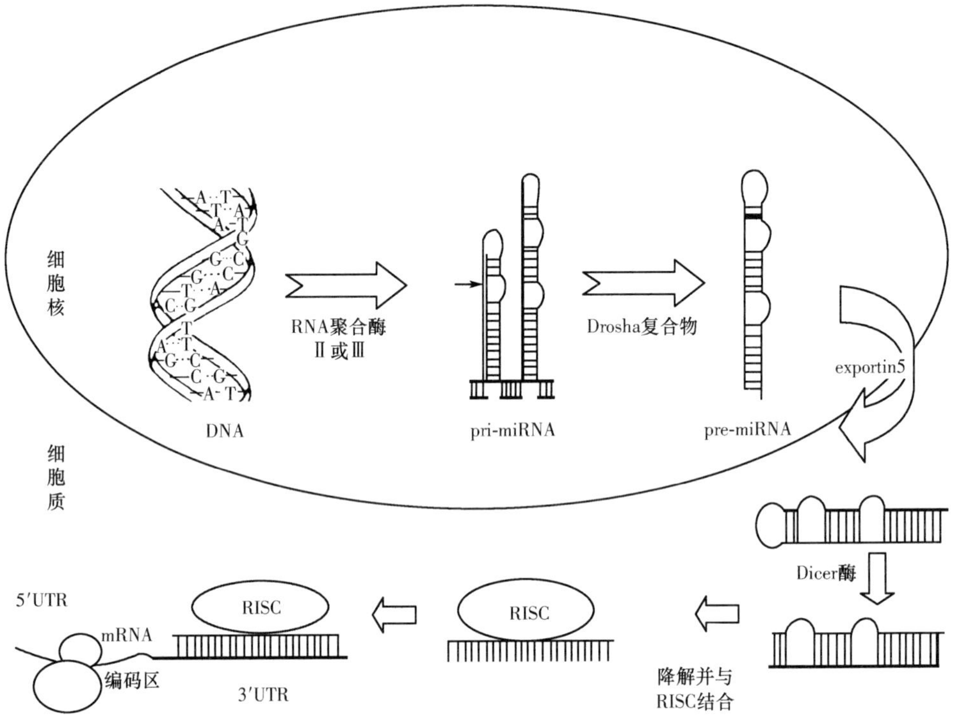

图 2-15 miRNA 的生物合成与作用

pri-miRNA：初始 miRNA；pre-miRNA：前体 miRNA；exportin：输出蛋白；RISC：RNA 诱导沉默复合物

2. RNA 干扰（RNA interference，RNAi） 指由双链 RNA 诱发的与之同源的靶基因 mRNA 降解使基因沉默的现象。小干扰 RNA（small interfering RNA，siRNA）是一种小分子非编码 RNA，长 21～25nt，由较长且完全配对的双链 RNA（dsRNA）经 Dicer 酶加工而成。其重要功能是参与细胞内翻译水平调控的 RNA 干扰途径，针对外源性（如病毒等）基因，通过与 Argonaute 家族蛋白组成 RISC，激发与之互补的 mRNA 降解，导致基因沉默。

（五）翻译后调节

翻译出来的多肽链需要进一步修饰、加工和组装才能具有活性。例如，人类胰岛素原形成具有活性的胰岛素的过程。

第三节 基 因 突 变

一切生物细胞内的基因都能保持其相对稳定性，但在一定内外因素的影响下，遗传物质就可能发生变化，这种遗传物质的变化及其所引起的表型改变称为突变，包括基因突变和染色体畸变。基因内部碱基对组成或排列顺序发生改变称为基因突变（gene mutation）。基因突变使其由原来的存在状态而变为另一种新的存在状态，即变为它的等位基因。带有突变基因的细胞或个体叫作突变体（mutant）。

基因突变可发生在生殖细胞，也可发生在体细胞，后者称为体细胞突变（somatic mutation）。生殖细胞中的突变基因可通过有性生殖遗传给后代，其突变率是 $1/10^6$～$1/10^4$ 生殖细胞/代，并存在于子代的每个细胞里，从而使后代的遗传性状发生相应改变。体细胞突变则不会传递给子代，但可传递给由突变细胞分裂所形成的各代子细胞，在局部形成突变细胞群而成为病变甚至癌变的基础。

根据其发生的原因，基因突变分为自发突变和诱发突变。自发突变（spontaneous mutation）也称自然突变，即在自然条件下，未经人工处理而发生的突变。诱发突变（induced mutation）是经人工处理而发生的突变。能诱发基因突变的各种内外环境因素统称为诱变剂（mutagen）。不同诱变剂可以诱发相同性质的突变，也可诱发不同类型的突变。自发突变的原因可能归因于环境中的辐射本底及其他致突变物，或者机体代谢过程中产生的一些有致突变作用的中间代谢产物，以及各种复制误差等。很多物理、化学和生物因素都可诱发基因突变。

物理因素，包括电离辐射（如 X 射线、γ 射线、中子和宇宙射线等）、电磁波辐射和紫外线。紫外线能诱发胸腺嘧啶二聚体（T-T）的形成使 DNA 结构变形，在复制或转录时相应部位发生碱基错配（图 2-16）。

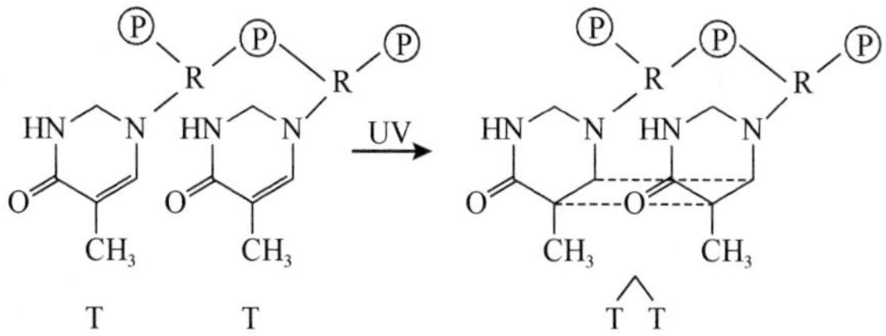

图 2-16　胸腺嘧啶二聚体（T-T）的形成

化学诱变因素有羟胺、亚硝酸或含亚硝基化合物、烷化剂、碱基类似物和芳香族化合物。例如，亚硝胺具有氧化脱氨基的作用，使腺嘌呤脱氨基变成次黄嘌呤（H），胞嘧啶脱氨基变成尿嘧啶。次黄嘌呤与胞嘧啶配对，在进行下一次 DNA 复制时，胞嘧啶再按照一般规律与鸟嘌呤配对，因此由原来的 A—T 转换为 G—C。尿嘧啶与腺嘌呤配对，这样由原来的 G—C 转换为 A—T（图 2-17）。

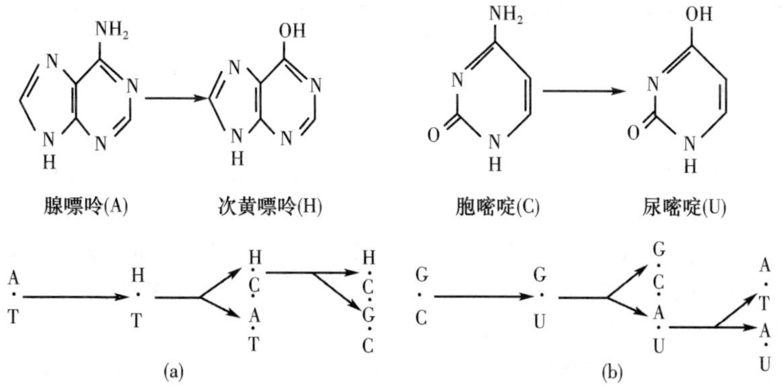

图 2-17　亚硝胺对嘌呤（a）和嘧啶（b）的作用

5-溴尿嘧啶（BU）是一种碱基类似物，其结构与胸腺嘧啶（T）相似，只是 T 第 5 位上的甲基转变为 Br，当掺入 DNA 分子时，可以替换单个碱基导致点突变。BU 能够从酮式状态转变为烯醇式状态，在 DNA 分子中 BU 以酮式状态存在时可与腺嘌呤配对，而以烯醇式状态存在时可与鸟嘌呤配对。在正常的 DNA 分子中，按照碱基互补配对的原则，G 与 C 配对，A 与 T 配对；鸟嘌呤第 6 位氨基的 H 与胞嘧啶第 6 位的酮基形成 H 键，腺嘌呤第 6 位氨基的 H 与胸腺嘧啶第 6 位酮基的 O 形成 H 键。因此，酮式状态的 BU，其第 6 位酮基的 O 与 A 配对；烯醇式状态的 BU，其第 6 位 OH 可与 G 第 6 位酮基形成 H 键。BU 掺入后，必须经过 DNA 两轮复制才能形成稳定的可遗传的突变，由原来的 A—T 转换为 G—C；则原来的 G—C 转换为 A—T（图 2-18）。

生物诱变因素有病毒、真菌和细菌。无论是自发突变，还是诱发突变，基因突变都有其一定的特性，一般包括多向性、可逆性、有害性、稀有性、随机性及可重复性等。

基因突变的方式有多种，在人类基因组中最常见的突变是点突变（碱基替换）、移码突变和动态突变。基因突变不仅发生于编码序列中，也可以发生于启动子区、剪接部位、内含子及多腺苷酸化位点，引起相应的遗传病。基因突变可以发生在核 DNA，也可以发生在线粒体 DNA，均能导致遗传病的发生。其又可分为静态突变和动态突变。

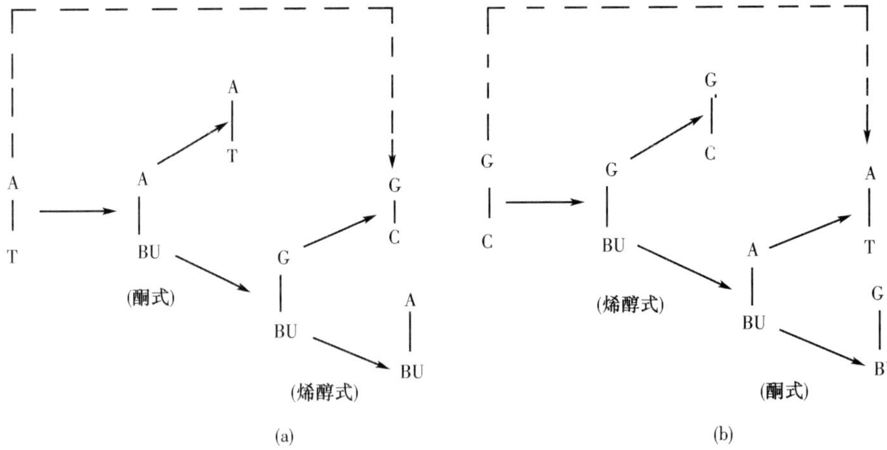

图 2-18 5-溴尿嘧啶的诱变作用

一、静 态 突 变

基因突变在一定条件下生物各世代中以相对稳定的频率发生，称为静态突变，可包括点突变和片段突变，其突变率一般保持在 $1/10^6$～$1/10^4$。静态突变相对于其他突变的可预见性要小，突发性大，很难找准突变时间，是一种很快速的特别突变。片段突变是 DNA 链中某些小片段的碱基序列发生缺失、重复或重排。

（一）点突变

DNA 分子中发生单个碱基的改变，称为点突变（point mutation）；一般指 DNA 分子中一个碱基对被另一个不同的碱基对所替代，也称为碱基对替换（basepair substitution），包括转换和颠换两种方式。一种嘌呤替换另一种嘌呤，或者一种嘧啶替换另一种嘧啶，叫作转换（transition）。一种嘌呤替换一种嘧啶，或者一种嘧啶替换一种嘌呤，叫作颠换（transversion）。转换较颠换多见。

点突变如果发生在特定三联密码子内部，会产生以下效应：

1. 同义突变 由于密码子的兼并性，虽然发生碱基替换，但是所编码的氨基酸未发生改变，没有产生突变效应，称为同义突变（synonymous mutation）。如 UAC 编码酪氨酸，若 C 改变成 U，UAU 仍旧是编码酪氨酸，因此不产生突变效应。

2. 错义突变 由于碱基的改变，使 mRNA 编码某一氨基酸的密码子变成编码另一氨基酸的密码子，称为错义突变（missense mutation）。如异常血红蛋白（血红蛋白 C，HbC）的产生。

当基因内部不同位置上发生两次错义突变，其中一次抑制了另一次突变的遗传效应，这种突变称为抑制突变（suppressor mutation）。如 Hb Harlem 病患者临床表现较轻，β^{73} 天冬氨酸→天冬酰胺的突变抑制了 β^{6} 谷氨酸→缬氨酸突变的有害效应。

有的错义突变使得多肽产物氨基酸改变，但不改变所编码蛋白质的生物学功能，称为中性替代（neutral substitution），与同义突变统称为沉默突变（silent mutation）。

3. 无义突变 由于某一碱基的替换，使原来编码某一氨基酸的密码子突变成为终止密码子 UAA、UGA、UAG，致使肽链的合成提前终止，肽链缩短，成为没有活性的多肽链片段，这叫作无义突变（nonsense mutation）。如 β^{0} 地中海贫血的产生。

4. 终止密码突变 是指在 DNA 分子中，某一终止密码子突变成编码氨基酸的密码子，使多肽链延长，称为终止密码突变（termination codon mutation）。如DNA的TAA突变为TCA，mRNA的UAA就改变为UCA，终止密码子变成了编码丝氨酸的密码子。

点突变除了发生在特定三联密码子内部，还可能发生在调控序列或内含子与外显子接头处。调控序列突变通常可导致多肽链合成速率的降低或异常增高，进而影响细胞正常的代谢节律，引起疾病的发生；内含子与外显子接头处的点突变，则往往会造成RNA剪切加工错误，不能形成正确的mRNA分子，势必导致功能蛋白的合成障碍。

（二）移码突变

在DNA分子的碱基组成中插入或者缺失一个或者几个（非3个或3的倍数）碱基对，使在插入或者缺失点以下的DNA编码全部发生改变，这种基因突变称为移码突变（frameshift mutation），又可称为缺失突变（deletion mutation）或者插入突变（insertion mutation）。正是因为这个位点的突变才翻译出错误的氨基酸，使蛋白质合成提前或者延迟终止。碱基的插入与缺失可以是一个或几个碱基对，也可以是很大的片段，从10个至上千个碱基对不等。例如，人类异常血红蛋白HbW1产生（图2-19）。

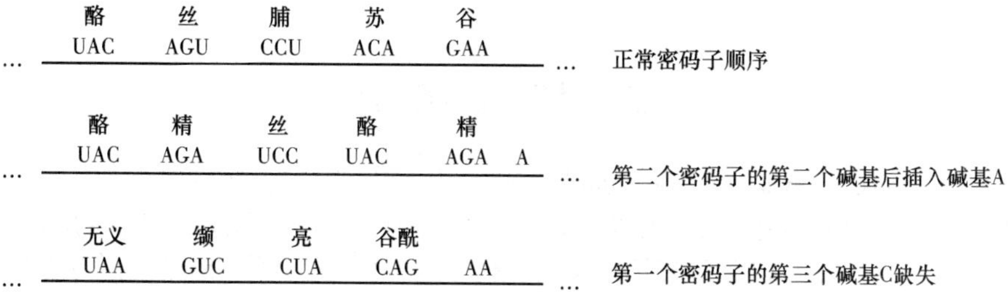

图2-19　移码突变示意图

（三）整码突变

整码突变（inframe mutation）又称密码子的插入或缺失，是指在DNA分子中密码子之间增加或减少一个或几个密码子的碱基对（3或者3的倍数），使得多肽链中增加或减少一个或几个氨基酸，而此部位前后的氨基酸序列没有改变。如Hb Gum Hiu的形成。

二、动态突变

基因的三核苷酸重复序列的拷贝数在一代代地传递过程中，发生不同程度的扩增而造成遗传效应，称为动态突变（dynamic mutation）。

动态突变是一种多步骤过程。首先，包括重复拷贝数或碱基组成发生低频率的、少量的改变，从而产生相对不稳定数量的完全重复序列。随着重复拷贝数的进一步增加，这些含重复序列的等位基因将变得不稳定。在动态突变疾病的病例中，存在发病年龄与重复序列拷贝数的关系。在脊髓小脑共济失调和齿状核红核苍白球丘脑下部核萎缩病症中这种效应明显，二者呈线性关系。脆性X综合征基因（*FMR-1*）的分离及其特征的研究表明，在其5′非编码区有一段不稳定的DNA序列，由$(CGG)_n$三核苷酸或多于三核苷酸串联重复序列组成。在正常群体中，正常X染色体$(CGG)_n$的拷贝数为6～54；高于此拷贝数而又未发病者称为携带者或前突变者，其拷贝数为60～200；重复次数多于200次的为全突变。脆性X综合征患者的$(CGG)_n$重复次数可达200～2000。

动态突变的类型除了三核苷酸重复扩增以外，其他类型重复碱基片段的扩增也可致病。例如，已发现脆性位点FRA16B的产生是由于一段33个核苷酸长的富含AT的小卫星DNA重复所致，这说明至少部分小卫星DNA重复拷贝数的突变与微卫星重复相似。现已发现有疾病与其他小卫星DNA重复有关，如糖尿病的发生与可变数串联重复（VNTR）有关等。目前，发现有近20种遗传病与脆性位点和动态突变有关，如脆性X综合征、先天性强直性肌营养不良等。

第四节 DNA 损伤的修复

生物体内外多种因素均可造成 DNA 分子结构的损伤，但是在正常生理情况下，基因是相对稳定的，因为细胞内有多种 DNA 修复系统，可使损伤的 DNA 修复，恢复其正常结构。林达尔（Lindahl）、莫德里奇（Modrich）及桑贾尔（Sancar）在 DNA 损伤修复机制的研究方面做出了突出的贡献，荣获 2015 年度诺贝尔化学奖。DNA 损伤的修复系统主要有光修复、切除修复和复制后修复等。

一、光复活修复

光复活修复（photoreactivation repair）又称光逆转，是利用光复活酶进行 DNA 修复。细胞内普遍存在光复活酶，在可见光照射下该酶可被激活，从而识别并作用于紫外线照射后产生的嘧啶二聚体，形成酶-DNA 复合体。然后利用可见光提供的能量，将二聚体分解为单体状态，使 DNA 恢复正常构型，完成修复（图 2-20）。在细菌、酵母、原生动物、蛙类和鸟类的细胞中均存在光复活修复，在哺乳动物和人类的细胞中也有发现。

二、切 除 修 复

切除修复（excision repair）是一种多步骤的酶促反应过程，归纳为“切—补—切—封”四个步骤。例如紫外线照射后产生的胸腺嘧啶二聚体，可通过修复系统切掉含有胸腺嘧啶二聚体的片段并修补之。①切开：首先由内切核酸酶识别胸腺嘧啶二聚体损伤部位 T-T，在二聚体 5′端的几个碱基的位置上作一切口；②在 DNA 聚合酶的作用下，以正常的单链为模板，合成一段新的互补序列，同时置换掉包括胸腺嘧啶二聚体在内的约 20bp 的 DNA 片段；③在外切核酸酶的作用下，在 3′端把被置换出来的片段切除；④DNA 连接酶连接新合成的片段与原 DNA 分子，封闭缺口（图 2-21）。

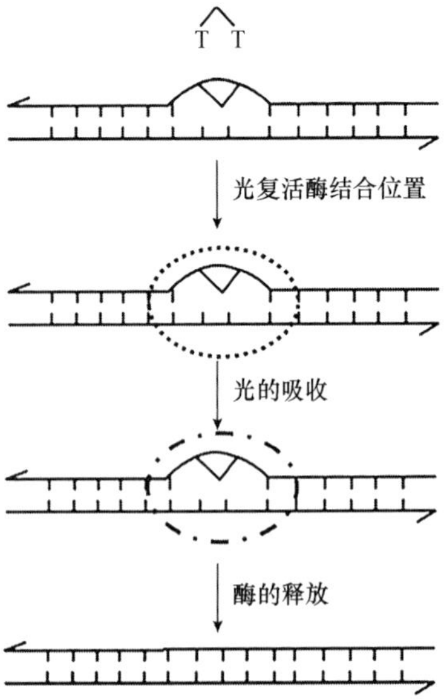

图 2-20 光复活修复的过程

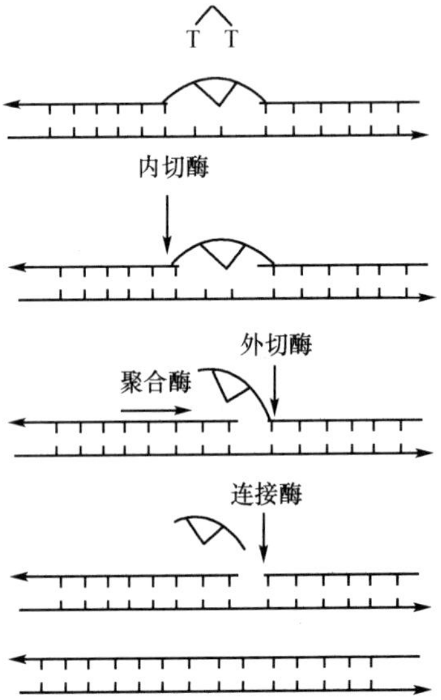

图 2-21 DNA 损伤的切除修复图解

在切除修复中，上述为核苷酸切除修复。还有另一种切除修复方式，即碱基切除修复，它涉及一套酶，称为 DNA 糖苷酶。每一种 DNA 糖苷酶识别 DNA 分子中的一种不同的碱基，催化其水解切除。此类酶至少有 6 种，包括去除脱氨胞嘧啶酶、脱氨腺嘌呤酶，切除各种类型烷基化碱基酶或者氧化碱基酶、开环碱基酶以及切除碳-碳双键连接变为碳-碳单键连接的碱基酶。

有的遗传性疾病是由于DNA修复系统异常导致的。例如，着色性干皮病（xeroderma pigmentosum，XP）患者对紫外线高度敏感，暴露于阳光的体表部位易患多种黑色素瘤和皮肤癌。发病原因是DNA切除修复系统缺陷，紫外线诱发DNA分子单链形成的嘧啶二聚体不能被切除修复，该病的7个互补组（A～G）是由于修复系统中不同成分的编码基因发生突变而丧失切除修复的能力所致。

三、复制后修复

DNA分子损伤产生胸腺嘧啶二聚体（T-T），由复制后修复（post-replication repair）系统进行修复，其大致过程是：①DNA复制T-T时，在与T-T相对的部位产生一个缺口。②完整的DNA旧链上出现一个断裂点，其5′端与有缺口新链的3′端连接，其3′端与有缺口新链的5′端连接。③这两条链间进行了互换，修复新链，形成两条正常的新链，为下一轮复制的模板。④DNA旧链上出现的缺口分别在DNA聚合酶和DNA连接酶的作用下，以新链为模板，复制一个新的片段弥补上；这样就完成了复制后修复，又叫作重组修复（recombination repair）（图2-22）。复制后修复没有从DNA分子中去除T-T，再次复制时，需要重复这一过程。尽管如此，它可以复制出正常的DNA分子，满足细胞分裂的需要。经过多次复制后，这种损伤的DNA在细胞群体中逐渐地被"稀释"，或者留下的T-T由切除修复机制所去除。最后使DNA损伤的效应降低而近于正常。人类的布卢姆综合征患者的复制后修复可能有缺陷，其染色体畸变率和姐妹染色单体交换（SCE）率增高，患者易患白血病。

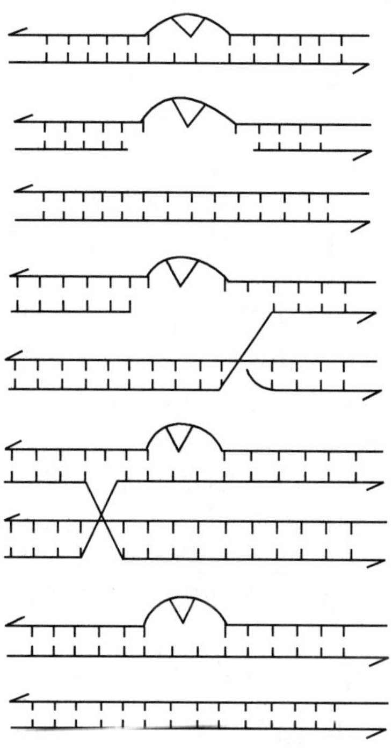

图2-22　DNA损伤的重组修复图解

复制后修复能够使细胞内损伤的DNA很快（5秒钟）进行复制，不像切除修复那样细胞DNA需要等待很久（几个小时）才能复制，而是先复制后修复。复制后修复具有修复某些不能为切除修复所去除的损伤，如对于有些并不引起DNA分子结构的变化，但是确实影响复制的损伤。

第五节　人类基因组

一、概　　述

基因组（genome）是指一个生命体遗传物质的总和。确切地说，基因组就是单倍体细胞核、细胞器或病毒粒子所含的全部DNA分子或RNA分子。人类基因组（human genome）是人类个体具有的遗传物质的总和。人类基因组有广义和狭义之分，前者包括细胞核基因组和线粒体基因组两部分；一般说的人类基因组多指细胞核基因组，也即狭义的人类基因组。人类是二倍体生物，体细胞中含有分别来自父方和母方生殖细胞的两个基因组。由于人类具有X、Y两种性染色体，所以单一生殖细胞中基因组不够完整，人类完整的细胞核基因组是指人类细胞中的24条不同染色体上的遗传物质组成，即1～22号常染色体、X与Y性染色体所包含的遗传信息的总和。

二、DNA的存在形式

人体每个体细胞含两个基因组，每个基因组DNA约含3.0×10^9bp，它们以不同的形式存在。

（一）单一序列

在基因组中只有一个或几个拷贝的序列称为单一序列（unique sequence）。在真核生物中编码蛋白质或者酶的结构基因大多是单一序列，但单一序列中只有很小一部分是编码基因，其他部分功能尚不清楚。在结构基因的侧翼及内部存在的非编码序列绝大部分为这类单拷贝序列。另外还有：

1. 多基因家族（multigene family） 是真核基因组中最重要的特点之一，是指由某一共同祖先基因经过重复和变异所产生的一组基因。根据基因在染色体的分布，多基因家族大致可分为两种类型：一是，家族成员成簇分布在一条染色体上，具有几乎相同的碱基顺序，呈串联排列，可同时发挥作用，合成某些蛋白质，这种集中成簇的一组基因称为基因簇（gene cluster）。如晶体γ蛋白多肽基因族成簇分布在2号染色体长臂（2q33-q35）。二是，基因超家族（gene superfamily），即多基因家族的不同成员成簇分布在不同染色体上，碱基顺序不尽相同，但它们编码的一组蛋白质具有功能相关性。如珠蛋白基因超家族包括α珠蛋白和β珠蛋白基因簇两个基因群，分别位于16p13和11p15上（参阅第十二章“生化遗传学”）。HOX基因超家族由38个相关基因组成四个基因簇，分布在2、7、12和17号染色体上。

2. 假基因（pseudogene） 指具有与功能基因相似的序列，但由于突变失去了原有功能的DNA序列，常用ψ表示。例如人类α珠蛋白和β珠蛋白基因家族都有假基因，其基因序列与具有编码功能的类α和类β珠蛋白基因序列类似，但失去了编码肽链的功能，包括ψζ、ψα、ψβ等。假基因与相应功能基因的结构相似性，说明它们发生于共同祖先基因的重复。基因重复归因于不等交换，也可发生于缺少内含子的cDNA整合入染色体中。核酸序列分析表明，假基因和正常基因的结构上的差异包括在不同部位上的程度不等的缺失或插入、在内含子和外显子邻接区中的顺序变化、在5′端启动区域的缺陷等，这些变化往往使假基因不能正常表达。其他包括肌动蛋白、角蛋白、细胞色素氧化酶以及核糖体蛋白等的基因均有假基因存在。

（二）中度重复顺序

中度重复顺序是指在基因组中重复次数达10^2～10^6及以上，序列长度在300bp至7kb的DNA序列。以散在的或成簇的形式存在于基因组内，分为两种类型：

1. 短分散元件 重复序列长度300～500bp，重复次数可达10万以上，散在分布于人类基因组中，平均间隔距离约22kb，无编码作用。例如，灵长类特有的Alu家族（Alu family）是人类基因组含量最丰富的中度重复顺序，占基因组的3%～6%，序列长度300bp，重复30万～50万次。Alu序列内含有一个限制性内切酶AluⅠ的特异性识别位点AGCT，因此得名，酶切后形成170bp和130bp的两个片段。Alu顺序不同于高度重复顺序的串联集中分布，而是广泛分布于非重复序列之间，平均每间隔5kb DNA就有一个Alu顺序，在内含子中都发现有Alu序列。在人类基因组中广泛存在的Alu序列，具有物种特异性，其作用可能与转录调节、DNA复制的启动和hnRNA的加工有关。

2. 长分散元件 重复序列长度5～7kb，重复次数10^2～10^4。例如，KpnⅠ家族（KpnⅠ family），是中度重复顺序中仅次于Alu家族的第二大家族，用限制性内切酶KpnⅠ可分解成1.2kb、1.5kb、1.8kb和1.9kb四个长度不等的片段，即所谓的KpnⅠ家族，KpnⅠ家族成员比Alu家族更长，如人类约6.5kb，拷贝数为3000～4800，约占人类基因组的1%。

（三）高度重复顺序

高度重复顺序指在基因组中重复频率高的DNA序列，重复次数可达几百万次以上。序列长度2～10个bp，最长的也只有300bp。

1. 卫星DNA（satellite DNA） 是一类高度重复的DNA序列。每个重复单位一般由2～10bp组成，高度串联重复，重复次数为10^6～10^8次。例如，$(GC)_n$、$(CA)_n$和$(GATA)_n$。人类染色体的着丝粒、端粒和Y染色体的异染色质区都是由卫星DNA组成。应用氯化铯密度梯度离心，可在DNA主峰旁形成卫星DNA峰，叫作卫星DNA（图2-23），这是由于G—C与A—T的比率不同所致。其碱基组成中G—C含量少，浮力密度降低。

还有一类高度重复DNA序列，也称为重复结构，经特定限制性内切酶消化，得到170～250bp重复单位，大多由交替变化的嘌呤和嘧啶组成，它们成簇地分布在染色体着丝粒附近的异染色质区，称为α卫星DNA。

卫星DNA在人类基因组中有两种分布形式，一是呈散在分布；二是串联重复。它们的功能可能与减数分裂时期的染色体的配对有关，同源染色体之间的联会可能依赖于具有染色体专一性的特定卫星DNA序列。

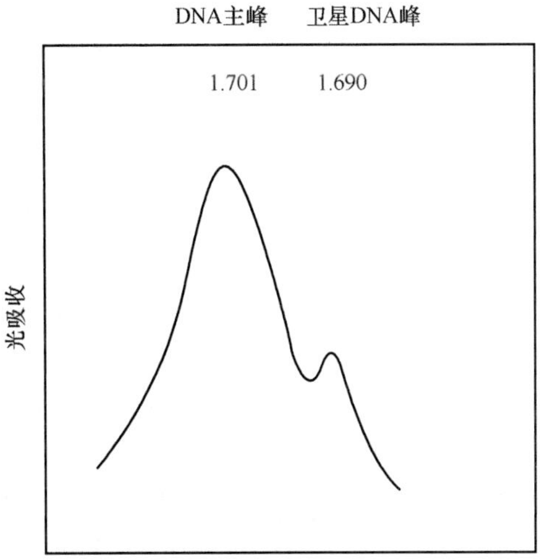

图2-23　卫星DNA

2. 反向重复顺序　指同一序列的两个拷贝在同一条DNA链上反向重复，两个互补拷贝在链内可以进行碱基配对。有两种反向重复顺序的形式，一种反向重复顺序是在两个互补拷贝之间有一段间隔顺序，在电子显微镜下观察，呈发夹结构；在DNA分子中可以形成“十”字形结构（图2-24）。另一种反向重复顺序是两个互补拷贝串联在一起，中间无间隔顺序，这种结构叫作回文序列（palindrome）。回文序列约占整个反向重复顺序的1/3。

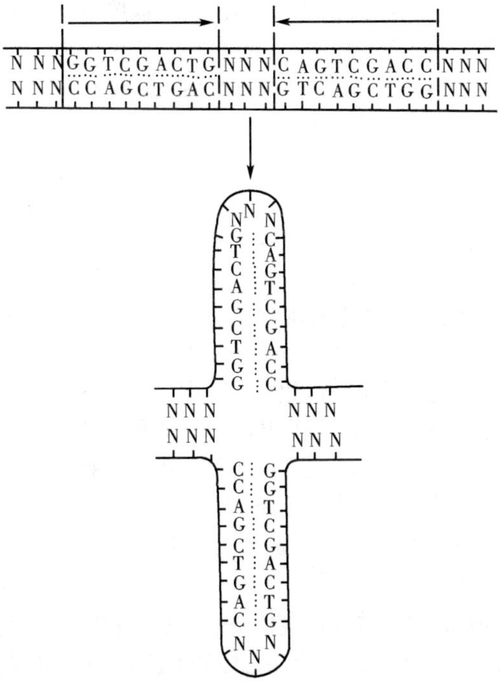

图2-24　反向重复顺序与“十”字形结构

反向重复顺序约占在人类基因组的5%，以单拷贝形式存在或与其他重复顺序一起分散于基因组中。单拷贝的每个重复顺序单位长约300bp，两个反向重复顺序之间平均间隔12kb。呈散在分布的重复顺序单位长约300bp，平均相隔距离只有2kb。

高度重复顺序不能转录，不编码任何蛋白质，其作用可能参与维持染色体结构，间隔结构基因，在减数分裂时与染色体配对有关。

第六节 基因的遗传分析方法和技术

人类基因组计划的完成使人们获得了完整的人类基因组 DNA 序列图，为了进一步确定基因组中全部基因的数量、位置，解码每一个基因的结构和功能。基因定位、基因克隆、全基因组扫描和基因组编辑技术等成了基因分析的常用方法和最新的技术。

一、基因定位

基因定位（gene localization）就是运用一定的方法，将各个基因确定到染色体的实际位置。人类基因的定位起始于 1911 年，威尔逊（Wilson）将红绿色盲基因在 X 染色体上定位。人类基因组计划的完成，确定了人类基因组 DNA 的全部序列，现在可以利用计算机在 DNA 分子链上鉴定可能编码蛋白质的基因区。现简要介绍基因定位的主要方法。

（一）连锁分析

连锁分析（linkage analysis）是最早的传统基因定位方法，如今与现代生物技术结合，用于基因组遗传图的制作。基因在染色体上呈线性排列，同一条染色体上的不同基因相互连锁，利用这种连锁关系，通过分析待定位基因与已定位基因在染色体上的相互位置而定位。早期的连锁分析研究，由于已定位的基因数量少，分布间隔大，不能满足基因定位的需要。采用了 DNA 遗传标记后，其在基因组中分布广泛，数量充足，且有高度多态性的特点，用于绘制遗传图十分适宜。人类基因组计划提供的遗传图不仅精度高，而且遗传标记分布密度大，要定位某一遗传性状（或疾病），只要能收集到大家系，通过全基因组扫描、计算机分析，发现与目的遗传性状连锁的遗传标记，计算出二者之间的遗传距离，就可以在染色体遗传图上实现对目的遗传性状的定位。

（二）体细胞杂交

体细胞杂交（somatic hybridization）是将两个不同的体细胞融合成一个新细胞。融合后的细胞称为杂种细胞。用于基因定位的杂种细胞，是用人的细胞与小鼠的细胞进行杂交融合，形成的杂种细胞兼有双亲细胞的染色体，但这种杂种细胞的染色体组不稳定，在细胞增殖和传代的过程中，会出现保留一方染色体而另一方染色体丢失的现象。对于人和小鼠的融合杂种细胞，小鼠染色体基本全部保留，而人的染色体优先丢失，以致最后只剩其中几条乃至 1 条人染色体。这种仅剩少数，尤其只剩一条人染色体的杂种细胞是进行基因定位的好材料。人/鼠体细胞杂交，结合染色体显带技术，再结合杂种细胞生化性状的分析，同单纯小鼠体细胞的生化性状相比较，即可把某些生化性状定位到杂种细胞所保留的一条人染色体上。

（三）原位杂交

原位杂交（in situ hybridization）是指不改变核酸分子在细胞核或染色体上位置的情况下进行杂交的技术，在基因定位中也有广泛的应用。结合染色体显带技术，可直接进行染色体区域基因定位。但是，它要求在已知核酸探针顺序的情况下，才可能进行（关于探针和分子杂交原理见本教材第十四章）。所谓原位杂交，指用经放射性同位素标记的已知探针，同染色体标本载玻片上原位变性的染色体 DNA 进行分子杂交，通过放射自显影来检测与探针杂交结合的染色体 DNA 同源序列，依据探针放射性颗粒在某条染色体上的显影位置进行基因定位。如人类胰岛素基因用该法定位在 11p15。

荧光原位杂交（fluorescence in situ hybridization，FISH）是用非放射性荧光物质标记探针与标本玻片上的染色体 DNA 进行分子杂交。FISH 方法杂交后的标本可快速在荧光显微镜下观察和拍照记录，进行基因定位，此法无放射性污染的缺点，并且可同时进行多种序列的检测。

（四）辐射杂种

辐射杂种（radiation hybrid）是体细胞杂种的另一种类型，是用经辐射切割的含有某单一人染色体的人/鼠杂种细胞（供体），再与鼠类细胞（受体）融合而产生的杂种细胞克隆。供体细胞系中含单一的人染色体（空心）和完全的鼠染色体组（实心），人染色体整合有显性选择标记，如抗新霉素基因 *neo*^{R}。X 射线照射后，每条染色体被切割成若干片段，将此供体细胞系再与鼠类细胞系融合，并培养于含有 G418 类新霉素的选择培养基中，筛选出的辐射杂种细胞克隆，含有选择标记和随机长度的人染色体片段，其能稳定地整合到鼠类染色体上。构建辐射杂种细胞系的克隆嵌板，并用相应的 PCR 法在这种克隆嵌板中检测人染色体的一系列 DNA 遗传标记，可在一定范围内进行基因定位。辐射杂种技术在应用中已与生物数据库和生物信息学有机结合起来。例如，斯坦福大学的 G3 杂种嵌板，便是通过辐射杂种手段组建 83 个 PCR 反应，根据 PCR 反应的阳性率，进一步连接斯坦福大学的生物数据库，利用其辐射杂种分析软件，完成某一个基因片段的定位。

（五）计算机分析

在人类基因组计划完成后提供的人类基因组 DNA 序列图基础上，现在可利用开发出来的 DNA 序列识别程序鉴定基因组 DNA 序列链上全部可能存在的“基因框架”，我们称这些结构为开放阅读框（open reading frame，ORF）。在 DNA 结构特征上，ORF 含有翻译的起始密码子，外显子与内含子接头处的剪接信号，翻译终止信号和 3′ poly（A）加尾信号。用计算机识别这些信号序列，并将计算机识别的结果同用其他技术方法基因定位的结果相比较，不仅提高了基因定位工作的精确度，而且可以帮助我们更科学地估算人类基因组中基因的数量。应该指出的是，人类要真正破译所有的 ORF 的功能及其生物学意义还有大量工作要做。

二、基因克隆

基因克隆（gene cloning）是从基因组中把某一基因用一定的方法分离出来，以便进行单一基因精细结构和功能的研究，进行基因突变和遗传病基因诊断方法研究。从人类基因组中将每个基因分别分离出来，进行每个基因精细结构和功能的研究，是后基因组计划的主要工作内容。迄今，基因克隆技术大致可分为功能克隆、定位克隆与候选克隆三种策略。

（一）功能克隆

功能克隆（functional cloning）是最早期采用的基因克隆策略，是先从生物的遗传性状，分析其决定基因的可能功能，而后再定位和克隆该基因。一般工作步骤是：根据已知的性状特征，推测与该性状有关的蛋白质；分离纯化这一蛋白，并测出部分氨基酸序列；根据遗传密码推测可能的 mRNA 序列；设计相应的寡核苷酸探针，杂交筛选 cDNA 或基因组 DNA 文库，最终获得整个编码区乃至全基因序列的基因克隆。

（二）定位克隆

定位克隆（positional cloning）是伴随人类基因组计划的展开而发展起来的基因克隆新策略。人类基因组计划的成果提供了覆盖整个人类基因组的遗传图和物理图，在图中准确标注的系列遗传标记是进行基因定位的参照坐标。定位克隆策略的起点是定位，是首先抓住目的遗传性状（包括疾病）与基因的联系，先行基因定位，而后再鉴定分析基因的产物和功能。如用定位克隆策略，克隆某一种遗传病基因的方法步骤是：收集目的遗传病的家系和选择遗传标记进行连锁分析或进行全基因组扫描分析，建立目的遗传病同基因组中某染色体区域中遗传标记的连锁关系；将遗传图中初步确定的位置，转变成物理图中对应的染色体区域，得到相关区域的 DNA “邻接克隆群”；从相关区域的“邻接克隆群”

中筛选可表达的结构基因，作为候选基因；在若干个候选基因中进行转录表达和突变鉴定分析，最终，将目的遗传病的决定基因精确定位和分离克隆该基因。

（三）候选克隆

候选克隆（candidate cloning）是在已定位和已克隆的基因越来越多的背景下，派生出来的一种新的基因克隆途径。候选克隆策略又可分为定位候选克隆和功能候选克隆两种情况。

定位候选克隆是将目的表型（遗传性状或疾病）经连锁分析或其他方法基本定位后，通过检索该定位区域之中所有已知基因，包括与目的表型已有联系或未建立联系的已知基因，或已知的表达序列标签（expressed sequence tag，EST），或已知的模式生物“同源板块”上的基因，把这些都作为候选基因，进行转录表达分析或致病突变鉴定，从中筛选出目的表型的决定基因克隆。

功能候选克隆是根据目的性状决定基因的可能功能，检索生物信息数据库中相关的基因功能域，将具有接近功能域的基因，都作为候选基因，进行转录表达分析和致病突变鉴定，从中筛选出目的表型决定基因克隆。

三、全基因组扫描

遗传分析仍是当前对致病相关基因识别、鉴定的主要方法，分为连锁分析和关联研究两种。由于人类基因组多态性的研究以及单核苷酸多态性（single nucleotide polymorphism，SNP）分型技术的发展，目前全基因组连锁分析和关联研究在遗传学研究中已有较多应用。根据研究规模的大小，可以将疾病遗传分析分为以下几类，即定位克隆、连锁不平衡基因定位、全基因组候选基因分析、候选基因关联研究和定位候选基因克隆，其中定位克隆、连锁不平衡基因定位和全基因组候选基因分析均属于全基因组扫描（genome scanning）。全基因组扫描是研究多基因遗传疾病的一种全面客观的遗传学方法。

全基因组扫描的策略是利用特定的引物将某条染色体上特定位置的微卫星 DNA 扩增出来，电泳检测后用统计软件进行遗传统计分析，寻找与疾病相关的易感基因。不管是单基因疾病还是多基因疾病，通常是先行全基因组扫描，将疾病相关位点定位于染色体某个区域，然后再行候选基因策略或连锁不平衡分析，确定致病基因位点。如果利用家系进行连锁分析，即采用定位克隆；若是利用群体样本，则应用连锁不平衡分析进行基因定位。

全基因组扫描方法是利用在人类基因组大量存在的多态性标记微卫星 DNA 或 SNP，全基因组扫描时每个个体的 DNA 经酶切、PCR 扩增、荧光标记、电泳检测后即可得到每个个体大量微卫星 DNA 或 SNP 的具体信息，用统计软件经遗传分析，得到定位结果。

近年来全基因组关联分析（genome wide association studies，GWAS）应运而生。GWAS 是从人类基因组中数以百万计的 SNP 中筛选出与疾病相关的位点，通过发现并确定与该病相关遗传标记来研究复杂性疾病的发病机制的一种方法。它不仅可以评价已知易感基因的遗传效应，还能发现更多新的基因变异。

四、基因组编辑技术

基因组编辑（genome editing）技术是指在基因组水平上对 DNA 序列进行改造的遗传操作技术，其原理是用核酸内切酶在特定的基因组位点产生双链断裂，这种断裂在细胞内修复时会产生突变，从而实现基因敲除、特异突变的引入或定点转基因。这里的 DNA 修复主要是通过非同源末端连接和同源重组两种途径实现的。

常用的基因组编辑技术主要有锌指核酸酶（zinc finger nuclease，ZFN）、转录激活因子样效应物核酸酶（transcription activator-like effector nucleases，TALEN）和 CRISPR[①]/Cas 系统三种。CRISPR/Cas

① CRISPR 为 clustered regularly interspaced short palindromic repeats 缩写。

是指成簇的规律间隔排列的短回文高度重复序列和 CRISPR 相关基因，是近几年来快速发展起来的新技术，Cas 核酸酶切断 DNA 双链，切点的位置由短的向导 RNA 决定。这种方法较前两种更加简单、价格低廉、易于编程且非常高效。

Summary

A gene is a segment of deoxyribonucleic acid（DNA）specifying production of a polypeptide chain or ribonucleic acid（RNA）. An eukaryotic gene is composed of several coding regions（exons）and non-coding regions（introns）. In addition，special non-coding regions called flanking sequences reside before the first and after the last exon，which have regulatory rules on gene expression. A unit of DNA in which an individual act of replication occurs is called a replicon. Each replicon has an origin at which replication is initiated and two replication forks. DNA synthesis occurs bidirectional by semidiscontinuous replication. The expression of interrupted genes requires an additional step that does not exist for uninterrupted genes. The DNA gives rise to an RNA copy（a transcript）.The introns must be removed from the RNA to make a messenger RNA that only consists of the series of exons. Both ends of the RNA are protected with molecular modifications. These processes are called respectively RNA splicing，caping，tailing. An mRNA contains a series of codons that interact with the anticodons of aminoacyl-tRNAs so that a corresponding series of amino acids is synthesized into a polypeptide chain. Protein synthesis has three stages：initiation；elongation；termination. Gene mutations can occur at a rate of $1/10^6 \sim 1/10^4$ per locus per generation. A point mutation changes only the amino acid represented by the codon in which the mutation occurs.A frameshift mutation alters the subsequent reading frame by inserting or deleting a base；this causes an entirely new series of amino acids to be coded after the site of mutation. DNA damages like thymine dimers formed by ultraviolet light could be repaired by several ways，including photoreactivation；excision repair；postreplication repair or recombination-repair etc.

The human genome is composed of genetic material from 24 chromosomes in human cells，that is，the sum of genetic information contained in autosomal 1-22，X and Y chromosomes. Human genomic DNA consists of unique repetitive sequences，moderately repetitive sequences and highly repetitive sequences. The methods and techniques for genetic analysis are as follows：locating genes by linkage analysis，somatic hybridization，in situ hybridization，radiation hybridization，and computer analysis；cloning genes by functional cloning，location cloning，and candidate cloning. There are also whole genome scanning，genome editing technology and so on.

（单长民）

第三章　染　色　体

染色体（chromosome）是遗传物质的载体，它由 DNA 和蛋白质等化学成分构成，具有储存和传递遗传信息的作用。

第一节　染色质与染色体

染色质（chromatin）是指间期细胞核内能被碱性染料染色的物质，染色体是细胞分裂期，由染色质聚缩折叠而成的棒状结构，它们是遗传物质在细胞周期中经历舒展和凝缩的周期性变化时所产生的不同存在形式。它们的化学组成相同，主要成分包括 DNA、组蛋白、非组蛋白和少量 RNA。DNA 和组蛋白的含量相当且比较稳定，非组蛋白和 RNA 的含量随细胞生理状态不同而改变。两者的区别主要在于包装程度不同，反映了在细胞周期不同功能阶段的不同状态（表 3-1）。

表 3-1　染色质与染色体的区别

项目	染色质	染色体
定义	由 DNA 和特定蛋白质（主要是组蛋白）包装形成的线形复合结构，是遗传物质在细胞分裂间期的存在形式	染色质经过进一步压缩包装形成的棒状结构，是遗传物质在细胞分裂期的存在形式
形态结构	以核小体的形式将 DNA 长度压缩 7 倍，直径约 11nm，呈细长丝状。电镜下可见核小体的串珠状结构	经染色质纤维的螺旋凝缩，DNA 压缩约 10 000 倍，呈粗短棒状，光镜下可见分裂中期染色体的姐妹染色单体等结构
类型	分为常染色质和异染色质两种类型	分为中央着丝粒、亚中央着丝粒、近端着丝粒和端着丝粒四种类型
功能状态	利于 DNA 复制、转录和重组	DNA 不可以复制、转录和重组，利于细胞分裂时遗传物质平均分配到子细胞

一、染色质螺旋化与染色体包装

（一）核小体

科恩伯格（Kornberg）等（1974）根据染色质的酶切降解和电镜观察，明确提出核小体（nucleosome）是构成染色质的基本结构单位（图 3-1）。每个核小体由核心颗粒和连接区两部分组成。核心颗粒的核心是由 4 种组蛋白（H_2A、H_2B、H_3 和 H_4 各两个分子）组成的八聚体结构和缠绕在八聚体外围的核心 DNA 组成，核心 DNA 长约 146bp，围绕八聚体缠绕 1.75 圈，形成直径为 11nm 的核心颗粒。两个核心颗粒之间有长约 60bp 的 DNA 链称连接区（linker DNA），连接相邻核心颗粒。组蛋白 H_1 位于 DNA 进出核小体核心颗粒的结合处。核心区加连接区构成核小体的基本结构单位（图 3-2）。若干基本结构单位重复连接，形成直径 11nm 核小体串珠结构，称为染色质纤维（chromatic fiber），为染色质包装的一级结构。

（二）染色质螺旋化与染色体包装

遗传物质由 DNA 分子到串珠状染色质纤维，再到在光学显微镜下可见的棒状染色体，是经螺旋化包装形成的。目前，关于染色体的组装机制主要有四级结构模型和袢环模型。

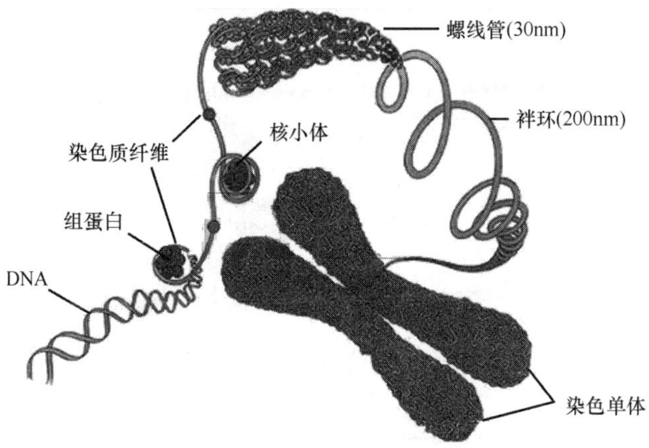

图 3-1 DNA 与染色体

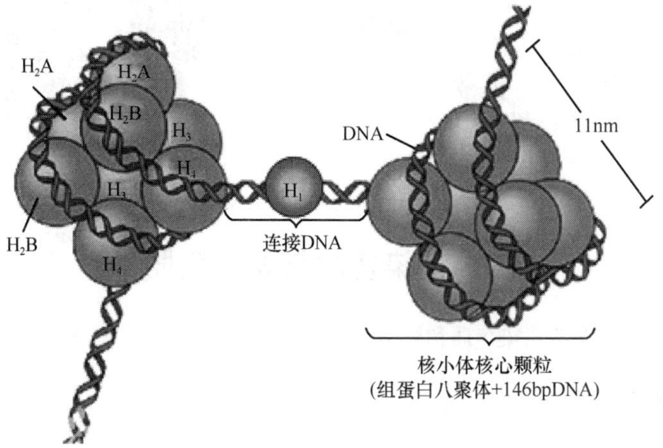

图 3-2 核小体的组成与结构

1. 染色体的四级结构模型

一级结构：核小体。核小体的形成是染色体中 DNA 压缩的第一步，使 DNA 长度压缩了 7 倍，直径加粗了 5 倍。

二级结构：螺线管。在组蛋白 H_1 存在下，核小体串珠结构进一步形成由 6 个核小体为一圈，内径 10nm、外径 30nm、螺距 11nm 的中空螺线管（solenoid）。这时 DNA 又压缩了 6 倍，形成染色体包装的二级结构。

三级结构：超螺线管。由螺线管再进行盘绕形成直径 400nm 的超螺线管，这时 DNA 又压缩了 40 倍，构成染色质的三级结构。

四级结构：染色单体。超螺线管再进一步螺旋折叠，形成染色单体，即染色质的四级结构。

该模型从 DNA 到染色单体，经过四级包装共压缩 8000～10 000 倍。人的每条染色体 DNA 分子平均长 5cm，而分裂期的染色体只有几微米，压缩率与该模型相吻合。由于该模型的四级结构都是通过螺旋化实现的，所以称为多级螺旋模型（multiple coiling model）（图 3-3）。

2. 染色体的袢环模型 关于染色质的包装，在一级和二级结构上已经基本取得一致的看法，但从直径 30nm 的螺线管如何进一步包装成染色体尚有不同的看法。1979 年，由莱姆利（Laemmli）等提出染色体结构的“袢环模型”（loop model）。该模型认为在染色体中，30nm 的螺线管和非组蛋白支架结合形成很多袢环（loop）。每个袢环长 10～90kb，约 0.5μm，人类染色体约 2000 个环区。带有袢环的非组蛋白骨架进一步形成直径为 700nm 的螺旋，构成染色单体。再由两条姐妹染色单体形成中期染色体，其直径为 1400nm（图 3-4）。

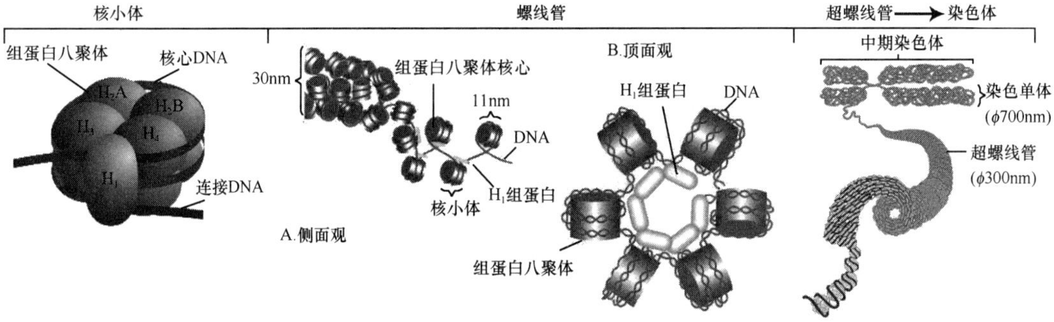

图 3-3 染色体包装的多级螺旋模型

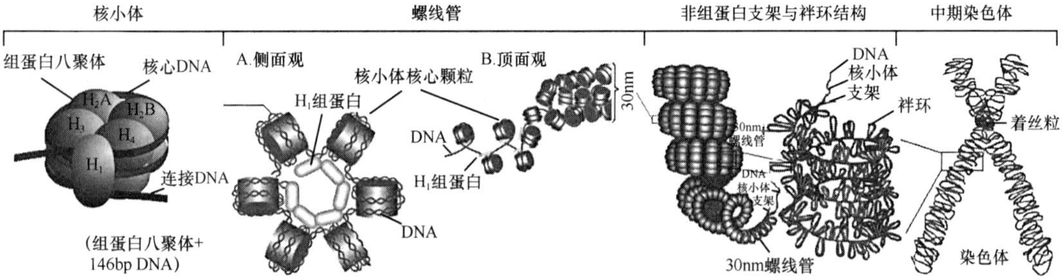

图 3-4 染色体包装的袢环结构模型

二、常染色质与异染色质

染色质根据形态不同分为常染色质和异染色质。

(一)常染色质

常染色质(euchromatin)是细胞分裂间期核中染色质纤维折叠压缩程度低，处于伸展状态，用碱性染料染色时染色较浅且着色均匀的区域，它是构成染色质的主要成分，多分布于核中央。构成常染色质的 DNA 主要是单一序列和中度重复序列(如组蛋白基因和 tRNA 基因)，其复制发生在细胞周期的 S 期的早期和中期。位于常染色质区域内的基因在一定条件下具有转录活性，可以进行基因表达。但常染色质状态只是基因转录的必要条件，而非充分条件。

(二)异染色质

异染色质(heterochromatin)是指间期核中染色质纤维螺旋化程度高，包装折叠紧密，处于凝集状态，用碱性染料染色时着色很深的区域，多分布于核周缘，紧靠核内膜。异染色质区功能上处于静止状态，其 DNA 很少被转录。

根据异染色质的性质又进一步分为组成性异染色质和兼性异染色质。

1. 组成性异染色质(constitutive heterochromatin) 又称结构性异染色质，是异染色质的主要类型。它在各种细胞的整个细胞周期中都处于凝缩状态，它在染色体上的位置较恒定，多定位于着丝粒区、端粒区。异染色质区的 DNA 含大量高度重复序列，其复制多发生在 S 期后期。

2. 兼性异染色质(facultative heterochromatin) 又称功能性异染色质，是指在特定细胞或个体发育的特定阶段呈凝集状态的染色质。与组成性异染色质不同，它是由常染色质转化而来，转化前具有常染色质的全部属性，如染色浅、复制较早、有转录活性等；而转化后具备异染色质的属性，如发生异固缩、迟复制、基因失活等变化。雌性哺乳动物 X 染色体失活现象就是这一典型变化。

三、性 染 色 质

性染色质（sex chromatin）是间期细胞核中性染色体的异染色质部分显示出来的特殊结构，包括X染色质和Y染色质。性染色质检查可辅助鉴别性别及初筛性染色体病。

（一）X染色质

1949年，加拿大细胞遗传学家巴尔（Barr）等在雌猫神经节细胞的间期核中发现一个深染小体，紧贴在核膜内侧缘，大小约1μm，其形态为平凸形或三角形等，而雄猫细胞中却没有这一结构，为纪念这一发现，将这一结构称为巴氏小体（Barr body）。进一步研究发现，在其他雌性哺乳动物（包括人类女性）的其他细胞的间期核中也同样存在这种显示性别差异的结构，所以巴氏小体又称为X染色质（X chromatin）。为什么会出现这种差异呢？为解释这一现象，莱昂于1961年提出了X染色体失活的假说，故也称莱昂假说（Lyon hypothesis），其要点如下：

1. X染色体失活与剂量补偿效应 正常雌性哺乳动物的体细胞内，两条X染色体只有一条有活性，另一条是功能性失活的。通过这种方式保证X连锁基因在雌性和雄性个体间可以产生等量的基因产物，保持相同的有效剂量，称为剂量补偿（dosage compensation）效应。

2. 失活早期性 失活发生在胚胎发育早期。如人类X染色体失活大约发生在胚胎第16天，受精卵增殖到5000～6000个细胞时期。

3. 失活随机性 不同体细胞失活的X染色体在父源性和母源性之间随机发生。因而雌性杂合体都是X连锁基因表达的嵌合体，某些细胞中来自父方的X连锁基因表达，某些细胞中来自母方的X连锁基因表达，这两类细胞镶嵌存在。

4. 失活永久与克隆性 某一细胞的一条X染色体一旦失活，其失活将保持永久性，并且这一细胞的所有后代细胞中该条X染色体均处于失活状态。

失活X染色体在形成配子时恢复常染色质状态，在子代胚胎早期再重新决定其活性与失活状态。

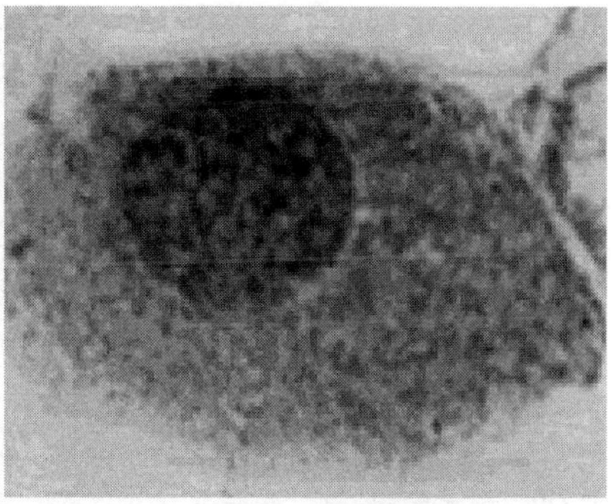

图3-5 X染色质

失活的X染色体在间期细胞核中螺旋化而呈异固缩状态，形成浓染的X染色质（图3-5），这一过程称为莱昂作用（Lyonization）。莱昂假说合理解释了为什么正常男、女性之间X染色质存在差异。为什么女性的X染色体的基因产物不比只有一条X染色体的男性的相应基因产物多。为什么X连锁的突变基因纯合子的女性病情不比半合子男性严重。

X染色体随机失活的分子机制：

1. X染色体上存在逃避失活（escape inactivation）的基因。1974年，莱昂又对莱昂假说进行了补充，认为失活的X染色体上有约15%基因逃避了失活，导致X染色体数目异常的个体有别于正常个体。例如，47，XXY的表型有别于46，XY，47，XXX的表型有别于46，XX。基因的失活与逃避失活取决于基因本身的性质，而不取决于其所在的区域（图3-6）。

2. X染色体X失活中心（X-inactivation center，XIC）。X染色体的失活是由XIC调控的，XIC定位于Xq13，其中关键的是X染色体失活特异转录因子（X inactive specific transcript，XIST），该基因的产物为存在于细胞核中的一条长约17kb非编码RNA（XIST RNA）。X染色体失活时，XIST RNA可以专一、稳定地结合于其所处的X染色体上，抑制同一DNA分子上的其他基因的活性（图3-7）。X染色体的失活与活化通过*XIST*基因的甲基化与脱甲基化调控。实验表明，X染色体缺失XIC则不会发生失活。

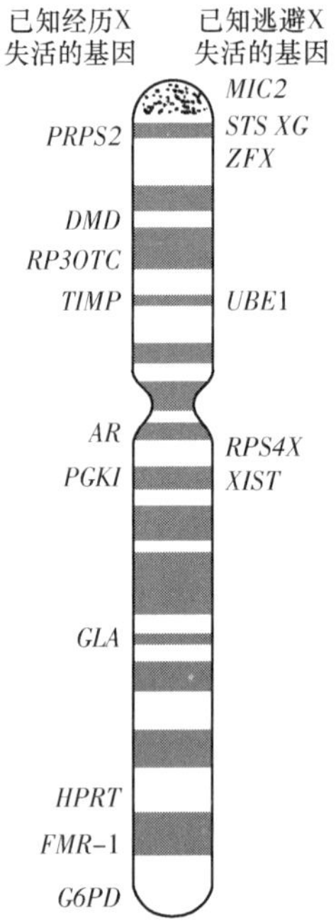

图 3-6 X 染色体经历失活与逃避失活的基因及其分布

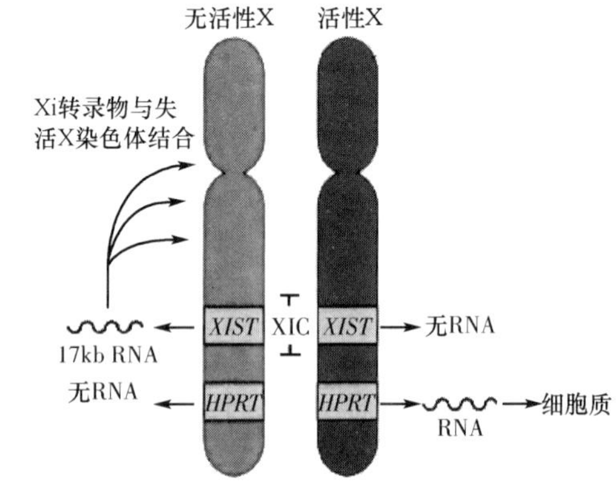

图 3-7 *XIST* 基因在人类失活 X 染色体上的表达

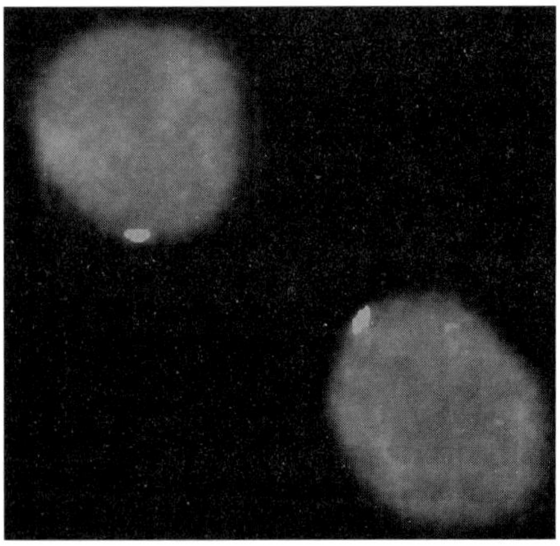

图 3-8 Y 染色质

（二）Y 染色质

正常男性的间期细胞用荧光染料染色后，在细胞核内可出现一强荧光小体，直径为 0.3μm 左右，称为 Y 染色质（Y chromatin）（图 3-8）。这是由于 Y 染色体长臂远端 2/3 区段为组成性异染色质，可被荧光染料染色后发出荧光。Y 染色质在男性细胞中的数目等于 Y 染色体的数目，在女性细胞中不存在。

第二节 染色体在细胞分裂中的行为

细胞增殖是生命的基本特征之一。个体的生长、发育、遗传、变异，种族的繁衍、进化都离不开细胞增殖。人类由一个单细胞的受精卵发育为初生婴儿，细胞数目增至 1×10^{12}，长至成年，细胞数目增至 1×10^{14}。成人体内每秒有数百万的新细胞产生，以补偿各类细胞的衰老和死亡。

一、细胞增殖周期

细胞增殖周期（cell division cycle）或细胞周期（cell cycle），通常指细胞经过生长和分裂而完成增殖的全过程，具体指从一次细胞分裂结束开始到下一次细胞分裂结束为止的过程。在这一过程中细胞需要积累必要的物质以完成 DNA-染色体的复制和细胞分裂。细胞增殖周期所需的时间称为细胞周期时间（cell cycle time，Tc）。细胞周期过程十分复杂，细胞通过自身严格的监视和调控机制来保证它的有序进行。

（一）细胞周期各时相的划分

真核细胞的细胞周期分为两个主要时期：间期和分裂期。间期包括称为 DNA 合成前期（G_1期）、DNA 合成期（S 期）和 DNA 合成后期（G_2期），是细胞的生长期。分裂期通常指有丝分裂期，是由一个母细胞形成两个子细胞的过程（图 3-9）。

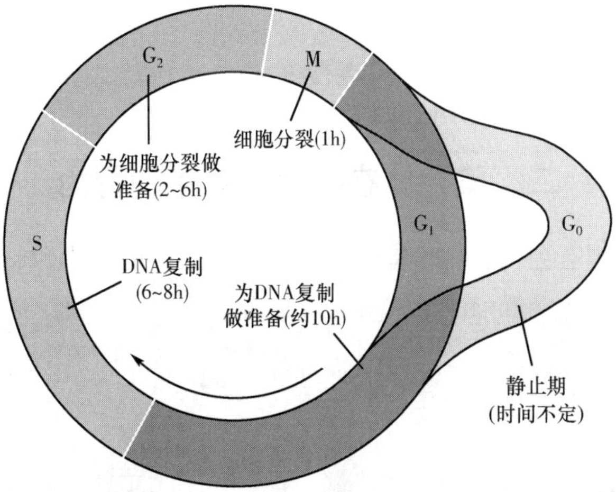

图 3-9 细胞周期

（二）细胞周期各时期的特点

1. G_1期（gap 1 phase） 从细胞分裂完成到 DNA 合成开始前的阶段。这一阶段为 DNA 合成前的准备时期，也是细胞生长的主要阶段。

（1）主要特点

1）G_1早期：大量转录 RNA，组装核糖体，用于合成新细胞的结构蛋白和酶类，细胞体积增大。

2）G_1后期：合成 DNA 复制所需的前体物质和酶类，如 DNA 聚合酶、细胞周期蛋白及周期蛋白依赖激酶以及 S 期活化因子等。

3）G_1末期：中心粒开始复制。

4）存在重要的细胞增殖限制点（restriction point）：又称 R 点即细胞根据多种影响因素对细胞是否进入 S 期进行调控的调控点。

（2）G_1期细胞的增殖状态：根据 R 点的调控，G_1期细胞分为三种不同的增殖状态。

1）继续增殖细胞：这类细胞始终保持旺盛的增殖活性，不间断地完成细胞周期各阶段，称为增殖细胞。这类细胞代谢水平高，对环境信号敏感，分化程度都比较低，如造血干细胞等，它们对机体的建立和组织的更新起了十分重要的作用。

2）暂不增殖细胞：这类细胞长期停留在G_1早期而不越过 R 点，处于增殖静止状态。它们合成具有特殊功能的 RNA 和蛋白质，发生细胞分化。但这类细胞在一定条件下可以恢复至增殖状态。通常把这类细胞称为G_0期细胞，如肝、肾的实质细胞等。

3）永不增殖细胞：这类细胞的结构和功能发生高度分化，丧失增殖能力，终生处于G_1期，直到衰老死亡，也称终末分化细胞。如神经细胞、肌细胞等。

2. S 期 从 DNA 合成开始到结束的过程。

主要特点：

（1）启动 DNA 复制："S 期激活因子"含量及活性达到最高。

（2）完成 DNA 复制：合成组蛋白与 DNA 复制相关的酶。S 期结束后，每一条染色体复制成两条染色单体，DNA 含量增加了一倍。S 期结束时"S 期激活因子"瞬间消失。

（3）完成中心粒复制。

3. G_2期（gap 2 phase） 从 DNA 合成结束到有丝分裂期开始之前的阶段。

主要特点：合成与活化促成熟因子（maturation-promoting factor，MPF），合成微管蛋白等有丝分裂器组分，为 M 期做准备。

4. M 期 有丝分裂期（mitosis phase），是由一个母细胞分裂产生两个子细胞的阶段。

主要特点：

（1）将染色质加工、包装成染色体。

（2）形成有丝分裂器。

（3）将复制了的遗传物质均等分配给两个子细胞。

二、染色体在有丝分裂中的行为

根据有丝分裂过程中染色体的形态学特征，划分为前期、中期、后期和末期四个时期（图 3-10）。

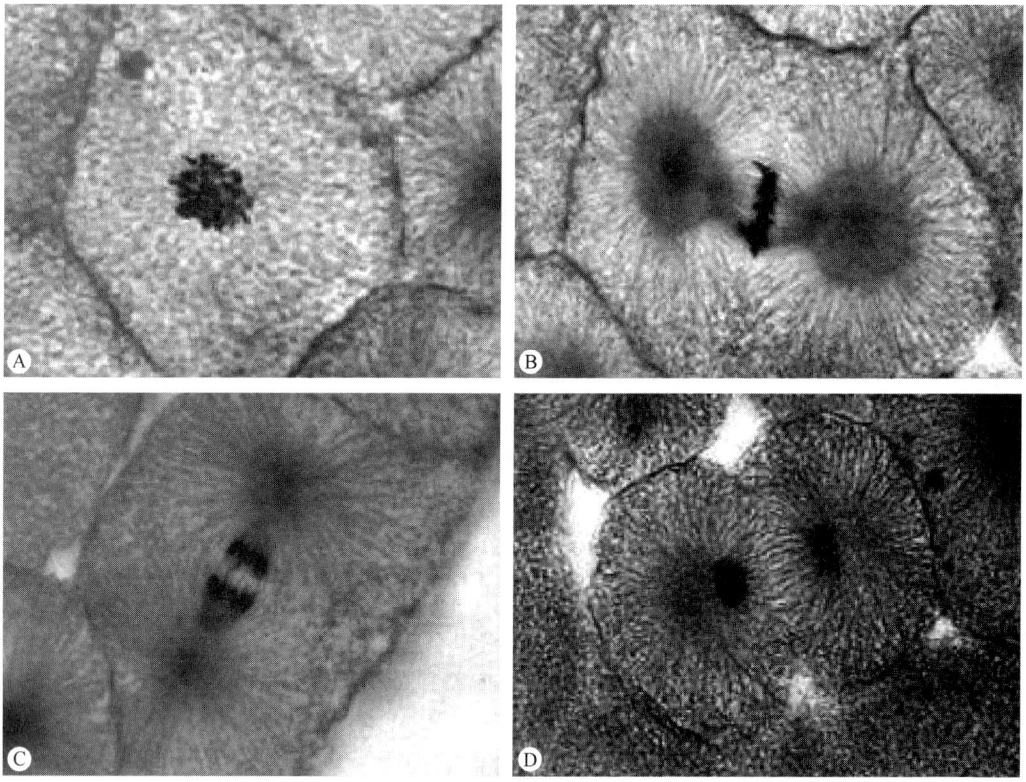

图 3-10 动物细胞有丝分裂过程

A. 前期；B. 中期；C. 后期；D. 末期

1. 前期（prophase） 指染色质凝集，分裂极确定，核仁消失和核膜解体的阶段。

（1）染色质凝集：它是由核内已经复制完成的染色质装配成染色体的过程。在 MPF 的作用下，染色质螺旋化，形成在光镜下可见的染色质纤维（直径 300～700nm），进而在前期末凝缩成高度螺旋化的染色体。

（2）分裂极确定：在间期已复制好的两对中心粒移向细胞的两极，决定细胞的分裂方向。

（3）核仁消失：由于染色质逐步螺旋化形成染色体，因此核仁组织区内的转录活性逐步减弱直至停止，已转录的 rRNA 和已装配形成的核糖体亚单位分散到细胞质中，核仁消失。

（4）核膜解体：支撑核膜核纤层蛋白被磷酸化后成为可溶状态，核膜解体。核膜的消失为前期终止的标志。

2. 中期（metaphase） 指纺锤体形成、染色体排列在赤道面上形成赤道板的阶段。

（1）纺锤体形成：纺锤体是在两极中心粒之间由大量微管纵向排列组成的纺锤状结构。构成纺锤体的微管包括动粒微管、极间微管、区间微管和星体微管。

（2）中期染色体形成：由一对姐妹染色单体（sister chromatid）组成，染色单体之间由着丝粒相连。染色体在分裂中期达到凝缩的高峰，轮廓结构清楚，呈现出典型的中期染色体形态特征，最有利于观察。

（3）形成有丝分裂器（mitotic apparatus）：它是在细胞分裂过程中专门执行有丝分裂功能的暂时性结构，由中心体、纺锤体和染色体共同组成，在维持染色体平衡、运动以及均等分配过程中起着极为重要的作用（图 3-11）。

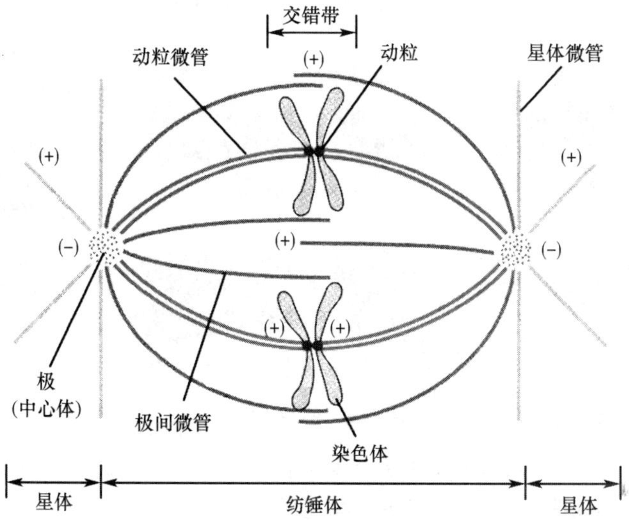

图 3-11 有丝分裂器

3. 后期（anaphase） 指着丝粒纵裂，两条染色单体向细胞两极移动的过程。

（1）着丝粒发生纵裂，姐妹染色单体彼此分离，标志着后期的开始。

（2）在纺锤丝的牵引下分离的染色单体分别移向两极。

4. 末期（telophase） 指细胞质分裂、形成两个子细胞的阶段。

（1）两组子染色体到达细胞两极，细胞分裂进入末期。

（2）染色体解旋伸展恢复成染色质状态。

（3）核纤层蛋白去磷酸化，子细胞核膜重建。

（4）随着染色体的解螺旋，核仁组织区逐步进行 rRNA 的转录、核糖体亚单位的装配，核仁重新出现。

（5）细胞质分裂，形成两个子细胞。

三、染色体在减数分裂中的行为

减数分裂（meiosis）是指 DNA 复制一次，细胞连续分裂两次，1 个母细胞形成 4 个子细胞的特殊分裂方式，染色体在子细胞中的数目只有母细胞的一半。这一分裂方式发生在有性生殖生物的生殖细胞成熟过程中，又称成熟分裂（maturation division）。减数分裂的目的是形成单倍体（haploid，*n*）配子。

（一）减数分裂过程

减数分裂的全过程划分为 4 个阶段：间期Ⅰ，减数分裂Ⅰ，间期Ⅱ，减数分裂Ⅱ。

1. 间期Ⅰ（减数分裂前间期） 是原始生殖细胞进入减数分裂之前的物质准备阶段，这一阶段完成后由原始生殖细胞成为生殖母细胞。与有丝分裂间期相比，间期Ⅰ同样包括 G_1、S 和 G_2 期，细胞在这一阶段同样进行物质积累和 DNA 复制的代谢活动；不同之处：第一，S 期明显延长，一般认为是由于每单位长度 DNA 复制单位的启动数量减少所致；第二，此期只完成 99.7%的 DNA 复制，其余 0.3%在第一次减数分裂前期的偶线期完成。

2. 减数分裂Ⅰ（第一次减数分裂） 包括前期Ⅰ、中期Ⅰ、后期Ⅰ和末期Ⅰ。减数分裂的特殊过程主要发生在减数分裂Ⅰ（图 3-12）。

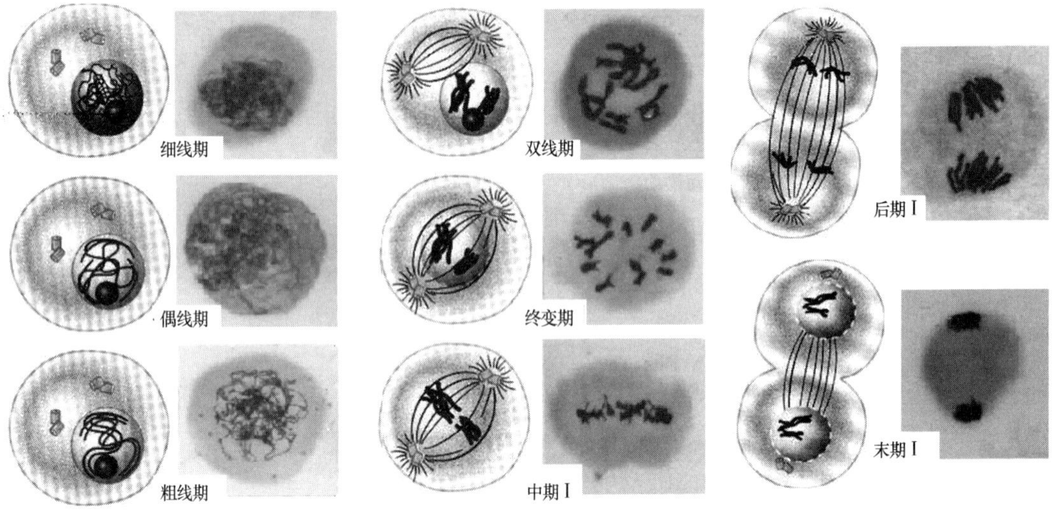

图 3-12 减数分裂Ⅰ

（1）前期Ⅰ：第一次减数分裂的前期染色体变化比较复杂，经历时间比较长。根据染色体的形态变化划分为细线期、偶线期、粗线期、双线期和终变期。

1）细线期（leptotene）：染色质逐渐凝集成光镜下可见的细长染色体丝。由于小区域浓缩的结果，染色体细丝上有许多粒状结构，称为染色粒（chromomere）。核仁及核均膨大。

2）偶线期（zygotene）：成对的同源染色体开始配对，这一过程称为联会（synapsis），并形成联会复合体（synaptonemal complex）。联会复合体是在两条同源染色体间沿长轴形成的一种蛋白质的非永久性复合结构，包括侧体结构和中央结构（图 3-13），介导同源染色体的配对、联会和重组，在进入减数分裂Ⅰ中期之前消失。联会使每对同源染色体形成紧密相伴的二价体（bivalent）。

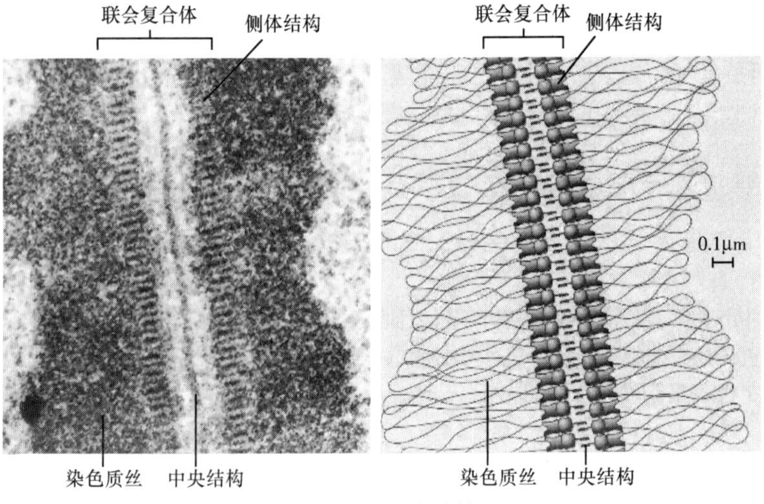

图 3-13 联会复合体

3）粗线期（pachytene）：染色体进一步螺旋化，明显变粗变短。光镜下可见细胞中有 *n* 个二价体，每一条染色体都由两条染色单体构成，因此，二价体又称四分体（tetrad）。每条染色体的两条染色单体之间互称为姐妹染色单体，同源染色体的染色单体之间互称为非姐妹染色单体。在粗线期，非姐妹染色单体的相对位置之间可发生片段互换，称交换（crossover），使同源染色体之间的基因产生重组（recombination）（图 3-14）。

4）双线期（diplotene）：染色体进一步缩短，联会复合体解体。同源染色体开始分离，使交换后的染色体之间出现交叉（chiasma）。一般认为，交叉是非姐妹染色单体之间发生了交换的表现，随着时间的推移，交叉点向末端移动的现象称为交叉端化。人和许多动物的双线期经历时间比较长。如女性的卵母细胞在 5 个月胎儿体内已达双线期，至 12～50 岁的排卵年龄期间，卵子的生成一直停留在双线期。

5）终变期（diakinesis）：染色体变得更加短粗，交叉渐移至两端，核仁、核膜消失，纺锤体开始形成。

（2）中期Ⅰ：二价体排列在赤道面上，形成赤道板。纺锤体形成，纺锤丝微管与着丝粒区的动粒相连，一对同源染色体的动粒朝向两极。此期二价体仍有交叉联系着（图 3-15）。

（3）后期Ⅰ：二价体中的两条同源染色体彼此分开，在纺锤丝的牵引下，分别随机向两极移动。后期Ⅰ完成时，每一极只获得每对同源染色体中的一条（*n*），即二分体（dyad）。这时的每条染色体仍由两条单体组成，由于交换发生，每条姐妹染色单体上的 DNA 组成并不完全相同（图 3-15）。

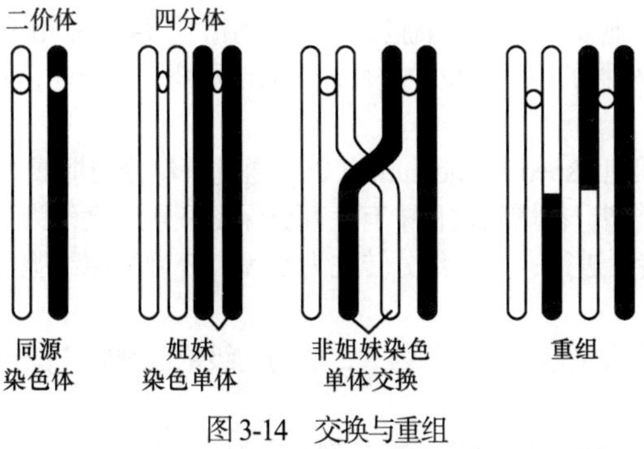

图 3-14 交换与重组

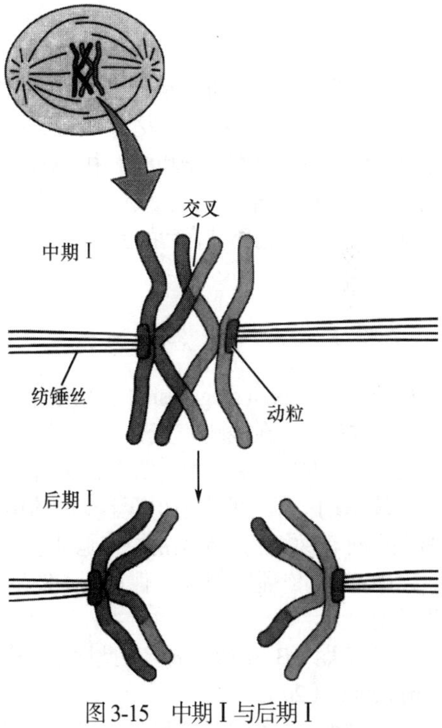

图 3-15 中期Ⅰ与后期Ⅰ

（4）末期Ⅰ：二分体移至两极后，染色体解旋伸展，核仁重新形成，核膜重建，同时细胞质分裂形成两个子细胞，每个子细胞各具有 *n* 个二分体。

3. 间期Ⅱ（减数分裂间期） 指完成第一次减数分裂后与第二次减数分裂前的短暂间期，此期没有 DNA 合成。

4. 减数分裂Ⅱ（第二次减数分裂） 其过程与有丝分裂基本相同，主要是间期Ⅰ复制的姐妹染色单体彼此分离，包括前、中、后、末四个时期。

（1）前期Ⅱ：每个二分体凝缩，中心体向两极移动，组装纺锤体，核膜消失。

（2）中期Ⅱ：二分体通过着丝粒与纺锤丝连接，排列形成赤道板。

（3）后期Ⅱ：着丝粒纵裂，姐妹染色单体分离，并移向两极，每一极各含有 n 个单分体（monad），即 n 条染色体。

（4）末期Ⅱ：各染色体移至两极后解旋伸展，核膜重新组装，核仁重现。纺锤体消失，细胞质分裂。

经过上述两次连续分裂，形成 4 个单倍体的子细胞（n）。

（二）减数分裂的意义

1. 产生含单倍染色体数目的配子。

2. 保证后代染色体数目稳定。

3. 构成了配子的多样性。联会过程中同源染色体间的遗传重组，染色体分离时非同源染色体自由组合是配子多样性的基础。

因此，减数分裂是生物遗传与变异的细胞学基础，是遗传学三大基本定律的细胞学基础，是保证遗传性状连续性、稳定性和生物个体多样性的根本机制。

第三节　生殖细胞的发生

一、精子和卵子的发生

生殖细胞是生物有机体专门用来传递遗传信息、繁殖后代的一种特殊分化细胞，是个体发生的基础。生殖细胞发生，也称配子发生（gametogenesis），是指精子和卵子的形成过程。亲代通过生殖细胞发生将遗传信息贮藏在精子和卵子中，通过受精传递给下一代，从而保证了物种的连续性。精子和卵子的发生都经过增殖、生长、成熟等过程，在成熟期进行减数分裂，形成的精子和卵子染色体数目只有体细胞的一半，精卵结合后的受精卵又恢复二倍体（diploid，$2n$），从而保证物种遗传物质的相对稳定性。

（一）精子发生

精子发生（spermatogenesis）指由原始生殖细胞发育到精原细胞，再发育到精子成熟并排出体外这一完整的过程，在雄性生殖腺——睾丸的生精小管的生精上皮中进行，分为增殖期、生长期、成熟期（减数分裂时期）和变形期四个阶段（图 3-16）。

1. 增殖期　睾丸的生精小管上皮内的精原细胞（spermatogonium）（$2n$）通过有丝分裂形成 A 型和 B 型两种精原细胞。A 型精原细胞是干细胞类型，在增殖过程中有一部分保留下来继续作为干细胞，以稳定精原细胞的数量，保证精子发生能持续进行；另一部分转化为 B 型，B 型精原细胞可进入生长期。

2. 生长期　B 型精原细胞在此期细胞内容物大量增加、体积增大，成为初级精母细胞（primary spermatocyte）（$2n$）。

3. 成熟期　初级精母细胞在这一时期要经历减数分裂，所以减数分裂也称为成熟分裂。每个初级精母细胞经第一次成熟分裂后形成两个次级精母细胞（secondary spermatocyte），各含有 n 条二分体。每个次级精母细胞再经过第二次成熟分裂各产生两个单倍体的精细胞（spermatid）。

4. 变形期　精细胞形成以后，要经过一系列形态和生理变化，主要有核染色质凝集、特化出顶体、尾部形成等，才能成为成熟精子。

（二）卵子的发生

卵子发生（oogenesis）是在雌性生殖腺——卵巢中进行的。卵子发生经历的过程及其染色体的变化与精子发生过程大体相似，但也有显著区别。

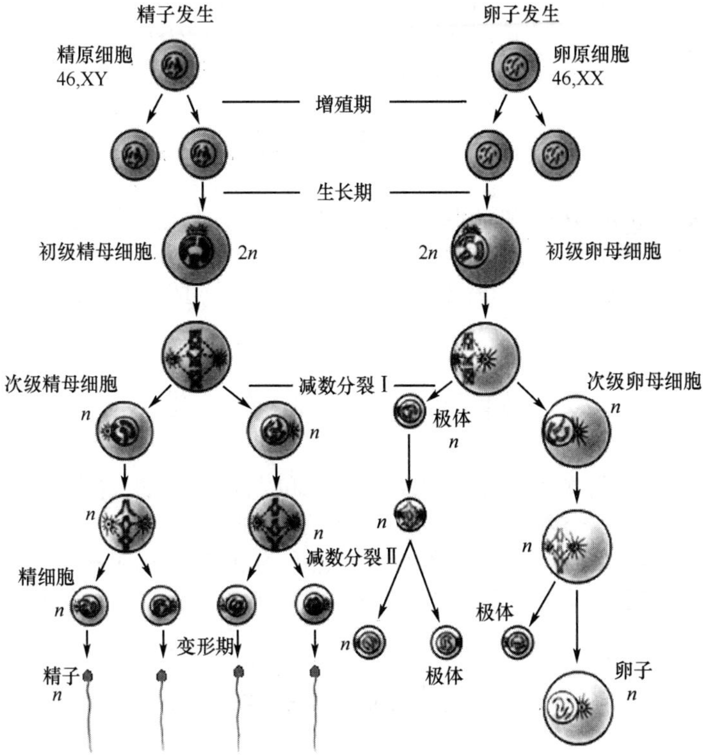

图 3-16 配子发生

1. 增殖期 卵巢表面上皮中的卵原细胞（oogonium）经过多次有丝分裂增殖形成众多的卵原细胞（2*n*）。

2. 生长期 卵原细胞进入生长期后，在细胞质中积累了大量卵黄、RNA 和蛋白质等营养物质，体积显著增大成为初级卵母细胞（primary oocyte）（2*n*）。初级卵母细胞的生长发育是在卵泡中进行的，时间较长。

3. 成熟期 在成熟期，初级卵母细胞进行减数分裂。经过第一次成熟分裂形成两个细胞：一个体积大的次级卵母细胞（secondary oocyte），和一个体积很小的第一极体（first polar body）。次级卵母细胞经过第二次成熟分裂，形成一个体积大的卵细胞（ovum）和一个体积小的第二极体（second polar body），两者均为单倍体（*n*）。第一极体经第二次分裂形成两个第二极体（*n*），极体无受精能力，退化消失。卵细胞不需要经过变形而成为具有受精能力的卵子。

人类卵子发生经历的过程及其染色体的变化与精子发生大体相似，而区别在于：①与精子发生的增殖期始于青春期不同，卵子发生的增殖期从胚胎期就开始了。在女性胎儿发育到 5 个月时，卵原细胞就繁殖到 400 万～500 万个，此时有丝分裂停止，卵原细胞生长成为初级卵母细胞。②与精子发生持续进行不同，卵子发生的过程不连续。出生时绝大多数初级卵母细胞都已进入第一次减数分裂前期，并停滞在第一次减数分裂前期的双线期。青春期开始，每月 1 个初级卵母细胞完成第一次减数分裂，进入第二次减数分裂并停滞在第二次减数分裂的中期，此时排卵。③成熟期即减数分裂的持续时间不同。男性的精原细胞经过增殖、生长、成熟分裂，最后变形发育成有生理功能的精子的过程，为 64～72 天。女性卵子发生所需时间长得多，初级卵母细胞在第一次减数分裂双线期的停滞直至排卵前结束，可持续 10～50 年之久。而次级卵母细胞只有在排卵后 1～2 天内受精，才能完成第二次成熟分裂形成卵细胞，如未受精则将退化消失。④与一个精原细胞可以产生四个成熟精子不同，每个卵原细胞只产生一个具有受精能力的卵子。⑤精原细胞可不断地进行增殖，经过发育形成大量精子。正常男性一次射精，有3～4ml精液，含有3亿～4亿个精子，男性一生中产生的完成减数分裂的精子总数约为1×10^{12}，即1万亿个。而女性的月经期在10～50岁，其间每个月只排卵一次，因此女性一生中只有400～500个次级卵母细胞完成第一次减数分裂。由于次级卵母细胞只有在受精后才能完成第二次减数分裂，因此女性一生中完成减数分裂的卵细胞数目有限。

二、受　精

受精（fertilization）是指精子和卵子结合为受精卵的过程，人类的受精是在输卵管内完成的。受精后，受精卵的染色体重新恢复二倍体状态，其中一半自来父方，另一半来自母方。可见，减数分裂和受精，是有性生殖必须经历的两个重要过程，正是通过这两个过程，保证了有性生殖生物在世代间遗传物质维持稳定。

第四节　正 常 核 型

正常情况下，一个二倍体生物的染色体数目、形态和结构是恒定的，它保证了遗传性状在传递过程中的稳定性，也构成了一个物种的遗传标志。在有性生殖的二倍体生物中，一个正常生殖细胞含有的全套染色体为一个染色体组。含一个染色体组的细胞称为单倍体，用 *n* 表示，含两个染色体组的细胞称为二倍体，用2*n* 表示。人类染色体正常的数目、形态和结构是人类正常表型的物质基础，也是人类染色体病的诊断依据。

一、染色体的形态和类型

（一）染色体形态

通常细胞遗传学对染色体的研究对象主要是有丝分裂中期的染色体，简称中期染色体，此时的染色体具有明显和典型的形态结构特征。每一中期染色体都具有两条染色单体，互称为姐妹染色单体（sister chromatid），它们各含一条DNA双螺旋链。两条姐妹染色单体仅在着丝粒（centromere）处互相连接。着丝粒区凹陷狭窄，称初级缢痕或主缢痕（primary constriction），着丝粒是纺锤体附着的部位，在细胞分裂中与染色体的运动密切相关，失去着丝粒的染色体片段通常因不能在分裂后期向两极移动而丢失。着丝粒将染色体分成短臂（以p表示）和长臂（以q表示）两部分。在染色体的长臂、短臂的末端分别有一特化部位称为端粒（telomere）。它可以保护染色体末端不被降解，并阻止染色体间的末端彼此粘连，对维持真核生物线性染色体的稳定性和完整性起着重要作用。人类的染色体端粒含有高度保守的TTAGGG六核苷酸重复序列，结合相关蛋白构成蛋白质-DNA的特化结构。端粒复制需有逆转录酶性质的端粒酶（telomerase）催化完成，端粒长度缩短或丢失可导致细胞衰老、死亡或恶变。除主缢痕之外，某些染色体的长臂、短臂上还可见其他凹陷缩窄的部位，称为副缢痕（secondary constriction）。某些染色体短臂末端有一膨大的球形结构，称随体（satellite）。随体柄部为缩窄的副缢痕，该部位含有 rDNA 基因，与核仁形成有关，故将此区称为核仁组织区（nucleolar organizing region，NOR）（图3-17）。随体和副缢痕的位置是固定的，是识别某一特定染色体的标志之一。

（二）染色体的类型

染色体的着丝粒位置恒定，而且着丝粒的位置直接决定染色体的形态特征。若将染色体全长分为8等份，根据着丝粒的位置，可以将染色体分为4种。①中着丝粒染色体（metacentric chromosome）：着丝粒位于染色体纵轴的1/2～5/8处；②近中着丝粒染色体（submetacentric chromosome）：着丝粒位于染色体纵轴的5/8～7/8处；③近端着丝粒染色体（acrocentric chromosome）：着丝粒位于染色体纵轴的 7/8 至末端；④端着丝粒染色体（telocentric chromosome）：着丝粒位于染色体末端。（图 3-17）。人类没有真正的端着丝粒染色体。

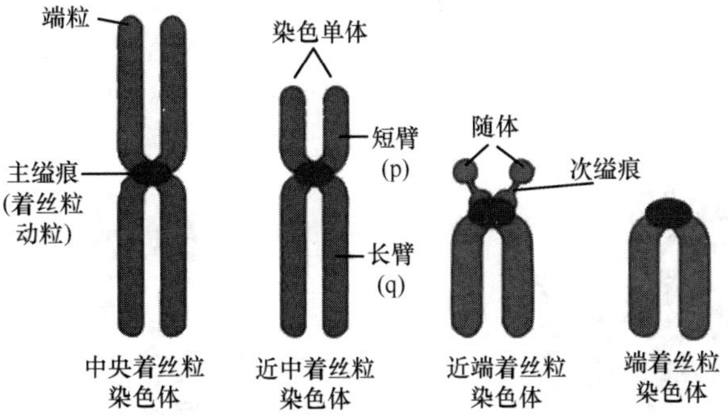

图 3-17 中期染色体形态和类型

二、核 型 分 析

1956 年华裔细胞遗传学家蒋有兴（Joe Hin Tjio）通过低渗技术观察人胎儿肺组织细胞，确定染色体数目是 46 条，修正了“统治”学术界 32 年之久的人类染色体 $2n$=48 的错误结论，这标志着现代细胞遗传学的开始。核型（karyotype）是指一个体细胞全部的染色体所构成的图像。将待测细胞内的染色体按照一定的顺序排列起来进行数目、形态分析的过程，称为核型分析（karyotype analysis）。

（一）非显带核型

非显带核型是指按常规方法制备染色体标本片，经吉姆萨（Giemsa）染液染色，除着丝粒和副缢痕外，整条染色体着色均一的染色体核型。

1. 人类非显带核型的识别与命名 其标准基于国际人类细胞遗传学会议制定的标准。

为了更好、更准确地表达人体细胞的染色体组成，1960 年，在美国丹佛市召开了首届国际人类细胞遗传学会议，制定了第一个国际命名体制，即丹佛体制（Denver system）。随后，1963 年在英国伦敦，1966 年在美国芝加哥分别召开两次国际会议，明确和制定了人类染色体的识别、编号、分组以及核型描述等非显带核型的国际命名体制。该体制将人类体细胞 46 条染色体进行配对、顺序排列和编号。常染色体（autosome）是男女共有的 22 对染色体，依据长度递减顺序依次编为 1～22 号，并分为 A、B、C、D、E、F、G 7 个组。性染色体（sex chromosome）为一对男女有别的染色体，女性为 XX，男性为 XY，根据性染色体的长度将 X 和 Y 染色体分别归入 C 组和 G 组。副缢痕和随体作为识别染色体的辅助指标。非显带的染色体核型识别及各组含有的染色体形态特征见表 3-2。

表 3-2 人类非显带核型分组及染色体的形态特征（丹佛体制，1960）

组别	编号	大小	着丝粒位置	随体	副缢痕	可鉴别程度
A	1～3	最大	中（1，3），近中（2）	无	1q	可鉴别
B	4～5	次大	近中	无		难鉴别
C	6～12，X	中等	近中	无	9q	难鉴别
D	13～15	中等	近端	有		难鉴别
E	16～18	小	中（16），近中（17，18）	无	16q	16 可鉴别 17、18 难鉴别
F	19～20	次小	中	无		难鉴别
G	21～22，Y	最小	近端	21、22 有，Y 无		难鉴别

因此，核型分析的过程，就是将待测细胞的全部染色体，按照丹佛体制配对、排列后，分析确定其是否与正常核型完全一致的过程。

2. 人类非显带核型的描述 包括两项内容，第一项是染色体总数（包括性染色体），第二项是性染色体组成，两者之间以“,”分隔。正常男性核型描述为46，XY；正常女性核型描述为46，XX（图3-18）。在正常核型中，同源染色体（homologous chromosome）以成对形式存在，它们的大小、形态结构和着丝粒位置基本相同，其中一条来自父方，另一条来自母方。

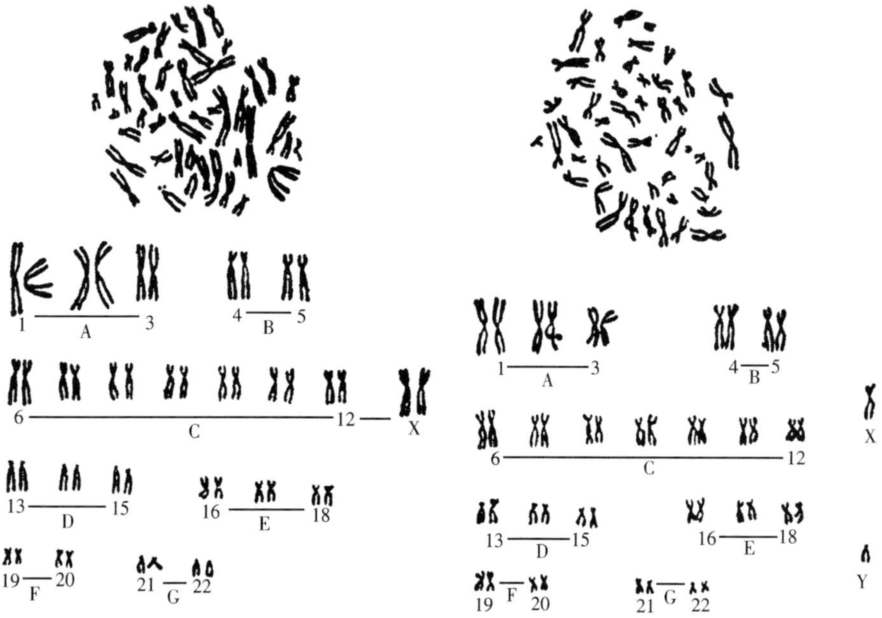

图3-18 人类染色体非显带核型

由表3-2可以看出，由于非显带染色体标本经Giemsa染色着色均一，不能体现各染色体的自身特征，据此要准确鉴别多数组内染色体的序号是困难的。因此，非显带核型分析难以发现和确定染色体结构异常，在临床应用与研究方面受到很大限制。在1968年有染色体显带技术之前，人类染色体正确数目确定后的10年时间里，仅发现了以染色体数目异常为主的10多种染色体异常综合征。

（二）显带核型

染色体显带（chromosome banding）技术是在非显带染色体的基础上发展起来的，是指染色体标本通过各种处理和染色，使其长轴显示出明暗（深浅）不同、宽窄相间的横行带纹（band）的技术。这种带纹称为显带（banding），经显带技术处理的核型称显带核型。显带核型中每一同源染色体都显示独特而基本稳定的带纹特征，称为带型（banding pattern）。通过显带核型分析，不仅可以准确识别每一号染色体；而且可以发现染色体上微小的结构特征，为基因定位、区域制图、临床染色体病精确诊断和病因研究创造了必要的前提。

染色体显带现象是由于染色体本身存在着“带”的结构。在未经显带处理的染色体标本上也可以直接观察到带的存在。但用特殊方法处理后，再用染料着色，带纹更清楚。一般认为，易着色的阳性带为富含A—T的染色体节段；相反，富含G—C的染色体节段则不易着色，称为阴性带。人类基因组研究发现目前已经定位的基因绝大部分分布在阴性带区（图3-19）。

1. 常用的显带技术

（1）Q显带（Q banding）：1970年，Caspersson等用荧光染料喹吖因氮芥（quinacrine mustard，QM）处理中期染色体标本，首先发现在荧光显微镜下每条染色体都呈现出宽窄和亮度不同的荧光带型，所显示的带纹称Q带，此技术称为Q显带（图3-20A）。

（2）G 显带（G banding）：1971 年，西布赖特（Seabright）等发现将染色体标本用胰酶或加热预处理后，再经 Giemsa 染色，在普通光学显微镜下也可见染色体呈现宽窄不同、深浅相间的带纹，称 G 带，此技术称为 G 显带（图 3-20B）。G 带与 Q 带相似，Q 带的亮带在 G 带中为深带，Q 带的暗带在 G 带中为浅带。G 显带方法简单易行、廉价，带纹清晰易辨，在普通光学显微镜下可以分辨，标本可以长期保存，已被广泛应用于染色体病的诊断和研究。

（3）R 显带（R banding）：将染色体标本经磷酸盐缓冲液加热预处理后，再经 Giemsa 染色，染色体呈现出与 G 带明暗相反的带纹，称为 R 带或反带（reverse band）。

（4）T 显带（T banding）：将染色体标本经热变性处理、Giemsa 染色，使染色体端粒部位特异性深染，称为 T 带或端带，用于检测染色体末端结构异常（图 3-20C）。

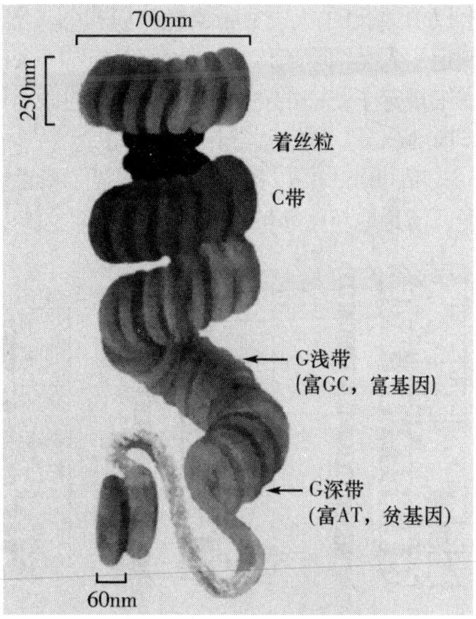

图 3-19 染色体显带机制

（5）C 显带（C banding）：用 NaOH 或 Ba（OH）$_2$ 处理染色体标本，Giemsa 染色，只在染色体的组成性异染色质区深染，称为 C 带（图 3-20D）。常用于检测 Y 染色体、着丝粒区和副缢痕区的变化。

（6）N 显带：染色体标本用硝酸银（$AgNO_3$）染色后，显示出核仁组织区（NOR），称为 NOR 带或 N 带。

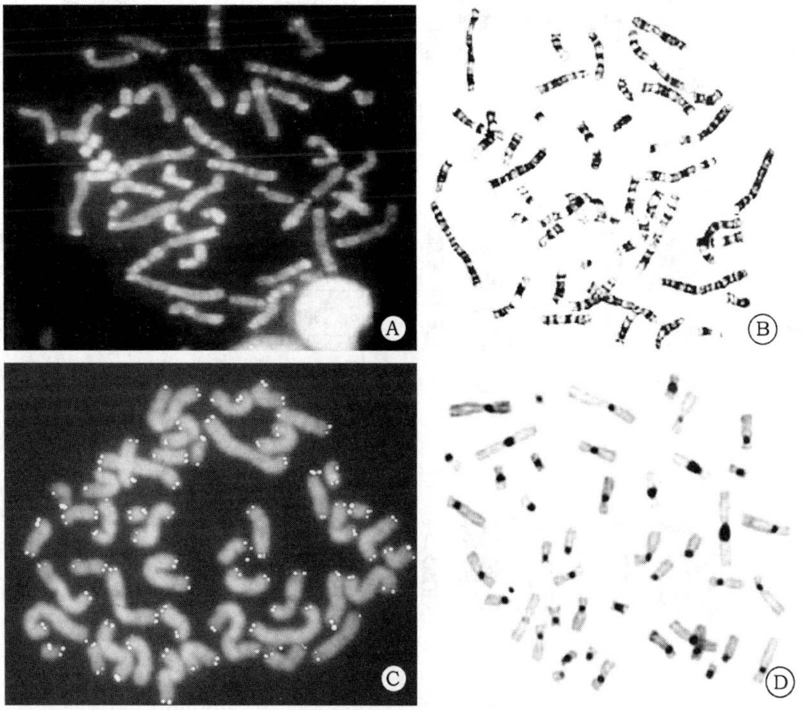

图 3-20 显带染色体

A. Q 带；B. G 带；C. T 带；D. C 带

2. 显带染色体的命名和描述 为便于交流，1971 年召开的第四次国际人类细胞遗传学会议（巴黎会议），制订了人类显带染色体模式图（图 3-21），统一了显带染色体区带的命名原则，并于 1978 年制定了人类细胞遗传学国际命名体系（International System for Human Cytogenetics Nomination，ISCN），详细规定了统一的正常及异常核型的命名原则和描述方法。每条显带染色体根据 ISCN 规定的界标（landmark）划分为若干个区，每个区（region）又包括若干条带（band）。

带（band）：以各种显带技术显示染色体上较亮或较暗的部分。它借助亮（深）暗（浅）的着色强度，清楚地与相邻带相区别。一条染色体以带的连续系列组成，没有非带区。

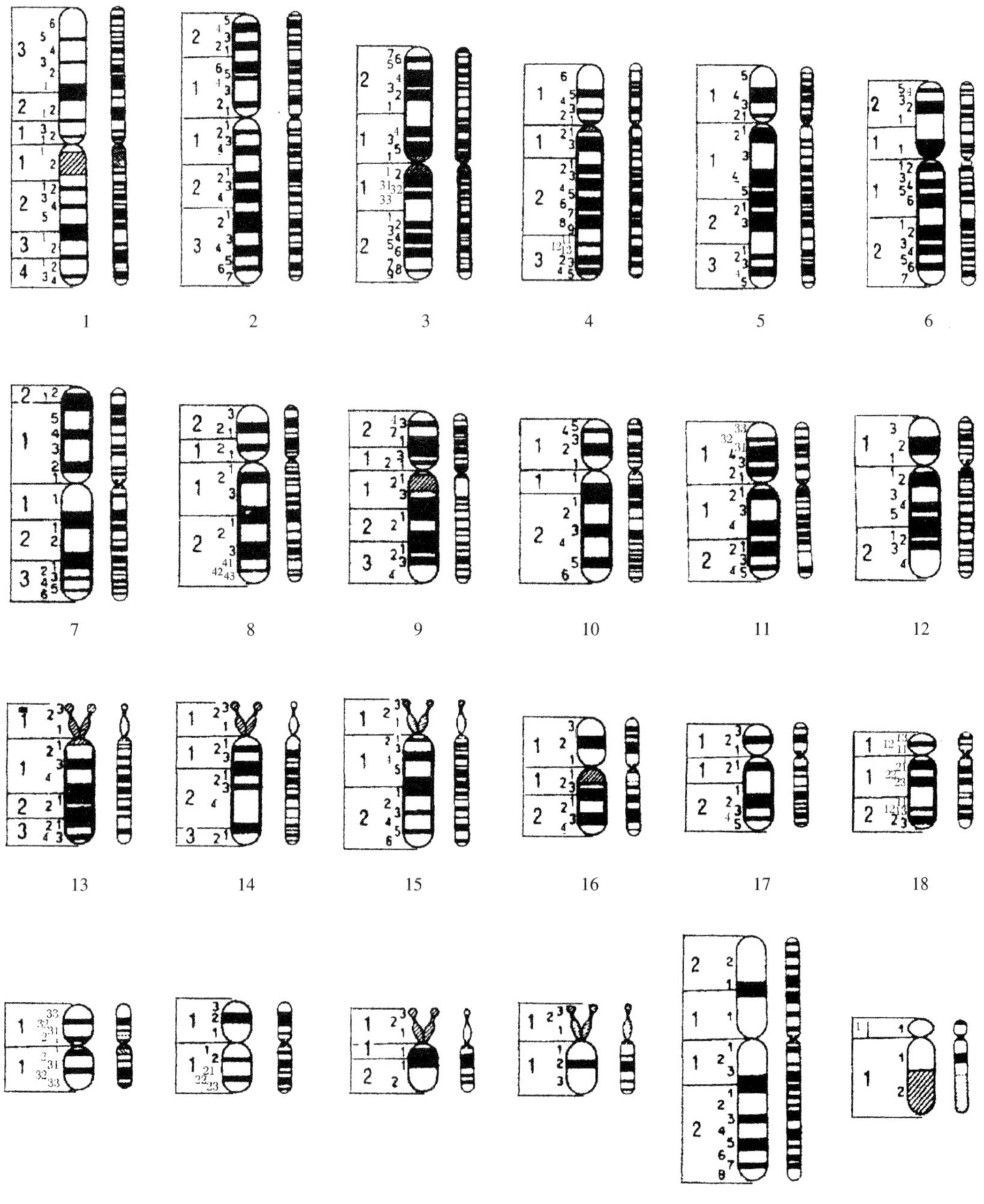

图 3-21　人类染色体 G 显带模式图（ISCN，1971）

每幅小图左侧为普通 G 带，右侧为高分辨 G 带；黑色表示 G 阳性带（或称深带）；白色表示 G 阴性带（或称浅带）；阴影区表示可变区

界标（landmark）：是每条染色体上具有重要意义的、稳定的、有显著形态学识别特征的指标，包括染色体两臂的末端、着丝粒及某些着色强而稳定的带。

区（region）：位于两个相邻界标之间的部分，每个区包含若干条带。

每条染色体都以着丝粒为界标，划分为短臂（p）和长臂（q）。每条染色体臂用“近侧段”“中侧段”“远侧段”描述与着丝粒的远近距离。区和带的序号均以着丝粒为起点，沿着染色体臂从近侧段向远侧段依次编号。靠近着丝粒的两个区分别标记为长、短臂上的1区，由此往远侧端依次为2区、3区等。用作界标的带完全属于界标以远的区，并作为该区的1号带。被着丝粒一分为二的带，分别属于长臂的1区1带和短臂的1区1带。

描述某一特定带时，需要写明以下4项内容，即染色体号、臂号、区号和带号。如1p36，表示1号染色体短臂3区6带（图3-22）。

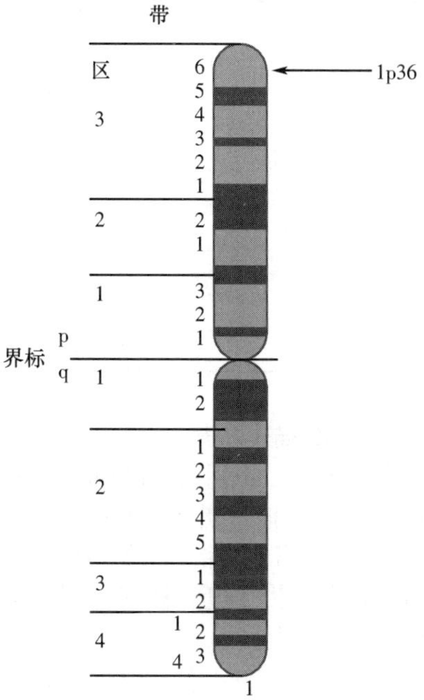

图3-22 显带染色体命名

3. 高分辨显带染色体

（1）高分辨显带技术：巴黎会议制定的模式图中，针对中期染色体标本，每单倍染色体共有320条带。1976年，Yunis等改进了染色体标本的制备方法，利用甲氨蝶呤同步培养淋巴细胞，成功在有丝分裂早中期、前中期、晚前期细胞中获得了染色体更长的标本，经显带处理，每单倍染色体可显示550～850条带，即在原有的带纹上分出更多的带，这种技术称为高分辨显带技术，这种标本称为高分辨显带染色体（high resolution banding chromosome，HRBC）标本。高分辨显带技术使染色体核型分析更精细，利于发现更微细的染色体结构异常。

（2）HRBC描述方法：1981年，ISCN专家委员修订并出版了ISCN新版本，制定了HRBC的命名体制。此后，又分别于1985、1990和1995年经国际人类细胞遗传学会议决定，修改和出版了ISCN新版本，其中，1995年版本首次刊登了国际统一的分子细胞遗传学的命名原则以及符号和缩写术语格式（表3-3）。

表3-3 人类染色体国际命名符号及术语

符号术语	意义	符号术语	意义
ace	无着丝粒片段	end	内复制
b	断裂	f	断片
cen	着丝粒	fem	女性
chi	异源嵌合体	fis	裂开（在着丝粒处）
cs	染色体	fra	脆性位点
ct	染色单体	g	裂隙
cx	复杂	h	副缢痕
del	缺失	i	等臂染色体
der	衍生染色体	ins	插入
dir	正位	inv	倒位
dis	双着丝粒染色体	mal	男性
dmin	双微体	mar	标记染色体
dup	重复	mat	来自母亲
e	交换	min	微小点

续表

符号术语	意义	符号术语	意义
mos	嵌合体	t	易位
p	染色体断臂	ter	末端
pat	来自父亲	tri	三着丝粒
ph	费城染色体	var	可变区
psu	假	+	多余
q	染色体长臂	—	丢失
qr	四射体	=	总数
r	环状染色体	:	断裂
rea	重排	::	断裂与重接
rec	重组染色体	;	重排染色体（区）区分
rcp	相互易位	→	从……到……
rob	罗伯逊易位	※	附加说明的标志
s	随体	( )	其内为结构畸变染色体
sce	姐妹染色单体交换	/	描述嵌合体分开不同细胞系

HRBC 描述方法，是在原来 320 条带的基础上进一步分为亚带和次亚带。亚带的描述是在原带后加小数点“.”，其后由近到远的顺序描述亚带序号，如原来的 10p12 被分为 1、2、3 三条亚带，应由近侧段到远侧段序贯标描述为 10p12.1、10p12.2、10p12.3，表示 10 号染色体短臂 1 区 2 带的第 1 亚带、第 2 亚带、第 3 亚带。若第 3 亚带（10p12.3）又进一步分出 1、2、3 三条次亚带，则在亚带后连续书写次亚带编号，由近侧段到远侧段依次为 10p12.31、10p12.32、10p12.33（图 3-23）。亚带与次亚带之间无标点符号。

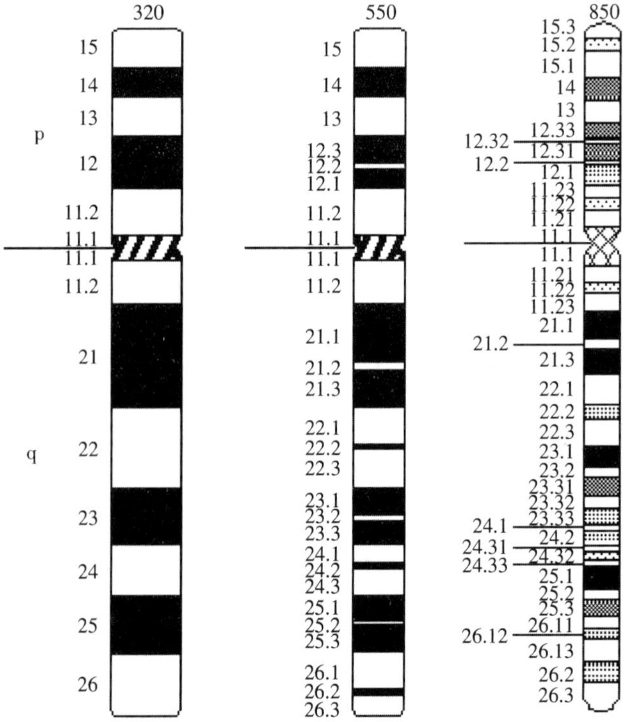

图 3-23　人类 10 号染色体分辨显带模式图

第五节 分子细胞遗传学

分子细胞遗传学（molecular cytogenetics）是在分子水平上进行细胞遗传学研究的一门应用型学科，主要是将分子生物学、分子免疫学和细胞遗传学原理技术相结合，用于研究染色体、细胞核，基因组的结构、功能、表达规律、变异及其遗传效应等，在生物学和医学领域的基因组研究中发挥了重要作用。

一般认为分子细胞遗传学的基础是荧光原位杂交（FISH）技术。在此基础上，又发展了引物原位杂交技术、多色荧光原位杂交技术、纤维荧光原位杂交、染色体涂染技术、比较基因组杂交技术（详见第十五章）等，加速了分子细胞遗传学发展。

一、荧光原位杂交

荧光原位杂交是20世纪80年代末建立的一种非放射性分子细胞遗传学技术，利用DNA的变性—复性特性和碱基互补的原则，将DNA探针直接或间接用荧光素标记，特异性地与待检样本的中期染色体或间期细胞核中靶DNA同源互补杂交。经荧光检测体系对待测DNA进行定性、定位以及相对定量分析（图3-24）。具有特异性强、灵敏度高、定位准确、经济安全等特点。

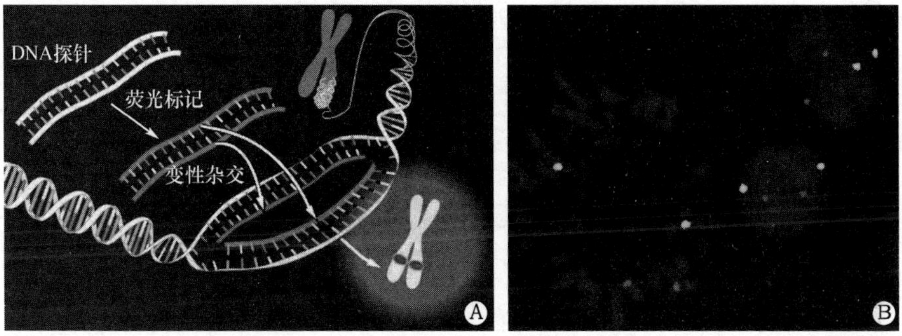

图3-24 荧光原位杂交技术原理及其应用

A. 荧光原位杂交技术原理；B. 荧光原位杂交技术检测人类中期染色体（左）和间期细胞核（右），图中亮点表示目的序列

二、纤维荧光原位杂交

纤维荧光原位杂交（fiber FISH）是以染色质纤维或DNA纤维进行荧光原位杂交的技术。与普通荧光原位杂交相比，纤维荧光原位杂交分辨率与灵敏度更高，与常规限制酶切图谱相差无几。通过用不同颜色的荧光物质标记探针分别杂交不同的DNA分子，可以直接、准确地分析不同DNA序列间的排列关系。纤维FISH除了用于对染色体结构的研究外，还可以用于基因组高分辨图谱的绘制、重复序列和拷贝数分析以及比较基因组的研究等。

Summary

Chromosomes are gene carriers. Chromatin and chromosomes are same substances in different forms exist in the different periods of cell cycle and they are complexes composed of DNA and proteins. There are two types of chromatin，euchromatin and heterochromatin. X chromatin is one type of facultative heterochromatin，which plays the role of “dosage compensation” for the gene products on X chromosome in males and females. Homologous chromosomes in one cell segregate themselves into two daughter cells equally during mitosis. Gametes are haploid formed by meiosis. During meiosis homologous chromosomes coming from the parents take place genetic recombination by crossover and exchange. Zygote resumes diploid by sperm and egg fertilization.

Chromosomes number and structure in diploid cells are species features. The chromosome number of human somatic cell is $2n = 46$, 22 pairs of euchromosome and a pair of sex chromosome. Banding technique is available to distinguish each pair of chromosomes. G banding is the popular method of karyotype analysis for individual, which is according to International System for Human Cytogenetics Nomination（ISCN）. Molecular cytogenetics is the advanced techniques and methods for chromosome analysis, such as FISH, CGH and fiber FISH, etc.

（郭　森　赵宝昌）

第四章　单基因遗传病

单基因遗传病（single gene disease）简称单基因病，是指某种疾病的发生主要受一对等位基因（allele）控制，它们的传递方式遵循孟德尔分离定律。在单基因遗传病中，根据决定该疾病的基因所在染色体不同（常染色体或性染色体），以及该基因性质的不同（显性或隐性），可将人类单基因遗传病分为下述几种主要遗传方式：常染色体显性遗传病、常染色体隐性遗传病、性连锁遗传病和线粒体遗传病（详见第七章）。其中，性连锁遗传病又可分为：X 连锁显性遗传病、X 连锁隐性遗传病和 Y 连锁遗传病。

第一节　系谱与系谱分析法

研究人类性状的遗传规律不能采用杂交实验方法，这是显而易见的。因而必须采取一些合适的方法研究人类遗传方式。系谱分析（pedigree analysis）法就是其中最常用的方法。系谱（或系谱图）是指从先证者入手，追溯调查其所有家族成员（直系亲属和旁系亲属）的数目、亲属关系及某种遗传病（或性状）的分布等资料，并按一定格式将这些资料绘制而成的图解。先证者（proband）是指某个家族中第一个被医生或遗传研究者发现的罹患某种遗传病的患者或具有某种性状的成员。系谱中不仅要包括具有某种性状或患有某种疾病的个体，也应包括家族的正常成员。根据绘制成的系谱图，可以对这个家系进行回顾性分析，以便确定所发现的某一特定性状或疾病在这个家族中是否有遗传因素的作用及其可能的遗传方式，从而为其他具有相同遗传病的家系或患者的诊治提供依据。

系谱中常用的符号见图 4-1。

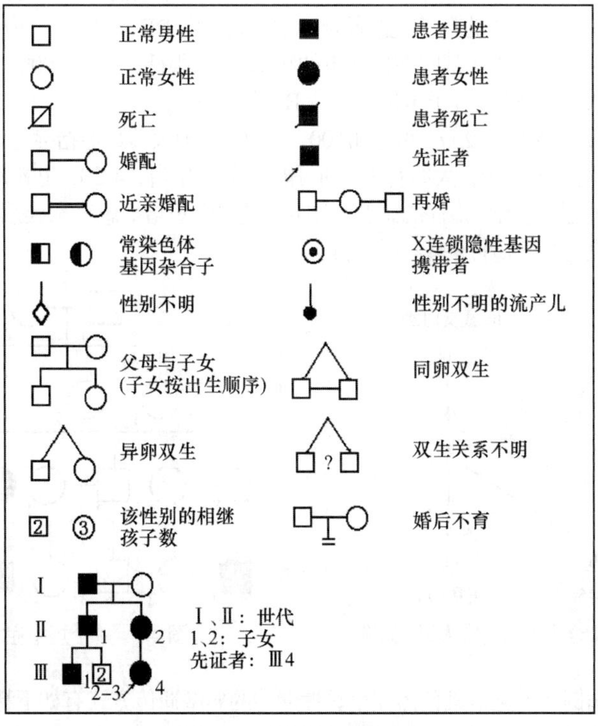

图 4-1　系谱中常用的符号

在对某一种遗传性状或遗传病作系谱分析时，仅依据一个家族的系谱资料往往不能反映出该病遗传方式的特点。通常需要将多个具有相同遗传性状或遗传病家族的系谱作综合分析（统计学分析），才能比较准确地作出判断。

第二节　常染色体显性遗传病

常染色体（1～22 号）上显性致病基因控制的疾病，其传递方式是显性的，称为常染色体显性（autosomal dominant，AD）遗传病。人类的许多性状或疾病呈 AD 遗传。例如，在决定人耳形态的三个主要性状中，长耳壳对短耳壳为显性，宽耳壳对狭耳壳为显性，有耳垂对无耳垂为显性。也就是说，长耳壳、宽耳壳、有耳垂等性状都为显性基因所控制，短耳壳、狭耳壳、无耳垂等性状均为隐性基因所控制。

如果用 A 代表决定某种显性性状的基因，用 a 代表其相应的隐性等位基因，那么根据显隐性规律，杂合子 Aa 应当表现出相应的显性性状。但由于各种复杂因素的影响，杂合子有可能出现不同的表现形式，因此可将 AD 遗传分为下列几种不同的方式。

一、完全显性遗传

常染色体完全显性（complete dominance）遗传是杂合子 Aa 与显性纯合子 AA 的表型完全相同的 AD 遗传方式。即在杂合子 Aa 中，显性基因 A 的作用完全表现出来，而隐性基因 a 的作用被完全掩盖，从而使杂合子表现出与显性纯合子完全相同的性状。

短指/（趾）症（brachydactyly；OMIM 112500）就是一种常染色体完全显性遗传的典型例子。它的主要症状是患者指骨（或趾骨）短小或缺如，致使手指（或足趾）变短。假设决定短指的基因为显性基因 B，正常指为隐性基因 b，则短指患者基因型应为 BB 或 Bb。显性基因 B 在杂合状态下是完全显性的，因而在临床上，基因型为 BB 与 Bb 的患者在表型上完全不能区分。但实际上绝大多数短指的基因型为 Bb，而不是 BB。因为根据分离定律，基因型 BB 中的两个 B，必然一个来自父方，一个来自母方。这样，只有当父母都是短指症患者时，才可能生出 BB 型子女，而这种婚配机会在实际生活中毕竟是很少的，并且显性致病基因在群体中的频率（p）很低，为 1/1000～1/100，根据遗传平衡定律（哈迪-温伯格平衡），显性纯合子短指症患者 BB 的频率（p^2）则更低，为 1/1 000 000～1/10 000，而杂合子短指症患者 Bb 的频率（$2pq$）可达 1/500～1/50，故绝大多数短指症患者为 Bb。如果患者 Bb 与正常人 bb 婚配，其所生子女中，大约有 1/2 的可能性为患者（图 4-2），也就是说，这对夫妇每生一个孩子，都有 1/2 的可能性生出短指症的患儿。图 4-3 是一个短指症患者家族系谱，它是 1905 年美国报道的人类常染色体完全显性遗传的第一个例证。

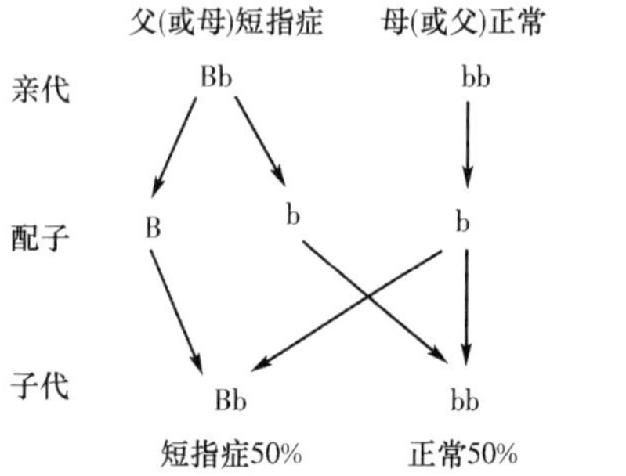

图 4-2　短指症患者（杂合子）与正常人婚配图解

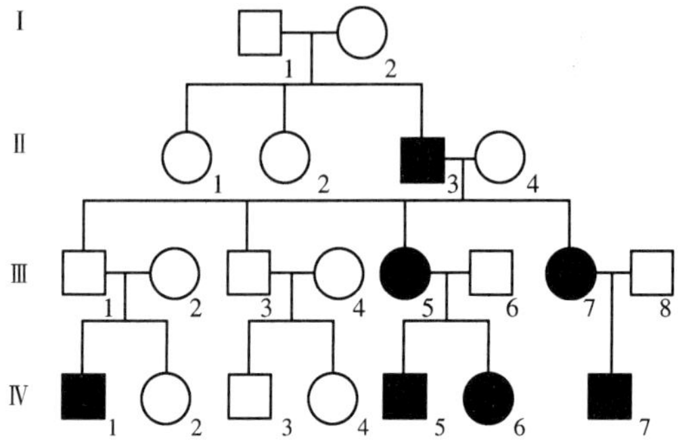

图 4-3　一个短指症家族的系谱

根据以上典型的病例，可见常染色体完全显性遗传的典型遗传方式有如下特点：

（1）由于致病基因位于常染色体上，因而致病基因的遗传与性别无关，即男女患病的机会均等。

（2）患者的双亲中必有一个为患者，但绝大多数为杂合子，患者的同胞中约有 1/2 的可能性为患者。

（3）系谱中，可见本病的连续传递，即通常连续几代都可以看到患者。

（4）双亲无病时，子女一般不会患病（除非发生新的基因突变）。

根据上述特点，临床上可对常染色体完全显性的遗传病进行发病风险的估计。例如夫妇双方中有一人患病（杂合子），那么子女患病的可能性为 1/2；两个患者（均为杂合子）婚配，则子女患病的可能性为 3/4（表 4-1）。

表 4-1　常染色体显性遗传病的常见亲代婚配类型与子代类型

常见的亲代婚配类型	子代类型
患者（Aa）×正常（aa）	1/2 患者（Aa）；1/2 正常（aa）
患者（Aa）×患者（Aa）	1/4 患者（AA）；1/2 患者（Aa）；1/4 正常（aa）

二、不完全显性遗传

不完全显性（incomplete dominance）也称为半显性（semi-dominance）遗传。它是指杂合子 Aa 的表现型介于显性纯合子 AA 和隐性纯合子 aa 的表现型之间，即在杂合子 Aa 中显性基因 A 和隐性基因 a 的作用均得到一定程度的表现。例如人类对苯硫脲（phenylthiocarbamide，PTC）的尝味能力就是不完全显性遗传的典型性状。苯硫脲是一种白色结晶状物质，因含有 N—C═S 基团而有苦涩味。有人能尝出其苦味，称为 PTC 尝味者；有些人不能尝出其苦味，称为 PTC 味盲者。在我国汉族居民中，味盲者约占 1/10。

PTC 尝味能力是一种遗传性状（图 4-4），尝味性状取决于显性基因 T 的存在，味盲性状则受其隐性等位基因 t 所控制。显性纯合子 TT 能尝出浓度在 1/3 000 000～1/750 000 的 PTC 溶液的苦味；隐性纯合子 tt 则只能尝出浓度大于 1/24 000 的 PTC 溶液的苦味，有的甚至对 PTC 结晶也不能尝出其苦味。杂合子 Tt 的尝味能力，则介于 TT 和 tt 之间，能尝 1/50 000 左右浓度的 PTC 溶液的苦味。已知纯合子味盲者 tt 易患结节性甲状腺肿，因此可以把 PTC 的尝味能力作为一种辅助性诊断指标。

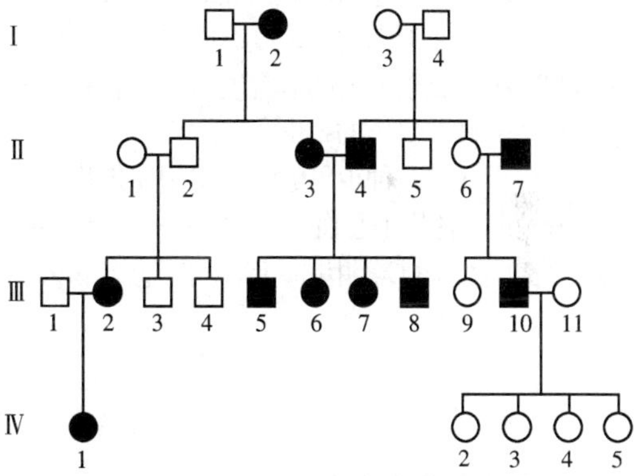

图 4-4　苯硫脲尝味能力系谱

PTC 尝味能力的遗传规律完全符合孟德尔的分离定律。当尝味者 TT 与盲味者 tt 婚配时，其子女者将是杂合子尝味者 Tt；尝味者 Tt 与味盲者 tt 婚配时，则他们的子女是杂合子尝味者 Tt 和味盲者 tt 的可能性各为 1/2；若两个杂合子尝味者 Tt 婚配，其子女中出现尝味者 TT、尝味者 Tt 和味盲者 tt 的可能性分别为 1/4、1/2 和 1/4。

软骨发育不良（hypochondroplasia；OMIM 100800）是一种骨骼疾病，是最常见的一种侏儒畸形，为不完全显性遗传病。患者多为杂合子，能存活并具有生育能力，其特征是患者肢体短小，但躯干相对较长，腰椎明显后突，四肢管状骨短粗，骨皮质增厚，骨骺出现延迟，膝内翻，肘伸展受限，手指呈车轮状张开。具有头大、额突出、面中部发育不良等特征性面容。智力很少受影响。显性纯合子很少见，多在胚胎期或胎儿期因骨骼畸形严重、胸廓小而呼吸窘迫及脑积水而死亡。

三、不规则显性遗传

在 AD 遗传中，杂合子（Aa）在不同的条件下，有的表现显性性状，也有的表现隐性性状，或虽均表现显性性状，但表现程度不同，使显性性状的传递不规则，称不规则显性遗传（irregular dominant inheritance）。

一种显性基因在杂合状态下是否表现，可用外显率来衡量。外显率（penetrance）是指一定基因型的个体在特定的环境中形成相应表现型的比例。一般用百分率（%）来表示。例如，在 80 名杂合子（Aa）中，只有 60 名形成了与基因 A 相应的性状，另外 20 人未出现相应的性状。这时即认为基因 A 的外显率为 75%（60/80）。如果在若干个具有致病基因的个体中，每一个体的致病基因均得到表达，此时外显率为 100%，就称完全外显；如果只部分个体的基因得到表达，就称不完全外显（或外显不完全），其外显率高者，可高达 80%～90%，外显率低者，可仅为 10%～20%。

由于外显不完全，在一些显性遗传病的系谱中，可以出现隔代遗传的现象。例如图 4-5 是一个多指（趾）症（polydactyly；OMIM 174200）家族的系谱。先证者Ⅱ$_{2}$的三个子女中有两人患病，表明先证者确实带有致病基因。然而，Ⅱ$_{2}$的父母Ⅰ$_{3}$和Ⅰ$_{4}$的手指均正常。那么，Ⅱ$_{2}$的致病基因是否新突变产生？考虑到基因的突变频率很低，先证者的伯父Ⅰ$_{2}$也是本病患者，先证者的父亲是杂合子的可能性较大，他自己虽未患病，但仍将致病基因传给了后代。凡有一个显性致病基因而未发病的杂合体（如Ⅰ$_{3}$）可以称为携带者。

显性致病基因在杂合状态下除了有外显率的差异外，还有表现度的不同。所谓表现度（expressivity），是指具有一定基因型的个体形成相应表型的明显程度。例如，马方综合征（Marfan syndrome，MFS；OMIM 134797）是一种 AD 遗传病，杂合子患者可以同时有眼、骨骼和心血管系统受损，也可只有其中一种或两种表现。图 4-6 是一个马方综合征家族的系谱，先证者Ⅲ$_{3}$患有骨骼畸形、二尖瓣功能障碍，其母亲Ⅱ$_{4}$及其外公Ⅰ$_{1}$仅患有骨骼畸形，表现度较轻；而其舅舅Ⅱ$_{3}$既患有骨骼畸形、二尖瓣功能障碍，又患有高度近视，表现度较重。该家系所有受累成员的致病基因均来自Ⅰ$_{1}$，均为杂合子患者，然而他们的表现度有差异。像这种具有相同基因型的不同个体，由于遗传背景和环境因素的影响，所形成表型的明显程度可有显著差异的现象，称为表现度不一致。这是一个因表现度不同而造成不规则显性遗传的系谱。

马方综合征是一种少见的结缔组织遗传病。临床表现为眼、骨骼和心血管系统不同程度的受损，80%～90%的患者死于心血管并发症——主动脉夹层破裂和充血性心力衰竭，如我国原男子排球运动员朱刚、美国女子排球明星海曼，均因患本病去世。

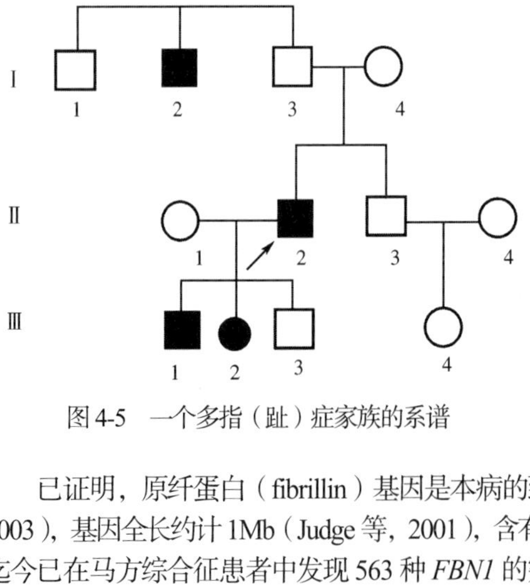

图 4-5 一个多指（趾）症家族的系谱

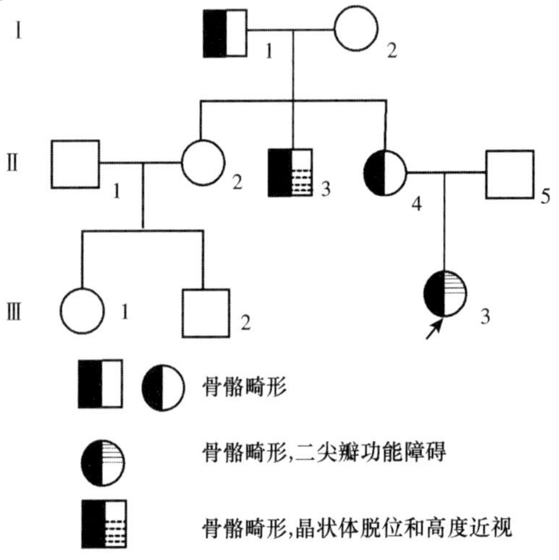

图 4-6 一个马方综合征家族的系谱

已证明，原纤蛋白（fibrillin）基因是本病的致病基因（*FBN1*），基因定位于 15q21.1（Faivre 等，2003），基因全长约计 1Mb（Judge 等，2001），含有 65 个外显子，编码序列为 10kb（Hayward 等，1997）。迄今已在马方综合征患者中发现 563 种 *FBN1* 的突变（Collod 等，2003），这些突变多采用变性梯度凝胶电泳（denaturing gradient gel electrophoresis，DGGE）和单链构象多态性（single-strand conformation polymorphism，SSCP）等突变检测技术进行检测。检测结果将有助于本病的正确诊断、预后判断及产前诊断，并为可能出现的新的治疗方案提供依据。

为什么会出现不规则显性呢？这是由于主基因在形成相应性状的过程中，既要受到其他基因（可称为基因环境或遗传背景）的制约，也要受外界环境因素（环境中的物理因素、化学因素、营养条件等）的影响。主基因是指对表型有显著效应的基因，即控制单基因性状形成的基因。遗传背景中，修饰基因影响主要基因，对表型形成有显著的效应。所谓修饰基因是指某些基因对某一遗传性状并无直接影响，但它可以加强或减弱与该性状有关的主基因的作用。有的修饰基因能增强主基因的作用，使主基因所决定的表型形成完全；有的修饰基因能减弱主基因的作用，使表型形成不完全，从而出现不同的表现度和不完全的外显率。

外显率和表现度是两个不同的概念，其根本区别在于前者是说明基因是否表达，后者要说明的是在都表达的前提下表达的程度不同。这两种情况在某些显性性状或遗传病可同时存在。如前述的多指（趾）症中，除不完全外显外，其表现度也不一致。如杂合体的不同个体间多指（趾）数目不一，多出指（趾）的长短不一等。

四、共显性遗传

共显性（codominance）是指一对等位基因之间，没有显性和隐性的区别，在杂合子时两种基因的作用都完全表现出来。例如人类的ABO血型、MN血型和组织相容性抗原等的遗传属于这种遗传方式。

ABO血型（ABO blood group；OMIM 110300）是一组复等位基因（I^A、I^B和i）所控制的。这一组复等位基因均位于9q34位点。复等位基因（multiple alleles）是指一对基因座位上在群体中有三个或三个以上的等位基因，而每个个体只有其中的任何两个。它来源于一个基因位点所发生的多次独立的突变，是基因突变多向性的表现。I^A 和 I^B对基因i来说都是显性的，因而I^AI^A和I^Ai基因型个体的红细胞表面具有A抗原，血型表现为A血型；I^BI^B和I^Bi基因型个体的红细胞表面具有B抗原，血型表现为B血型；隐性纯合体ii则仅存在H基因的表达，为O血型；I^A和I^B之间无显隐性关系而表现为共显性，当一个个体的基因型为I^AI^B时，I^A、I^B两个基因的作用都表现出来，使其红细胞表面既存在A抗原，也存在B抗原，呈AB血型，表现为共显性遗传。

已知双亲血型，就可推测子女可能有的血型和不可能有的血型；已知母亲和子女的血型，也可以推测父亲可能有的血型和不可能有的血型。这在法医学的亲子鉴定上有一定的作用（表4-2）。

表4-2　双亲和子女之间ABO血型遗传的关系

双亲的血型	子女中可能有的血型	子女中不可能有的血型
A×A	A、O	B、AB
A×O	A、O	B、AB
A×B	A、B、AB、O	
A×AB	A、B、AB	O
B×B	B、O	A、AB
B×O	B、O	A、AB
B×AB	A、B、AB	O
AB×O	A、B	AB、O
AB×AB	A、B、AB	O
O×O	O	A、B、AB

MN血型（OMIM 111300）是由M和N这对等位基因所决定的，二者之间无显隐性关系而呈共显性，其中M决定红细胞表面而产生M抗原，N决定红细胞表面而产生N抗原。所以，基因型为MM的个体表现为M血型，NN个体为N血型，杂合体MN则为MN血型。

人类白细胞抗原是一个高度复杂的等位基因系统，共有7个连锁紧密的基因位点和7组复等位基因，其中*HLA-A*、*HLA-B*和*HLA-C*位点的复等位基因之间具有共显性关系。

五、延迟显性遗传

有一些AD遗传病，杂合子（Aa）在生命的早期，致病基因的作用并不表达，达到一定年龄后，致病基因的作用才表达出来，这种情况称为延迟显性遗传（delayed dominant inheritance）。

遗传性脊髓小脑共济失调1型（spinocerebellar ataxia 1，SCA1；OMIM 164400）呈延迟显性遗传。其致病基因位于6p21-p25。杂合子（Aa）在30岁以前，一般并无临床症状，35～40岁以后才逐渐发病且病情有明显进展而被确诊为患者。图4-7是一个SCA1型家族的系谱，系谱中，患者IV_1的同胞IV_2、IV_3都不满20岁，虽然目前均无本病的临床表现，但仍有1/2的发病风险。只有在他们超过35岁以后仍未发病，发病风险才会逐渐减小。

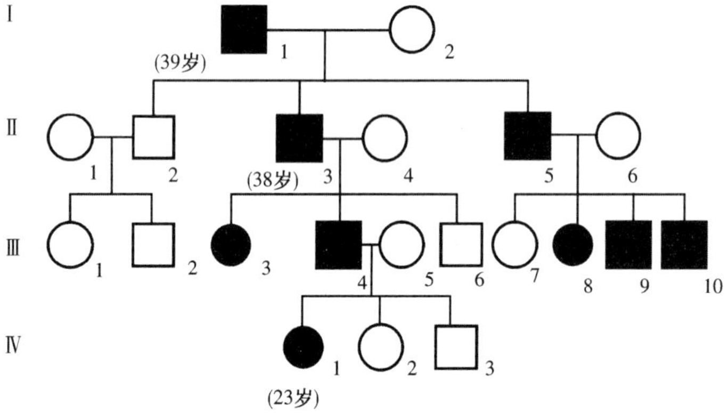

图4-7 一个遗传性脊髓小脑共济失调（1型）家族的系谱

另外，原发性血色病，有3/4的病例在40岁以后发病；亨廷顿病（Huntington disease；OMIM 143100）的杂合子多在40岁以后发病。像以上这几种病一般都是在结婚生育过子女以后才逐渐发病，对于预防此类遗传病的发生有特殊的困难，故应加强婚、育咨询。

六、从性显性遗传

在AD遗传中，有时可见性别对表型的影响，即杂合体（Aa）显示出男性和女性分布比例上的差异或基因表达程度上的差异，这并非性连锁基因所致，而是由于个体体质上的性别差异影响的结果，这种遗传方式称为从性显性遗传（sex-influenced dominant inheritance）。这说明在某些情况下，性别可作为修饰因子。一个典型的例子是遗传性脱发（alopecia；OMIM 109200），这种形式的脱发是从头顶开始，由一个基因的两个等位基因B和b控制。纯合子BB个体表现早熟的秃发，纯合子bb则不脱发，杂合子Bb的表型在男女中是不同的。在男性中，等位基因B是显性的，所以杂合子脱发；在女性中，它是隐性的，不发生脱发。因此，男性早秃明显多于女性。经研究表明，秃顶基因能否表达受雄性激素的影响，如果带有秃顶基因的女性，体内雄性激素水平升高也可出现秃顶，这点可作为诊断女性是否患某种疾病的辅助指标。又如血红蛋白沉着症，男性患者血红蛋白过多，表现为血红蛋白在器官中沉着而变色，女性则因月经失血而受到保护。妇女在绝经期后，发生率会有所增高。

第三节 常染色体隐性遗传病

常染色体隐性（autosomal recessive，AR）遗传病是指致病基因位于常染色体上，基因性状是隐性的，即只有纯合子时才会发病。在杂合子时，隐性致病基因的作用被其显性基因所掩盖，而不表现相应的疾病，表型与正常人相同，但是却可将致病基因遗传给后代。这种表型正常而带有致病基因的杂合子，称为携带者（carrier）。白化病、先天性聋哑、先天性肌弛缓等都属于此种遗传方式。

一、常染色体隐性遗传病的特点

白化病（albinism；OMIM 203100）是常见的一种AR遗传病，由于患者体内编码酪氨酸酶的基因发生突变，酪氨酸酶不能正常合成而缺乏，致使黑色素的合成发生障碍，从而引起白化症状。设a为白化基因，A为正常等位基因。患儿的父母往往是表型正常的携带者，基因型都为Aa，他们各把白化基因a传给子女，使子女中出现父母中所没有的白化症患者，基因型为aa。携带者双亲的婚配结果如图4-8所示，其子女中表型正常者与患者之比为3∶1，基因型AA∶Aa∶aa为1∶2∶1，完全遵循孟德尔的分离定律。

一般认为，AR遗传的典型系谱（图4-9）有如下特点：

（1）由于基因位于常染色体上，所以它的发生与性别无关，男女发病机会相等。

（2）系谱中患者的分布往往是散发的，通常看不到连续传递现象，呈隔代遗传，有时在整个系谱中甚至只有先证者一个患者。

（3）患者的双亲表型往往正常，但都是致病基因的携带者，此时出生患儿的可能性约占1/4，患儿的正常同胞中有2/3的可能性为携带者，详见表4-3。

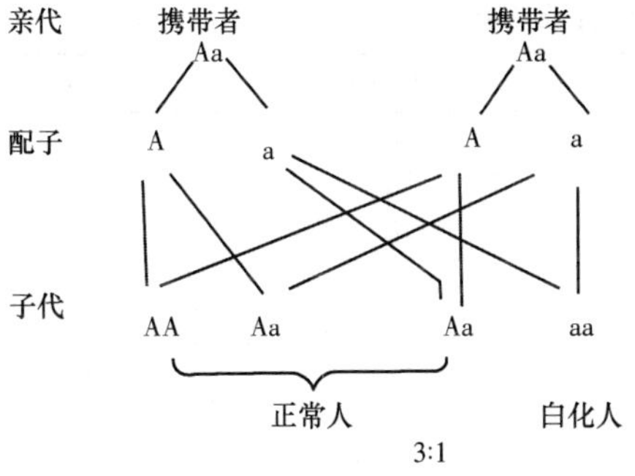

图4-8　白化病婚配图解

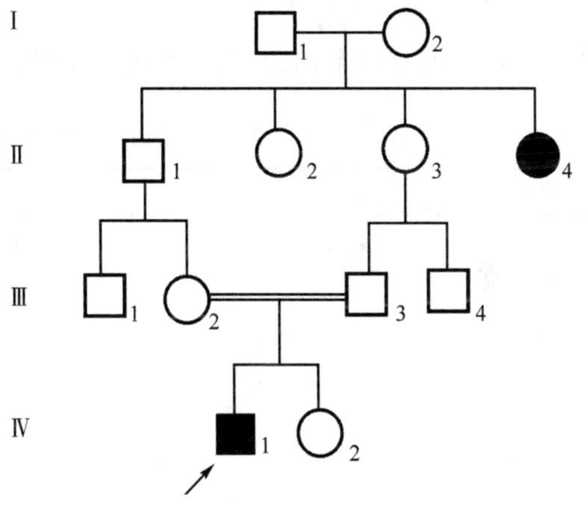

图4-9　AR遗传的典型系谱

表4-3　AR遗传常见的亲代婚配类型与子代类型

常见的亲代婚配类型	子代类型
携带者（Aa）×携带者（Aa）	1/4正常（AA）；1/2携带者（Aa）；1/4患者（aa）
携带者（Aa）×患者（aa）	1/2携带者（Aa）；1/2患者（aa）
患者（aa）×患者（aa）	均为患者（aa）

（4）近亲婚配时，子女中隐性遗传病的发病率要比非近亲婚配者高得多。这是由于他们来自共同祖先，往往具有某种共同的基因。

二、常染色体隐性遗传病分析时应注意的问题

（一）确认偏倚与校正

在临床上所看到的AR遗传病家系中，往往发现患者人数占其同胞人数的比例高于理论上的1/4，

其原因是选择偏倚的结果。

因为，在 AD 遗传病家系中，父母一方患病时，子女中有 1 个或 1 个以上患病的人或无患病的人均被确认，所得数据较为完整，称为完全确认，这个数据将接近于 1/1。当一对夫妇都是某种 AR 遗传病基因的携带者，他们一生又只生一个或少数几个孩子，如果他们所生的孩子没有病（概率为 3/4），他们就不会来就诊，也就不会列入医生的统计范畴，造成无患病子女家系的漏检，称为不完全确认或截短确认。因此，如果患了某种 AR 遗传病（概率为 1/4）并到医院就诊，显然其比例就偏高，对于在只生一个或第 1 个孩子即为患者的家庭中，医生所统计到的比例为 100%。事实上，在生育子女数目更多的家庭中，也存在着这种选择偏倚。因此，在计算 AR 遗传病患者同胞的发病比例时，可以采用校正的方法。

目前常用的方法是魏因贝格（Weinberg）先证者法，其校正公式为 $c=\dfrac{\sum a(r-1)}{\sum a(s-1)}$。

这里 c 为校正比例，a 为先证者人数，r 为同胞中的受累人数，s 为同胞人数。

例如，对苯丙酮尿症（phenylketonuria，PKU；OMIM 261600）患者的调查中发现，在 11 个家庭中仅有同胞 1 人；有 3 个先证者有同胞 2 人，其中 2 家各仅有 1 名患者，另 1 家有 2 名患者；有 3 个先证者有同胞 3 人，其中 2 家各有 1 名患者，另 1 家有 2 名患者；有 1 个先证者有同胞 4 人，其中有 2 名患者。在总共 23 名同胞中，发病者 14 人，发病比例为 14/23=0.609，大大高于期望值 1/4。

如按校正公式 $c=\dfrac{\sum a(r-1)}{\sum a(s-1)}$ 进行校正，则先列表 4-4，再将表中的数值代入公式 c=3/12=0.25，校正的数据表明，观察到的 PKU 患者同胞中的发病比例完全符合 AR 遗传病的发病比例，即 1/4。

表 4-4　苯丙酮尿症 Weinberg 先证者法校正表

s	r	a	a（r–1）	a（s–1）
1	1	1	0	0
1	1	1	0	0
1	1	1	0	0
1	1	1	0	0
2	1	1	0	1
2	1	1	0	1
2	2	1	1	1
3	1	1	0	2
3	1	1	0	2
3	2	1	1	2
4	2	1	1	3
合计　23	14	11	3	12

（二）亲缘系数和近亲婚配

在讨论近亲婚配为什么会提高 AR 遗传病的发生率之前，需要先了解一下亲缘系数这一概念。

亲缘系数（coefficient of relationship）是有共同祖先的两个人在某一位点上具有同一基因的概率。

按双等位基因分离定律，每传一代得到其中一个等位基因的概率是 1/2，如亲子、同胞是一级亲属，其亲缘系数都为 1/2，祖父母、外祖父母、叔、伯、姑、舅、姨是二级亲属，其亲缘系数为 1/2×1/2=1/4，堂兄妹、表兄妹之间是三级亲属，其亲缘系数为 1/2×1/2×1/2=1/8。

近亲婚配（consanguineous marriage）是指一对配偶在几代之内曾有共同祖先的婚配，一般追溯到 3～4 代，即在曾（或外曾）祖父母以下有共同祖先均视为近亲婚配。由于这两个近亲配偶可能从共同祖先得到相同的基因，所以当其中一个是某种致病基因的携带者时，另一个很可能也是携带者，因此他们婚配生育时两个相同隐性基因相遇而产生患儿的机会必然要比随机婚配时高。

以姨表兄妹婚配为例（图 4-10），设表兄Ⅲ$_2$为杂合子 Aa，即他为杂合子的概率 $P_{(Aa)}$=1；他的隐性基因 a 来自外祖父Ⅰ$_1$的概率是 1/2×1/2。外祖父Ⅰ$_1$把他的隐性基因 a 传给他的外孙女Ⅲ$_3$（Ⅲ$_2$的表妹）的概率也是 1/2×1/2，这两个事件（即表兄Ⅲ$_2$带有隐性基因 a 的同时其表妹Ⅲ$_3$也带有隐性基因 a）的概率是各自事件概率的乘积，即（1/2×1/2）×（1/2×1/2）=1/16，这就是隐性基因 a 来自共同外祖父Ⅰ$_1$的概率；当然表兄妹同时具有的隐性基因a也可能以同样的概率来自外祖母Ⅰ$_2$。因此在表兄Ⅲ$_2$为杂合子时，他表妹Ⅲ$_3$也为杂合子的总概率是 $P_{(Aa)}$=（1/2×1/2）×（1/2×1/2）+（1/2×1/2）×（1/2×1/2）=1/8，这就是说，姨表兄妹的亲缘系数 k=1/8。

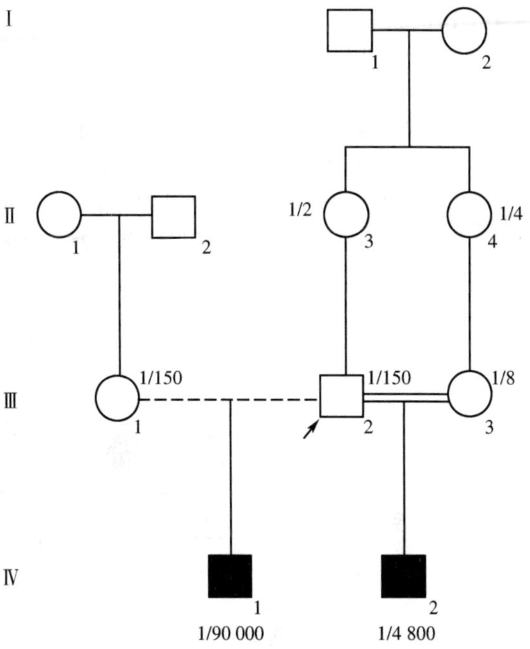

图 4-10　姨表兄妹婚配半乳糖血症家系

已知在杂合子 Aa 相互婚配时，出生患隐性遗传病的概率是 1/4，因此在肯定表兄为杂合子时，如其与表妹结婚，婚后生出该隐性遗传病的概率=1×1/8×1/4=1/32。

隐性遗传病基因在人群中是稀有的。在随机婚配情况下，杂合子相互婚配的概率是很低的。如半乳糖血症在人群中的杂合子携带者频率为 1/150，这样两个杂合子的婚配概率是 1/150×1/150= 1/22 500，他们出生患儿的概率是 1/22 500×1/4=1/90 000；但如为表兄妹婚配，他们出生患儿的概率是 1/150×1/8×1/4=1/4800，即表兄妹婚配生出半乳糖血症（galactosemia；OMIM 230400）患儿的风险要比随机婚配高约 19 倍，由此可见，近亲婚配具有较大危害性。

隐性遗传病发生率越低，群体中杂合子频率越低，随机婚配出生患儿的危险率也越低；但对于近亲婚配而言，绝对危险率也有所降低，但相对危险率反而更高。

近亲婚配可通过测定婚配双方的亲缘系数来估计他们遗传基础的相似程度（表 4-5）。

表 4-5　亲级与亲缘系数

与先证者的亲缘关系	亲缘系数
同卵双生	1
一级亲（父母、同胞、子女）	1/2
二级亲（祖父母/外祖父母、叔姑/舅姨、半同胞、侄/甥孙子女/外孙子女）	1/4
三级亲（曾祖父母/外曾祖父母、曾孙子女/外曾孙子女、一级表亲）	1/8

三、常染色体隐性遗传病发病风险的估计

这里，还需特别讨论一下 AR 遗传病的发病风险问题。

1. 家族无患者时发病风险的估计　设在群体中某种 AR 遗传病的发病率为 1×10^{-4}。根据哈迪-温伯格平衡的公式：$p^2+2pq+q^2=1$ 和 $p+q=1$，则发病率=P（aa）（即隐性纯合体在群体中出现的频率）=$q^2=1\times10^{-4}$，那么隐性致病基因的频率 $q=\sqrt{q^2}=\sqrt{10^{-4}}=0.01$，显性基因的频率 $p=1-q=1-0.01=0.99$；群体中携带者的频率 P（Aa）=$2pq=2\times0.99\times0.01\approx1/50$。

在随机婚配的情况下，夫妇双方同为携带者概率=$P_{(Aa)}\times P_{(Aa)}=(2pq)^2=(1/50)^2$；双亲同为携

带者时，其子女发病的可能性为 1/4；所以随机婚配时，子女的发病风险（子女发病率）=（1/50）^{2}×1/4=1/10 000。

如果表兄妹之间近亲婚配，表兄妹同为携带者的可能性等于 1/50×1/8，子女的发病风险则为 1/50×1/8×1/4=1/1600，这样表兄妹婚配其子女的发病风险比随机婚配时提高了 6.25 倍。

2. 家族有患者时发病风险的估计 假定图 4-11 是 AR 遗传病——先天性聋哑（congenital deaf-mutism；OMIM 220400）家族的系谱。由于Ⅱ$_2$为患者，故Ⅰ$_1$和Ⅰ$_2$必然都为携带者。根据分离定律，Ⅱ$_3$和Ⅱ$_5$各有 2/3 的可能性为携带者，那么Ⅲ$_5$和Ⅲ$_6$为携带者的可能性各为 2/3×1/2=1/3。另外，假设已知这种遗传病在群体中的发病率也为 1/10 000，根据哈迪-温伯格平衡，可得群体中携带者的频率=1/50。

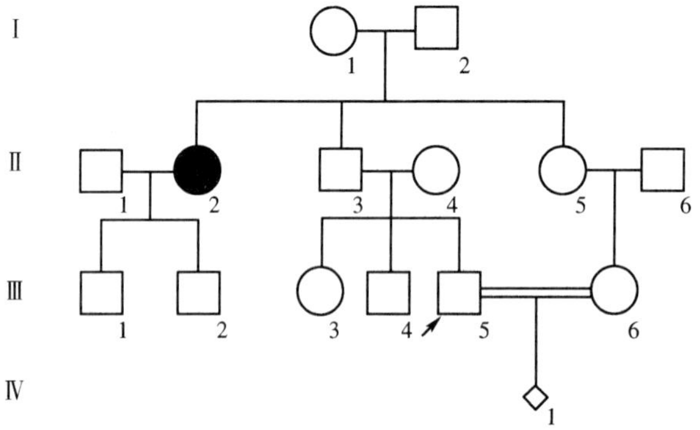

图 4-11 先天性聋哑家族的系谱

随机婚配时，夫妇双方同为携带者的概率=1/3×1/50，其子女的发病风险=1/3×1/50×1/4=1/600。如果Ⅲ$_5$与其姑表妹Ⅲ$_6$近亲婚配，他们所生子女的发病风险=（1/3）^{2}×1/4=1/36，比随机婚配时的发病风险提高了约 17 倍。

假设某种 AR 遗传病的群体发病率为 1×10^{-6}，同样可以计算出，在家族无患者且随机婚配时，子代的发病风险为（1/500）^{2}×1/4=1/1000 000，而近亲婚配时，子代的发病风险 1/500×1/8×1/4=1/16 000，比随机婚配时的发病风险提高了 62.5 倍。可见越少见的 AR 遗传病，近亲婚配时子代的发病风险比随机婚配时越高。

由上述讨论可知，近亲婚配的明显后果之一，就是导致 AR 遗传病的发病风险大大提高。这也是《中华人民共和国民法典》中规定近亲不能结婚的重要科学依据之一。

第四节 性连锁遗传病

控制某些性状或疾病的基因位于性染色体（X 或 Y 染色体）上，这些性状或疾病的传递常与性别有关，其遗传方式称为性连锁遗传或伴性遗传。男性性染色体为 XY，女性则为 XX。这种男女在性染色体构成上的差异就决定了位于 X 和 Y 染色体上的基因在遗传方式上各不相同。Y 染色体短小，所含基因较少，因而遗传方式比较简单。而 X 染色体上的基因很多，且与许多性状或遗传病相关。它包括 X 连锁显性遗传病、X 连锁隐性遗传病和 Y 连锁遗传病。

一、X 连锁显性遗传病

如果决定某种性状或疾病的基因位于X染色体上，并且此基因对其相应的等位基因来说是显性的，这种遗传病的遗传方式属于 X 连锁显性（X-linked dominant，XD）遗传，该病称为 X 连锁显性遗传病。

男性只有一条 X 染色体，其 X 染色体上的基因在 Y 染色体上缺少与之对应的等位基因，因此男性只有成对基因中的一个成员，故称半合子（hemizygote），其 X 染色体上有此基因才表现出相应性状或疾病。而女性有两条 X 染色体，其中任何一条 X 染色体上有此基因，都可以表现出相应的性状。因此，XD 遗传病的发病率女性要比男性约高 1 倍，但病情是男性重于女性。

维生素 D 缺乏病（vitamin D deficiency；OMIM 307800）就是一种常见的 XD 遗传病。它与一般佝偻病不同，而是由于肾小管对磷的重吸收能力和小肠对磷钙的吸收能力均不健全，造成尿磷增加，血磷降低，使患者的骨质钙化不全而引起佝偻病。治疗这种佝偻病时，采用普通剂量的维生素 D 和晒太阳均都难有疗效，必须联合使用大剂量维生素 D 和磷酸盐才能起到治疗效果。本病的致病基因（*HPDR*）已定位于 Xp22，该基因已克隆，推测此基因编码体液因子，调节肾对钙和磷的共转动。

如果用 R 代表维生素 D 缺乏病的致病基因，r 代表相应的正常基因，那么基因型 X^rX^r 的女性为正常个体，X^RX^R 为纯合子患者，X^RX^r 为杂合子患者，基因型 X^rY 为正常男性，X^RY 为男性患者。如果女性杂合子患者 X^RX^r 与正常男性 X^rY 婚配，其儿子与女儿中各有 1/2 的可能性是患者，其基因型各为 X^RY 和 X^RX^r；各有 1/2 的可能性为正常人，其基因型各为 X^rY 和 X^rX^r。如果正常女性 X^rX^r 与男性患者 X^RY 婚配，他们的女儿全部为患者，基因型 X^RX^r，儿子全部正常，基因型为 X^rY（图 4-12）。

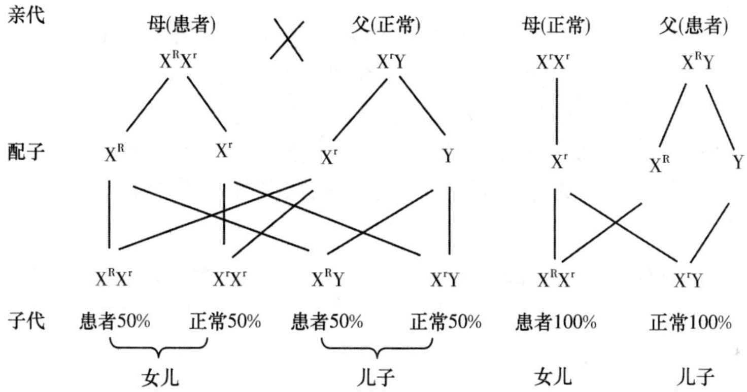

图 4-12　维生素 D 缺乏病患者的两种不同婚配方式及其传递规律

上述例子说明了交叉遗传（criss-cross inheritance）现象，即在 X 连锁遗传中，男性的致病基因只能从母亲传来，将来也只能传给女儿，不存在男性到男性的传递。因为儿子的 X 染色体只能来自母亲，而父亲的 X 染色体只能传给女儿。交叉遗传是 X 连锁遗传的共同特点。

XD 遗传的典型系谱如图 4-13，其遗传方式有如下特点：

（1）人群中女性患者比男性患者约多 1 倍，前者病情常较轻。

（2）患者的双亲中必有一名是该病患者。

（3）男性患者的女儿全部都为患者，儿子全部正常。

（4）女性患者（杂合子）的子女中各有 1/2 的可能性是该病的患者。

（5）系谱中常可看到连续传递现象，这点与 AD 遗传一致。

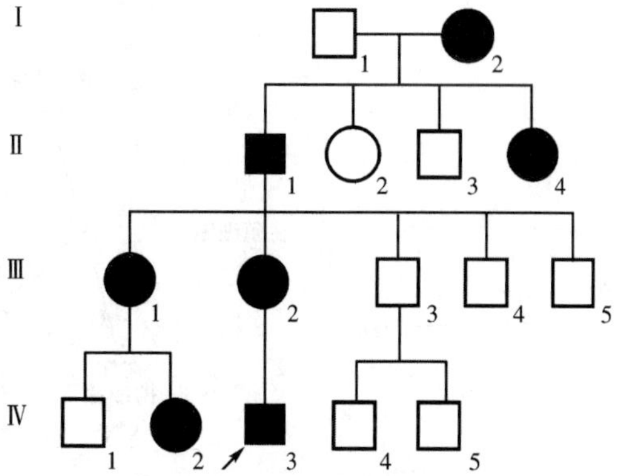

图 4-13　XD 遗传的典型系谱

XD 遗传与 AD 遗传一样，也常常存在不完全显性的情况。通常纯合体女性患者和男性患者表现为重症型，而杂合体女性患者表现为轻症型，这是因为杂合体女性患者具有一个正常的隐性等位基因，并且其作用有一定程度的表现。由于出现纯合型女性患者的概率较小，所以总体来说，女性患者一般都是杂合体，病情较男性为轻。

二、X 连锁隐性遗传病

如果决定某种性状或疾病的基因位于 X 染色体上，且为隐性基因，这种遗传病的遗传方式属于 X 连锁隐性（X-linked recessive，XR）遗传，该病称为 X 连锁隐性遗传病。

例如，人类的红绿色盲（red-green blindness；OMIM 190900）就是 XR 遗传的典型例子。红绿色盲患者不能正确区分红色和绿色，这取决于 X 染色体上两个紧密相邻的基因：红色盲基因和绿色盲基因。由于这两个基因上 X 染色体上紧密连锁在一起，且均为隐性基因，所以一般将它们综合在一起来考虑，总称为红绿色盲。

红绿色盲的患病率在男女之间相差很大。在中国人中，男性的患病率约为 7%，女性的患病率约为 $(0.07)^2$=0.49%。假设 b 为红绿色盲的致病基因，B 为相应的正常等位基因。由于男性是一个半合子，所以只要 X 染色体上有 b 就会患病。而女性有两条 X 染色体，如果仅其中一条 X 染色体上有 b，她只能是携带者而不发病，只有两条 X 染色体上同时具有 b（即纯合子 X^bX^b）时才会发病。因此男性的患病率明显高于女性。

如果男性红绿色盲患者 X^bY 与正常女性 X^BX^B 婚配，由于交叉遗传，男性的致病基因 b 只能随 X 染色体传给女儿，不能传给儿子。因而在子代中女性都得到父亲的一个致病基因 b，结果全部为携带者 X^BX^b，儿子全部正常 X^BY。如果女性携带者 X^BX^b 与正常男性 X^BY 婚配，子代中儿子将有 1/2 为患者 X^bY，1/2 为正常者 X^BY；女儿全部正常，但有 1/2 为携带者。如果女性携带者 X^BX^b 与男性患者 X^bY 婚配，子代中儿子将有 1/2 为患者 X^bY，1/2 为正常者 X^BY；女儿中 1/2 为患者 X^bX^b，1/2 为携带者 X^BX^b（图 4-14）。

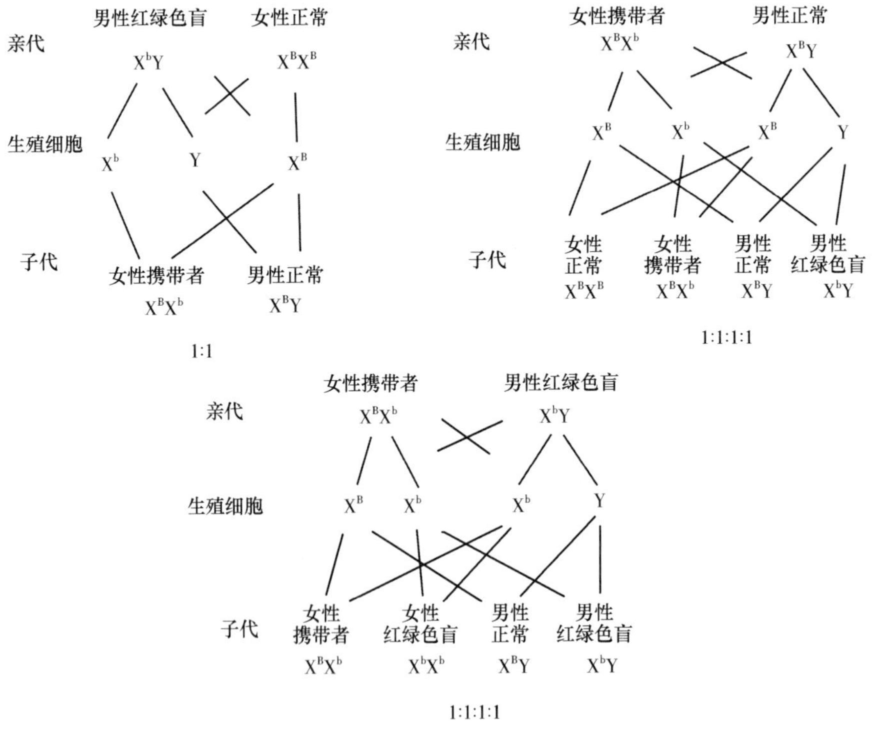

图 4-14 红绿色盲患者、携带者的几种婚配方式及其传递规律

XR 遗传病的典型遗传方式如下特点：

（1）人群中男性患者远较女性患者多，系谱中往往只有男性患者。

（2）双亲无病时，儿子可能发病，女儿则不会发病；儿子如果发病，母亲肯定是一个携带者，女儿也有1/2的可能性为携带者。

（3）男性患者的兄弟、外祖父、舅父、姨表兄弟、外甥、外孙等也有可能是患者。

（4）如果女性是患者，其父亲一定也是患者，母亲一定是携带者（表4-6）。

表4-6　XR遗传病常见的亲代婚配类型与子代类型

常见的亲代婚配类型	子代类型
X^AX^A × X^aY	女儿：肯定杂合子（X^AX^a） 儿子：正常（X^AY）
X^AX^a × X^AY	女儿：1/2肯定杂合子（X^AX^a） 1/2正常（X^AX^A） 儿子：1/2正常（X^AY） 1/2患者（X^aY）
X^AX^a × X^aY	女儿：1/2肯定杂合子（X^AX^a） 1/2患者（X^aX^a） 儿子：1/2正常（X^AY） 1/2患者（X^aY）

血友病A（hemophilia A；OMIM 306700）也是XR遗传病，从图4-15所显示的血友病A系谱中看到先证者Ⅲ$_1$和其Ⅲ$_4$的致病基因都是从其母亲Ⅱ$_2$传来，他们的舅Ⅱ$_3$、姨表兄弟Ⅲ$_7$都是血友病A的患者，Ⅱ$_2$、Ⅱ$_3$、Ⅱ$_6$的致病基因都是从先证者的外祖母传来。注意系谱中患者的父母都未发病，但其母亲都是携带者。

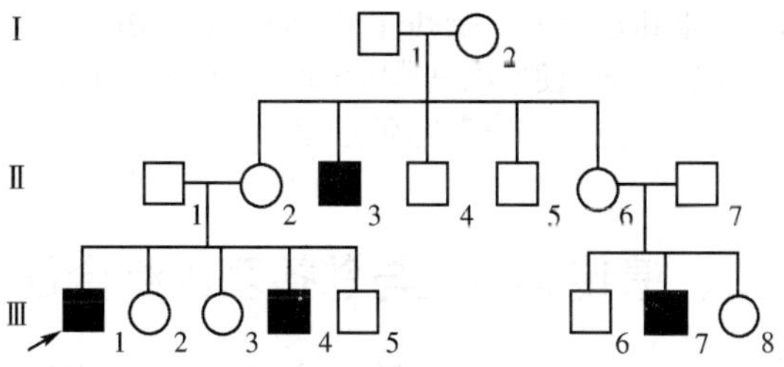

图4-15　血友病A家族系谱

根据XR遗传病的特点，也可对这类遗传病进行发病风险的估计。例如，一对表型正常的夫妇，生下了一个患血友病A的儿子，试问第二胎再患此病的可能性有多少？根据XR遗传病的特点，即可知道母亲一定是血友病A基因的携带者（除非是新的突变致使儿子患病），再生儿子仍有1/2的可能性为患者，女儿有1/2的可能性为携带者。据此，可通过产前胎儿性别监测实现优生，即保留女胎；对于男胎，1/2正常，1/2患病，可通过产前基因诊断，流产患病的男胎。相反，如果父亲是血友病A患者，母亲正常（非携带者），而女儿全为携带者，儿子全部正常。

三、Y连锁遗传病

如果决定某种性状或疾病的基因位于Y染色体，那么这种遗传病的传递方式属于Y连锁（Y-linked）遗传，该病称为Y连锁遗传病。

Y连锁遗传的传递规律比较简单，具有Y连锁基因者均为男性，这些基因将随Y染色体进行传递，父传子、子传孙，因此称为全男性遗传。

目前已知的Y连锁遗传的性状或遗传病比较少，肯定的有H-Y抗原基因、外耳道多毛基因和睾丸决定因子基因等。例如，外耳道多毛症（hairy ears；OMIM 425500）系谱中，到了青春期的全部男性在外耳道中均可长出2～3cm的成丛黑色硬毛，常可伸出于耳孔之外。系谱中所有女性均无此症状。

以上介绍了单基因遗传的几种主要遗传方式及特点。对于某一遗传性状或某种疾病来说，通过多个家系的调查和系谱分析，有助于对该性状或疾病的遗传方式作出初步的估计和预测子女的发病风险。

第五节 影响单基因遗传病分析的几个问题

根据基因突变的性质，通常把与其所控制的相应的表型分为显性遗传和隐性遗传两大类。理论上，两者在群体中呈现出各自的分布规律，但是某些突变基因性状的遗传存在着许多例外情况，例如基因的多效性、遗传异质性与邻接基因综合征、遗传早现、限性遗传与从性遗传以及表观遗传（详见第十章）等。

一、基因多效性

基因多效性（pleiotropy）是指一个基因可以决定或影响多个性状。在生物个体的发育过程中，很多生理生化过程都是互相联系、互相依赖的。基因的作用是通过控制新陈代谢的一系列生化反应，影响到个体发育的方式，从而决定性状的形成。这些生化反应按照特定的步骤进行，每一个基因控制一个生化反应。因此，一个基因的改变直接影响其他生化过程的正常进行，从而引起其他性状的相应改变。这方面的例子是很多的。如半乳糖血症是一种糖代谢异常症，患者既有智能发育不全等神经系统异常，还具有黄疸、腹水、肝硬化等消化系统症状，甚至还可出现白内障。造成这种多效性的原因，并不是基因真正地具有多重效应，而是基因产物在机体内复杂代谢的结果。下面可从两个方面进行分析，一是基因产物（蛋白质或酶）直接或间接控制和影响了不同组织和器官的代谢功能，即所谓的初级效应。上述的半乳糖血症即属此类。二是在基因初级效应的基础上通过连锁反应引起的一系列次级效应。例如，镰状细胞贫血（sickle cell anemia；OMIM 603903），由于存在异常血红蛋白 S（HbS）引起红细胞镰变，进而使血液黏滞度增加、局部血流停滞、各组织器官的血管梗死、组织坏死等，导致各种临床表现。这些临床表现都是初级效应（镰变）后的次级效应，这是基因多效性的另一原因。

二、遗传异质性与邻接基因综合征

遗传异质性（genetic heterogeneity）是一个性状可以由多个不同的基因控制。遗传异质性与基因多效性相反。例如，智能发育不全这种异常性状，可由半乳糖血症的基因控制，也可由苯丙酮尿症的基因、黑朦性痴呆基因所决定。随着人类知识水平的不断提高，实验技术、分析手段的愈加精细，会在越来越多的病例中观察到遗传异质性。如临床上表现相似的糖原贮积症，现在已发现多种类型，每种类型都有其自己的基因缺陷。

由于环境因素的作用使个体的表型恰好与某一特定基因所产生的表型相同或相似，这种由环境因素引起的表型称为拟表型（phenocopy），或表现型模拟。例如，AR 遗传的先天性聋哑，与由于使用药物（如链霉素）引起的聋哑，都有一个相同的表型，即聋哑。这种由于药物引起的聋哑即为拟表型。显然，拟表型是由于环境因素的影响，并非生殖细胞中基因本身的改变所致，因此，这种聋哑并不遗传给后代。

邻接基因综合征（contiguous gene syndrome）即染色体上的微小缺失，包括了 2 个或更多相邻或紧密连锁的基因座，其表型取决于所丢失物质的数量。例如Ⅰ型小睑裂综合征（睑裂狭小-上睑下垂-逆向性内眦赘皮综合征，blepharophimosis-ptosis- epicanthus inversus syndrome，BPES；OMIM 110100）是一种 AD 遗传病，患者睑裂狭小及家族性早发卵巢功能衰竭的原因可能为邻接基因综合征。

三、遗 传 早 现

有些遗传病在世代传递过程中有发病年龄逐代提前和疾病症状逐代加剧的现象，这种现象被称为早现。研究表明，早现现象来自不稳定、可扩展的三核苷酸重复序列。因此，这种早现现象现在被称为遗传早现（genetic anticipation）。

AD 遗传的营养不良性肌强直（dystrophia myotonica，DM；OMIM 310200）是最先被注意到有早现现象的病种，其临床症状有肌强直和肌肉虚弱与消瘦，患者面容显示上睑下垂、面肌虚弱及颌肌和胸骨乳突肌消瘦。此病大多于青少年或成年发病，也可发生于新生儿和幼童，但儿童患者症状更为严重，包括两侧面瘫和颌肌虚弱、肌张力减退、新生儿呼吸窘迫、喂食困难、畸形足、智力低下等。本症家系常见祖父一代患者轻微受累，如仅有白内障；父母这一代患者呈现中度肌病；子女一代患者严重受累且有智力低下。发病年龄也是逐代提前。据彭罗斯（Penrose，1948）统计，亲代患者平均发病年龄 38 岁，子女患者平均发病年龄只有 15 岁，两代患者发病年龄提前 23 年。此外，亨廷顿（Huntington）病和脊髓小脑性共济失调由父源传递者发病年龄提前。多发性神经纤维瘤由母源传递者发病年龄提前。但是这样一种早现现象的机制 40 多年来一直未能找到。

随着医学遗传学的深入发展，20 世纪 90 年代以后，医学遗传学家们终于揭示了早现现象是来自不稳定的 DNA 重复序列。1991 年发现脊髓延髓性肌萎缩即脊髓延髓性肌萎缩患者的雄激素受体基因有扩增的（CAG）$_n$ 重复序列。1992 年发现 DM 基因 *DM-1* 含有一个不稳定的（CTG）$_n$ 重复序列。这个重复序列在传递过程中其 CTG 拷贝数总是增加的，而这个拷贝数也与 DM 的病情严重程度和发病年龄密切相关。这个重复序列作为一种蛋白质激酶 3′端不翻译区而被转录。1993 年 3 月发现亨廷顿病患者有不稳定的（CAG）$_n$ 重复序列插入于一种约 348kDa 蛋白质的编码序列中。这个（CAG）$_n$ 重复序列以其长度多态性在正常人群中至少有 17 种等位基因，变动在 11～34 个拷贝之间。在亨廷顿病染色体上（CAG）$_n$ 重复序列长度显著增长，达 42～66 个拷贝，且与发病年龄相关，在青年型患者中检出最长的（CAG）$_n$ 重复序列。此重复序列经父亲传递时可发生扩展，可解释父亲传递时发病年龄提前。

四、限性遗传与从性遗传

限性遗传（sex-limited inheritance）是指控制性状的基因位于常染色体上，但只在一种性别中表达，而在另一种性别中则完全不能表现。尽管表现症状有性别的区别，但其遗传却与双亲都有关系。限性遗传病（sex-limited inheritable disease）是指致病基因并不存在于性染色体上，但却只有一种性别的人发病，所以叫作限性遗传病。如女性的子宫癌和男性的前列腺癌都与遗传有关，前者只存在于女子中，而后者只有男子才发病。但他们的遗传并不是由性染色体上的基因决定的，而是由位于常染色体上的基因控制。这主要是由于解剖学结构上的性别差异造成的，也可能受性激素分泌方面的差异限制。根据谢雍主译的《遗传学—现代生物学精要速览中文版》中所述概念应为：限性性状是由只在一种性别中表达的单个基因引起的遗传性状。限性基因的等位基因只在一种性别中表达。如乳腺癌易感性基因 *BRCA1* 的突变等位基因，它是显性的，使得女性患乳腺癌而男性不患此病。与之对比，另一个乳腺癌易感性基因 *BRCA2*，使得男性、女性都患乳腺癌，因此显然不是限性的。

但应注意的是限性遗传和从性遗传这两个术语很容易混淆，从性遗传（sex-influenced inheritance）又称性影响遗传，或称性别影响性状，其与限性遗传不同，是指基因在常染色体上，但由于受到环境（性激素）的作用，基因在不同性别中表达不同。限性遗传和从性遗传之间的区别在于：限性遗传指一种表型只局限于一种性别，而从性遗传指同样的表型在两个性别中都存在，只是在一种性别中会更常见。一个典型的例子是遗传性脱发（见本章第二节“从性显性遗传”），这样的等位基因的显性显然受个体的激素平衡影响。

可见控制限性遗传和从性遗传性状的基因是位于常染色体上的，基因型遵循正常的孟德尔遗传模式，但表型是随激素环境而改变的。限性遗传性状只局限于一种性别上表现，从性遗传性状虽可在两性中表现，但在两性中的发生频率及杂合子基因型在不同性别中的表型是不同的。

Summary

Single-gene genetic disease is a disease caused by single gene mutations, known as Mendelian genetic disease. Single-gene genetic disease has been a greater threat for human health, which contains the genetic disorders as follows: autosomal dominant (AD), autosomal recessive (AR), X-linked dominant (XD), X-linked recessive (XR), Y-linked (YL) and mitochondrial according to genetic model. The more common have red green color blindness, hemophilia, albino, fingers (toe), syndactyly, phenylketonuria and so on. It should be noted that some of the phenotype of the similar diseases, causes different modes of inheritance, and thus the prevention of relapse risk and prognosis is not the same. Attention should be a complete pedigree analysis and the special examination.

（张金波　张春斌）

第五章　线粒体遗传病

线粒体（mitochondrion，mt）广泛存在于各类真核细胞中，是细胞内相对独立并且较重要的细胞器，是真核细胞的能量代谢中心。自1894年德国生物学家阿尔特曼（Altmann）发现动物细胞中存在线粒体至今已有百余年历史，1963年，纳斯（Nass）首次在鸡卵母细胞中发现线粒体中存在有DNA，沙茨（Schatz）于同年分离到完整的线粒体DNA（mitochondrial DNA，mtDNA），从而开始了人类对mtDNA的深入探索。1987年，华莱士（Wallace）等通过对mtDNA突变和莱伯（Leber）遗传性视神经病关系的研究，提出mtDNA突变可以引起人类疾病。近年来，线粒体病研究引起人们极大的兴趣，目前已发现人类百余种疾病与mtDNA突变有关。

第一节　mtDNA的结构特点与遗传特征

mtDNA是独立于细胞核染色体外的遗传物质，因此也被称为“人类第25号染色体”“M染色体”或“线粒体基因组”。1981年，英国剑桥桑格（Sanger）实验室安德松（Anderson）等测定出完整的人类mtDNA全长核苷酸序列（Anderson序列或剑桥序列）。mtDNA虽然具有自己的一套遗传体系，但其分子量小，结构简单，信息量小，仅编码13种与氧化磷酸化有关的蛋白质亚基，其余大多数与呼吸链-氧化磷酸化有关的蛋白质亚基以及维持线粒体结构和功能的蛋白质都依赖于核DNA（nuclear DNA，nDNA）编码，此外，mtDNA基因的表达也受到nDNA的控制，因此线粒体是一种半自主性细胞器，nDNA与mtDNA共同作用协调机体的能量代谢活动。

一、mtDNA的结构特点

人类mtDNA全长16 568bp，不与组蛋白结合，为裸露的双链闭合环状DNA分子。由于DNA双链核苷酸组成不同，经过CsCl密度梯度离心后，根据其浮力密度的不同可分为重链（H链）和轻链（L链），外环为重链，富含鸟嘌呤；内环为轻链，富含胞嘧啶。mtDNA含37个基因，编码13种蛋白质、22种tRNA和2种rRNA（12S rRNA，16S rRNA），其中H链编码12种蛋白质、2种rRNA和14种tRNA；L链编码1种蛋白质和8种tRNA。mtDNA编码的13种蛋白质分别为：细胞色素c氧化酶复合体（复合体Ⅳ）催化活性中心的3个亚单位（COXⅠ、COXⅡ和COXⅢ）；ATP酶复合体（复合体Ⅴ）F_0的两个亚基（A6和A8）；NADH-CoQ还原酶复合体（复合体Ⅰ）的7个亚基（ND1、ND2、ND3、ND4L、ND4、ND5和ND6）；泛醌-细胞色素c还原酶复合体（复合体Ⅲ）中的1个亚基（细胞色素b）（图5-1）。

mtDNA有两段非编码区，一个是由1122bp组成的控制区，也称为D环（D-loop）区，它包含mtDNA重链复制起始点、轻重链转录的启动子和四个高度保守的序列，分别位于213～235bp、299～315bp、346～363bp以及终止区16 147～16 172bp处。另一个是L链的复制起始区。mtDNA具有两个复制起始点，分别起始复制H链和L链。它的转录则是由位于D环区的两个启动子同时开始的。mtDNA很少有重复基因或非编码基因，且线粒体基因无内含子，其紧凑性和经济性远远超过nDNA。mtDNA有两个区域的核苷酸组成具有高度多态性，称为高变区Ⅰ（hypervariable region Ⅰ，HV Ⅰ）及高变区Ⅱ（hypervariable region Ⅱ，HV Ⅱ），分别位于16 024～16 365bp和73～340bp处（图5-2），这两个区域的高度多态性导致了不同个体间mtDNA的高度差异，对mtDNA高变区进行扩增和测序可进行生物进化、种族迁移、亲缘关系鉴定等群体遗传学研究。

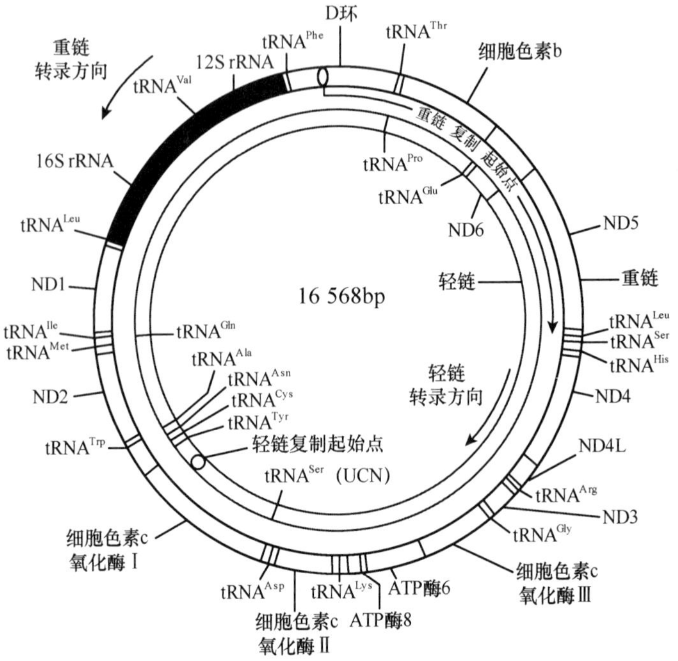

图 5-1 人类 mtDNA 结构图

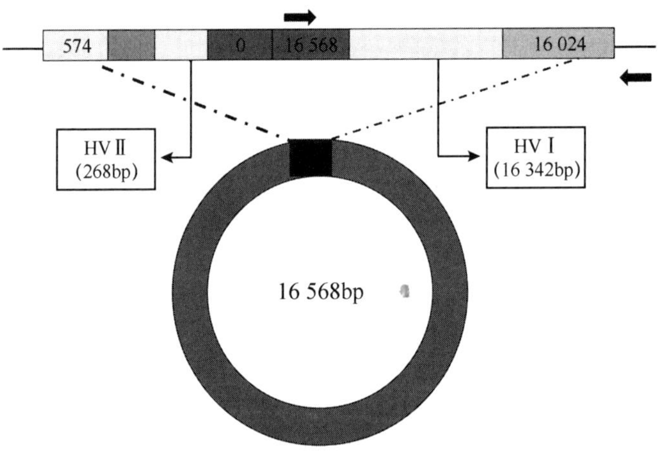

图 5-2 mtDNA 的两个高变区

二、mtDNA 的遗传学特征

mtDNA 与 nDNA 相比具有其独特的遗传学特征，表现在以下几个方面。

（一）mtDNA 复制具有半自主性

线粒体自身只能合成 13 种与呼吸链-氧化磷酸化系统相关的蛋白质亚基，其余绝大多数蛋白质亚基是由核基因编码的，而且维持线粒体结构和功能的蛋白质，如促进各种物质通过线粒体膜的转运、脂肪酸和丙酮酸盐的代谢等，也是由核基因编码的，因此线粒体为半自主性细胞器。mtDNA 能够进行复制和转录，但是 mtDNA 复制所需的相关调节因子是由核基因编码的，故 mtDNA 的功能又受到 nDNA 的控制，mtDNA 复制具有半自主性。

（二）遗传密码和通用密码不完全相同

在线粒体遗传密码中，一些密码子与核基因的通用密码不同，如 mtDNA 中 UGA 编码色氨酸，而非终止信号；AUA 为起始密码子而不是异亮氨酸的密码子等（表 5-1）。核通用密码中最少有 32 种 tRNA，线粒体中的 tRNA 兼用性较强，仅用 22 个 tRNA 来识别多达 48 个密码子。

表 5-1　哺乳类动物线粒体中遗传密码的改变

密码子	nDNA	mtDNA
UGA	终止密码	色氨酸
AGA、AGG	精氨酸	终止密码
AUA	异亮氨酸	甲硫氨酸
AAA	赖氨酸	天冬酰胺
CUU、CUC、CUA、CUG	亮氨酸	苏氨酸

（三）mtDNA 为母系遗传

一般情况下，mtDNA 由母亲向后代传递，因而 mtDNA 的遗传方式为母系遗传（maternal inheritance），这是由哺乳动物受精的特点决定的。在精卵结合的过程中，精子的头部进入卵子，而精子的线粒体位于精子的中段，受精时几乎不进入受精卵，因此人类受精卵中的线粒体主要来自卵子。由于 mtDNA 是母系遗传，mtDNA 的突变也是以母系遗传的方式传递。如果某家系中，发现一些成员具有相同的临床症状，并且是从受累的女性传递下来，而不是由受累男性传递时，就应考虑可能是由于 mtDNA 突变造成的。通过对 mtDNA 的序列分析可以确定是哪一种类型的基因突变。当初步诊断为 mtDNA 相关疾病时，应注意家族史，先证者的母亲可能只有一种或少数几种线粒体功能障碍的非特异性症状，如身材矮小、听力减退、偏头痛、癫痫等。

（四）mtDNA 在有丝分裂和减数分裂期间都要经过复制分离

人初级卵母细胞中大约有 10^5 个线粒体，但是当卵母细胞成熟形成为卵子时，绝大多数线粒体会丧失，数目减少到 10～100 个，甚至少于 10 个。此后，经过胚胎细胞前期分裂，增殖的线粒体会达到每个细胞含有 10^4 个或更多。卵母细胞成熟时，线粒体数目从 10^5 个锐减至 10～100 个的过程，称为遗传瓶颈（genetic bottleneck）。如果通过遗传瓶颈存活下来的一个线粒体恰巧携带一种突变基因，经过增殖，带有突变基因的线粒体就会在细胞中占有一定的数量。在胚胎发生和组织形成时，由于细胞有丝分裂过程中线粒体随机分离进入子细胞，可形成不同比例的突变型及野生型 mtDNA 组成的子细胞。线粒体随着细胞分裂随机分配至子细胞，导致子细胞中 mtDNA 异质性变化的过程称为复制分离。一些干细胞很可能接受大量的携带突变基因的线粒体，随后形成的成体组织细胞会具有高比例的携带突变基因的线粒体（图 5-3）。如果氧化磷酸化系统缺陷的线粒体数量超过野生型，将会造成组织中能量供应水平降低，进而会影响组织的功能，甚至导致疾病，特别是那些需能量较高的组织。遗传瓶颈效应及复制分离使得传递给下一代的 mtDNA 的种类和数量不同，造成了子代个体间的异质性，甚至同卵双生子也可表现为不同的表型。

（五）异质性和阈值效应

同质性（homoplasmy）是指一个细胞或组织中所有的 mtDNA 分子都是一致的，或者都是野生型序列，或者都是携带一种基因突变的序列。异质性（heteroplasmy）是指一个细胞或组织中同时存在两种或两种以上类型的 mtDNA。如既含有突变型，又含有野生型线粒体基因组。每个线粒体内含有 2～10 个拷贝的 mtDNA 分子，而每个细胞中又含有数百个线粒体，因此每个细胞可具有数千个 mtDNA

分子，从而构成了 mtDNA 异质性的分子基础。如果一种线粒体基因突变会导致降低 ATP 的产生，那么对那些高需能又含有同质性突变 mtDNA 的细胞所受影响较大，相反，需能量较低含有同质性突变 mtDNA 的细胞所受影响则较小。在异质性的细胞或组织中，突变型 mtDNA 与野生型 mtDNA 的比例，以及该组织对能量的依赖程度决定了是否出现疾病表型。如果携带突变型线粒体数量很少，则能量产生不会受到明显的影响。相反，在含有大量突变型线粒体基因组的组织细胞中，产生的能量可能不足以维持细胞的正常功能，就会出现异常的性状，即线粒体病（mitochondrial disease）。能引起特定组织或器官功能障碍的突变型 mtDNA 的最低数量称为阈值效应（threshold effect）。阈值效应是一个相对概念，不同组织对氧化磷酸化代谢损伤的反应不同，引起细胞代谢功能障碍所需的突变 mtDNA 分子的数量不同。因此，那些需能量较高的组织，如脑、骨骼肌、心脏等，非常容易受到线粒体突变的影响。此外，同一组织在不同的发育时期由于功能的需要，对氧化磷酸化代谢受损伤的反应不同。例如，婴儿刚出生时，肌肉组织中的 mtDNA 部分变化不表现症状，随着受损的氧化代谢不能应对逐渐增加的能量需要时即表现出肌病（myopathy）。

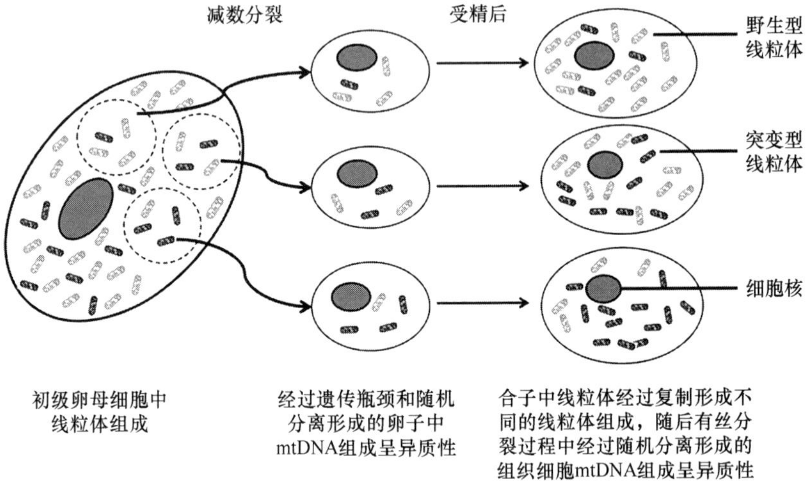

图 5-3 mtDNA 的遗传瓶颈和复制分离

（六）mtDNA 的突变率极高

mtDNA 分子无核苷酸结合蛋白，缺少组蛋白的保护，而且线粒体内无 DNA 损伤修复系统，这就是 mtDNA 易于发生突变并容易得到保存的分子基础。mtDNA 的突变率比 nDNA 高 10～20 倍。任何两个人的 mtDNA，平均每 1000 个碱基对中就有 4 个不同。人群中含有多种中性到中度有害的 mtDNA 突变，且高度有害的 mtDNA 突变不断增多。但有害的突变会通过选择而消除，故尽管线粒体遗传病并不常见，突变的 mtDNA 基因却很普遍。

第二节 mtDNA 突变与人类疾病

在线粒体基因组中发现有 50 多种 mtDNA 点突变和 100 多种 mtDNA 重排与人类疾病相关联，涉及各种各样的多系统紊乱。线粒体基因突变后所表现出的临床特征包括肌病、心肌病、痴呆、肌阵挛性癫痫、耳聋、失明、贫血、糖尿病和大脑供血异常（休克）等。这些临床症状的出现与否依赖于多种因素，如胚胎发育早期线粒体突变基因组的复制分离程度、突变的线粒体基因在某一特定组织中存在的数量、组织对线粒体能量产生的需求以及组织中突变的 mtDNA 的阈值水平等。此外，由于某些突变的线粒体基因组不能够通过遗传瓶颈，因此线粒体病有时也不完全符合母系遗传方式。

一、mtDNA 的突变类型

导致线粒体功能异常的 mtDNA 突变主要有点突变（碱基替换）、缺失或重组等。已知由 mtDNA 突变所引起的疾病中，多数点突变发生在与线粒体蛋白质翻译有关的 tRNA 或 rRNA 基因，影响 mtDNA 编码的全部多肽链的翻译过程，导致呼吸链中多种酶合成障碍；部分发生在 mRNA 基因，导致编码的氨基酸发生改变，引起功能异常或功能丧失（图 5-4）。

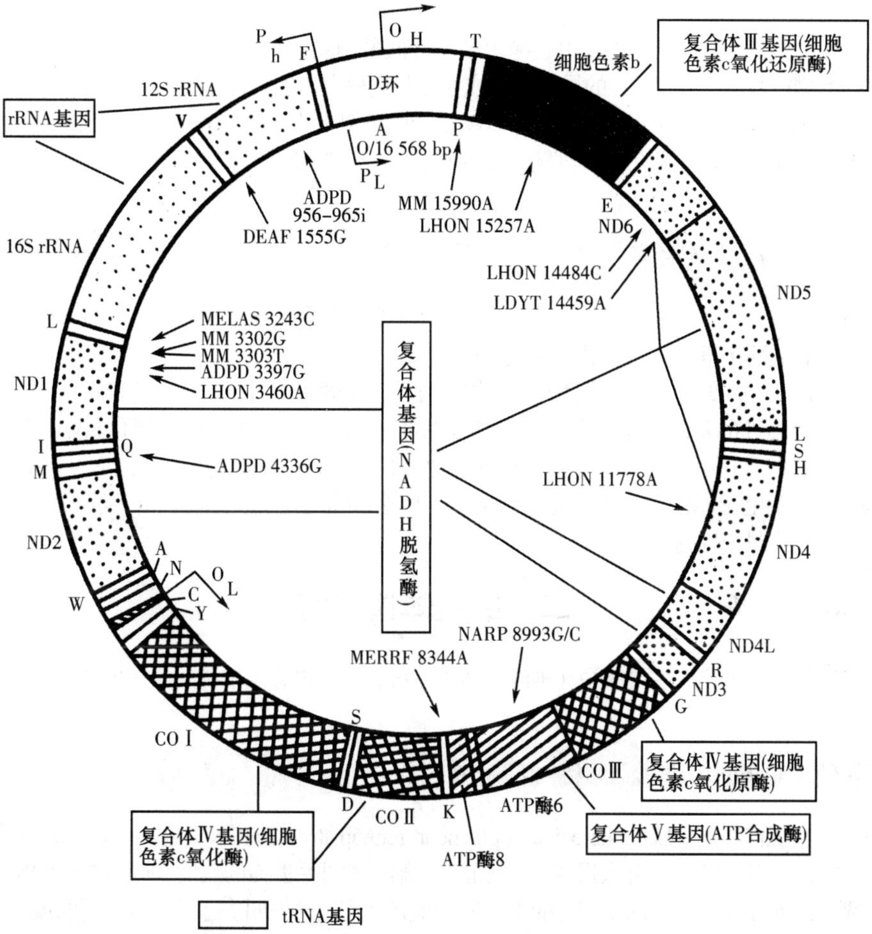

图 5-4　人类 mtDNA 点突变

（一）点突变

1. mRNA 基因点突变　mtDNA 中编码蛋白质的基因碱基替换使编码的氨基酸发生改变，即引起错义突变，主要与脑脊髓性及神经性疾病有关，如莱伯（Leber）遗传性视神经病、神经性肌无力、共济失调、并发色素性视网膜炎或亚急性坏死性脑脊髓病[利氏（Leigh）病］等。此外，mtDNA 点突变还与一些代谢性疾病（如高血压、糖尿病和高胆固醇血症等）和神经变性疾病（如帕金森病和阿尔茨海默病等）的易感性有关。

2. 与线粒体蛋白质生物合成有关的基因点突变　主要发生在编码 tRNA 或 rRNA 基因上，使 tRNA 或 rRNA 的结构异常，影响了 mtDNA 编码的全部多肽链的翻译过程。如大多线粒体脑肌病伴高乳酸血症和卒中样发作（MELAS）病例是由 $tRNA^{Leu(UUR)}$基因的异质性突变 A3243G 引起，UUR 为

tRNA 上亮氨酸的密码子。$tRNA^{Lys}$ 基因 A8344G 是与肌阵挛性癫痫伴破碎红纤维综合征相关的最为常见的 mtDNA 突变。发生于 rRNA 基因的点突变也与线粒体病的发生有关。12S rRNA 基因是与耳聋相关的一个突变热点，该基因的一些点突变，如 A1555G、T961C 和 C1494T 等能够引发氨基糖苷类诱导性耳聋（aminoglycoside-induced deaf）。这类突变引起疾病具有阈值效应，当突变的 mtDNA 不超过阈值时，不发病，一旦超过发病阈值，就会表现出严重的临床症状。一般出生时不表现症状，随年龄增长症状逐渐加重，比错义突变的疾病表现出更具系统性特征。

（二）缺失、插入突变

以缺失较为多见，缺失突变主要引起绝大多数眼肌病，这类疾病往往无家族史，呈散发，mtDNA 缺失发生的原因往往由于 mtDNA 的异常重组或在复制过程中产生异常复制滑动（replication slipping）和脱链误配（slipped strand mispairing）或 RNA 的错误剪切所致。常发生于神经性疾病及一些退行性疾病，如癫痫、帕金森病、阿尔茨海默病、亨廷顿病、成年期开始的糖尿病及衰老等，都与 mtDNA 缺失突变有关。

（三）mtDNA 拷贝数改变

拷贝数改变多数表现为 mtDNA 拷贝数大大低于正常，这种突变发生较少，仅见于一些致死性婴儿呼吸障碍、乳酸酸中毒或肌肉、肝肾衰竭的病例。

此外，mtDNA 突变引起的疾病还具有组织特异性，不同组织对氧化磷酸化依赖性的差异是线粒体病具有组织特异性的基础，有人认为这种依赖性的差异是由 nDNA 编码的氧化磷酸化基因的组织特异性调控造成的。还必须注意的是，氧化磷酸化过程中 5 种酶复合物是由 mtDNA 和 nDNA 共同编码，编码这些酶的核基因突变也可能产生类似于线粒体病的症状。因此，有些线粒体病是 nDNA 与 mtDNA 突变共同作用的结果。

二、线粒体遗传病

目前发现的线粒体疾病主要集中在神经和肌肉系统，一些内分泌系统的疾病也与线粒体功能障碍有关。

（一）莱伯（Leber）遗传性视神经病

莱伯遗传性视神经病（Leber hereditary optic neuroretinopathy，LHON）是罕见的眼部线粒体疾病。1871 年由德国眼科医生 Leber 首次报告，是被证实的第一种母系遗传的疾病。典型的 LHON 首发症状是视物模糊，继而在几个月之内出现无痛性、完全或接近完全的失明。通常是两眼同时或先后出现无痛性视力减退，同时可伴有中心视觉缺失及色觉障碍；眼底检查通常发现有外周乳头状的毛细血管扩张、微血管病、视盘假性水肿和血管扭曲。视神经和视网膜神经元退化是 LHON 的主要病理特征。患者可伴有神经、心血管、骨骼肌等系统的异常，如周围神经系统的退化、癫痫、震颤、心脏传导阻滞和肌张力降低等。LHON 通常在 20～30 岁时首发，但发病年龄范围可从儿童时期一直持续到 70 多岁。男性患者发病率约为女性患者的 5 倍，造成这种差异的原因目前还不清楚。Leber 遗传性视神经病尚无特效疗法，预后较差，多数造成终身严重视力障碍，甚至失明。

LHON 呈母系遗传，引起 LHON 的 mtDNA 突变均为点突变。在 9 种编码线粒体蛋白的基因（如 *ND1*、*ATPase6* 等）中，至少有 18 种错义突变直接或间接导致 LHON 表型的出现。LHON 分为两种类型：第一种是指单个线粒体基因突变就足以导致出现 LHON 表型；第二种是指少见的、需要二次突变或其他变异才能产生的临床表型，第二种 LHON 的生物学基础尚不完全清楚。在第一种 LHON 中，大约 95%的病例被证实存在三种突变（G11778A、G3460A、T14484C）中的一种。这三种原发突变的发生频率在世界范围内有很大差异，在北欧、澳大利亚和亚洲主要是 MTND4*LHON11778A，11778A

突变在这些地区的患者中占 69%～92%。在第一种 LHON 家族中，同质性是很常见的现象。在异质性 LHON 家族中，突变 mtDNA 的阈值水平≥70%。

尽管大多数 LHON 患者呼吸链复合物Ⅰ的亚基（ND1、ND4、ND6 等）都存在变异，但这些变异引起生化缺陷的机制仍未阐明。G11778A 突变降低了还原型烟酰胺腺嘌呤二核苷酸（NADH）关联底物的氧化作用效率，G3460A 突变减少了复合物Ⅰ大约 80%的活性，T14484C 突变也降低了复合物Ⅰ的活性。这三种主要的 LHON 突变都不同程度地影响了呼吸链的作用，复合物Ⅰ在光诱导的神经传导通路中具有非常重要的作用。利用 LHON 患者的特异性 mtDNA 突变，可对该病进行基因诊断。首先定位检测引起 LHON 的三种常见的 mtDNA 突变；定位突变检测显示患者不是上述三种常见的 mDNA 突变时，可通过测序和突变筛查进一步检查。

（二）线粒体脑肌病

1. 肌阵挛性癫痫伴破碎红纤维综合征（myoclonus epilepsy with ragged red fiber，MERRF） 是一种罕见的、异质性母系遗传病，具有多系统紊乱的症状，包括肌阵挛性癫痫的短暂发作、共济失调、肌细胞减少（肌病）、轻度痴呆、耳聋、脊髓神经退化等。破碎红纤维是指大量的团块状异常线粒体，主要聚集在肌细胞中，用特异性染料高莫瑞（Gomori）三色染色显示为红色。一般来说，MERRF 是线粒体脑肌病的一种，包括线粒体缺陷和大脑与肌肉功能的变化。在有严重 MERRF 患者大脑的卵圆核和齿状核，发现有神经元的缺如，在小脑、脑干和脊索等部位也发现神经元的缺如。MERRF 的初发年龄一般为童年，病情可持续若干年。

MERRF 是一种异质性母系遗传病，常见的 MERRF 病例是线粒体基因组的 $tRNA^{Lys}$ 基因发生了点突变（A8344G）。这个突变正式的名称为 MTTK*MERRF8344G（线粒体基因点突变引起的疾病命名包括三个部分：第一部分是确定的位点，MTTK 中的 MT 表示线粒体基因突变，第二个 T 代表转运 RNA 基因，K 表示赖氨酸，这说明突变发生在线粒体的 $tRNA^{Lys}$ 基因上。星号之后第二部分，使用了描述临床特征的疾病字母缩略词，这些临床特征与特定核苷酸位点的碱基突变密切相关，在这里，缩略词就是 MERRF；第三部分中术语 8344G 表示在核苷酸 8344 位置替换为鸟嘌呤）。突变的结果影响线粒体编码的 $tRNA^{Lys}$ 的 TψCG 环，由此引起线粒体蛋白质合成降低，主要造成复合物Ⅰ和Ⅳ合成降低，导致患者多系统病变。如果在神经和肌肉细胞中 90%的线粒体存在 MTTK*MERRF8344G 突变，那么便会出现典型的 MERRF 症状，当突变的线粒体所占比例较少时，MERRF 的特征也随之变轻。MERRF 突变减少了线粒体蛋白的整体合成水平，产生了一系列 MERRF 特定的翻译产物，而且除了复合物Ⅱ，所有氧化磷酸化成分的含量也降低。

2. 线粒体脑肌病伴高乳酸血症和卒中样发作（mitochondrial encephalomyopathy with lactic acidosis and stroke-like episode，MELAS） 临床特点包括 40 岁以前就开始出现的复发性休克、肌病、共济失调、肌阵挛、痴呆和耳聋。少数患者出现反复呕吐、周期性的偏头痛、糖尿病、进行性眼外肌无力或麻痹使眼的水平运动受限，眼外肌麻痹、眼睑下垂、肌无力、身材矮小等。在 MELAS 患者中，异常的线粒体不能够代谢丙酮酸，大量丙酮酸生成乳酸，而后者在血液和其他体液中累积，导致血液 pH 下降和缓冲能力降低引起乳酸性酸中毒。MELAS 患者的一个特征性病理变化就是在脑和肌肉的小动脉和毛细血管管壁中有大量形态异常的聚集的线粒体。虽然与 MERRF 症状相似，MELAS 还是有其独特的临床表现。

在 MELAS 病例中，MTTL1*MELAS3243G 突变率超过了 80%。碱基突变发生在两个 $tRNA^{Leu}$ 基因中的一个。值得指出的是，发生在 $tRNA^{Leu(UUR)}$ 基因上的 A3243G 突变，在这里 UUR 代表亮氨酸转运 RNA 的密码子，前两个位置是尿嘧啶，嘌呤（R）指鸟嘌呤或腺嘌呤在第三个位置。一般情况下，MTTL1*MELAS3243G 是异质性的，当肌肉组织中 mtDNA 的突变≥90%时，复发性休克、痴呆、癫痫、共济失调的发病风险就会增加。当 A3243G 突变的异质性达到 40%～50%的时候，就有可能出现慢性进行性眼外肌麻痹（chronic progressive external ophthalmoplegia，CPEO）、肌病和耳聋。其他的 MELAS 基因突变还能发生在 $tRNA^{Leu(UUR)}$ 基因内 3252、3271 和 3291 位点上，以及线粒体 $tRNA^{Val}$（MTTV）与 COXⅢ（MTCO3）基因上。

不同种类线粒体突变所导致的临床变异是复杂的。除了 MELAS 外，*MTTL1* 基因中的各种单核苷酸突变也能够产生复杂多变的表型，例如在一些有 A3243G 突变的个体中，唯一的表型特点是母系遗传性糖尿病和耳聋；而在 3250 等位点突变的患者中，肌病是其主要特点；心肌病则是 3260 等位点碱基替换患者所具有的主要症状；存在 C3256T 突变的患者则表现出 MELAS 和 MERRF 两种疾病的共同症状。总而言之，不同的线粒体 tRNA 基因突变可引起不同的功能紊乱，一些线粒体 tRNA 基因突变能产生相似的临床症状，而同一 tRNA 基因的不同突变又能导致不同的临床表型。

3. 卡恩斯-赛尔综合征（Kearns-Sayre syndrome，KSS）**和 CPEO** 是同一种疾病的两种不同形式，KSS 是一种多系统的线粒体疾病，常见临床表现是进行性眼外肌麻痹（PEO）、视网膜色素变性、心肌电传导异常、共济失调、耳聋、痴呆和糖尿病等，多在婴儿、儿童或青春期发病，大多数患者在确诊后几年内死亡。CPEO 患者以眼外肌麻痹为主要症状，伴眼睑下垂、四肢无力，常在青春期后发病。

约 5%的 KSS 患者为母系遗传，大约有三分之一的 KSS 病例是由于 8469～13 447bp 之间的 4977bp 片段缺失造成的，断裂点分别位于 *ATPase8* 和 *ND5* 基因中，并伴随 *ATPase6*、*COX3*、*ND3*、*ND4*、*ND4L*、*ND5* 及多个 tRNA 基因的缺失。缺失后的融合基因编码出现异常的蛋白质产物。大多数的 KSS 病例是散发的，但不能排除由无症状的母亲遗传而来的这种可能性。

KSS 的严重性依赖于异质性的程度和 DNA 结构发生改变的线粒体基因组的组织分布。当在肌细胞中有缺失的线粒体基因组大于 85%时，可表现所有 KSS 的临床特征。当有缺失的线粒体基因组处于较低水平时，眼外肌麻痹是主要症状。当缺失和（或）复制的线粒体基因组在造血干细胞中大量存在时，就会表现出一种致命的早发疾病，称皮尔逊（Pearson）综合征（PS）。PS 的主要特点是血细胞不能利用铁来进行血红蛋白的合成，从而引起缺铁性贫血。

4. 神经病变伴运动性共济失调、视网膜色素变性和亚急性坏死性脑脊髓病 神经病变伴共济失调和视网膜色素变性（neuropathy，ataxia and retinitis pigmentosa，NARP）是一种少见的异质性线粒体病，以发育迟缓、近端肢体肌无力、痴呆、抽搐、视网膜色素变性和感觉功能减退为特点；亚急性坏死性脑脊髓病（Leigh 病）是一种发生在婴儿期致命性的进行性脑病，以高乳酸血症、低肌张力为主要表现。NARP 和亚急性坏死性脑脊髓病主要与 ATP 复合酶功能受损有关，在线粒体 *ATPase6* 基因的第 8993 位点发生 T 至 G 的颠换，使 ATPase6 亚单位的第 156 位上的亮氨酸改变为精氨酸。该位点的异质性水平决定了临床症状的严重性，当个体突变基因的水平达到 70%～90%时，表现为 NARP；突变水平超过 90%时，表现为亚急性坏死性脑脊髓病。因此，常可见到 NARP 和亚急性坏死性脑脊髓病在同一家系中并存。主要病理学特征是基底神经节和脑干部位神经元细胞的退化，体外细胞研究表明 T8993G 突变阻止了复合物Ⅴ的质子转位。

（三）氨基糖苷类诱发性耳聋

氨基糖苷类抗生素（链霉素、庆大霉素、卡那霉素、妥布霉素和新霉素等）能致耳聋早已有报道，这种听力丧失与使用中等剂量的氨基糖苷类抗生素有关，具有家族性倾向。1993 年，普列津特（Prezant）等通过 3 个母系遗传的氨基糖苷类抗生素致聋（aminoglycoside antibiotics induced deafness，AAID）家系的研究，首次报道该家系 mtDNA 编码的 12S rRNA 基因 1555 位点存在 A＞G 的突变，同年古德西恩（Ghodsian）和 Prezant 等在散发患者分析中也证实存在 1555A＞G 的突变。除了 12S rRNA 基因 1555 位点突变外，研究者发现这些个体的线粒体基因组中还同时存在 1 个或多个 tRNA 基因点突变，这些突变个体表现出迟发性或渐进性耳聋，而使用氨基糖苷类抗生素则可以诱发或加重耳聋的表型。氨基糖苷类诱发性耳聋的致病机制是氨基糖苷干扰了耳蜗内毛细胞线粒体 ATP 的产生。此外，线粒体基因组中其他位点突变，也可以引起耳聋的发生，如 $tRNA^{Ser}$ 基因的突变通过干扰 mtDNA 的正常表达，使 $tRNA^{Ser}$ 数量和线粒体蛋白质合成速率锐减，引起线粒体功能异常，从而促使耳聋发生。

（四）其他与线粒体有关的病变

1. 衰老 研究表明，随着年龄的增长，线粒体的数量逐渐减少，各种突变逐渐增加，老年人各种组织的 mtDNA 常有多种大段缺失、点突变、插入、重复等，其中以 4977bp 至 5kb 片段缺失最为常见，这些突变降低了 ATP 产生的速率，线粒体数量和质量的下降使得能量产生不足，代谢下降。这些损伤还引起氧自由基产生过多，在正常生理状态下，机体自身的防御系统可及时清除能量代谢过程中产生的氧自由基。在个体衰老的进程中，抗氧化防御系统作用减弱，线粒体内自由基不能被有效清除而积累，从而导致线粒体的氧化损伤，包括生物膜损伤、mtDNA 损伤等。大量的研究证实，衰老与线粒体氧化磷酸化酶活性降低以及组织中突变 mtDNA 积累密切相关。

2. 肿瘤 某些因素的作用可使 mtDNA 游离出线粒体膜外（如细胞内线粒体受损伤崩解），而细胞内核酸降解酶活性下降，不能有效地清除游离于胞质中的 mtDNA 分子，mtDNA 有可能通过核膜进入细胞核，随机整合到 nDNA 分子中，使得细胞增殖分化失控，导致癌变。此外，在肿瘤组织中，存在多种类型的 mtDNA 突变，包括点突变、缺失、插入、mtDNA 拷贝数改变等，可导致错义突变，影响蛋白质合成的 tRNA、rRNA 基因突变以及引起线粒体转录效率降低的 D 环区突变。这些突变导致氧自由基产生增加，而后者又加剧了 mtDNA 的突变，进一步增加氧自由基的产生，从而造成线粒体内持续的氧化应激环境，促进肿瘤的发生。mtDNA 缺失或突变还可能影响线粒体在肿瘤细胞凋亡过程中的调节作用，进而促进肿瘤的发生发展。mtDNA 突变的非随机分离也会引起细胞恶性转化。各种损伤因子首先导致少量异质性 mtDNA 突变，异质性细胞在连续分裂的过程中会出现突变型和野生型的比例改变，异质性 mtDNA 突变积累到一定程度则导致细胞向恶性转化及肿瘤发生。

3. 糖尿病 mtDNA 点突变或缺失可选择性破坏胰岛 B 细胞，导致糖尿病发生，1997 年美国糖尿病学会将其归为其他特殊类型糖尿病 B 细胞遗传性缺陷中的一类。mtDNA 点突变的类型是 $tRNA^{Leu}$A3243G，$tRNA^{Lys}$A8296G，12S rRNA G1438A、T1310C 等，此外还有缺失及重复等突变。mtDNA 突变导致糖尿病的可能机制包括：突变导致胰岛 B 细胞不能感受血糖值，呼吸链复合体酶活性下降，ATP 合成不足，胰岛素分泌降低；B 细胞不稳定性增高，诱发自身免疫介导的 B 细胞损坏；增加糖原异生；脂肪细胞对胰岛素的反应减弱，糖耐量减退，出现高血糖。

4. 冠心病 mtDNA 大片段的缺失会导致线粒体氧化磷酸化功能障碍，ATP 产生不足，氧自由基清除也发生障碍使超氧离子产生增多，导致线粒体内的氧化应激水平提高，氧化应激能大大增加线粒体的损伤程度，结果又使氧化磷酸化障碍加重，形成恶性循环。研究表明，冠心病患者 mtDNA 5.0kb 片段、7.4kb 片段和 10.4kb 片段的缺失较正常人高。在冠状动脉狭窄、心肌细胞缺血和反复出现低氧血症时，可使 mtDNA 出现不可逆损害，产生永久性心肌细胞氧化功能障碍，因此，心肌缺血与 mtDNA 突变互为因果关系。

5. 帕金森病（Parkinson disease，PD） 是一种发病率很高的神经系统疾病，患者脑组织中 mtDNA 缺失复合物Ⅰ、复合物Ⅲ或复合物Ⅳ。可检测到患者脑组织中 mtDNA 4977bp 的缺失，主要累及 ND_3、ND_4 和 ND_5 等基因。患者表现出运动失调症，动作迟缓、肌张力增高、震颤，又称震颤麻痹。

Summary

Mitochondria are also called "oxidation central and energy plants". As the only organelle containing extranuclear DNA in eukaryotic cell, mitochondrion exists in all types of cells (except red blood cells) and tissues. Human mtDNA consists of 16 568 bp, which exists as a double-stranded circular molecule. Each mtDNA contains genes encoding of thirteen types of proteins (involved in electron transport chain in mitochondria), twenty-two types of tRNAs and two types of rRNAs. Compared to nuclear DNA, mtDNA has its unique inheritance patterns and characteristics including semiautonomous replication, different genetic codes, and maternal inheritance, etc. It is known that mtDNA mutations are involved in human diseases. Over fifty mononucleotide mutations in mitochondrial genomes have been shown to be associated with numerous dysfunctions of the organs. The clinical manifestations caused by mtDNA mutations include myopathy, cardiomyopathy, dementia, myoclonus, epilepsy, deafness, ataxia, anemia, diabetes and cerebrovascular dysfunction. The degree of the clinical defects depends on many factors, such as the number of mutant mtDNA molecules in a particular tissue and the minimum number of mutant mtDNA molecules required to cause mitochondrial dysfunction in the particular tissue. The diagnosis of a mitochondrial disease requires a study of the family history and sequencing analysis of mtDNA molecules.

（李　莉）

第六章 多基因遗传病

人类的一些先天畸形（如唇裂、腭裂）或疾病（如高血压、糖尿病、冠心病等），发病率大多超过0.1%，属常见病。家系调查表明，这些疾病的发病有一定的遗传基础，常表现有家族倾向。但系谱分析又不符合一般的AD、AR或性连锁遗传方式，即患者同胞中的发病率不是1/2或1/4，而是远比这个发病率低，只有1%～10%。近亲婚配时，子女患病风险增高，但不如AR遗传病显著。研究表明，这类疾病的发生不是决定于一对等位基因，而是由两对或两对以上的等位基因所决定，因此这类疾病称为多基因病（polygenic disease）。同时疾病的形成还受到环境因子的影响，故也被称为多因子病（multifactorial disease）。在多基因病中，其遗传背景为多对等位基因，其中可能有主基因起重要作用。遗传因素和环境因素相互作用错综复杂，所以多基因遗传病也被称为复杂疾病（complex disease）。多基因病在群体中的发病率估计为18%，迄今认识的至少有150种。

第一节 多基因遗传的定义和特点

一、多基因遗传的定义

一些遗传性状或遗传病的遗传基础不是一对主基因，而是多对基因。每对基因彼此之间没有显性与隐性之分，而是共显性。这些基因对遗传性状形成的作用是微小的，所以也被称为微效基因（minor gene）。但是，多对基因累加起来，就可以形成一个明显的表型效应，即累积效应。上述遗传性状的形成，除受微效基因的影响外，也受环境因素的作用，这种性状的遗传方式称为多基因遗传（polygenic inheritance）或多因子遗传（multifactorial inheritance）。

多基因遗传现象是瑞典遗传学家尼尔森·埃勒（Nilsson-Ehle）在1909年研究种皮为白色和暗红色的小麦杂交实验时发现的，据此提出了多基因假说。其要点如下：①有些遗传性状或遗传病的遗传基础不是一对等位基因，而是受两对或更多对等位基因所控制；②这些等位基因彼此之间没有显性与隐性的区分，而是共显性；③每对等位基因对该遗传性状形成的作用微小，所以也称为微效基因，但是多对等位基因的作用累加起来，可以形成一个明显的表型效应，即加性效应（additive allelic effect）；④表型效应除了受微效等位基因的影响外，也受环境因素的作用。

二、多基因遗传的特点

多基因遗传的性状又称为数量性状（quantitative character），与单基因遗传的性状有所不同。单基因遗传的性状在群体中，往往可以分出具有和不具有该性状的2～3个小群体（全或无），也就是说，这一性状的变异在一个群体中的分布是不连续的，这2～3群之间差异有着统计学上的意义。所以，单基因遗传的性状也称为质量性状（qualitative character）。例如，垂体性侏儒患者的平均身高约120cm，正常人的身高平均为165cm，二者之间的变异分布是不连续的，取决于基因型aa及Aa或AA（图6-1A）。又如正常人的苯丙氨酸羟化酶（PAH）活性为100%，苯丙酮尿症（PKU）患者的PAH活性为0%～5%，携带者的PAH活性为45%～50%，三者的变异分布也是不连续的，取决于基因型AA、Aa和aa（图6-1B）。

多基因遗传的性状在一个群体中的变异分布是连续的，只有一个峰，即平均值。例如，人的身高在一个随机取样的群体中是由矮到高逐渐过渡的，很矮和很高的个体只占少数，大部分个体接近平均身高。如果把这种身高变异分布绘成曲线，可以看出，变异呈常态分布，只有一个峰（图 6-2）。极端变异的个体，即身高低于 140cm 或高于 190cm 的人是很少的，这表明人的身高这个性状，在群体中的不同个体之间只有量的差异。另外，人类的体重、血压、智力、肤色等，也都属于数量性状。

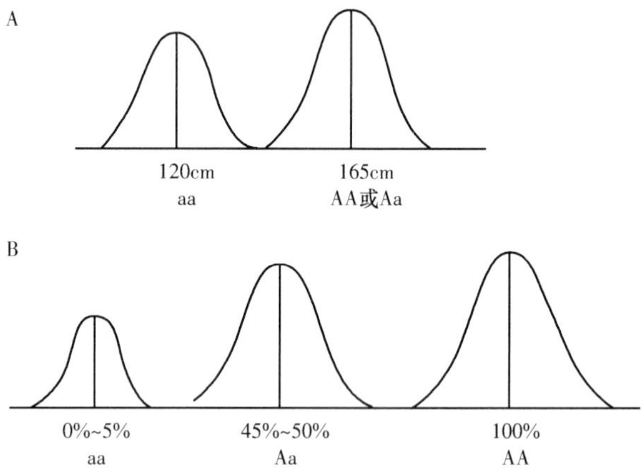

图 6-1 质量性状的变异分布图

A. 垂体性侏儒与正常人的身高（完全显性）；B. PKU 患者、携带者和正常人 PAH 的活性（不完全显性）

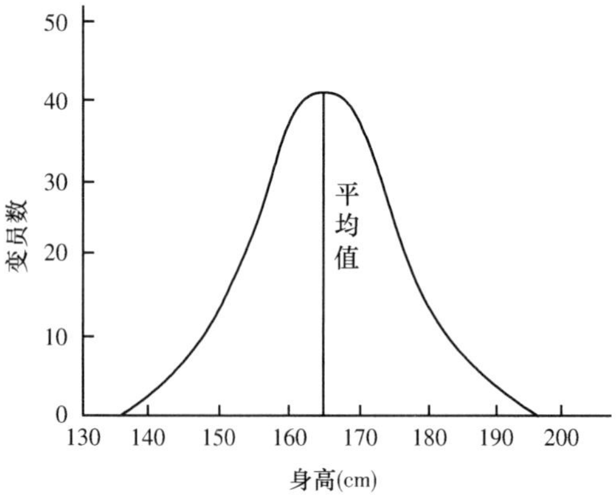

图 6-2 数量性状的变异分布图

多基因遗传的性状是受到多对微效基因控制的。那么，它是如何进行的呢？多基因遗传的基因也是按照孟德尔遗传规律分离和自由组合的。现以人的身高为例说明数量性状遗传的机制。假设有三对基因影响人的身高：AA′、BB′、CC′，其中 A、B、C 三个基因各使人的身高在平均值（165cm）的基础上增高 5cm（且定为增高基因），而它们的等位基因 A′、B′、C′三个基因各使人的身高在平均值的基础上减低 5cm（且定为减高基因）。假如亲代为一高身材（195cm）个体（AA、BB、CC）与一矮身材（135cm）个体（A′A′、B′B′、C′C′）婚配，则第 1 代子女全部为杂合的基因型即 AA′BB′CC′，呈中等身材（身高 165cm）。然而，身高会在 165cm 左右有所变异，当然这种差异完全是环境因素影响的结果。假设具有相同基因型的第 1 代子女个体之间进行婚配，新的子代（第 2 代子女）中大部分个体仍为中等身高，但是变异范围更为广泛，并会出现与亲代相同的极高或极矮类型，即极高者可在平均身高 165cm 的基础上增高 30cm（基因型为 AABBCC）；极矮者可在平均身高 165cm 的基础上减高 30cm（基因型为 A′A′B′B′C′C′）。上述的三对基因的分离和组合决定了身高上的差异。三对基因可以产生 8 种精子或卵子，精卵随机结合可以产生 64 种基因型。将它们按照具有增高基因和减高基因的数目进行分组，最终归纳为 7 组：其中 6 个均为增高基因而没有减高基因者为 1；5 个增高基因、1 个减高基因者为 6；4 个增高基因、2 个减高基因者为 15；3 个增高基因、3 个减高基因者为 20；2 个增高基因、4 个减高基因者为 15；1 个增高基因 5 个减高基因者为 6；6 个均为减高基因而没有增高基因者为 1（表 6-1、图 6-3），同时环境因素对身高有着同样的修饰作用。

由于决定数量性状的基因远不是 3 对，加上环境因素的影响，数量性状在群体中的分布就更为复杂，形成一种连续的正态分布曲线。

表 6-1　子一代结合产生子二代各基因型的比例

配子	ABC	A'BC	AB'C	ABC'	A'B'C	AB'C'	A'BC'	A'B'C'
ABC	AABBCC	AA'BBCC	AABB'CC	AABBCC'	AA'BB'CC	AABB'CC'	AA'BBCC'	AA'BB'CC'
A'BC	AA'BBCC	A'A'BBCC	AA'BB'CC	AA'BBCC'	A'A'BB'CC	AA'BB'CC'	A'A'BBCC'	A'A'BB'CC'
AB'C	AABB'CC	AA'BB'CC	AAB'B'CC	AABB'CC'	AA'B'B'CC	AAB'B'CC'	AA'BB'CC'	AA'B'B'CC'
ABC'	AABBCC'	AA'BBCC'	AABB'CC'	AABBC'C'	AA'BB'CC'	AABB'C'C'	AA'BBC'C'	AA'BB'C'C'
A'B'C	AA'BB'CC	A'A'BB'CC	AA'B'B'CC	AA'BB'CC'	A'A'B'B'CC	AA'B'B'CC'	A'A'BB'CC'	A'A'B'B'CC'
AB'C'	AABB'CC'	AA'BB'CC'	AAB'B'CC'	AABB'C'C'	AA'B'B'CC'	AAB'B'C'C'	AA'BB'C'C'	AA'B'B'C'C'
A'BC'	AA'BBCC'	A'A'BBCC'	AA'BB'CC'	AA'BBC'C'	A'A'BB'CC'	AA'BB'C'C'	A'A'BBC'C'	A'A'BB'C'C'
A'B'C'	AA'BB'CC'	A'A'BB'CC'	AA'B'B'CC'	AA'BB'C'C'	A'A'B'B'CC'	AA'B'B'C'C'	A'A'BB'C'C'	A'A'B'B'C'C'

从上面例子我们可以总结出多基因遗传或数量遗传的特点：①两个极端变异（纯种）的个体杂交后，子一代都是中间类型，但由于环境因素的影响，子一代也有一定范围的变异；②两个中间类型的子一代杂交后，子二代大都是中间类型，但由于多对基因的分离和自由组合以及环境因素的影响，子二代的变异范围比子一代更为广泛，可出现极端变异的个体；③在一个随机杂交的群体中，变异范围很广泛，但是大多数个体接近中间类型，极端变异的个体很少。这是由于多基因的遗传基础和环境因素共同起作用。

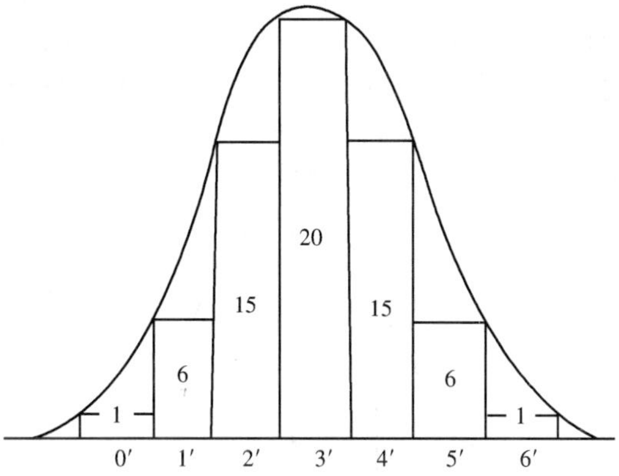

图 6-3　子二代身高变异分布

第二节　多基因遗传病的遗传

多基因遗传病是一类发病率较高、病情复杂的疾病。无论是病因及致病机制的研究，还是疾病再发风险的评估，都既要考虑遗传（多基因）的因素，也要考虑环境的因素。多基因遗传病目前已知的虽只有约 150 种，但是，每一种病的发病率却较高，如原发性高血压的发病率为 6.0%，哮喘的发病率为 4.0%，冠心病的发病率为 2.5%，所以总的估计 15.0%～20.0%的人受累。

一、易患性与阈值

在多基因遗传病中，遗传基础是由若干作用微小但有累积效应的致病基因构成的。这种由遗传基础决定一个个体患病的风险，称为易感性（susceptibility）。而由遗传因素和环境因素共同作用并决定一个个体是否易患某种遗传病的可能性，则称为易患性（liability）。易患性是多基因遗传中使用的一个特定概念。它是指在遗传因素和环境因素的共同作用下，个体患病可能性的大小。易患性变异像一般多基因性状那样，在群体中呈正态分布。在一个群体中，易患性有高有低，但大多数人呈中等水平，即接近平均值，易患性很高或很低的个体都很少。当某一个体的易患性高达或超过一定水平，即达到一定限度时就可能患病。这种由易患性决定的多基因病的发病限度称为阈值（threshold）（图 6-4）。阈值效应使连续分布的易患性被分成两部分，即健康者和患者，超过阈值部分为患者，不超过阈值部分为健康者。因此，多基因遗传病又属于阈值相关疾病，阈值是易患性变异的某一点，凡易患性超过此点的个体者将患病。在一定条件下，阈值代表发病所必需的，最少的相关致病基因的数量。

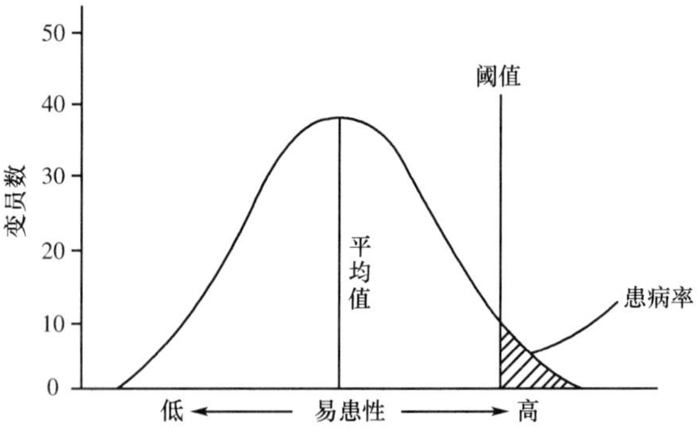

图 6-4 群体易患性变异分布图

一个个体的易患性高低是无法测量的，一般只能根据他们婚后所生子女的发病情况做粗略的估计。然而，一个群体的易患性平均值，则可以从该群体的患病率（易患性超过阈值的部分）估计。简单地说，如果群体中患病率高，说明这个群体中引起该病的基因数量多，也可以说该群体的易患性高，因此其平均值距离阈值就近。相反，群体中患病率低，则群体中致病基因数量少，易患性低，其平均值距离阈值就远。衡量的尺度可以用正态分布平均值与标准差的已知关系，由患病率估计群体的阈值与易患性平均值之间的距离，该距离是以正态分布的标准差作为衡量单位。根据正态分布曲线下的总面积为 1（即 100%），可推算得到均数加减任何数量标准差的范围内，曲线与横轴之间所包括面积占曲线下总面积的比例。正态分布数据包括均数（μ）和标准差（δ）与正态分布曲线下面积的关系（图 6-5）。

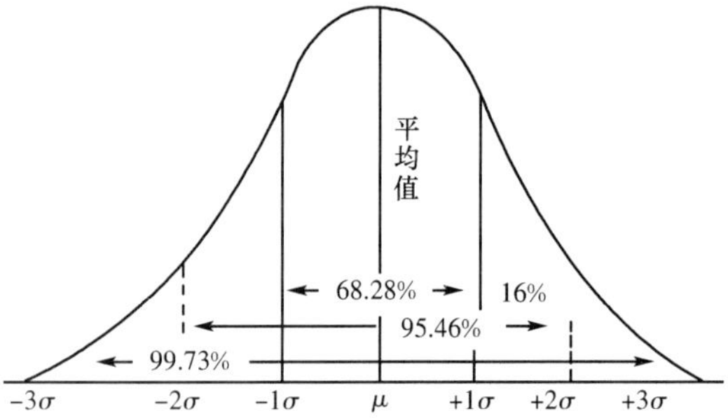

图 6-5 μ、δ 关系图解

在$\mu \pm 1\sigma$范围内，包括全部面积的68.28%。超出此范围，即两侧尾部面积占 31.72%，其中右侧尾部面积占 15.86%。

在 $\mu \pm 2\sigma$ 范围内，包括全部面积的 95.46%。超出此范围，即两侧尾部面积占 4.54%，其中右侧尾部面积占 2.27%。

在 $\mu \pm 3\sigma$ 范围内，包括全部面积的 99.73%。超出此范围，即两侧尾部面积占 0.27%，其中右侧尾部面积占 0.135%。

多基因遗传病的正态分布曲线下的面积为总人群，其易患性超过阈值的那部分面积为患者所占的百分数，即患病率。所以人群中某一种多基因病的患病率即为超过阈值那部分面积。从其患病率就可以得出阈值距离均数有几个标准差，这只要查正态分布表即可。易患性正态分布曲线在右侧尾部面积代表患病率（图 6-6）。例如精神分裂症，其群体患病率约为 1.0%，查表可知其阈值距离易患性均数为 2.3 个标准差，即 2.3 个标准差处是该病的发病阈值。

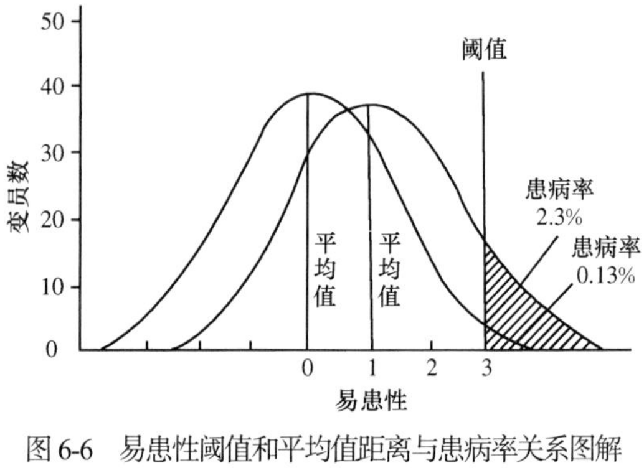

图 6-6 易患性阈值和平均值距离与患病率关系图解

1、2、3 为标准差（δ）的数值

二、遗 传 率

在多基因遗传病中，易患性的高低受遗传因素和环境因素的双重影响。其中遗传因素（即致病基因）在决定该病发展中所起作用的大小，称之为遗传率（heritability）或遗传度、遗传力。遗传率一般用百分率（%）表示。如果一种疾病其

易患性变异或发病全由遗传因素所决定，遗传率就是 100%，这种情况是极少见的。在遗传率高的疾病中，遗传率可高达 70%～80%，这表明遗传因素在决定易患性变异或发病上有重要作用，环境因素的作用较少；在遗传率低的疾病中，遗传率仅为 30%～40%，这表明在决定易患性变异或发病上，环境因素有重要作用，而遗传因素的作用不显著，就不会出现明显的家族聚集现象。遗传率的表示符号为 h^2 或 H。

计算多基因病遗传率的高低在临床实践上有重要意义，其计算方法有两种。

1. 福尔克纳（Falconer）（1965）公式　此公式是根据患者一级亲属的患病率与遗传率关系而建立的。一级亲属患病率越高，表明遗传率越大，故可通过调查患者一级亲属患病率和一般人群的患病率，算出遗传率。其中 b 为亲属对患者的回归系数，r 为亲属系数，X_g 为一般群体易患性平均值与阈值之间的标准差数，X_r 为患者亲属易患性平均值与阈值之间的标准差数，a_g 为一般群体易患性平均值与一般群体中患者易患性平均值之间的标准差数（图 6-7），a_c 为对照组亲属易患性平均值与对照组亲属中患者易患性平均值之间的标准差数，X_c 为对照组亲属中的易患性平均值与阈值之间的标准差数。

$$h^2 = \frac{b}{r} \tag{6-1}$$

$$b = \frac{X_g - X_r}{a_g} \tag{6-2}$$

或

$$b = \frac{p_c(X_c - X_r)}{a_c} \tag{6-3}$$

$p_c=1-q_c$，q_c 为对照亲属患病率。X_g、X_c、X_r，a_g 和 a_c 均可由正态分布表所编制的 X 值和 a 值表查得（表 6-2）。在调查中一般可先用公式（6-2）求出 b 值，然后代入公式（6-1）求出遗传率。

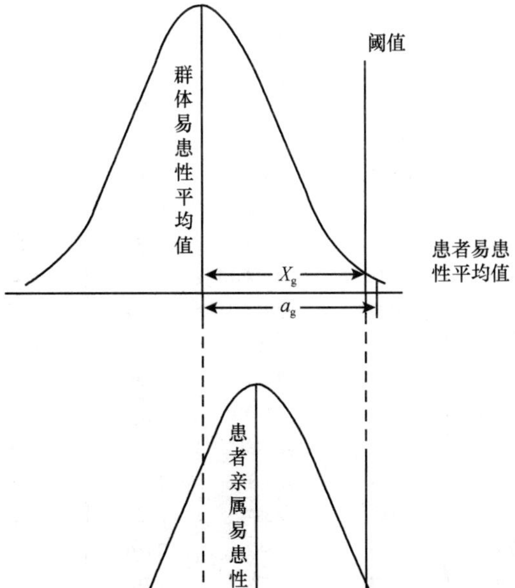

图 6-7　一般群体（G）和患者亲属（R）易患性平均值图解

表 6-2 正态分布的 *X* 和 *a* 值表

q（%）	*X*	*a*	*q*（%）	*X*	*a*	*q*（%）	*X*	*a*
0.01	3.719	3.960	0.47	2.597	2.911	0.93	2.353	2.690
0.02	3.540	3.790	0.48	2.590	2.905	0.94	2.349	2.686
0.03	3.432	3.687	0.49	2.583	2.898	0.95	2.346	2.683
0.04	3.353	3.613	0.50	2.576	2.892	0.96	2.342	2.679
0.05	3.291	3.554	0.51	2.569	2.886	0.97	2.338	2.676
0.06	3.239	3.507	0.52	2.562	2.880	0.98	2.334	2.672
0.07	3.195	3.464	0.53	2.556	2.873	0.99	2.330	2.669
0.08	3.156	3.429	0.54	2.549	2.868	1.00	2.326	2.665
0.09	3.121	3.397	0.55	2.543	2.862	1.01	2.323	2.662
0.10	3.090	3.367	0.56	2.536	2.856	1.02	2.319	2.658
0.11	3.062	3.341	0.57	2.530	2.850	1.03	2.315	2.655
0.12	3.036	3.317	0.58	2.524	2.845	1.04	2.312	2.652
0.13	3.012	3.294	0.59	2.518	2.839	1.05	2.308	2.649
0.14	2.989	3.273	0.60	2.512	2.834	1.06	2.304	2.645
0.15	2.968	3.253	0.61	2.506	2.829	1.07	2.301	2.642
0.16	2.948	3.234	0.62	2.501	2.823	1.08	2.297	2.639
0.17	2.929	3.217	0.63	2.495	2.818	1.09	2.294	2.636
0.18	2.911	3.201	0.64	2.489	2.813	1.10	2.290	2.633
0.19	2.894	3.185	0.65	2.484	2.808	1.11	2.287	2.630
0.20	2.878	3.170	0.66	2.478	2.803	1.12	2.283	2.627
0.21	2.863	3.156	0.67	2.473	2.798	1.13	2.280	2.624
0.22	2.848	3.142	0.68	2.468	2.793	1.14	2.277	2.621
0.23	2.834	3.129	0.69	2.462	2.789	1.15	2.273	2.618
0.24	2.820	3.117	0.70	2.457	2.784	1.16	2.270	2.615
0.25	2.807	3.104	0.71	2.452	2.779	1.17	2.267	2.612
0.26	2.794	3.093	0.72	2.447	2.775	1.18	2.264	2.609
0.27	2.782	3.081	0.73	2.442	2.770	1.19	2.260	2.606
0.28	2.770	3.070	0.74	2.437	2.766	1.20	2.257	2.603
0.29	2.759	3.060	0.75	2.432	2.761	1.21	2.254	2.600
0.30	2.748	3.050	0.76	2.428	2.757	1.22	2.251	2.597
0.31	2.737	3.040	0.77	2.423	2.753	1.23	2.248	2.594
0.32	2.727	3.030	0.78	2.418	2.748	1.24	2.244	2.591
0.33	2.716	3.021	0.79	2.414	2.744	1.25	2.241	2.589
0.34	2.706	3.012	0.80	2.409	2.740	1.26	2.238	2.586
0.35	2.697	3.003	0.81	2.404	2.736	1.27	2.235	2.583
0.36	2.687	2.994	0.82	2.400	2.732	1.28	2.232	2.580
0.37	2.678	2.986	0.83	2.395	2.728	1.29	2.229	2.578
0.38	2.669	2.978	0.84	2.391	2.724	1.30	2.226	2.575
0.39	2.661	2.969	0.85	2.387	2.720	1.31	2.223	2.572
0.40	2.652	2.962	0.86	2.382	2.716	1.32	2.220	2.570
0.41	2.644	2.954	0.87	2.378	2.712	1.33	2.217	2.567
0.42	2.636	2.947	0.88	2.374	2.708	1.34	2.214	2.564
0.43	2.628	2.939	0.89	2.370	2.704	1.35	2.211	2.562
0.44	2.620	2.932	0.90	2.366	2.701	1.36	2.209	2.559
0.45	2.612	2.925	0.91	2.361	2.697	1.37	2.206	2.557
0.46	2.605	2.918	0.92	2.357	2.693	1.38	2.203	2.554

续表

q（%）	X	a	q（%）	X	a	q（%）	X	a
1.39	2.200	2.552	1.85	2.086	2.449	5.1	1.635	2.054
1.40	2.197	2.549	1.86	2.084	2.447	5.2	1.626	2.046
1.41	2.194	2.547	1.87	2.081	2.445	5.3	1.616	2.038
1.42	2.192	2.544	1.88	2.079	2.444	5.4	1.607	2.030
1.43	2.189	2.542	1.89	2.077	2.442	5.5	1.598	2.023
1.44	2.186	2.539	1.90	2.075	2.440	5.6	1.589	2.015
1.45	2.183	2.537	1.91	2.073	2.438	5.7	1.580	2.007
1.46	2.181	2.534	1.92	2.071	2.436	5.8	1.572	2.000
1.47	2.178	2.532	1.93	2.068	2.434	5.9	1.563	1.993
1.48	2.175	2.529	1.94	2.066	2.432	6.0	1.555	1.985
1.49	2.173	2.527	1.95	2.064	2.430	6.1	1.546	1.978
1.50	2.170	2.525	1.96	2.062	2.428	6.2	1.538	1.971
1.51	2.167	2.522	1.97	2.060	2.426	6.3	1.530	1.964
1.52	2.165	2.520	1.98	2.058	2.425	6.4	1.522	1.957
1.53	2.162	2.518	1.99	2.056	2.423	6.5	1.514	1.951
1.54	2.160	2.515	2.00	2.054	2.421	6.6	1.505	1.944
1.55	2.157	2.513	2.1	2.034	2.403	6.7	1.499	1.937
1.56	2.155	2.511	2.2	2.014	2.386	6.8	1.491	1.931
1.57	2.152	2.508	2.3	1.995	2.369	6.9	1.483	1.924
1.58	2.149	2.506	2.4	1.977	2.353	7.0	1.476	1.918
1.59	2.147	2.504	2.5	1.960	2.338	7.1	1.468	1.912
1.60	2.144	2.502	2.6	1.943	2.323	7.2	1.461	1.906
1.61	2.142	2.499	2.7	1.927	2.306	7.3	1.454	1.899
1.62	2.139	2.497	2.8	1.911	2.295	7.4	1.447	1.893
1.63	2.137	2.495	2.9	1.896	2.281	7.5	1.440	1.887
1.64	2.135	2.493	3.0	1.881	2.268	7.6	1.433	1.881
1.65	2.132	2.491	3.1	1.866	2.255	7.7	1.426	1.876
1.66	2.130	2.489	3.2	1.852	2.243	7.8	1.419	1.870
1.67	2.127	2.486	3.3	1.838	2.231	7.9	1.412	1.864
1.68	2.125	2.484	3.4	1.825	2.219	8.0	1.405	1.858
1.69	2.122	2.482	3.5	1.812	2.208	8.1	1.398	1.853
1.70	2.120	2.480	3.6	1.799	2.197	8.2	1.392	1.847
1.71	2.118	2.478	3.7	1.787	2.186	8.3	1.385	1.842
1.72	2.115	2.476	3.8	1.774	2.175	8.4	1.379	1.836
1.73	2.113	2.474	3.9	1.762	2.165	8.5	1.372	1.831
1.74	2.111	2.472	4.0	1.751	2.154	8.6	1.366	1.825
1.75	2.108	2.470	4.1	1.739	2.144	8.7	1.359	1.820
1.76	2.106	2.467	4.2	1.728	2.135	8.8	1.353	1.815
1.77	2.104	2.465	4.3	1.717	2.125	8.9	1.347	1.810
1.78	2.101	2.463	4.4	1.706	2.116	9.0	1.341	1.804
1.79	2.099	2.461	4.5	1.695	2.106	9.1	1.335	1.799
1.80	2.097	2.459	4.6	1.685	2.097	9.2	1.329	1.794
1.81	2.095	2.457	4.7	1.675	2.088	9.3	1.323	1.789
1.82	2.092	2.455	4.8	1.665	2.080	9.4	1.317	1.784
1.83	2.090	2.453	4.9	1.655	2.071	9.5	1.311	1.779
1.84	2.088	2.451	5.0	1.645	2.063	9.6	1.305	1.774

续表

q(%)	X	a	q(%)	X	a	q(%)	X	a
9.7	1.299	1.769	14.5	1.058	1.572	19.3	0.867	1.420
9.8	1.293	1.765	14.6	1.054	1.568	19.4	0.863	1.417
9.9	1.287	1.760	14.7	1.049	1.565	19.5	0.860	1.414
10.0	1.282	1.775	14.8	1.045	1.561	19.6	0.856	1.411
10.1	1.276	1.750	14.9	1.041	1.558	19.7	0.852	1.408
10.2	1.270	1.746	15.0	1.036	1.554	19.8	0.849	1.405
10.3	1.265	1.741	15.1	1.032	1.551	19.9	0.845	1.403
10.4	1.259	1.736	15.2	1.028	1.548	20.0	0.842	1.400
10.5	1.254	1.732	15.3	1.024	1.544	20.1	0.838	1.397
10.6	1.248	1.727	15.4	1.019	1.541	20.2	0.834	1.394
10.7	1.243	1.723	15.5	1.015	1.537	20.3	0.831	1.391
10.8	1.237	1.718	15.6	1.011	1.534	20.4	0.827	1.389
10.9	1.232	1.714	15.7	1.007	1.531	20.5	0.824	1.386
11.0	1.227	1.709	15.8	1.003	1.527	20.6	0.820	1.383
11.1	1.221	1.705	15.9	0.999	1.524	20.7	0.817	1.381
11.2	1.216	1.701	16.0	0.994	1.521	20.8	0.813	1.378
11.3	1.211	1.696	16.1	0.990	1.517	20.9	0.810	1.375
11.4	1.206	1.692	16.2	0.986	1.514	21.0	0.806	1.372
11.5	1.200	1.688	16.3	0.982	1.511	22.0	0.772	1.346
11.6	1.195	1.684	16.4	0.978	1.508	23.0	0.739	1.320
11.7	1.190	1.679	16.5	0.974	1.504	24.0	0.706	1.295
11.8	1.185	1.675	16.6	0.970	1.501	25.0	0.674	1.271
11.9	1.180	1.671	16.7	0.966	1.498	26.0	0.643	1.248
12.0	1.175	1.667	16.8	0.962	1.495	27.0	0.613	1.225
12.1	1.170	1.663	16.9	0.958	1.492	28.0	0.583	1.202
12.2	1.165	1.659	17.0	0.954	1.489	29.0	0.553	1.180
12.3	1.160	1.655	17.1	0.950	1.485	30.0	0.524	1.159
12.4	1.155	1.651	17.2	0.946	1.482	31.0	0.496	1.138
12.5	1.150	1.647	17.3	0.942	1.479	32.0	0.468	1.118
12.6	1.146	1.643	17.4	0.938	1.476	33.0	0.440	1.097
12.7	1.141	1.639	17.5	0.935	1.473	34.0	0.412	1.075
12.8	1.136	1.635	17.6	0.931	1.470	35.0	0.385	1.058
12.9	1.131	1.631	17.7	0.927	1.467	36.0	0.358	1.039
13.0	1.126	1.627	17.8	0.923	1.464	37.0	0.332	1.020
13.1	1.122	1.623	17.9	0.919	1.461	38.0	0.305	1.002
13.2	1.117	1.620	18.0	0.915	1.458	39.0	0.279	0.984
13.3	1.112	1.616	18.1	0.912	1.455	40.0	0.253	0.966
13.4	1.108	1.612	18.2	0.908	1.452	41.0	0.228	0.948
13.5	1.103	1.608	18.3	0.904	1.449	42.0	0.202	0.931
13.6	1.098	1.605	18.4	0.900	1.446	43.0	0.176	0.913
13.7	1.094	1.601	18.5	0.896	1.443	44.0	0.151	0.896
13.8	1.089	1.597	18.6	0.893	1.440	45.0	0.126	0.880
13.9	1.085	1.593	18.7	0.889	1.437	46.0	0.100	0.863
14.0	1.080	1.590	18.8	0.885	1.434	47.0	0.075	0.846
14.1	1.076	1.586	18.9	0.882	1.431	48.0	0.050	0.830
14.2	1.071	1.583	19.0	0.878	1.428	49.0	0.025	0.814
14.3	1.067	1.579	19.1	0.874	1.425	50.0	0.000	0.798
14.4	1.063	1.575	19.2	0.871	1.422			

例如，有人调查先天性房间隔缺损在一般群体中的患病率为1/1000，在100个先证者的家系中调查，患者一级亲属共有669人，其中双亲200人（7人发病），同胞279人（10人发病），子女190人（5人发病），发病者共计22人，依次求得患者一级亲属的患病率为22/669×100%=3.3，然后查X和a值表。按群体患病率查得X_g值和a值，再根据亲属患病率查得X_r值，然后代入公式（6-2）求出b值。

$$b=\frac{X_g-X_r}{a_g}=\frac{3.090-1.838}{3.367}=0.372$$

将b值代入（6-1）式：

$$h^2=\frac{b}{r}=\frac{0.372}{0.5}=0.744=74.4\%$$

以上计算结果表明，先天性房间隔缺损由遗传因素所决定的发病因素是比较高的。在门诊或病房中可通过患者亲属与对照者亲属中的患病率计算该病的遗传率，即用公式（6-3）求出b值，然后代入公式（6-1）求出遗传率。

例如，有人对肾结石的发病情况进行调查，肾结石患者一级亲属1437人中，有36人发病，其患病率为2.5%；在年龄和性别均与患者相应的无病对照者的1437名一级亲属中，有6人患肾结石（表6-3），计算本病的遗传率。

表6-3 肾结石患者一级亲属与无病对照者一级亲属的患病资料

组别	全部	患者例数	患病率（q）	p=（1−q）	X值	a值
无病对照者一级亲属	1473	6	0.004	0.996	2.652	2.962
患者一级亲属	1437	36	0.025	0.975	1.960	2.338

依据表中数据和分别查得的X_r值、X_c值和a值，然后代入公式（6-3）求出b值。

$$b=\frac{p_c(X_c-X_r)}{a_c}=\frac{0.996(2.652-1.960)}{2.962}=0.233$$

将b值代入（6-1）式：

$$h^2=\frac{b}{r}=\frac{0.233}{0.5}=0.466=46.6\%$$

以上计算结果表明肾结石由遗传所决定的因素是比较小的。

2. 霍尔津格（Holzinger）（1929）**公式** 是根据遗传率越高的疾病，同卵双生的患病一致率与二卵双生患病一致率相差越大而建立的。

同卵双生（monozygotic twins，MZ）是指由一个受精卵形成的两个双生子，他们的遗传基础相同，发育环境则可能存在差异；二卵双生（dizygotic twins，DZ）是指由两个受精卵形成的两个双生子，他们的遗传基础不同（其差异程度与一般同胞间相同），发育环境也可能存在差异。所谓患病一致率是指双生子中一个患某种疾病，另一个也患同样疾病的概率。

$$遗传率=\frac{同卵双生患病一致率(\%)-二卵双生患病一致率(\%)}{100-二卵双生患病一致率(\%)}$$

或写为：

$$h^2=\frac{C_{MZ}-C_{DZ}}{100-C_{DZ}} \quad (6\text{-}4)$$

例如，对精神分裂症的调查表明，在25对同卵双生中，共同患病的有20对；在20对二卵双生子中，共同患病的有2对。依此来计算同卵双生子的患病一致率为80%，二卵双生子的患病一致率为10%。代入公式（6-4）：

$$h^2=\frac{C_{\mathrm{MZ}}-C_{\mathrm{DZ}}}{100-C_{\mathrm{DZ}}}=\frac{80-10}{100-10}=0.78=78\%$$

以上结果表明，在精神分裂症中，遗传因素所起的作用较大。

再如，躁狂抑郁性精神病，调查同卵双生子 15 对，患病一致率为 67%；二卵双生子 40 对，患病一致率为 5%，代入公式（6-4）：

$$h^2=\frac{C_{\mathrm{MZ}}-C_{\mathrm{DZ}}}{100-C_{\mathrm{DZ}}}=\frac{67-5}{100-5}=0.65=65\%$$

计算结果表明，在躁狂抑郁性精神病中，遗传基础所起的作用也较环境因素大。

一些常见的多基因遗传病和先天畸形的患病率和遗传率见表 6-4。

表 6-4 常见多基因遗传病和先天畸形的患病率和遗传率（%）

疾病或畸形名称	群体患病率	患者一级亲属患病率	遗传率
唇裂±腭裂	0.17	4	76
腭裂	0.04	2	76
哮喘	4.0	12	80
精神分裂症	0.5～1.0	10～15	80
原发性高血压	4～8	20～30	62
冠心病	2.5	7	65
糖尿病（青少年型）	0.2	2～5	75
（成年型）	2～3		35
消化性溃疡	4.0	8	37
先天性心脏病（各型）	0.5	2.8	35
先天性髋关节脱位	0.1～0.2	男性先证者 4 女性先证者 1	70
脊柱裂	0.3	4	60
无脑儿	0.5	4	60
先天性幽门狭窄	0.3	男性先证者 2 女性先证者 10	75
先天性畸形足	0.1	3	68
先天性巨结肠	0.02	男性先证者 2 女性先证者 8	80
强直性脊椎炎	0.2	男性先证者 7 女性先证者 2	70
原发性癫痫	0.36	3～9	55

应当指出，遗传率估计值是由特定环境中特定人群患病率估算得到的，不适宜拓广到其他人群和其他环境。此外，遗传率是群体统计量，用到个体毫无意义。当然，遗传率估计量会有取样误差，因此，我们一般只能说某种疾病的遗传率是高的，另一种疾病的遗传率是低的。而遗传率的高低可能影响患者亲属中的发病风险。

三、多基因遗传病的遗传特点

从上面所学的知识我们能够知道尽管多基因遗传病的致病基因在家系中没有单基因病那么明显的传递特征，但符合数量性状遗传，具有如下特点：

（1）包括一些常见病和常见的先天畸形，发病率大多超过 1/1000。

（2）发病有家族聚集倾向：患者亲属发病率高于群体发病率，因为系谱分析不符合一般的常染色体显性、隐性或性连锁遗传方式，即同胞中的患病率远比 1/2 或 1/4 低，只有 1%～10%，如果用 Nilsson-Ehle 的多基因假说就很容易解释。

（3）发病率有种族（或民族）差异（表 6-5），表明这类疾病有遗传基础。

表 6-5 一些多基因病发病率的种族差异

病名	发病率	
	日本	美国
脊柱裂	0.003	0.002
无脑儿	0.006	0.005
唇裂±腭裂	0.0017	0.001
先天性畸形足	0.014	0.055
先天性髋关节脱位	0.01	0.007

（4）近亲婚配，子女发病风险增高，但不如 AR 显著。

（5）患者双亲、同胞、子女亲缘系数相同，发病风险相同。

（6）随着亲属级别降低，发病风险迅速下降（表 6-6，图 6-8），在发病率低的疾病中，这个特点更为明显。

表 6-6 一些多基因病患者不同级别亲属的发病风险对比

亲属级别	发病风险		
	唇裂	先天性髋关节脱位	先天性幽门狭窄
一般群主	0.001	0.002	0.005
同卵双生	0.40（×400）	0.40（×200）	0.15（×30）
一级亲属	0.04（×40）	0.05（×25）	0.05（×10）
二级亲属	0.007（×7）	0.006（×3）	0.025（×5）

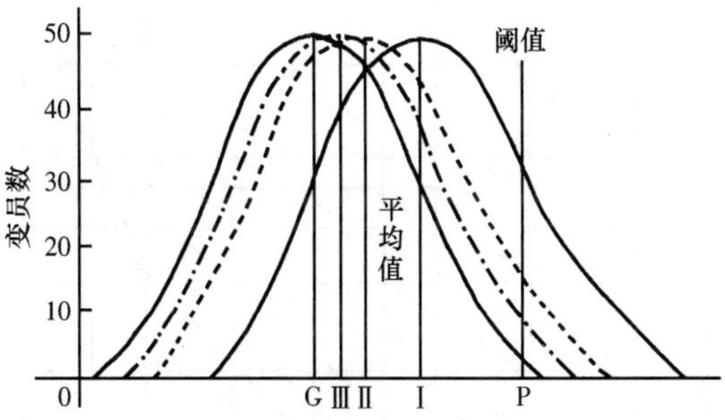

图 6-8 群体和患者不同级别亲属发病率比较

G. 一般群体；P. 患者；Ⅰ、Ⅱ、Ⅲ. 分别为一、二、三级亲属

四、多基因遗传病再发风险的估计

（一）多基因遗传病的发病风险与遗传率密切相关

从图 6-9 可以看出，群体易患性和患者一级亲属的易患性均呈正态分布。但是，两者超过阈值而发病的部分，在数量上有所不同。患者一级亲属的患病率（斜线区）比群体患病率（横线区）要高得多。

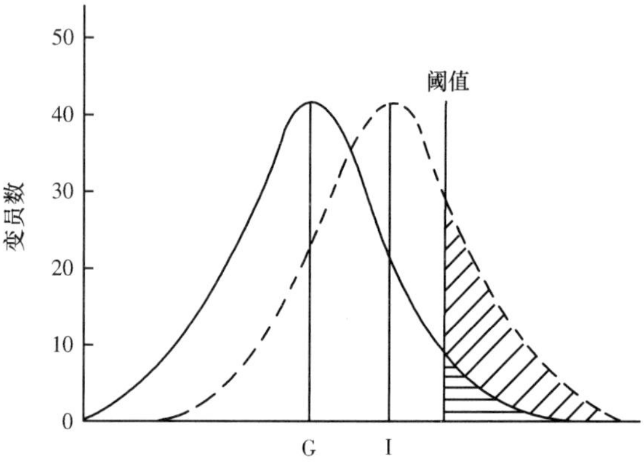

图 6-9 易患性分布图

———（实线）：群体易患性（G）；－－－－（虚线）：患者一级亲属易患性（I）

假定易患性变异完全取决于遗传因素，即遗传率为 100%，由于患者一级亲属的基因有 1/2 可能性与患者相同，所以其易患性平均值介于群体易患性平均值与患者易患性平均值之间。然而，在遗传率 70%～80%的情况下，患者一级亲属易患性平均值略向左移，而更为靠近群体易患性平均值，因而患病率必将比遗传率为 100%者低。如果遗传率低于 70%，患者一级亲属易患性平均值将更为左移，其患病率必将更为降低。

在相当多的多基因遗传病中，群体患病率为 0.1%～1.0%，遗传率为 70%～80%，患者一级亲属的患病率（q_r）近于群体患病率（q_g）的开方，即 $q_r = \sqrt{q_g}$；当遗传率低于 70%～80%时，患者一级亲属的患病率低于群体患病率的开放值。例如唇裂在中国人群体中的患病率为 1.7‰，其遗传率为 76%，患者一级亲属的再发风险率为 $q_r = \sqrt{q_g} = \sqrt{1.7/1000} = 4.1\%$。如果遗传率为 100%，患者一级亲属的患病率将近于 9%；如果其遗传率为 50%时，则患者一级亲属的患病率将低于 2%。

因此，有了群体患病率和遗传率，即可对患者一级亲属患病率作出适当估计（图 6-10）。

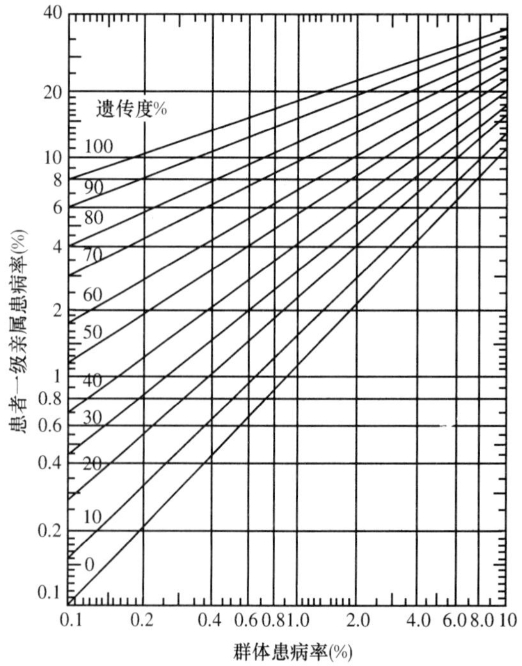

图 6-10 一般群体患病率、遗传率与患者一级亲属患病率关系

图 6-10 显示了群体患病率、遗传率和患者一级亲属患病率之间的相互关系，可以从中估计多基因病的发病风险率。

例如，无脑畸形和脊柱裂的患病率为 0.38%，在图 6-10 中横轴上查出 0.38 之点，作一垂直线与纵轴平行，已知此病的遗传率为 60%，从图中找出遗传率 60%的斜线，把它和 0.38 的垂直线相交点作一横线在纵轴上的一点近于 4，即表明该病的一级亲属患病率接近 4%。

有些多基因遗传病，在遗传率相同的情况下，群体患病率不同，发病风险率也不同，同样可以从图 6-10 中进行估计。

例如，在遗传率为 50%的条件下，群体患病率为 0.1%时，患者一级亲属患病率为 1.0%，即较群体的患病率高 10 倍；群体患病率为 1%时，患者一级亲属患病率为 5%，即较群体患病率高 5 倍；群体患病率为 10%时，患者一级亲属的患病率为 20%，即较群体患病率高 2 倍（表 6-7）。

表 6-7 是从图 6-10 中选出的几组常用的数据编制成的。从表 6-7 中大致可以看出，群体患病率和患者一级亲属患病率的差异与遗传率密切相关。

表 6-7　患者一级亲属患病率与遗传率、群体患病率的关系（%）

遗传率	群体患病率		
	0.1	1	10
50	1	5	20
60	2	6	24
70	3	8	28
80	4	10	30
90	6	13	33
100	8	16	36

注：表中数字为患者一级亲属患病率估计值。

（二）多基因遗传病有家族聚集倾向

由于多基因遗传病有家族聚集倾向，所以患者亲属的患病率高于群体患病率，但亲属患病率随着与先证者的亲属关系级数递增而剧减，并向着群体患病率靠拢。

（三）家属中多基因遗传病患者的人数越多再发危险率也越高

即家庭中有两个患者比有一个患者的患病危险率高（表 6-8）。例如，唇腭裂群体患病率为 0.17%，遗传率是 76%，人群中一对表型正常的人婚配，他们第一胎罹患唇腭裂的风险是群体患病率即 0.17%；如已生有一个此病患儿，第二胎再生唇腭裂患儿的风险上升到约 4.00%；如已生有二胎此病的患儿，第三胎再生的风险就上升到约 10.00%。表明患儿的双亲产生此种畸形的基因数较多。而在单基因遗传病中，因父母亲的基因型已定，不论已生出几个患儿，发病风险率都是 1/2 或 1/4。

表 6-8　根据受累一级亲属的数目和遗传率推算多基因病的复发风险

群体患病率（%）	遗传率（%）	双亲患病数为 0 的遗传同胞数			双亲患病数为 1 的遗传同胞数			双亲患病数为 2 的遗传同胞数		
		0	1	2	0	1	2	0	1	2
1.0	100	1	7	14	11	24	34	63	65	67
	80	1	6	14	8	18	28	41	47	52
	50	1	4	8	4	9	15	15	21	26
0.1	100	0.1	4	11	5	16	26	62	63	64
	80	0.1	3	10	4	14	23	60	61	62
	50	0.1	1	3	1	3	9	7	11	15

（四）多基因遗传病患者病情越严重亲属再发风险率越高

例如，患儿为单侧唇裂，同胞发病风险为2.46%；患儿为单侧唇裂+腭裂，同胞发病风险为4.0%；患儿为双侧唇裂+腭裂，同胞发病风险为5.60%。患儿的病情越严重，表明双亲带有更多的致病基因。这一点也与单基因遗传病不同。在单基因遗传病中，不论病情的轻重如何，一般都不影响其再发危险率，即仍为1/2或1/4。

（五）某种多基因遗传病的患病率存在有性别差异时，表明不同性别的发病阈值是不同的（图6-11）

群体患病率较低但阈值较高的性别的先证者，其亲属的再发风险相对增高，这种情况又称为卡特效应（Carter effect）。例如人群中男性先天性幽门狭窄的患病率高于女性，男性患病率为0.5%，女性患病率为0.1%，男性的患病率比女性高5倍，即男性发病阈值低于女性。男性患者后代中儿子患病率是5.5%，女儿的患病率为2.4%。如为女性患者，其后代中儿子的患病率达到19.4%，女儿的患病率达到7.3%。表明女性患者比男性患者带有更多的易感致病基因。

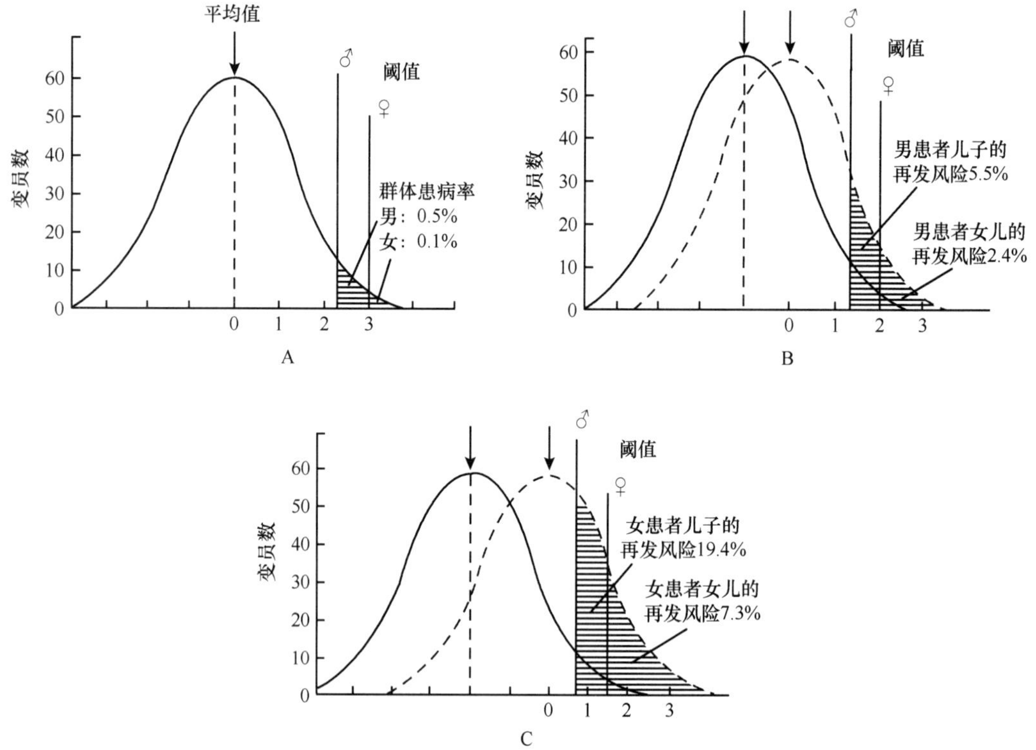

图6-11 阈值有性别差异的易患性分布（先天性幽门狭窄）

A. 一般人群的遗传易患性；B. 男性先证者的遗传易患性；C. 女性先证者的遗传易患性

横坐标（$\mu\pm1\sigma$）（以平均值μ为0，左右一个标准差）

如上所述，鉴于多基因遗传病的传递符合数量遗传性状规律，因而呈现这些特点。又由于它不像单基因遗传病那样，可以相对较容易地认识和较方便地推算子代的发病概率。所以，对于多基因遗传病亲属发病风险率的估计，必须根据上述特点及有关资料和数据进行具体分析。

五、常见的多基因遗传病

（一）精神分裂症

精神分裂症（schizophrenia，SZ）是一种病因复杂、较为常见的精神性障碍性疾病。我国人群发病率达1%。

精神分裂症多发于青壮年，无明显的性别发病差异。临床症状表现复杂，常表现为思维障碍（思维的过程缺乏连贯性和逻辑性）、情感淡漠、意志行为障碍和精神活动不协调、脱离现实环境的特点。

长期系统的家系调查、对双生子患者的遗传学调查、流行病学研究结果表明，遗传因素在精神分裂症的发生中有很重要的作用，遗传率高达80%。精神分裂症患者亲属中的患病率比一般居民高，且与患者的血缘关系越近，患病率越高。该病的发生，除遗传因素外，环境因素在精神分裂症的发病中也起到一定作用。

从20世纪60年代迄今近半个世纪，已经报道的精神分裂症患者的染色体异常类型包括：①缺失异常：如22q11.1；②倒位异常：如9p11-q13；③相互易位：如t（1；7）（p22；q22）；④脆性染色体位点：如8q24；⑤部分三体：如5q11-q13部分三体；⑥非整倍体等。

近年来，应用关联分析方法和新一代DNA测序技术等，发现精神分裂症的易感基因包括多巴胺受体基因、5-羟色胺受体基因及*HLA*基因等。这些基因的多态性、突变或特定的基因型与精神分裂症具有不同程度的相关性。

（二）原发性高血压

高血压（hypertension）是最常见的心血管病之一，是一类以动脉压（收缩压或舒张压）升高为主要特征，常伴有心、脑、肾和视网膜等器官损伤及代谢改变的临床综合征。高血压可分为原发性高血压（essential hypertension，EH）和继发性高血压，在绝大多数患者中，高血压的病因不明，称为EH。95%以上的高血压患者为EH。

EH是一种由多基因、多因素引起的具有很强遗传异质性的疾病。遗传因素在EH发病中起重要作用，个体间血压水平的变异30%～70%归因于遗传因素。研究发现其发病具有明显的家族聚集性，EH患者的一级亲属更易患高血压。而不同种族或民族群体间EH患病率差异很大。EH也受环境因素的影响，如钠、钾、钙等的摄入等。

EH的相关基因研究多采用候选基因策略。目前，已经筛选出150多个易感基因。如①肾素-血管紧张素-醛固酮系统的基因：*AGT*、*ACE*等；②儿茶酚胺-肾上腺素系统的基因：*PNMT*和*GNB3*等；③调节内皮细胞功能的基因：*NOS2A*和*NOS3*等；④影响细胞代谢的基因：*LPL*和*APOB*等；⑤其他高血压相关基因：*GSTM3*、*PTPN1*和线粒体tRNA4263A^{Ile}-G点突变等。

（三）支气管哮喘

支气管哮喘（bronchial asthma），简称哮喘，是一种以气道慢性炎症，气道高反应性和可逆性气流阻塞为特征的呼吸疾病。在许多国家，哮喘的发病率呈逐年上升趋势，各国哮喘患病率在1.00%～4.00%，我国约为1.24%。以儿童多见，发达国家患病率高于发展中国家，城市高于农村，全球有3亿患者。

哮喘临床表现为反复发作性喘息，伴有以呼气相为主哮鸣音，呼吸困难，胸闷或咳嗽，严重时可持续数日或数周，反复发作，可经治疗缓解或自行缓解。长期反复发作哮喘可并发慢性支气管炎或肺气肿。

该病病因复杂。研究表明哮喘有着明显的家族性聚集倾向。通过全基因组扫描、候选基因技术和连锁分析等诸多研究表明，哮喘是一种具有不同表型的复杂性疾病，疾病的发生、发展由个体易感性与环境之间的相互作用决定的。

研究表明，多条染色体上的多个基因与哮喘或者哮喘相关性状（asthma-related traits，ASRT）相关。目前发现100多个候选基因，如*IL4R*（白介素-4受体）、*KCNS3*（电压门控延迟整流钾通道亚家族S成员3）、*HNMT*（组胺-N-甲基转移酶）等。

（四）帕金森病

帕金森病（Parkinson disease，PD）又称震颤麻痹（paralysis agitans）是一种慢性、进行性的中枢神经系统（基底核、尤其是黑质）变性的疾病，属病情进展缓慢的神经系统退行性疾病，多发于中、老年期。数据表明，在65岁以上的中国人群中，PD患病率为1.75%，且发病率和患病率都随着年龄的增加而上升。

PD患者由于中脑黑质致密部多巴胺神经元变性死亡造成纹状体多巴胺（dopamine，DA）含量下降，胆碱能神经元活性相对增高，两者的动态平衡受到破坏，使锥体外系功能亢进，发生震颤性麻痹。

临床主要表现为静止性震颤（多在静止时明显，运动时减轻或消失，呈“搓丸样动作”），运动迟缓（肢体僵硬和无力、随意运动迟缓、面具脸），肌强直（齿轮样强直或钳管样强直）和姿态步态障碍（屈曲体姿、慌张步态）。

PD的发病机制尚不明确，一般认为是多因素导致的复杂性疾病，仅有10%～15%的PD患者有家族史。环境毒素（如农药及杀虫剂、烟草、毒品等）、遗传因素以及一些其他因素的相互作用都能导致PD的发病。

一系列家族性PD相关基因的发现表明，遗传因素在PD的发病中起着重要的作用。

Summary

Polygenic traits, the genetic traits caused by cumulative effect of multiple genes, usually interact with environmental factors and result in multi-gene diseases or multifactorial diseases. Due to genetic factors, such diseases display a family tendency but not consistent with Mendelian inheritance, namely, the prevalence of such disease in siblings is only about 1%-10%, significantly lower than that of genetic disease (1/2 or 1/4). A majority of the congenital malformations such as anencephaly, spina bifida, other neural tube defects and most of congenital heart defects, as well as many common adult diseases such as cancer, hypertension, coronary heart disease, gout, schizophrenia, depression and diabetes are in general multifactorial diseases as a result of the interaction between multiple genes and environmental factors, not the diseases simply induced by single gene mutations or chromosomal abnormalities.

（王 萍 李 兰）

第七章 染色体病

染色体病（chromosomal disease）是染色体数目异常或结构畸变而引起的疾病。染色体是核基因的载体，基因在染色体上按严格的序列呈直线排列，每个毗邻的基因位置相对恒定。染色体数目增减或结构改变使基因或基因群增加、缺失或重组，严重破坏基因的平衡状态，引起机体的多个器官系统的形态、结构及功能异常。严重者在胚胎早期夭折，临床表现为自然流产。临床调查资料表明，染色体异常导致自然流产占早期自然流产（即孕 12 周之前，连续两次以上）的 50%～60%。能够存活到出生的占少数，如 21 三体妊娠的胚胎仅有 20%～25%最终成活出生，临床上表现多发症状群，如生长发育迟缓、多发畸形、智力低下等，故又将染色体病称为染色体畸变综合征（chromosome aberration syndrome）。

第一节 染色体畸变

染色体畸变（chromosome aberration）是指体细胞或生殖细胞内染色体发生异常改变，包括染色体数目异常和结构畸变。导致染色体畸变的因素是多方面的，有些染色体畸变可自发产生，称为自发畸变（spontaneous aberration）；但也有些染色体畸变是由外界因素，如物理因素、化学因素和生物因素作用而产生，称为诱发畸变（induced aberration）；还有些是从父母遗传而来，如父母之一是平衡易位携带者或母亲为超雌型综合征（X 三体）等。

一、表型正常个体染色体变异的多态性

染色体多态性（chromosome polymorphism）是指正常个体存在的染色体微小变异，主要表现在一对同源染色体之间出现形态结构、带纹宽窄度、着色强度等的明显差异，这些微小变异是稳定的并按孟德尔方式遗传，通常没有明显表型效应和病理学意义。显带技术应用以来，使得染色体多态性检出率明显提高。

染色体多态多见于染色体长度、随体和副缢痕等。例如，D 组和 G 组近端着丝粒染色体的短臂、随体及副缢痕区（NOR）的形态变异，1、9 和 16 号染色体长臂近着丝粒区副缢痕处形成的狭窄、浅染区域的变异（图 7-1）。Y 染色体长度变异是最典型、最常见的多态性变异，如具有随体的 Y 染色体、具有中央着丝粒的 Y 染色体、长度大于 F 组或 18 号染色体的 Y 染色体（大 Y、长 Y 或巨 Y）、长度小于 G 组染色体 1/2 的 Y 染色体（小 Y）。Y 染色体长度变异的主要部位是 Y 染色体长臂远侧 2/3 处（图 7-2），该处为组成性异染色质，属重复性 DNA，通常不含有编码的基因，故一般不引起表型效应。

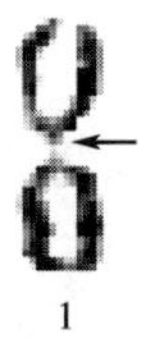

图 7-1 1 号染色体多态照片图

箭头为多态位点：位于 1 号染色体长臂近着丝粒区副缢痕处形成狭窄浅染区

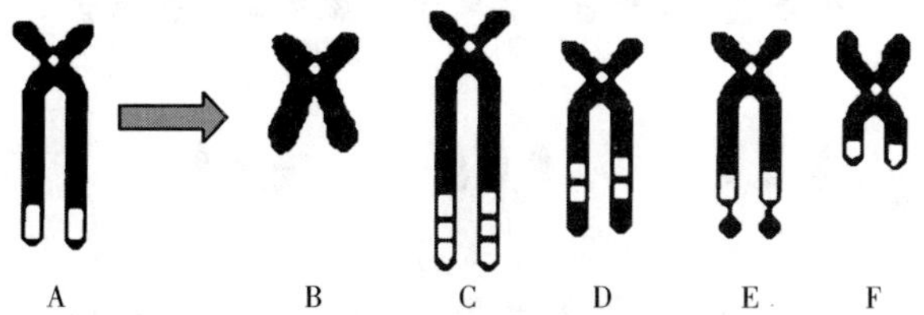

图 7-2 Y 染色体多态模式图

A. 标准型；B. 缺乏荧光节段的小 Y；C. 有三个荧光节段的大 Y；D. 异常结构的荧光节段；E. 具有“随体”的 Y 染色体；F. 具有中央着丝粒的 Y 染色体

染色体多态按孟德尔式遗传规律稳定遗传，故可以作为一种遗传标记，应用于临床实践和科学研究。

（1）鉴定额外染色体或异常染色体的起源：如利用13号染色体随体、副缢痕、短臂或显带着色强度等染色体多态性，追溯额外13号染色体是来自父方或母方。

（2）亲权鉴定：通过检查子女与父母（或可能父母）染色体多态标记的一致性，进行亲权鉴定。

（3）作为种族差异的遗传标志：一些染色体多态现象，存在着种族差异，因此，可以作为不同种群研究的遗传标志。

二、染色体畸变类型及产生机制

染色体畸变类型分为染色体数目异常和染色体结构畸变两大类。

（一）染色体数目异常类型及产生机制

正常人体细胞97%以上的是正常二倍体细胞（$2n$），含46条染色体。在二倍体细胞的基础上染色体数目超出或少于46条，称为染色体数目异常，包括增加完整染色体组的多倍体和增减1条或几条染色体的非整倍体。

1. 染色体数目异常类型

（1）整倍体（euploid）异常：体细胞在二倍体基础上整个染色体组增加或减少就形成整倍体异常。从理论上推断可能出现的整倍体异常类型有单倍体（n）、三倍体（$3n$）、四倍体（$4n$）等。将三倍体以上的细胞称为多倍体（polyploid）。到目前为止只有精子和卵子是单倍体，还未见到单倍体的胎儿或新生儿。

1）三倍体（triploid）：是指由三个染色体组成的体细胞，有69条染色体。由于整体性三倍体是致死性的，这类个体多在胚胎期死亡，约占自发性流产胎儿的22%。迄今只有10余例三倍体胎儿活到临产前或出生时的报道，出生后可以存活者一般为三倍体与二倍体的嵌合体$2n/3n$。三倍体核型有69，XXX（图7-3）、69，XYY和69，XXY等，主要临床症状为智力低下，身体发育障碍、畸形，男性病例合并尿道下裂、分叉阴囊等性别模糊的外生殖器。三倍体易于流产的原因，是细胞在有丝分裂中，会形成三极纺锤体（tripolar spindle）（图7-4），造成分裂中、后期染色体分布和分配紊乱，子细胞染色体数目异常，严重干扰胚胎的正常发育而导致自发流产。

2）四倍体（tetraploid）：是指患者体细胞中含有四个染色体组，染色体数目为92条。到目前为止只有1例伴有多发畸形的四倍体活婴和一例四倍体和二倍体（46，XY/96，XXYY）的嵌合体的男性病例报告。四倍体以上的多倍体未见报道。

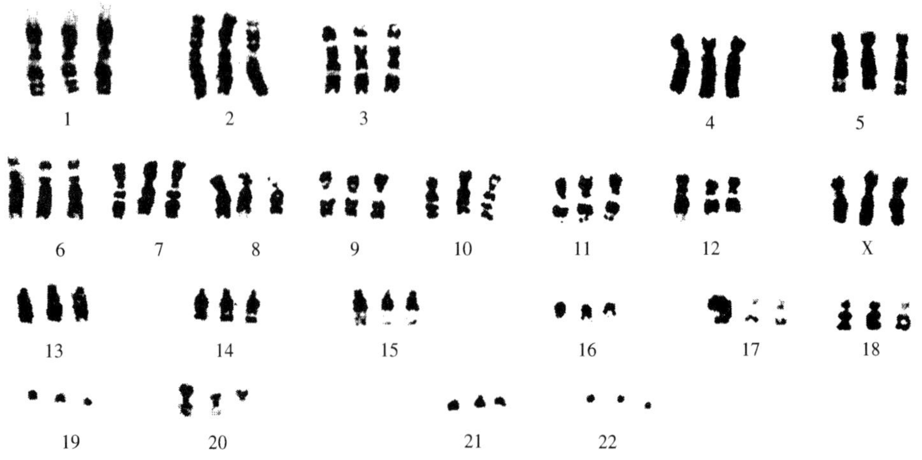

图7-3　三倍体患儿核型

（2）非整倍体（aneuploid）异常：细胞在二倍体基础上增加或减少一条（2*n*+1 或 2*n*–1）或数条染色体，而使细胞中染色体不是整倍数，称为非整倍体。这是临床上最常见的染色体数目异常类型。

1）亚二倍体（hypodiploid）：比二倍体减少 1 条（2*n*–1）或几条的细胞称亚二倍体。缺少某序号的 1 条染色体，称该号的单体性（monosomy），如当女性缺少 1 条 X 染色体时，构成 X 单体性，核型为 45，X。因为单体性的细胞中缺少 1 条染色体将造成基因组严重失衡，所以在常染色体的单体性中，即使是最小的 21 号和 22 号染色体单体性个体也难以存活，绝大多数（98%）在胚胎期流产，有极少数可存活病例表现严重的女性性腺和外生殖器发育不良等综合症状群，称为性腺发育不全或特纳综合征。

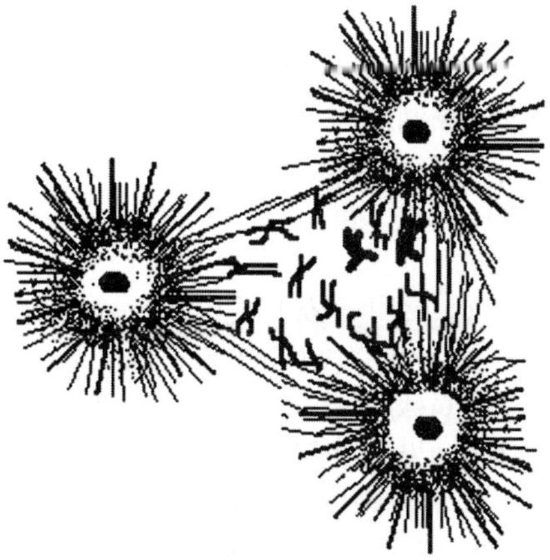

图 7-4 三极纺锤体

2）超二倍体（hyperdiploid）：比二倍体增加 1 条（2*n*+1）或几条时，称该细胞为超二倍体。其中某序列号染色体增加 1 条，就称该号染色体的三体性。临床上，不论常染色体病还是性染色体病，均以三体性最常见。目前为止，除 1 号染色体未发现三体性外，其余的常染色体均存在三体性。由于额外的染色体会破坏遗传物质及其代谢产物的平衡，故绝大多数三体性个体在胚胎期死亡，以流产而告终。少数存活者以常染色体的 21、18 和 13 三体以及性染色体的三体性 XXX、XXY 和 XYY 为常见，表现相应的三体性染色体数目异常综合征。

3）多体性（polysomy）：某号染色体有 4 条或 4 条以上的核型称多体性。临床上见到性染色体多体性个体，如 48，XXXX 和 49，XXXXY。

4）假二倍体（pseudodiploid）：指染色体总数为二倍体数目（46 条），但细胞中某号染色体增加一条，另外的染色体减少一条，增加和减少的染色体数目相等，形成假二倍体核型，如 46，XY，+18，–21。

2. 染色体数目异常产生机制 染色体数目异常的主要原因是配子发生的减数分裂过程中或受精卵的早期卵裂过程出现染色体复制和行为异常。

（1）整倍体异常发生的机制

1）双雄受精（diandry）：即两个精子同时与一个卵子受精，形成三倍体合子（图 7-5A、B、C），其中两个染色体组来自精子、一个染色体组来自卵子。

2）双雌受精（digyny）：在卵子发生过程中由于某种因素的影响，第二次减数分裂时，次级卵母细胞未将第二极体的染色体组排出卵外，形成二倍体卵子，与正常精子受精后，形成 69，XXY；69，XXX 的三倍体核型（图 7-5D）。

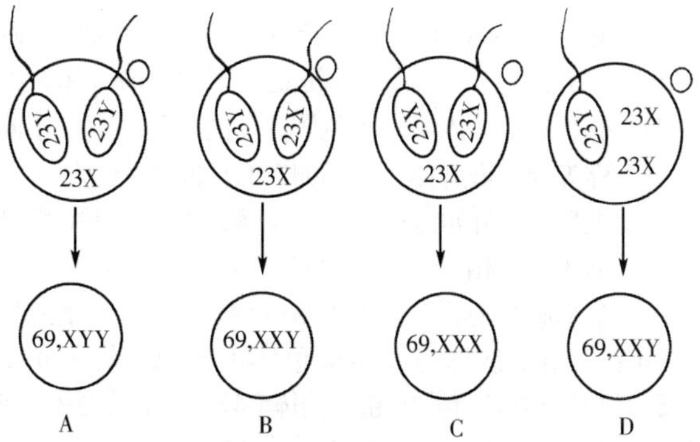

图 7-5 三倍体形成机制

A、B、C. 双雄受精；D. 双雌受精

3）核内复制（endoreduplication）：指染色体经两次复制，每条染色体由4条染色单体构成，称双分染色体（diplochromosome），然后细胞分裂一次，形成两个子细胞的均为四倍体。核内复制是四倍体形成机制之一，也是癌细胞较常见的染色体异常特征之一。

4）核内有丝分裂（endomitosis）：指染色体完成一次复制后，细胞分裂至前期末停滞，核膜未破裂、消失，也无纺锤体形成，直至再经一次DNA复制并完成细胞分裂，形成的两个子细胞均为四倍体。

（2）非整倍体形成机制：多为细胞分裂时染色体不分离和染色体丢失。

1）减数分裂不分离（meiotic nondisjunction）：在配子发生的减数分裂过程中，由于某种原因导致同源染色体或姐妹染色单体不分离，形成 $n+1$ 或 $n-1$ 的异常配子，称为减数分裂不分离。如果减数分裂不分离发生在后期Ⅰ，则形成的配子中将有1/2是 $n+1$ 条染色体，1/2是 $n-1$ 条染色体（图7-6A），与正常配子受精后有50%的受精卵为超二倍体（$2n+1$），50%的受精卵为亚二倍体（$2n-1$）。如果减数分裂染色体不分离发生在后期Ⅱ，则形成的配子中有1/2是含 n 条染色体的正常配子，有 $n+1$ 条和 $n-1$ 条染色体的异常配子各1/4（图7-6B），与正常配子受精后，正常受精卵占50%，超二倍体和亚二倍体受精卵各占25%。已知减数分裂不分离多发生在后期Ⅰ，所形成的亚二倍体（$2n-1$）因为缺少一条染色体，尤其是缺少一条常染色体时多不存活，所以，一般只能出生三体性后代。这种由正常二倍体的双亲在形成配子时发生的减数分裂不分离，称为初级不分离。如果父母之一是三体性的患者，则在减数分裂时，三条染色体的其中一条分至一极，另两条分至另一极（不分离），形成1/2的正常配子（含 n 条染色体），1/2是异常配子（含有 $n+1$），两者分别与正常配子受精后，出生三体性患儿的可能性为50%。这种三体性个体在形成配子时发生减数分裂不分离的过程，称为次级不分离。

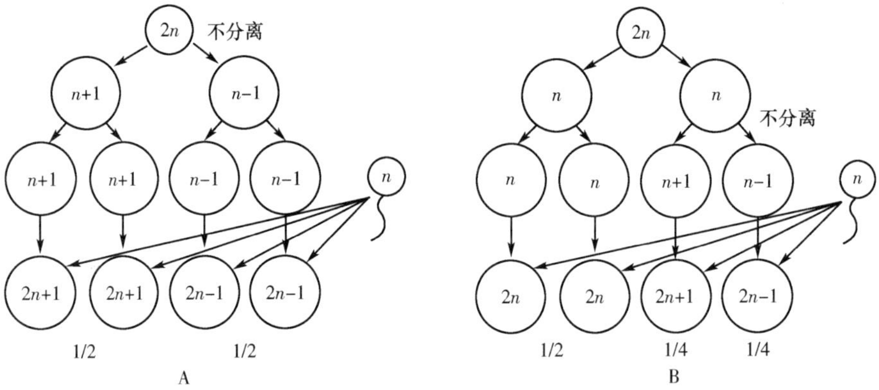

图7-6 减数分裂不分离所形成配子与受精后的结果示意图

A. 后期Ⅰ染色体不分离；B. 后期Ⅱ染色体不分离

2）有丝分裂不分离（mitotic nondisjunction）：发生在受精卵或体细胞有丝分裂过程中的姐妹染色单体不分离，称为有丝分裂不分离，导致嵌合体（mosaic）形成。嵌合体是指个体同时存在两种或两种以上染色体数目不同的细胞群。如果体内不同染色体数目的细胞群起源于同一合子，称为同源嵌合体，起源于两种以上的合子，称为异源嵌合体。不同卵裂时期发生染色体不分离决定了嵌合体中各细胞系的类型和比例，不分离发生越早，异常细胞群占的比例越大，临床症状越明显；相反，发生时间越晚，异常细胞群比例越少，临床症状相应越轻。例如，如果第一次卵裂时发生染色体不分离，将形成有两个细胞系的嵌合体：一个细胞系为超二倍体（$2n+1=47$），一个细胞系为亚二倍体（$2n-1=45$），两种细胞系各占50%。如果是第二次卵裂发生染色体不分离，即将形成三个细胞系的嵌合体（46/47/45），正常二倍体细胞系占50%，异常的超二倍体（47）和亚二倍体（45）各占25%（图7-7A）。依此类推到染色体不分离发生在第五次卵裂时，46细胞占15/16，而47和45细胞各占1/32（约3%）。由于细胞因缺少一条染色体不易存活而被淘汰、消失，不能形成细胞系。所以，在临床病例的核型分析中，常见46/47嵌合性，而46/47/45三细胞系同时存在的情况较少见。但性染色体嵌合体中可见45，

X/46，XX/47，XXX；45，Y/46，XY/47，XXY 核型。

3）染色体丢失：或称染色体遗失是指细胞在有丝分裂后期，某一姐妹染色单体的着丝粒未与纺锤丝相连，不能牵引至细胞某一极，参与新细胞核的形成；或者某一染色单体行动迟缓，发生后期迟延（anaphase lag），不能组装到子细胞核内而滞留在细胞质中，最后被分解、消失，使该细胞丢失一条染色体成为亚二倍体。染色体丢失也是形成嵌合体的原因（图 7-7B）。例如临床上所见到的只存在 46，XY/45，X 或 46，XX/45，X 两种细胞系，而不存在三体性细胞系的嵌合体患者，用染色体丢失来解释较为恰当。

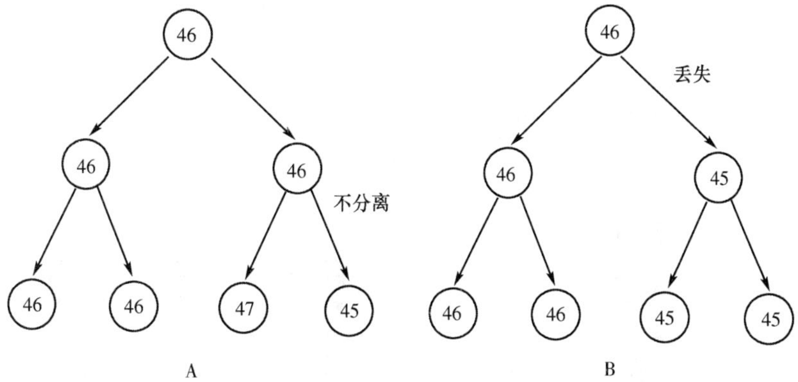

图 7-7 有丝分裂染色体不分离或丢失与嵌合体形成

A. 第二次卵裂时染色体不分离；B. 染色体丢失与嵌合体形成

（二）染色体结构畸变类型及产生机制

1. 染色体结构畸变产生的基础 在电离辐射、化学诱变剂等因素诱变下，染色体可发生断裂（breakage），形成无着丝粒断片。如果染色体断片在原位重接，称为原位愈合（concrescence）或重合（superposition），一般不引起遗传效应。如果染色体断片未发生重接或变位重接，就形成染色体结构畸变，结构畸变会导致染色体重排，称为重排染色体。因此，染色体断裂和变位重接是染色体结构畸变的基础。

2. 染色体结构畸变的描述方法 根据人类细胞遗传学国际命名体系（International System for Human Cytogenetic Nomenclature，ISCN）规定，染色体结构畸变的描述方法分为简式和详式两种。简式要求对发生结构畸变的染色体描述到断裂点，描述内容依次为染色体总数，性染色体组成，畸变类型（用符号表示），后面紧跟两个括号，第一括号内描述受累染色体的序号，第二括号内描述染色体断裂点的臂区带号，畸变类型及两个括号间无标点符号分隔。例如，46，XX，del（5）（p15），指一个女性存在 5 号染色体缺失，断点在短臂 1 区 5 带。详式要求对发生结构改变的染色体详细描述染色体重排结构，与简式的区别在第二个括弧中不仅描述断裂点，还要描述重排染色体的组成（描述中注意要从新衍生染色体完整臂的末端开始）。如上例核型详式描述应为：46，XX，del（5）（qter→p15：）。qter→p15 是重排染色体组成，即从 5 号长臂末端（ter）到短臂 1 区 5 带处；冒号（：）表示断裂，其远侧端 p15→pter 丢失。

3. 发育不同阶段与染色体结构畸变的关系 在配子形成期或受精 24 小时内的畸变将导致畸变纯合体；在发育 2～4 天（卵裂及桑葚胚期）将导致不同比例的嵌合体；在 3 胚层分化（3 周左右）阶段，某一胚层染色体畸变将导致由该胚层发育而来的组织器官系统异常；在各组织器官染色体异常嵌合体中，仅依外周血检查不一定能够发现嵌合核型。

4. 常见的染色体结构畸变类型

（1）缺失（deletion，del）：是指染色体断裂产生的断片未原位重接而丢失的结构畸变，分为末端缺失和中间缺失两种。

1）末端缺失：是指染色体的短臂或长臂末端发生一次断裂，带有端粒的无着丝粒断片未与断端重接而丢失，形成末端缺失染色体。如图 7-8A，是 1 号染色体长臂末端缺失，核型描述为：

简式：46，XX，del（1）（q21）

详式：46，XX，del（1）（pter→q21：）

详式的含义是，1 号染色体在 q21 发生断裂，检测到结构畸变的 1 号染色体是从 pter 到 q21 带，其远侧段 q21→qter 丢失。

2）中间缺失：是指一条染色体发生两次断裂后，中间断片未原位重接丢失，两侧断端重接，形成中间缺失染色体。如图 7-8B 所示，3 号染色体在 q21 和 q25 同时断裂后形成的中间缺失染色体，其核型为：

简式：46，XX，del（3）（q21q25）

详式：46，XX，del（3）（pter→q21：：q25→qter）

双冒号（：：）代表断裂重接，上例表明 3q21 和 3q25 处断裂重接，之间的节段 q21→q25 丢失。

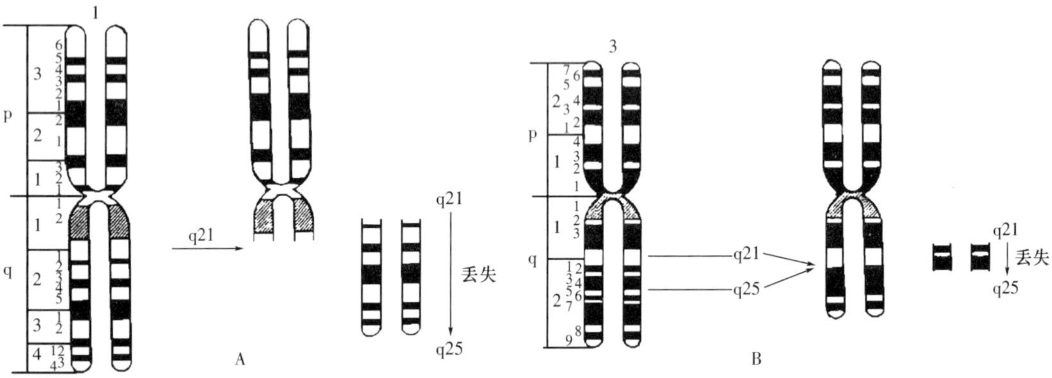

图 7-8 染色体缺失

A. 末端缺失；B. 中间缺失

如果缺失的部分包括某些显性基因，则同源染色体上与这一缺失相对应位置上的隐性等位基因就得以表现，这一现象称为假显性。

（2）倒位（inversion，inv）：是指在一条染色体上同时发生两处断裂，两断点之间片段旋转 180° 重接而形成倒位。倒位又可分成臂内倒位和臂间倒位两种。

1）臂内倒位（paracentric inversion）：是指同一染色体臂发生两次断裂后，所形成的中间片段旋转 180° 后重接。例如 1 号染色体 p22 和 p34 发生两处断裂，断片倒转 180° 连接于原来的染色体上（图 7-9A），核型描述为：

简式：46，XX，inv（1）（p22p34）

详式：46，XX，inv（1）（pter→p34∷p22→p34∷p22→qter）

2）臂间倒位（pericentric inversion）：是指一条染色体的长臂和短臂各发生一处断裂后，断片倒转 180° 重接，形成臂间倒位。例如 2 号染色体 p15 和 q21 分别发生两处断裂，之间的断片倒转 180° 后重接（图 7-9B），核型描述为：

简式：46，XX，inv（2）（p15q21）

详式：46，XX，inv（2）（pter→p15∷q21→p15∷q21→qter）

据报道，臂间倒位发生率远多于臂内倒位，最常见的是 9 号臂间倒位，人群发生率可达 1%。有人认为 9 号染色体的臂间倒位是一种正常的多态性。也有报道指出，9 号臂间倒位与习惯性流产有一定的相关性。由于倒位畸变一般没有遗传物质的缺失，其个体不具有表型改变，称为倒位携带者。若同源染色体其中一条发生倒位畸变，减数分裂联会时将形成特有的倒位环（inversion loop）（图 7-10A、B）。如果在倒位环内发生一次非姐妹染色单体之间的交换，理论上可形成 4 种不同的配子（图 7-10C）：

1 种配子正常；1 种配子含倒位染色体；另 2 种配子均带有一条重组染色体，与正常配子受精后因遗传物质缺失或重复导致胚胎不能正常发育而流产。在各种染色体结构畸变类型中，倒位是能够抑制或降低重组的染色体的畸变。

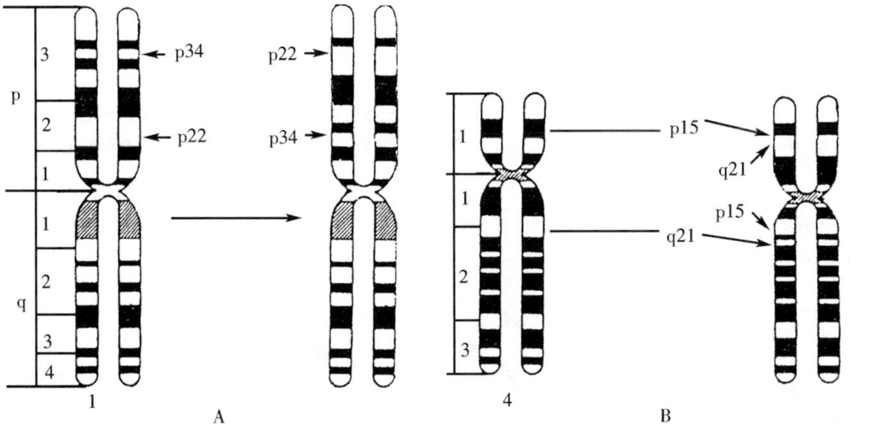

图 7-9 倒位图解

A. 臂内倒位；B. 臂间倒位

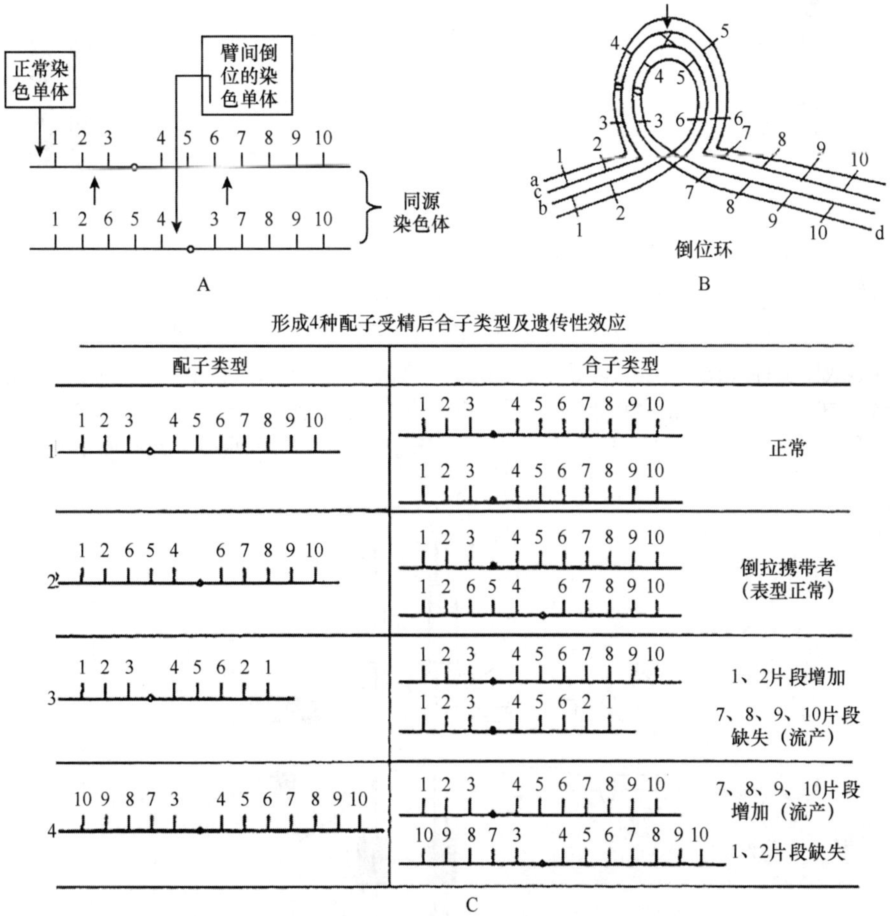

图 7-10 倒位环形成及减数分裂后配子重组染色体类型

A. 同源染色体；B. 倒位环；C. 形成 4 种配子与受精后合子类型及遗传效应

（3）易位（translocation，t）：当两条染色体同时发生断裂，断片相互交换位置重接即为易位。易位有以下三种类型：

1）相互易位（reciprocal translocation）：两条染色体同时发生断裂，两断片互换位置重接，形成两条衍生染色体（derivative chromosome）。例如2号染色体q21和5号染色体q31发生断裂，断片交互重接，形成两条衍生染色体，即der（2）和der（5）（图7-11）。其核型描述为：

简式：46，XX，t（2；5）（q21；q31）

详式：46，XX，t（2；5）（2pter→2q21∷5q31→5qter；5pter→5q31∷2q21→2qter）

按ISCN规定，详式描述衍生染色体时，先描述序号在前的衍生染色体，如本例，先描述2号，再描述5号。但完整地描述相互易位携带者的核型时，应考虑到由于2/5的相互易位之后，该个体细胞内将缺少一条正常的2号和一条正常的5号染色体，多了两条衍生染色体。因此完整的核型写成：46，XX（XY），–2，–5，+der（2），+der（5），t（2；5）（q21；q31）。

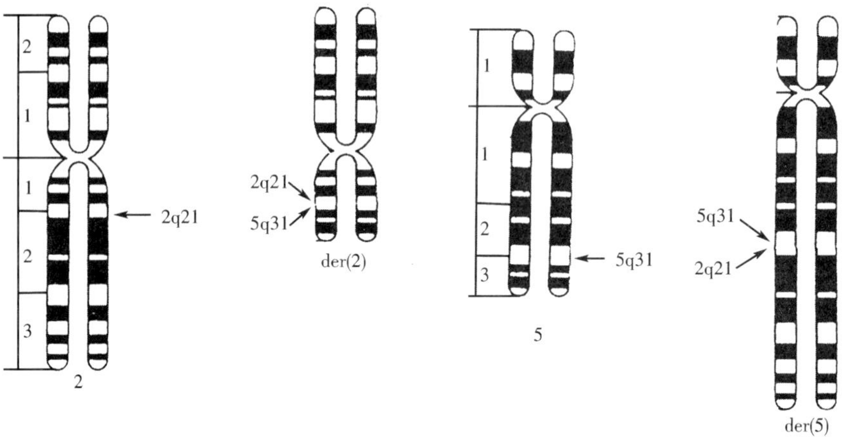

图7-11　2号与5号染色体之间相互易位图解

当相互易位仅涉及位置改变而不造成遗传物质增减时，称为平衡易位（balanced translocation）。携带平衡易位染色体的个体表型正常，称平衡易位携带者。易位染色体在减数分裂中同源染色体配对时，将形成四射体（图7-12）。若四射体内发生一次非姐妹染色单体遗传物质互换，理论上可形成18种类型的配子，分别和正常配子受精后，将形成18种类型的合子（表7-1），其中仅一种正常，一种为表型正常的易位携带者，其余（16/18）均因遗传物质缺失和重复导致胚胎不能正常发育而流产。

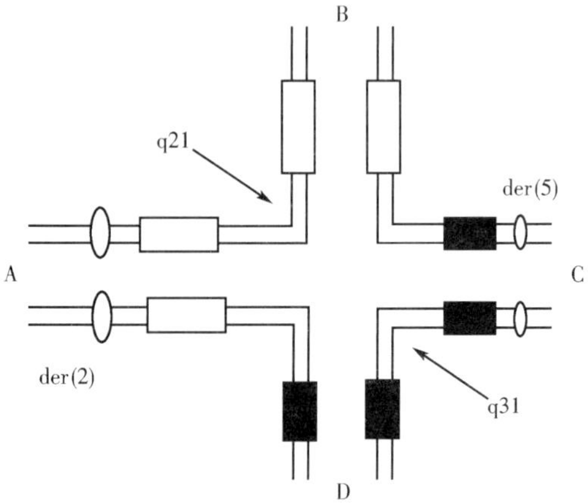

图7-12　染色体相互易位在减数分裂Ⅰ形成四射体图

表 7-1 2/5 染色体相互易位携带者与正常人婚配其后代可能出现的染色体核型类型

易位携带者形成配子类型		与正常配子受精后的合子核型类型	遗传效应
对位	AB CD	46，XX（XY）	正常
	AD CB	46，XX（XY），−2，−5，+der（2），+der（5），t（2；5）（q21；q31）	易位携带者
邻位 1	AB CB	46，XX（XY），−5，+der（5），t（2；5）（q21；q31）	流产
	AD CD	46，XX（XY），−2，+der（2），t（2；5）（q21；q31）	流产
邻位 2	AB AD	46，XX（XY），−5，+der（2），t（2；5）（q21；q31）	流产
	CB CD	46，XX（XY），−2，+der（5），t（2；5）（q21；q31）	流产
	AB AB	46，XX（XY），+2，−5	流产
	CD CD	46，XX（XY），−2，+5	流产
	CB CB	46，XX（XY），−2，−5 +2der（5），t（2；5）（q21；q31）	流产
	AD AD	46，XX（XY），−2，−5 +2der（2），t（2；5）（q21；q31）	流产
3：1	AB CB CD	47，XX（XY），+der（5），t（2；5）（q21；q31）	流产
	AD	45，XX（XY），−2，−5 +der（2），t（2；5）（q21；q31）	流产
	CB CD AD	47，XX（XY），−2，+der（2），+der（5），t（2；5）（q21；q31）	流产
	AB	45，XX（XY），−5	流产
	CD AD AB	47，XX（XY），+der（2），t（2；5）（q21；q31）	流产
	CB	45，XX（XY），−2，−5，+der（5），t（2；5）（q21；q31）	流产
	AD AB CB	47，XX（XY），−5，+der（2），t（2；5）（q21；q31）	流产
	CD	45，XX（XY），−2	流产

2）罗伯逊易位（Robertsonian translocation）：专指两条近端着丝粒染色体均在着丝粒处断裂，两条长臂或短臂通过着丝粒融合形成一条染色体的易位，也称着丝粒融合（centric fusion）、整臂易位（whole arm translocation）。由于近端着丝粒染色体短臂遗传物质很少，或者不含着丝粒，一般会丢失并不产生表型效应，因此，核型中常常只存在由长臂形成的罗伯逊易位染色体，染色体总数为 45 条，表型一般正常，称罗伯逊易位携带者。如图 7-13A 为同源易位，即 13 号与 13 号易位，核型写为 45，XX，−13，−13，+t（13；13）（p11；q11）；图 7-13B 为异源易位，即 14 号与 21 号易位，核型写为 45，XX，−14，−21，+t（14；21）（p11；q11）。

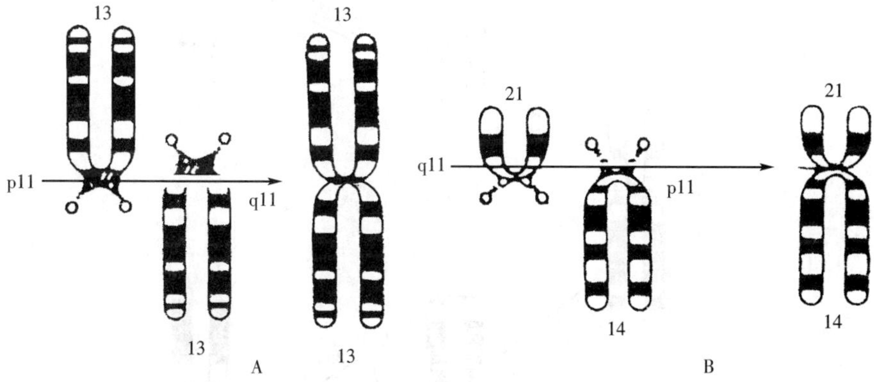

图 7-13 罗伯逊易位图解

A. 同源易位；B. 异源易位

3）插入易位（insertional translocation）：是指两条非同源染色体，其中一条发生两次断裂，断片插入到另一条发生一次断裂的染色体断点部位。染色体重排结果是一条染色体发生中间缺失，另一条染色体发生插入易位（图 7-14）。

（4）重复（duplication，dup）：是指一条染色体上某个片段有 2 个或 2 个以上拷贝，造成部分三体性或多体性。一般将重复区段方向与原片段一致，称为正重复；如果方向相反，称为倒位重复。重复发生的原因一般是减数分裂时同源染色体发生不等交换、有丝分裂时姐妹染色单体不等交换或同源染色体片段插入等。

（5）环状染色体（ring chromosome，r）：当一条染色体的长臂和短臂同时发生一次断裂，含有着丝粒的染色体片段长臂断端与短臂断端相接，即形成环状染色体。如图 7-15 所示，核型描述为：

简式：46，XX，r（2）（p21q31）

详式：46，XX，r（2）（p21→q31）

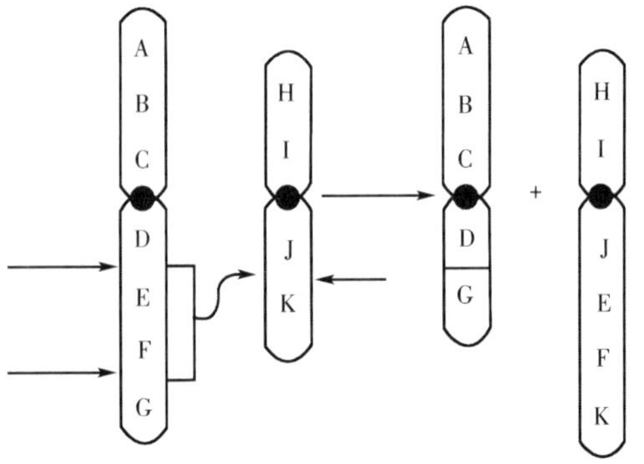

图 7-14　插入易位图解

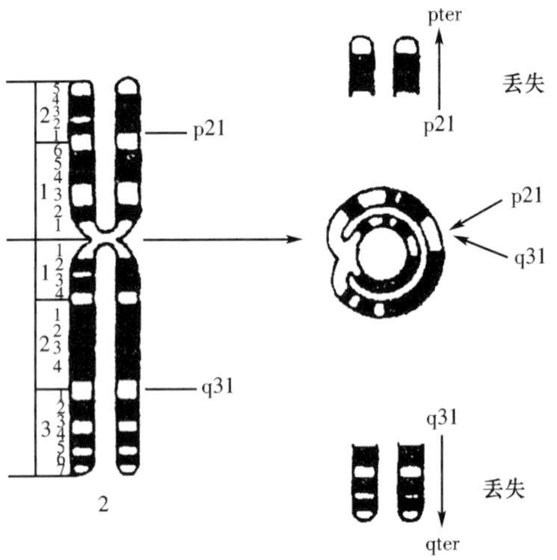

图 7-15　2 号环状染色体

（6）等臂染色体（isochromosome，i）：一条染色体的两个臂从形态到遗传结构都完全相同的染色体，称为等臂染色体。发生的原因为一条染色体于着丝粒处横裂，长臂或短臂各自形成一条染色体。如图 7-16 所示，其核型可写成（A）：46，X，i（Xp）或 46，X，i（X）（pter→pter）。（B）：46，X，i（Xq）或 46，X，i（X）（qter→qter）。

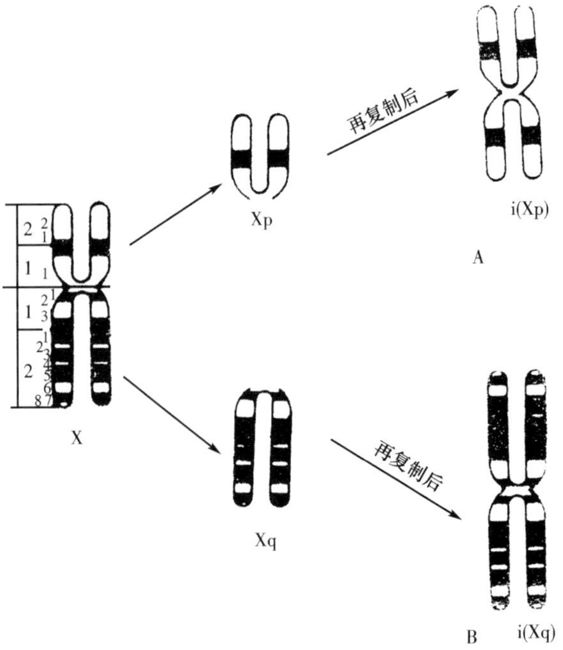

图 7-16　等臂染色体示意图

A. 短臂等臂；B. 长臂等臂

（7）标记染色体（marker chromosome，mar）：是指在形态上可辨认，但又无法确定其来源和特征的染色体，用 mar 表示。如果在某一分裂象中部分可以确定，则用显带技术识别并标记，而不能识别部分则用一个问号"？"代替，一般用简式描述该核型。例如：46，XX，+mar（4p+；？）（p16；？），其含一条 4 号染色体短臂断裂并增长的重排染色体，断点是 4p16，但 4p16 远端连接片段来源不详。

（8）双着丝粒染色体（dicentric chromosome，dic）：是指两条染色体同时各发生一次断裂后，两个含有着丝粒的染色体片段断端相互连接，即形成一条含有两个着丝粒的染色体。如 5 号染色体的 q31 和 9 号染色体的 q21 分别发生了断裂，两个具有着丝粒的染色体片段断端相互连接，形成了一条双着丝粒的衍生染色体（图 7-17）。这种结构畸变的核型描述为：

简式：46，XX，dic（5；9）（q31；q21）

详式：46，XX，dic（5；9）（5pter→5q31∷9q21→9pter）

双着丝粒染色体是一种不稳定结构，在细胞分裂时，如果两个着丝粒分别被来自相反方向的纺锤丝牵引，将会形成染色体桥而容易发生二次断裂，或者阻碍两个子细胞分开而形成四倍体细胞。如果两个着丝粒很靠近，则可形成稳定结构而传递。

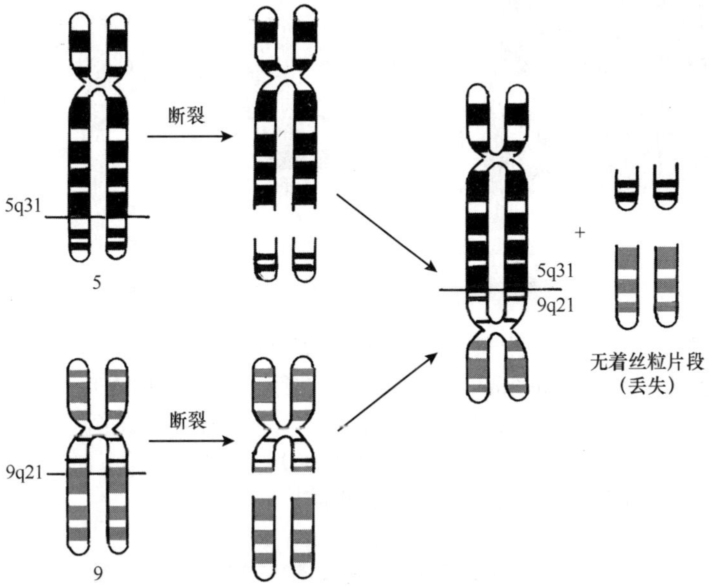

图 7-17 双着丝粒染色体图解

第二节 染色体病及其分类

染色体病是严重的遗传病病种之一，通常伴有发育畸形和智力低下，同时也是导致流产与不育的重要原因。一般估计在活产婴儿中染色体畸变发生率为 0.5%～0.7%，自然流产儿约 1/2 有染色体异常。现今已知的染色体病超过 100 种，已报告的染色体数目和结构异常在 1 万种以上。

染色体病患者临床症状具有相同的特点：①生长发育迟缓，出生时多为低体重儿；②智力低下；③先天性多发畸形（包括特殊面容），免疫力低下；④特殊皮纹。

染色体病患者的遗传学特点：①患者多为散发性，无家族史。患者双亲有正常核型，异常染色体为双亲生殖细胞发生或受精卵早期卵裂时新发生的畸变。②罕见有家族史的染色体病患者，也可能由于双亲之一是平衡携带者遗传所致。

根据染色体畸变类型和表型将染色体病分为两种：①常染色体病；②性染色体病。另外，人群中有染色体平衡携带者，该个体存在异常染色体但表型正常。

一、常染色体病

常染色体病是指第 1～22 号常染色体数目或结构异常所导致的疾病。

（一）唐氏综合征

1866 年，英国医生唐（Down）首先描述了先天愚型患者症状，命名为唐氏综合征。1959 年勒琼（Lejeune）分析 9 例唐氏综合征患儿的核型，发现均为 21 号染色体多了一条，故又称 21 三体综合征。

唐氏综合征群体发病率为 1/800～1/600，无明显性别差异。无论何种族的患者都由一组非常相似综合征和特殊的呆滞面容组成（图 7-18）。

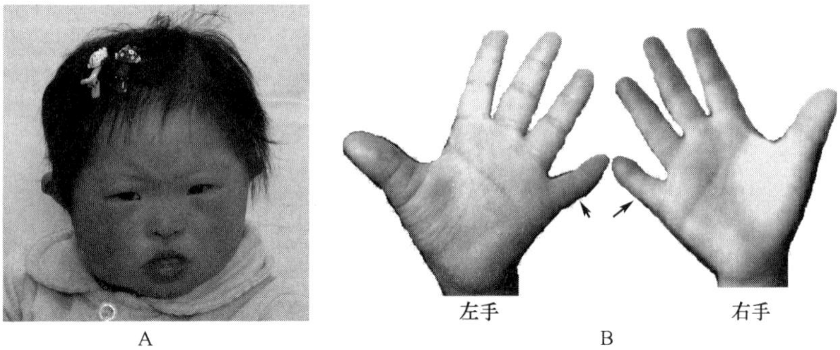

图 7-18　21 三体综合征患者特殊面容和皮纹特征图

A. 特殊呆滞面容；B. 左右手掌均为通贯手，小指为一指纹

唐氏综合征的主要临床症状和特征表现为：严重智力低下（IQ<25），生长发育迟缓，肌张力低下，小头畸形，枕骨扁平，特殊的呆滞面容：眼距宽、外眼角上斜、内眦赘皮、小耳（<3.5cm）低位或畸形、鼻根低平、舌大、伸舌、流涎，腭弓高而窄小，牙齿异常，手短而宽，小指内弯有一指褶纹，通贯手，三叉点 t 高位（t′），第 1、2 趾间距宽（草鞋趾），先天性心脏病，脐疝，巨结肠，宽骨盆，免疫力低下。男患者无生育力、50%隐睾，女患者偶有生育力，寿命短。

唐氏综合征患者的核型有以下三种：

1. 21 三体性　患者核型为 47，XX（XY），+21（图 7-19），约占 92.5%。

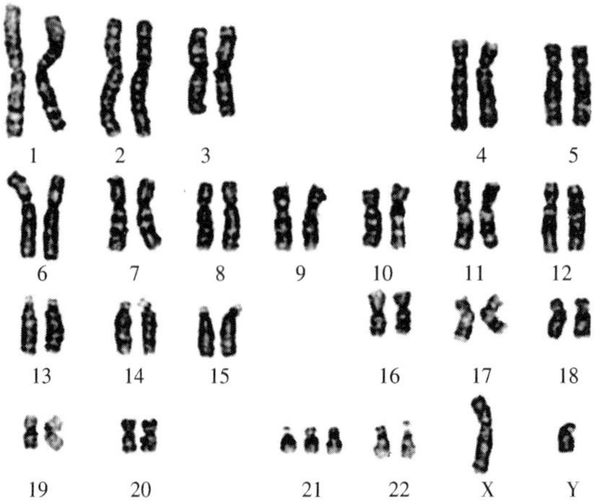

图 7-19　21 三体性唐氏综合征患儿核型

21 三体性唐氏综合征的临床特征主要与 21q22 三体有关，主要基因定位于 21q21.1-q22.3 约 4000kb

的片段上（图 7-20）。

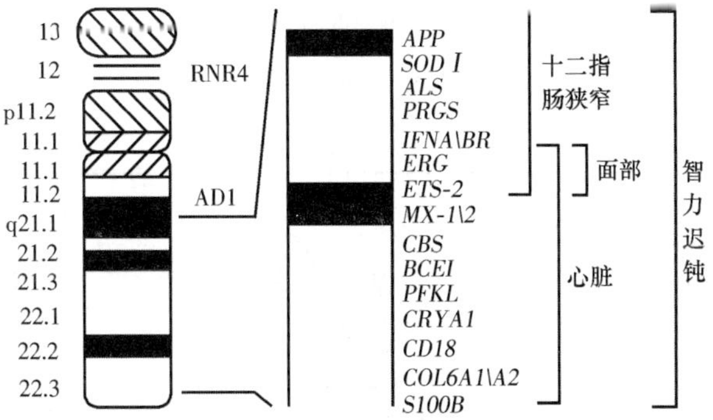

图 7-20　21 三体性唐氏综合征表型在 21 号染色体的区域定位

21 三体性产生的主要原因是卵子形成过程中 21 号染色体不分离，形成含有 2 条 21 号染色体的异常卵子。21 三体性形成与母亲年龄增高（35 岁以上）有关。

2. 嵌合性 患者核型为 46，XX（XY）/47，XX（XY），+21（图 7-19），约 2.5%的唐氏综合征为该类型。患者的症状与异常细胞群占的比例有关，一般异常细胞群在 5%以下，症状较轻或接近正常。嵌合性产生的原因是受精卵在早期卵裂过程中，21 号染色体发生不分离。

3. 易位性 约 5%的唐氏综合征为该类型。患者 21 号染色体与 D 组或 G 组染色体发生罗伯逊易位，导致 21 号染色体长臂三体，临床症状与 21 三体性相同，称为易位性 21 三体。核型有多种，最常见的是 Dq/21q（D/G）易位，如 14q/21q，核型为 46，XX（XY），−14，+t（14q21q），约占 Dq/21q 的 58.5%；13q/21q 约占 22%；15q/21q 约占 19%。其次是 G/G 易位，包括 21q/21q，核型是 46，XX（XY），−21，+i（21q）；21q/22q，核型是 46，XX（XY），−22，+t（21q22q）。这类患者的细胞中虽然只有 46 条染色体，但其内除含有两条完整的 21 号染色体以外，还有一条含 21 号染色体长臂的罗伯逊易位染色体，所以表现 21 三体性唐氏综合征症状。

罗伯逊易位染色体的来源，有的是新发生的结构畸变，有的是遗传自平衡易位携带者的亲代。假如母亲是一位平衡易位携带者，核型是 45，XX，−14，−21，+t（14q21q），她自身无临床症状，但在形成卵子时，由于减数分裂过程中同源染色体特殊的联会和分离，可能产生六种类型的卵子（图 7-21），如与正常人结婚，其后代可产生如下结果：①子女正常占 1/6；②14/21 易位携带者占 1/6；③14/21 易位占 1/6；④21 单体占 1/6；⑤14 三体占 1/6；⑥14 单体占 1/6。21 单体、14 单体或三体均为致死性，但（至今为止尚未发现 14 单体或三体报道）。假如双亲之一是 21 号长臂形成等臂染色体，即 21q/21q 携带者时，就不能生出正常的孩子。因为患者产生的配子 1/2 是 21q/21q，1/2 是不含 21 号，所以其后代 50%是 21 三体综合征，50%是 21 单体死胎。因此，这类同源易位携带者，应采取绝育的措施，考虑领养（女方是携带者）或人工授精（男方是 21q/21q 携带者）。

（二）18 三体综合征

自唐氏综合征患者证实是 21 三体性以后，1960 年爱德华（Edward）首先报道该病可能是 E 组多了一条染色体，1961 年帕托（Patau）证实该病是由 18 三体性所致，故命名为爱德华综合征，又称 18 三体综合征。

18 三体综合征的患者临床症状复杂多样，有人统计约有 115 种症状，其主要临床症状及特殊体征为：智力低下，生长发育障碍，出生低体重（＜2300g），肌张力亢进，小眼，眼距宽，内眦赘皮，眼睑下垂，小口，小颌，腭弓窄，唇裂或腭裂，后枕骨突出，耳低位，耳廓畸形，90%的患者有先天性心脏病（室间隔缺损、动脉导管未闭），胸骨短。肠息肉，腹股沟疝，脐疝，肾畸形，隐睾，特殊握拳（第 3、4 指指向掌心，第 1、2、5 指重叠其上），三叉点 t 高位（t′），指纹中弓形纹＞7，耳低位、小头、足内翻、摇椅形足底（图 7-22）。女婴多于男婴（3∶1）。寿命极短（1 岁内夭折）。

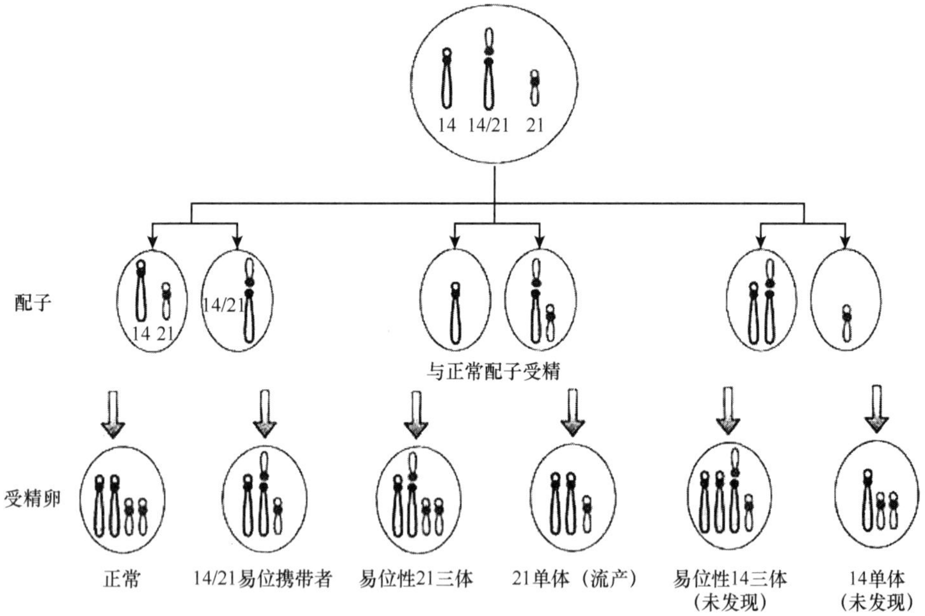

图 7-21　14/21 易位携带者与正常婚配后子代遗传学效应

18 三体综合征新生儿发病率 1/8000～1/3500，患者核型 80%是：47，XX（XY），+18；20%是嵌合性：46，XX（XY）/47，XX（XY），+18。

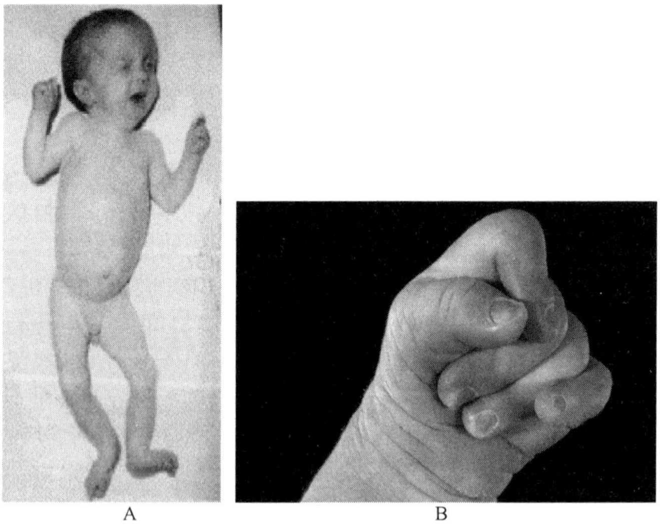

图 7-22　综合征患儿的临床症状

A. 耳低位、小头、摇椅形足底；B. 特殊握拳

（三）13 三体综合征

1960 年 Patau 首先描述该病，1966 年尤尼斯（Yunis）等用显带技术证实该病是由 13 三体性所致，命名为 13 三体综合征（trisomy 13 syndrome）。

13 三体综合征发病率为 1/10 000～1/4000。女患多于男患。主要临床表现（图 7-23）：严重智力低下，生长发育迟缓，肌张力异常（亢进或低下）；小头畸形，前脑发育差，无嗅脑；眼距宽，内眦赘皮，虹膜缺损，小眼或无眼；低耳位，耳变形；小颌畸形；手指弯曲变形，通贯手，指纹弓形纹多，三叉点 t 增高（t′），马蹄内翻足；80%以上的患者有先天性心脏病（动脉导管未闭、室间隔缺损），多囊肾，无脾或有副脾。男性多有隐睾，女性多有双角子宫及卵巢发育不全等。13 三综合征患者体存活率低，多死于婴儿期（平均存活<100 天）。

13 三体的核型有①13 三体性：47，XX（XY），+13（约占 80%）；②嵌合性：46，XX（XY）/47，XX（XY），+13（5.9%）；③易位性。

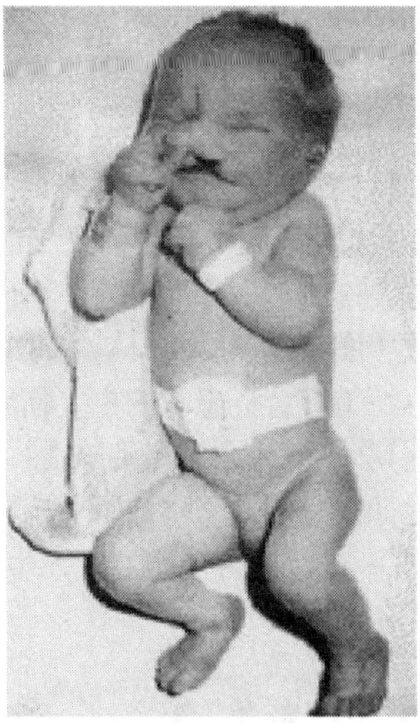

图 7-23　13 三体综合征患者临床表现

（四）猫叫综合征

猫叫综合征，由 Lejeune 于 1963 年首次报道，因为患儿出生时哭声似猫叫，特命名为猫叫综合征（cri du chat syndrome）。1964 年，经 G 显带核型分析确定病因为 5 号染色体短臂缺失，核型多为 46，XX（XY），del（5）（p15.1）（图 7-24），又称为 $5p^-$综合征。

猫叫综合征主要临床症状：患儿出生时满月状脸，后逐渐变长成倒三角形脸，哭声似猫叫，声音尖弱，音质单调。原因是出生时喉肌发育不良，随年龄增长喉肌逐渐正常，特殊哭声也随即消失，眼距宽，外眼角下斜，内眦赘皮，斜视，耳低位，小下颌，第 5 指短、内弯。男患儿常伴隐睾，常伴有室间隔缺损或动脉导管未闭，通贯手，三叉点 t′，指纹斗形纹多。不同程度的智力低下，多有语言障碍。

猫叫综合征发病率约占新生儿的 1/50 000，发病原因多是自发突变，有 10%～15%为双亲之一是平衡易位携带者遗传所致。大部分患者可生存到儿童期。

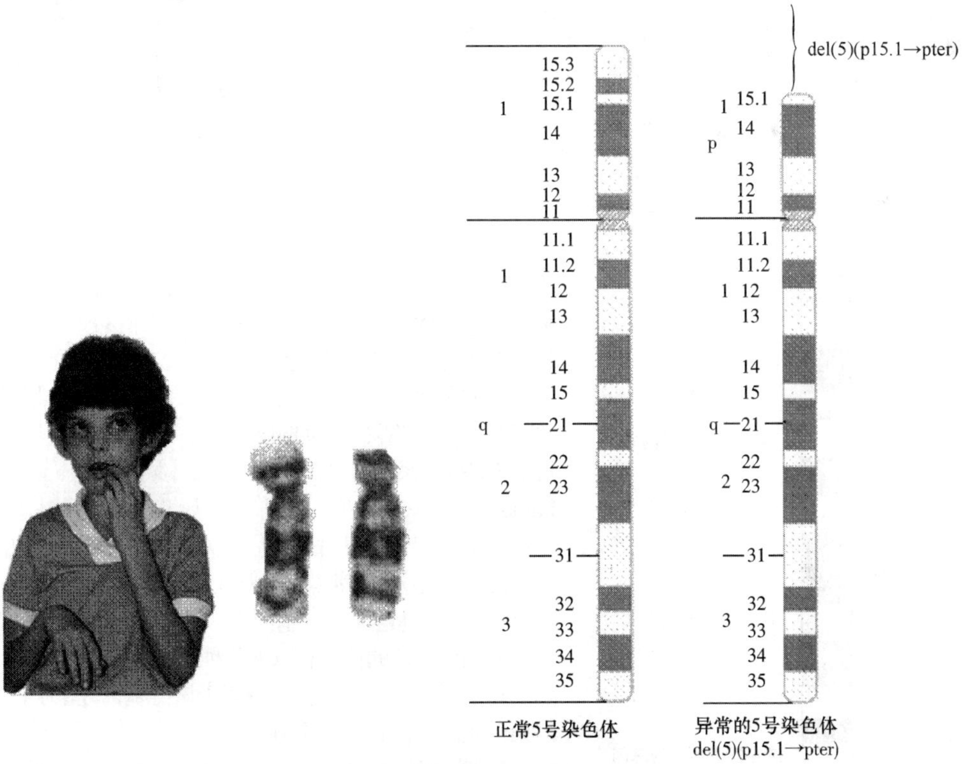

图 7-24　猫叫综合征患者与染色体异常改变

二、性染色体病

性染色体（X 或 Y）数目异常或结构畸变所导致的疾病，称为性染色体病或性染色体异常综合征。

他们均具有共同的临床特征，即性腺发育不全或两性畸形。

（一）特纳综合征

特纳综合征，又称为先天性卵巢发育不全症。由特纳（Turner）于1936年首先描述该病的临床症状，故命名为特纳综合征（Turner syndrome）。1954年Polani等发现该病的女性患者细胞核X染色质阴性，推测本病与性染色体组成异常有关。1959年Ford确定病因是缺少1条X染色体，即X单体性所致（图7-25）。X单体约98%死于胎儿期，因此，特纳综合征仅占新生女婴中1/5000～1/2500。

特纳综合征患者的主要临床特征（图7-26）：外表女性，身材矮小（身高120～140cm），后发际低，1/2患者有蹼颈、肘外翻、淋巴样象皮肿；同时还伴有动脉狭窄，肾脏畸形，骨骼畸形；女性第二性征发育不良（胸宽而平、乳间距宽、阴毛少）；内生殖器发育异常（卵巢呈条索状、不排卵、原始子宫），幼稚的外生殖器，无生育力；三叉点t上提（t′，t″）和指纹嵴形纹等。

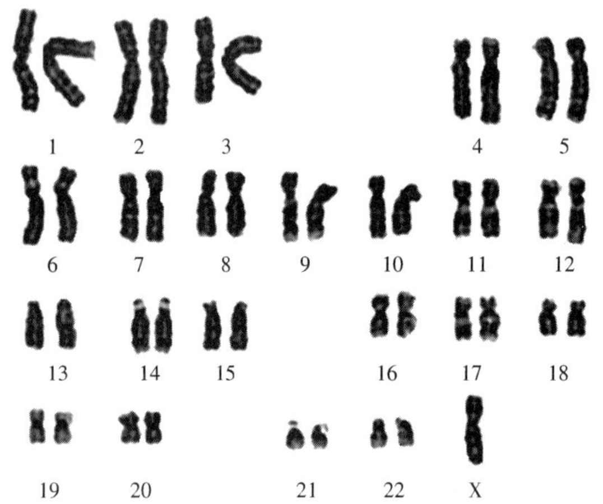

图7-25 特纳综合征患者核型

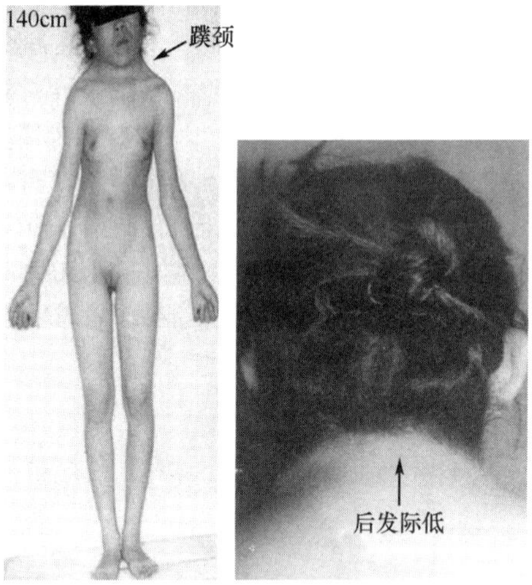

图7-26 特纳综合征患者临床表现

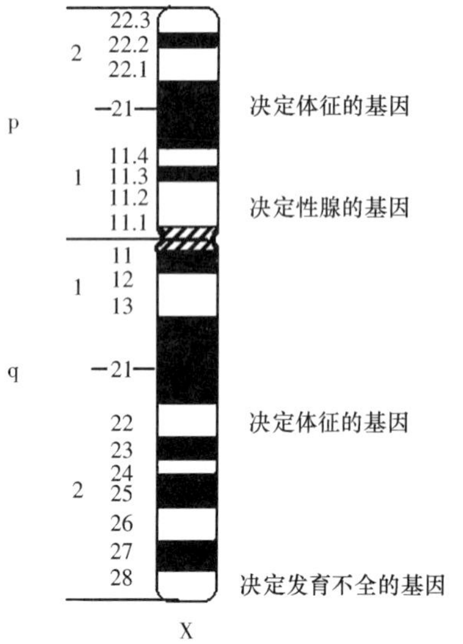

图7-27 特纳综合征的核型与症状关系图

常见的X染色体结构异常包括缺失、易位和等臂染色体。临床症状主要取决于X染色体上异常区段，不同的区段的基因异常导致的症状不同（图7-27）。

近些年研究的X染色体上逃避失活的基因与某些特纳综合征的症状关联。例如卵巢早衰、X连锁迟发性脊椎骨骺发育不良、系统性红斑狼疮等；矮小同源盒（short stature homobox，SHOX）基因，研究发现*SHOX*基因缺陷与特纳综合征的特发性身材矮小症相关联。*SHOX*基因位于人类Xp22.32远端的假常染色体区（pseudoautosomal region，PAPAR），是逃避失活的基因之一。

特纳综合征的核型有以下几种：

1. X单体性 大多数患者属于该类型，核型为45，X。X染色质阴性，Y染色质阴性。

2. 嵌合性 该类型较少见，患者核型为46，XX/45，X。X染色质出现率低于正常值（＜10%），一般说来，这种嵌合的患者临床症状较轻，取决于正常细胞比例，少数可有月经，可有生育力。发生原因是受精卵在早期卵裂时X染色体丢失。

3. Xq 等臂　核型为 46，X，i（Xq）。实际是 X 染色体长臂三体、短臂单体的复杂畸变类型。表型与 45，X 相似，但症状比 45，X 患者轻。主要症状是身材矮小，女性第二性征发育不良，原发性闭经，阴毛、腋毛稀少，肘外翻，第 4、5 指（趾）骨与掌跖骨短或畸形，但一般无蹼颈。X 染色质阳性，较大。

4. Xp 等臂　核型为 46，X，i（Xp），为 Xp 三体、Xq 单体的性染色体异常。表型与 45，X 相似。但身材比 45，X 患者高，有正常女性的身高。患者性腺呈条索状，第二性征发育不良。X 染色质阳性。

5. Xp 缺失　又称 Xp 单体性。患者核型为 46，X，del（X）（p）。患者一条 X 染色体短臂整臂缺失，表现典型特纳综合征的症状，身材矮小。X 染色质也可呈阳性，较小。

6. Xq 缺失　又称为 Xq 单体性。患者核型为 46，X，del（X）（q）。患者一条 X 染色体的长臂整臂缺失，临床症状似 Xp 等臂异常的表型。

从以上 X 染色体结构畸变分析可以看出，凡是 X 染色体短臂缺失或部分缺失的个体都有身材矮小的表现，而 X 染色体长臂完全或部分缺失的个体身材不矮小。因此有可能正常身高发育的相关基因位于 X 短臂上。

（二）克兰费尔特综合征

克兰费尔特综合征（Klinefelter syndrome）又称先天性睾丸发育不全症或 XXY 综合征。该病于 1942 年首先由克兰费尔特（Klinefelter）报道，后来布拉德伯里（Bradbury）（1956）在这类患者的间期细胞核中发现了 X 染色质，直到 1959 年证实患者的核型为 47，XXY。发病率约占男性的 1/800，占男性不育患者的 1/10，占男性精神异常患者的 1/100。

克兰费尔特综合征的临床表现及特征（图 7-28）：外表男性，身材高大，小睾丸，精曲小管呈玻璃样变性（不能产生精子），无生育力，男性第二性征发育不良，皮肤细嫩，体毛稀少，无胡须，无喉结，25%的患者有男性乳房发育，有不同程度的智力低下，部分患者有精神障碍，血清卵泡激素（follicle-stimulating hormone，FSH）和黄体生成素（luteinizing hormone，LH）水平增高，雄性激素水平降低。

克兰费尔特综合征的核型：80%以上的为 47，XXY（图 7-29），其余有 48，XXXY；46，XY/47，XXY 等，X 染色体越多，症状越严重。患者 X 染色质阳性，Y 染色质阳性。发病机制主要是母亲在卵子形成过程中发生 XX 不分离，形成 24，XX 配子，与含 Y 的精子受精所致。

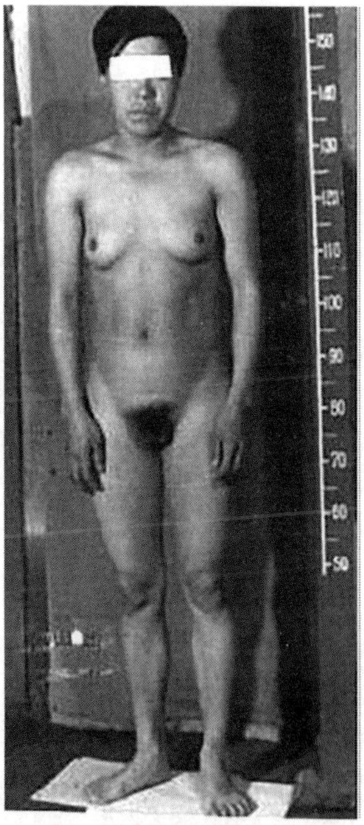

图 7-28　克兰费尔特综合征临床表现

（三）X 三体或多体综合征

X 三体综合征又称“超雌”征。1959 年首次描述该病的临床表现，1964 年证明此类患者的间期细胞中有两个 X 染色质（图 7-30A），核型为 47，XXX（图 7-30B）。该病的发病率占女婴的 1/1000，占女性精神异常的 4/1000。

X 三体患者外表为女性，多数个体表型正常，有生育力；少数患者有智力低下，精神障碍；偶有间断性闭经或绝经早，乳腺发育不良，卵巢功能异常等。患者在配子发生时可产生二次不分离，形成的卵子 1/2 为 XX 型，造成后代成为性染色体异常患者，如 47，XXX 或 47，XXY。

X 多体性患者如 48，XXXX、49，XXXXXX 等，一般症状同 X 三体性，X 染色体数量越多，临床症状越严重。

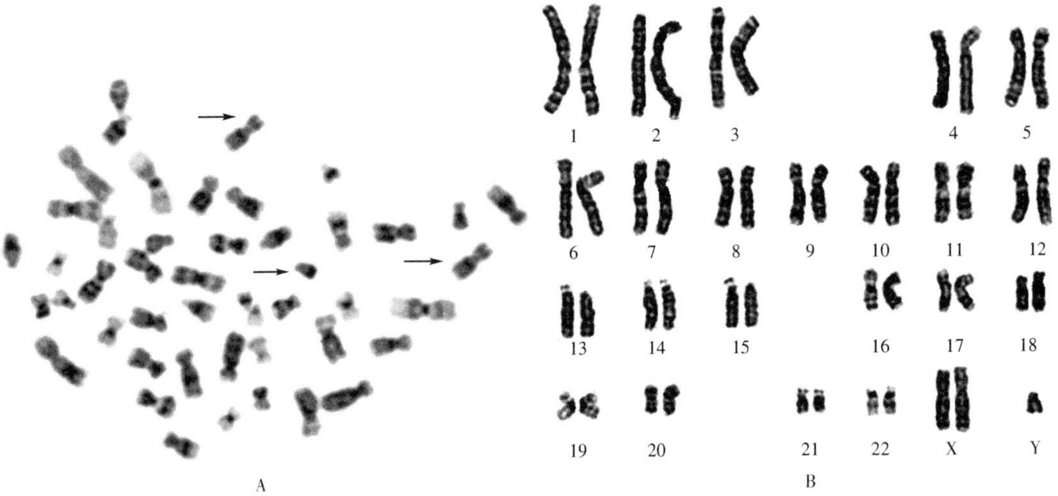

图 7-29 克兰费尔特综合征核型

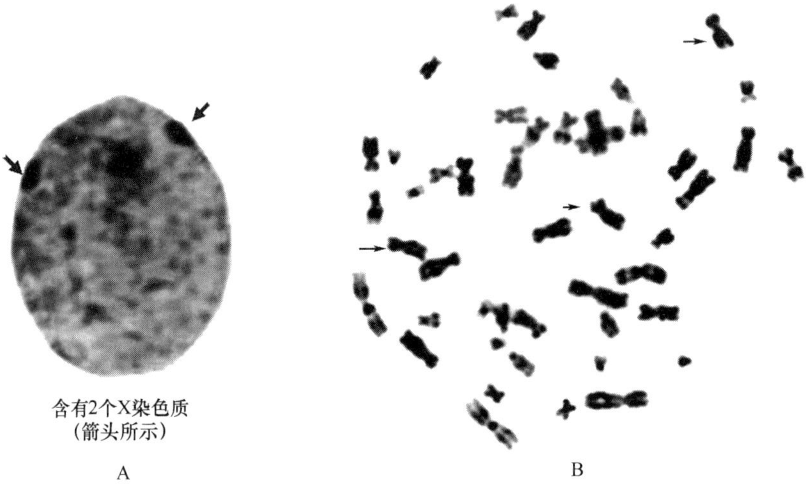

图 7-30 X 三体综合征 X 染色质及核型

A. 该患者间期细胞核含有 2 个 X 染色质；B. X 三体患者的核型

（四）XYY 综合征

XYY 综合征又称“超雄”综合征，于 1961 年由桑德伯格（Sandberg）等首先报道。发病率占男性的 1/1000，而在监狱或精神病院中的男性发病率高达 3/100。

XYY 综合征患者外表男性，身材高大，一般超过 180cm。智力正常或稍低。多数患者性格异常，表现为暴躁粗鲁，行为过火，常有攻击性的侵犯行为，1965 年雅各布斯（Jacobs）指出存在两条 Y 染色体可能是患者表现不正常侵犯行为的原因。患者大多性发育正常，有生育力，少数有性腺发育不良、隐睾、阴茎小、生育力下降。患者生育的男孩有 1/2 是 XYY 综合征患者。XYY 综合征的发病机制，一般认为是父亲形成精子时 Y 染色体不分离（后期Ⅱ）或遗传所致。

患者核型大部分为 47，XYY，也有少部分为 48，XXYY 或 49，XXYYY、46，XY、47，XYY 等（图 7-31）。

（五）两性畸形

两性畸形（hermaphroditism）是指患者的性腺、内外生殖器或第二性征具有两性特征的个体。根据患者体内性腺组成的差异，可分为真两性畸形和假两性畸形。

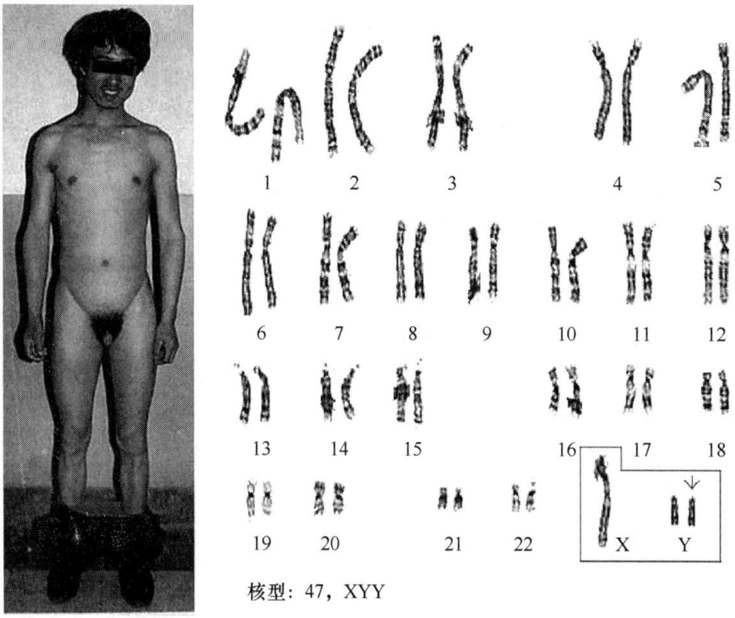

图 7-31　XYY 综合征患者及核型

1. 真两性畸形（true hermaphroditism）　临床上较罕见的性别畸形，患者内外生殖器具两性特征。约 40%的患者性腺一侧为卵巢，一侧为睾丸；40%患者一侧为卵巢或睾丸，另一侧为卵睾；20%患者双侧均为卵睾。第二性征可男可女。核型有多种类型。

（1）46，XX：是真两性畸形中最常见类型（约占真两性畸形的 50%）。患者内生殖器一侧有卵巢、输卵管和发育良好的子宫，一侧有睾丸或卵睾，输精管发育不良。外生殖器有阴道下裂，无阴囊或有阴囊无睾丸，阴毛呈女性分布。外观为女性或男性，但女性第二性征发育较好，乳房发育。X 染色质阳性，Y 染色质阴性，以此进行快速初步诊断。该病发生原因可能是，Y 染色体性别决定区（sex-determining region on Y chromosome，SRY）易位于 X 染色体或常染色体，有遗传性（AR）的和新突变散发性的，可以利用 SRY 基因探针进行 FISH 检测诊断。

（2）46，XY：患者内生殖器一侧为睾丸，一侧为卵睾，输精管、输卵管、子宫等发育不良。外生殖器以男性为主，有阴囊但无睾丸，有阴茎但有阴道下裂，阴毛呈女性分布，外观男性，有女性第二性征。X 染色质阴性，Y 染色质阳性。

（3）46，XX/46，XY 嵌合性：患者内生殖器一侧睾丸，一侧卵巢；或者一侧为卵巢或睾丸，一侧卵睾；也可能双侧均为卵睾。一般输卵管、输精管均发育。外生殖器呈不同的两性分化，有阴道者阴蒂肥大，有阴茎者又有阴道下裂。患者外观为男性或女性，但女性第二性征发育较好，有乳房发育，无胡须无喉结，有月经或原发闭经，阴毛呈女性分布。患者 X 染色质阳性，Y 染色质阳性。

（4）46，XX/47，XXY 嵌合性：患者内生殖器一侧有发育良好的卵巢（可以排卵），另一侧为发育不全的小睾丸（不产生精子）。外生殖器多为阴茎伴尿道下裂，阴囊内中空或有包块。外观多呈女性，无胡须无喉结，乳房发育，有周期血尿，阴毛呈女性分布。患者 X 染色质阳性，Y 染色质阳性。

（5）46，XY/45，X 嵌合性：患者内生殖器表现为一侧为发育良好的睾丸和输精管，另一侧为发育不良的卵巢和输卵管。外生殖器表现小阴茎伴有尿道下裂，隐睾，或者浅短的阴道伴阴蒂肥大。外观为女性，但呈男性第二性征，有胡须有喉结，声音低沉，乳房不发育。X 染色质阴性，Y 染色质阳性。

2. 假两性畸形（pseudohermaphroditism）　患者核型及内生殖器只有一种，但外生殖器具有两性特征及畸形。根据核型及表型特征分为女性假两性畸形和男性假两性畸形。

（1）女性假两性畸形：患者的核型为46，XX，内生殖器只有卵巢。外生殖器及第二性征出现男性化，如阴蒂肥大或发育成阴茎，体壮而多毛，有的乳房发育不良。例如AR遗传的先天性肾上腺皮质增生症是引起女性假两性畸形最常见的原因。患者核型虽为 46，XX，但由于患者体内缺乏肾上腺皮质激素合成代谢中的某些酶，使皮质醇合成不足，导致皮质醇前体物质大量转化成睾酮等雄性激素，同时体内皮质醇缺乏又反馈刺激下丘脑垂体分泌促肾上腺皮质激素，引起肾上腺皮质增生，更促进睾酮的产生，持续的高雄激素水平导致女性呈现男性化特征。

（2）男性假两性畸形：患者核型为46，XY，内生殖器为睾丸，外生殖器介于两性之间。最典型的男性假两性畸形是睾丸女性化综合征，患者外观呈男性，有睾丸，第二性征女性化，青春期开始乳房发育，阴毛和腋毛减少，外生殖器呈女性特征，阴道短浅终止盲端，阴蒂肥大，腹腔内无子宫和卵巢。睾丸常位于腹腔或腹股沟管或大阴唇内。睾丸、精曲小管萎缩，不产生精子，无生育力。发病原因多为与性器官发育有关的靶细胞缺乏雄性激素受体。

3. 性转变综合征（sex reversal syndrome） 是指患者的表型与核型相反，又称为性转变综合征。一般分为46，XY女性和46，XX男性两种。

（1）46，XY女性：患者X染色质阴性，Y染色质阳性，核型为46，XY。外观呈女性，但身材高大，粗壮。卵巢呈索条状，无子宫，原发性闭经。女性第二性征发育不良，乳房不发育，无阴毛、腋毛，青春期后外阴仍呈幼稚型，盲端阴道。

（2）46，XX男性：患者X染色质阳性，Y染色质阴性，核型为46，XX。外观男性。临床症状似XXY综合征。睾丸发育不良、隐睾。有阴茎也有阴道下裂，这一点与XXY综合征相区别。少精或无精子。有喉结、胡须，体毛、腋毛少而稀疏，阴毛呈女性分布。身高不如XXY综合征。

关于性转变综合征发生的机制尚不明了，是否为 SRY 基因易位或参与性别决定的基因发生突变等，尚需进一步研究证实。

（六）脆性X综合征

在20世纪初一些学者注意到智力低下患者中逻辑性智力低下多见于女性。1943年Martin和Bell在一个家系两代人中发现11名男性逻辑性智力低下患者和两名轻度智力低下的女性患者，认为该家系智力低下呈X连锁遗传，因此X连锁智力低下又称为Martin-Bell综合征。1969年Lubs首先在逻辑性智力低下男性患者及其女性亲属中发现了X染色体长臂具有“随体和呈细丝状副缢痕”。后来，Sortherl和Ciraud 等证明细丝状副缢痕位于X染色体长臂2区7带（Xq27）（图7-32A），在低叶酸培养条件下表达，并将这一细丝状结构称为脆性位点（fragile site），并确定X染色体上这一脆性位点与智力低下有关。现将Xq27处有脆性位点的X染色体称为脆性X染色体（fragile X，Fra X），由Fra X导致的疾病称为脆性X综合征（fragile X syndrome），也可称为Fra X综合征。Fra X部位易断裂、丢失，易形成染色体末端缺失。

Fra X综合征发病率占男性的1/1500～1/1000，占男性智力低下人群中的10%～20%。核型为：46，fra X（q27）Y。在X连锁智力低下患者中Fra X综合征占33%～50%。Fra X综合征是仅次于唐氏综合征的一种染色体异常导致的智力低下性疾病，为X连锁隐性（X-linked recessive，XR）遗传。

Fra X 综合征的主要临床症状为重度智力低下，算术能力差，语言障碍，性格孤僻，有的个体表现攻击性行为。特殊面容（图7-32B）：长脸、方额、前额突出、大耳朵、高腭弓、嘴大唇厚、上门齿长、下颌大并前突、巩膜呈淡蓝色等。青春期后发育成大睾丸，比正常成人大一倍以上（图7-32C）。大多数患者在青春期有多动症状，成人后逐渐消失。有些患者表现出胆怯、忧郁、行为被动等精神病倾向。

临床可见男性患者的携带者母亲表现轻度智力低下，可用X染色体失活学说加以解释。人群中女性Fra X携带者占5‰，她们后代中男孩将有50%风险患有Fra X综合征。故应将Fra X女性携带者作为重点的产前诊断对象。一般男性患者 Fra X的检出率可达20%～40%；在女性携带者伴智力低下人群中，检出率接近100%；在智力正常的女性携带者人群中检出率为30%～40%。最常见的X染色体脆性位点在Xq27.3。

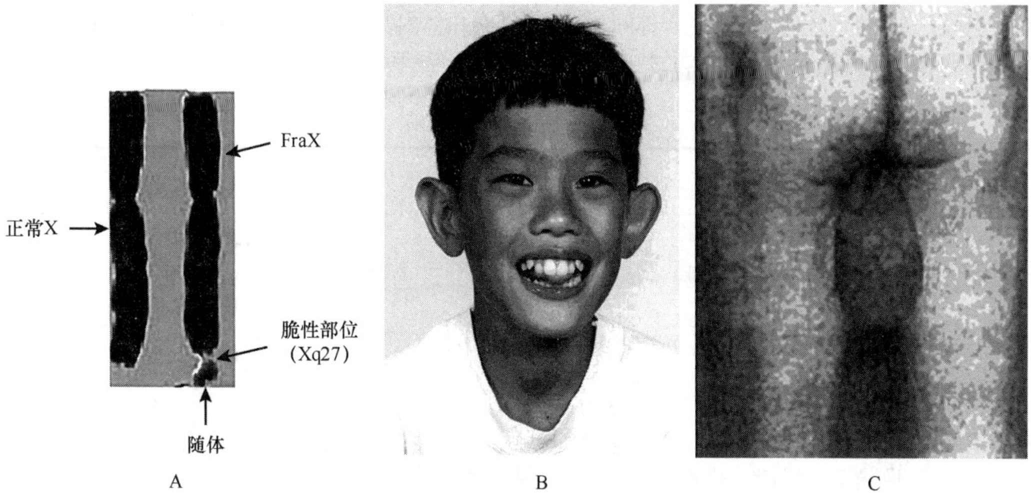

图 7-32 脆性 X 综合征患者表型特征

A. Fra X（q27）；B. 特殊面容；C. 大睾丸

1991 年沃尔科克（Verkerk）在 Xq27.3 鉴定了脆性 X 智力低下基因 1（fragile X mental retardation gene 1，FMR-1），该基因在脑、睾丸及卵巢组织中高表达。分子遗传学技术研究证实，Fra X 综合征的发病机制是 FMR-1 基因发生动态突变及 CpG 岛甲基化。该基因 5′端的非编码区有一（CGG）$_n$三核苷酸短串联重复序列，在其上游约–250bp 处含有 CpG 岛。正常人群这种重复序列的拷贝数（n）在 6～54 次，平均 30 次左右；当 n>60 时，该重复序列呈不稳定状态，减数分裂时重复次数会大幅度增加。重复次数在 52～200 次时，其连接的 CpG 岛未甲基化，为前突变，无临床症状或表现轻度智力低下；重复次数 n>200 时，基因及相邻的 CpG 岛被甲基化，为全突变，此时，FMR-1 关闭，导致相应临床症状。Fra X 综合征患者的（CGG）$_n$三核苷酸重复可高达 230 以上，全突变只能在前突变的基础上发生。由前突变向全突变转化只发生在母亲 CGG 序列向后代传递过程中。

第三节 基 因 组 病

基因组病（genomic disorder）最早（1998 年）由鲁普斯基（Lupski）提出，是指由于以 DNA 序列为基础的邻接基因重排而引起的一类疾病或异常综合征。其分子基础是 DNA 序列的异常重组而导致基因的缺失、扩增或者基因结构的破坏。人类遗传物质一般发生点突变的概率大约是 10^{-8}，而基因组重排处的突变发生率可高达 10^{-5}～10^{-1}，高于点突变 1000 倍。随着二代测序以及染色体微阵列分析芯片等技术的改进提高，再加上检测成本的迅速降低，近几年来对基因组异常重组的研究也迅速发展。

一、DNA 异常重组的主要类型

基因重组包括同源染色体上的等位基因的互换与非等位基因的互换，即等位同源重组（allelic homologous recombination，AHR）和非等位同源重组（non-allelic homologous recombination，NAHR）。基因组病是由于 DNA 异常重组而发生，目前对基因组病产生机制归类为三种：NAHR、非同源末端连接（non-homologous end joining，NHEJ）和 DNA 复制。常见的基因组病举例如表 7-2。

（一）非等位同源重组

NAHR 是最早被识别的一种人类基因组异常重组，是指由两条同源的但在基因组不同位置重复出现的、高度相似的 DNA 序列配对并发生序列的交换。低拷贝重复序列（low-copy repeat，LCR）可介导 NAHR 的产生；另外，NAHR 与 AHR 可以共享重组点。由 NAHR 机制产生 DNA 重组的方式包括染色体间交叉、染色体内（或染色单体间）交叉和染色单体内交叉 3 种。威廉姆斯（Williams）综合征是 NAHR 介导的基因组重排疾病的较为典型的例子（详见基因组病病例部分）。

表 7-2　常见的基因组病

DNA 异常重组类型	染色体位置	综合征名称	综合征英文名称	OMIM	致病基因	长度（Mb）[a]	PMID[b]
非等位同源重组（NAHR）	7q11.23	威廉姆斯综合征	Williams syndrome，WS	194050	*ELN*[c]	1.5	12952863
	15q11-q13	快乐木偶综合征	Angelman syndrome，AS	105830	*UBE3A*，*sonRVAs*	5～6	8988172
	15q11-q13	普拉德-威利综合征	Prader-Willi syndrome，PWS	176270	*UBE3A*，*sonRVAs*	5～6	14508708
	17p12	腓骨肌萎缩症 1A 型	Charcot-Marie-Tooth disease 1A，CMT1A	118220	*PMP22*	1.5	1829500/?20493460
	17p12	遗传性压迫易感性周围神经病	hereditary neuropathy with liability to pressure palsies，HNPP	162500	*PMP22*	1.5	?20493460
	17p11.2	史密斯-马盖尼斯综合征	Smith-Magenis syndrome	182290	*RAI1*	4	14614393
	17p11.2	波托茨基-鲁普斯基综合征	Potocky-Lupski syndrome	610883	*RAI1*	4	17357070
	22q11.2	迪格奥尔格综合征	Di George syndrome	188400	*TBX1*[c]	3	10369860
非同源末端连接（NHEJ）	17p13.3	米勒-迪克尔综合征	Miller-Dieker syndrome	247200	*PAFAH1B1*	2.02	19584063

注：a.长度计算是从拷贝数变异的第一个碱基到最后一个碱基，依据测序数据；b.PubMed 唯一标识；c.表示更多基因。

（二）非同源末端连接

NHEJ 是真核生物细胞在不依赖 DNA 同源性的情况下，将两个 DNA 断端彼此连接在一起的一种特殊的 DNA 双链断裂（DNA double-strand break，DSB）修复机制。NHEJ 可通过蛋白质-DNA 复合体将断裂的两个 DNA 末端连接起来，不需要 LCR 参与，也不需要同源 DNA 序列。佩利措伊斯-梅茨巴赫病（Pelizaeus-Merzbacher disease，PMD）被发现是由 NHEJ 介导的 Xq22 区域中编码蛋白脂蛋白 1（proteolipid protein 1，PLP1）基因的缺失所致。PMD 是一种罕见的 XR 遗传性脑白质营养不良性疾病，其特征性病理改变为神经髓鞘不能正常形成。

（三）DNA 复制机制

目前关于引起基因组病的 DNA 复制机制可包括两种方式：在 DNA 复制时，可能出现复制叉停滞与模板交换；微同源序列介导的 DNA 断裂点诱导复制。复制叉停滞与模板交换导致 DNA 复制叉破坏，滞后链从原来的模板脱离，通过 3′端微同源序列，在附近的另外的复制叉上又继续延伸。由复制机制介导的基因组重排往往含有 2 处或 2 处以上的断裂结合点，将这种重排成为复杂基因组重排。由 DNA 复制机制导致的疾病主要发生在 Xq28、17p13.3、2p12、9q34 等区域的缺失或者扩增。

二、基因组病病例

（一）进行性腓骨肌萎缩症 1A 型

进行性腓骨肌萎缩症 1A 型（OMIM：118220）是用 3 个首次报道该病的科学家命名的，亦称为遗传性运动感觉神经病（hereditary motor-sensory neuropathy，HMSN），是神经系统常见的遗传病之一。

其中 CMT1A 是最为常见的亚型，其临床特点为：对称性肢体远端肌肉萎缩，慢性进行性力弱及弓形足畸形；电生理特征为运动感觉神经传导等。研究发现，17p11.2 区域内存在 1.5Mb DNA 片段的重复，其发生机制属于 NAHR 类型。该区段中 *PMP22* 基因是 CMT1A 的致病基因，其重复或者点突变均能导致该病表型。目前，还没有能够治疗 CMT1A 的药物，通过外科手术进行骨骼畸形的矫正以及康复治疗是唯一可用的治疗方法。

（二）威廉姆斯综合征

威廉姆斯综合征（OMIM：194050）主要临床症状：主动脉瓣狭窄、智力障碍、"小精灵样"（图 7-33）脸谱和婴儿期暂时性高钙血症。该综合征是由 7q11.23 区域 LCR 片段介导的 NAHR 导致的神经发育障碍，威廉姆斯综合征最常见类型是 1.5Mb 的缺失，覆盖 25 个基因，其中弹性蛋白的 *ELN* 基因被认为是导致心脏异常表型的主效基因，而在脑组织专一表达的 *LIMK1* 基因则是导致智力发育迟缓和认知能力差的主效基因；另外也有染色体倒位、扩增和大片段缺失的病例报道。该病遗传方式以散发为主，群体发病率大于 1/10 000，大部分为新生的突变。

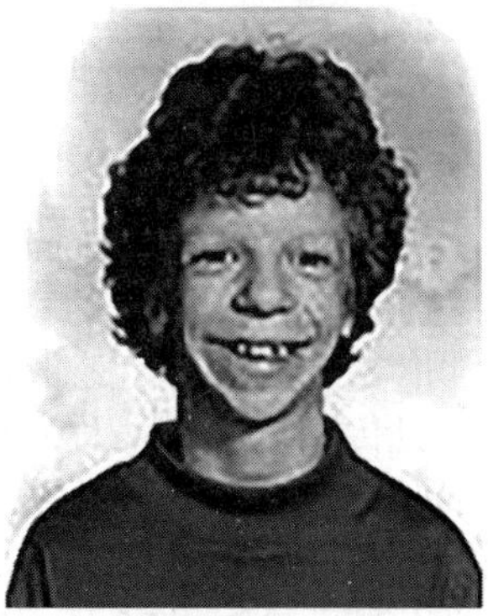

图 7-33　威廉姆斯综合征患者(示"小精灵样"脸谱）

Summary

The chromosmal disease congenitally changes in the number or the structure of the chromosome and is also called the chromosomal syndrome. Patients with the chromosmal disease often display clinical characteristics on the retardation of growth, the low intelligence, multiple congenital anomalies and the dermatoglyphic changes and so on. Abnormalities of chromosomes may be either numerical or structural and may involve one or more antosomes, sex chromosomes, or both simultaneously. So the chromosmal diseases may be divided into the autosomal and the sex chromosomal disorders.

（张子波　杨康鹃）

第八章　遗传性免疫缺陷

免疫反应（immunological reaction）是生物体（包括人体）对抗原物质进行识别和应答的过程。抗原物质既包括生物体外的病原或非病原生物分子，也包括生物体自身的损伤以及老化产生的异常分子；生物体出于维持自身稳态的需要，对抗原的免疫反应既可以是清除，也可以是耐受。研究生物体免疫反应遗传机制的学科，称为免疫遗传学（immunogenetics）。参与免疫反应的"要素"统称为免疫系统（immune system）。由于免疫系统在自身稳态和对外来抗原进行反应中的重要作用，免疫系统的异常不仅表现为免疫缺陷和过敏等免疫系统疾病，而且与恶性肿瘤、组织退行性疾病、代谢病等疾病的发生和进展有着密切的关系。近年来，由于基因组学的发展，免疫遗传学也进入了免疫基因组学时代。

免疫系统包括固有免疫和适应免疫。固有（innate）免疫系统包括组织屏障、固有免疫分子以及固有免疫细胞。固有免疫分子包括补体、细胞因子、酶类物质等，固有免疫细胞如吞噬细胞、杀伤细胞、树突状细胞等，是一类非特异性免疫。能对各种入侵的病原微生物和其他抗原进行快速反应，同时启动并调节特异性免疫。适应性（adaptive）免疫是针对特定抗原表位发生的免疫应答，由 T 细胞或 B 细胞完成，其抗原识别主要依赖 T 细胞受体或 B 细胞受体。这两种细胞表面受体的共同特点是其多样性，因此可以识别多种多样的抗原分子。

免疫缺陷是指人体的免疫系统发育缺陷或免疫反应障碍引起的免疫功能不全。可以是先天性免疫缺陷（congenital immunodeficiency），又称为原发性免疫缺陷（primary immunodeficiency，PID）。遗传性免疫缺陷（genetic immunodeficiency）是指因遗传因素所致免疫系统在发育分化、代谢或免疫反应等方面异常所引起的免疫功能不全。免疫缺陷也可以由后天因素引起的免疫系统损伤造成，称为获得性免疫缺陷（acquired immunodeficiency）。固有免疫缺陷包括补体、吞噬细胞等固有免疫"要素"的缺陷；而适应性免疫缺陷常常是 T 细胞或 B 细胞的异常。免疫缺陷造成患者对感染的易感性大幅增加，婴幼儿常以反复、慢性和难以控制的感染为主要特征。其感染可大致分为两类：一是，由于免疫球蛋白、补体蛋白、吞噬细胞等缺陷导致流感杆菌、肺炎球菌、金黄色葡萄球菌等带有荚膜的细菌易发生反复感染，常常为化脓性感染；二是，细胞免疫缺陷或 T 细胞缺陷患者对环境中广泛存在的、正常人可以抵抗的微生物缺乏抵抗而常常发生致死性感染，也称为共生菌感染，如真菌、疱疹病毒感染等。

迄今为止，已发现 300 多种原发性免疫缺陷，发病率为 1/500，但每一种类型的原发性免疫缺陷基本都是罕见的。它们的共同临床表现是患儿发生各种病原体感染且难以治愈。感染病原体的种类随着免疫缺陷的种类而有不同，但一般反复发作，也是患儿死亡的主要原因。由于免疫系统作用的非特异性和免疫细胞之间的协同性，原发性免疫缺陷往往累及多个器官，出现复杂多变的临床表现，包括多种肿瘤的发生等。在治疗上，目前除了抗感染等对症治疗外，针对不同的免疫缺陷，还可采用胸腺移植、骨髓移植和造血干细胞移植等措施。

第一节　T 细胞免疫缺陷

T 淋巴细胞是重要的免疫细胞群，分为 $CD4^+$辅助性 T 细胞、$CD8^+$杀伤性 T 细胞等亚群，在固有免疫和适应性免疫中都发挥十分重要的调控作用。T 细胞在胸腺中发育。其发育过程一方面受到多种细胞因子如 IL-7 及其相应信号转导分子的调控，另一方面还要受到 T 细胞抗原受体形成的调控。而 T 细胞抗原受体的形成需要进行精密的位点特异性 DNA 重组-T 细胞受体基因重排。无论是细胞因子及其信号转导通路，还是 T 细胞受体基因重排，都涉及大量的关键调控分子。这些分子的基因突变可引起T细胞发育异常，导致适应性免疫和固有免疫的异常。T细胞缺陷或功能低下患者固有免疫系统异常，使之易发共生菌感染；而由于人的B细胞功能明显依赖于T细胞，所以T细胞缺陷也伴有B细胞功能障碍。

一、先天性胸腺发育不全

先天性胸腺发育不全（congenital thymus hypoplasia）又称为第3、4咽囊综合征或22q11.2缺失综合征（22q11.2 deletion syndrome）或迪格奥尔格综合征（DiGeorge syndrome，DGS）（OMIM#188400）。群体发生率为1/4000，其症状于1968年由美国医生迪格奥尔格（DiGeorge）首次描述，1981年的研究显示染色体22q11.2缺失是其发病机制之一。22q11.2区域涉及30～40个基因，涉及*TBX1*和*DGCR8*基因（OMIM*609030）等，90%的患者是该区域基因在胚胎发育过程中的新突变所致；10%的患者的突变来自双亲突变。多数表现为常染色体显性遗传的特征，也可以表现为AR遗传。

人的胸腺上皮在胚胎6周末从第3、4鳃弓发育而来。然后来自内胚层的淋巴样祖细胞植入，并在胸腺微环境的作用下分化发育成为成熟的T细胞，迁出胸腺参与免疫应答。已有研究显示，*TBX1*的点突变可导致大血管和胸腺的发育异常，引起第3、4鳃弓的先天性发育缺陷导致迪格奥尔格综合征，其胸腺不发育或发育不全造成T细胞功能缺陷。T细胞缺陷的程度随胸腺发育缺陷的程度而变化，所以临床症状轻重不一。相应的免疫缺陷的程度，可从胸腺轻微缺陷伴T细胞功能自发的正常化，到胸腺缺如T细胞功能严重缺陷以致影响B细胞功能。由于甲状旁腺也是由第3、4咽腭弓发育而来，因此该病患者常常伴有甲状旁腺发育不良，有时还伴有主动脉弓和心脏的先天性缺陷；*DGCR8*的缺陷则与miR-338的表达调控有关。

该病在临床表现变化很大，可表现为新生儿手足抽搐，患儿具有特殊面容：眼距加宽，耳廓低位，鼻唇沟缩短，下颌过小，五官间距离过短。尽管免疫球蛋白水平通常正常，但病毒或真菌感染非常常见。反复发生念珠菌及其他真菌感染、严重的病毒感染，但细菌感染并不严重。该综合征伴有心脏和大动脉畸形、甲状旁腺缺陷等异常。低钙血症引起的新生儿手足抽搐通常是本病的首发表现。主动脉弓和心脏的缺陷是常见的死亡原因。辅助检查可见患儿血清免疫球蛋白水平正常和抗体反应能力基本正常或略低于正常。细胞免疫功能相当差，外周血淋巴细胞数目低下，主要是T细胞数量显著减少，T细胞功能试验常常显示“无反应”。

当新生儿出现不易纠正的低钙血症时，应仔细检查面容和心脏，若有异常，特别是X线检查不见胸腺影，则支持本病的诊断。对于低钙血症轻微的病例，往往是在发现先天性心脏病或右位主动脉弓后再疑及该症。临床可采用胸腺移植治疗或胸腺激素治疗。

二、重症联合免疫缺陷病

重症联合免疫缺陷病（severe combined immunodeficiency，SCID）（OMIM #300400）是T细胞和B细胞均缺乏或功能缺陷所导致的一类疾病。临床表现多样。一般该病患儿出生后6个月即出现病症，由于体液免疫和细胞免疫几乎完全缺乏，患儿表现出发育障碍，出生早期即反复易患严重感染，特别是皮肤和黏膜的念珠菌病及病毒、真菌、条件致病菌和肺囊虫感染，胃肠道的Lota病毒和细菌感染引起腹泻，多种原虫感染引起肺炎，口腔和皮肤出现白念珠菌等共生菌增殖。脊髓灰质炎或结核（卡介苗）的活菌预防接种时，本来的减毒株微生物会造成进行性感染，引起患者死亡。患儿血中淋巴细胞极低（少于3000/mm^3），淋巴组织中也缺乏或缺少淋巴细胞，胸腺没有发育为淋巴组织。该类疾病的发病率为1/50万～1/10万，95%为男孩。是最严重的遗传性细胞免疫缺陷，患儿多夭折。SCID的最佳治疗方法是完全相合的骨髓移植，通常是健康的兄弟姐妹来源的骨髓，但由于70%的兄弟姐妹间的组织相容性不相合，也可采用半相合的父母来源的骨髓。成功进行骨髓移植后可形成供体来源的淋巴细胞的嵌合体状态，从而恢复正常。

该病的发病机制复杂多样。按照发病机制的不同，重症联合免疫缺陷病可分为以下几种。

（一）XR 遗传 SCID

这是最常见的一种 SCID。SCID 中 50%以上的患者由 X 连锁的 IL-2 受体的 γ 链（interleukin-2 receptor subunit gamma，IL-2RG）基因异常造成。该基因编码 IL-2 受体的 γ 链，该 γ 链同时也是 IL-4、IL-7、IL-9、IL-15、IL-21 受体的组成部分。其中 IL-7 和 IL-7R 的作用对于 T 细胞发育至关重要。该突变使得淋巴样祖细胞增殖和成熟必需的多个信号途径受阻，引起 T 细胞和 NK 细胞早期分化无法正常进行。γ 链的编码基因位于 X 染色体上，是多种细胞因子和白细胞介素受体信号转导的主要成分。由于上述受体在 T、B 细胞和 NK 细胞增殖分化过程中的重要作用，它们的受体变化必然引起体液免疫和细胞免疫的严重异常。目前已知 X 连锁 SCID 的突变包括点突变、缺失、插入、移码突变、剪接缺陷等。由于突变的部位不同，或 γ 链功能丧失，或仅仅减弱，导致严重程度不等的临床表现。

（二）腺苷脱氨酶（ADA）缺乏症

腺苷脱氨酶（ADA）缺乏症（adenosine deaminase deficiency）（OMIM#102700）是最常见的 AR 遗传 SCID，占 SCID 病例 20%。ADA 是一种嘌呤降解酶，使腺苷脱去氨基产生肌苷。ADA 缺乏可导致体内脱氧腺苷水平升高，脱氧腺苷逐渐磷酸化形成三磷酸脱氧腺苷。细胞内大量脱氧腺苷及其代谢产物的蓄积，对细胞具有毒性，干扰 DNA 合成中所必需的核糖核酸还原酶的作用。ADA 存在于所有组织细胞内，但是 ADA 缺乏引起明显病理改变的仅涉及少数组织，主要是淋巴细胞的增殖受到抑制，此外，还有骨生长停滞和神经功能损害、肾脏损害、肾上腺损害等，这可能是不同组织对毒性代谢产物易感性不同所致。由于 ADA 的缺乏，使 T、B 细胞发育不全和产生功能障碍，导致严重细胞、体液免疫缺陷。ADA 基因定位于 20q13，cDNA 长 1533bp，编码 362 个氨基酸。大多数 ADA 突变是无义突变。患者临床表现为易感染，外周血淋巴细胞数减少严重和低免疫球蛋白血症。细胞 ADA 活性低，dATP 水平升高。ADA 水平降低可明确 SCID 诊断。治疗上除一般的合理使用抗生素、定期注射免疫球蛋白外，还可肌内注射结合聚乙二醇的牛 ADA。骨髓移植为治疗该病的有效方法之一，但受到骨髓配型的制约。此外，还可考虑基因治疗。事实上，ADA 缺陷造成的 SCID 是人类第一种应用体细胞基因治疗技术进行治疗的疾病。

（三）嘌呤核苷酸磷酸化酶缺乏症

嘌呤核苷酸磷酸化酶缺乏症（purine nucleoside phosphorylase deficiency）也是一种 AR 遗传的 SCID，由编码嘌呤核苷酸磷酸化酶（purine nucleoside phosphorylase，PNP）的基因（OMIM*164050）缺陷所致。编码 PNP 的基因位于 14q13，由 6 个外显子组成，cDNA 长 9000bp。这些嘌呤分解酶的缺乏造成淋巴样祖细胞中毒性的 dATP 和 dGTP 的蓄积，抑制核苷酸还原酶的活性，阻断 DNA 合成和细胞增殖。虽然 ADA 和 PNP 在所有的哺乳类细胞中都存在，但在其他细胞中含有核苷酸酶，可以防止 dAMP 和 dGMP 的蓄积，代偿 ADA 和 PNP 的缺乏，所以这些基因缺陷只影响到淋巴样祖细胞。

（四）MHC 缺陷造成的 SCID

主要组织相容性复合体（major histocompatibility complex，MHC）缺陷造成的 SCID 也称为裸淋巴细胞综合征（bare lymphocyte syndrome），包括 MHC-Ⅰ类、Ⅱ类分子表达缺陷。MHC-Ⅰ类分子表达缺陷是由于 *TAP1* 基因（OMIM*170260）或 *TAP2* 基因（OMIM*170261）突变引起。TAP1 和 TAP2 蛋白是转运用于装配 MHC-Ⅰ类分子多肽的蛋白分子，其缺陷可造成患儿 $CD8^+$ T 细胞和 NK 细胞缺乏。MHC-Ⅱ类分子缺陷病则造成辅助 T 细胞缺乏。患者的抗原呈递细胞（巨噬细胞、B 细胞）上不表达 MHC-Ⅱ类分子，造成患儿的反复感染，尤其是胃肠道感染。由于 $CD4^+$ T 细胞的发育依赖于胸腺中的 MHC-Ⅱ类分子，所以患者有 $CD4^+$ T 细胞缺乏。辅助 T 细胞的缺乏进而可引起抗体产生的缺乏。因此，这种患者一方面缺乏 $CD4^+$ 细胞，另一方面虽然 B 细胞数正常但血中无 γ 球蛋白。MHC-Ⅱ类分子缺陷的发病机制复杂，其致病基因为与 MHC-Ⅱ类分子基因 5′端结合的转录因子 MHC-ⅡTA（MHC，class

Ⅱ transactivator）（OMIM *600005）基因，呈 AR 遗传。

（五）其他类型的 SCID

SCID 患者也可由于淋巴细胞活化缺陷引起，包括重组激活基因 1（recombination-activating gene1，*RAG1*）和 *RAG2* 异常引起的奥梅恩综合征（Omenn syndrome）；CD^{3+} T 细胞受体缺陷、细胞因子（如 IL2）产生缺陷或信号转导缺陷（如 ZAP-70 缺陷、*Jak-3* 基因突变）。另外，IL-7 受体 α 链基因突变也可引起 AR 遗传 SCID。

三、毛细血管扩张性共济失调综合征

毛细血管扩张性共济失调综合征（ataxia telangiectasia，AT）（OMIM #208900）除了进行性小脑共济失调、毛细血管扩张、高发肿瘤外，还因为 T 细胞受体和 Ig 基因位点的染色体断裂，造成淋巴细胞发育障碍，表现为免疫缺陷，发生率为 1/300 000～1/40 000。AT 为 AR 遗传，患儿 6 岁前出现眼和皮肤的毛细血管扩张。AT 伴有各种各样的 T 细胞缺陷，70%的 AT 患者有 IgA 缺陷，有些患者还有 IgG_2、IgG_4 缺陷。血中 T 细胞数和 T 细胞功能都大幅下降，细胞免疫功能低下，重症患者有鼻窦和肺部感染。核型分析可见染色体断裂，尤其是 TCR 所在的 7 号染色体和 Ig 重链所在的 14 号染色体的断裂多见。对辐射敏感。其致病基因是负责 DNA 损伤的识别、修复反应的毛细血管扩张性共济失调突变（ataxia telangiectasia mutated，ATM）基因（OMIM*607585）。

四、威斯科特-奥尔德里奇综合征

威斯科特-奥尔德里奇综合征（Wiskott-Aldrich syndrome，WAS）（OMIM#301000）有 T 细胞缺陷和血浆免疫球蛋白水平的异常。致病基因为 WASP（OMIM*300392），位于 X 染色体短臂（Xp11.23），因此，属于连锁的免疫缺陷，基因编码一个由 502 个氨基酸残基组成的蛋白质，该蛋白质功能与 T 细胞受体的信号通路有关。患者血小板数量下降。皮肤呈湿疹样改变，多发生于头、面及肢体屈侧，类似特应性皮炎或脂溢性皮炎、黑便、反复性感染、肝脾大。10%合并有恶性淋巴瘤。实验室检查血小板减少，血清 IgA 和 IgE 增加而 IgG 正常、IgM 降低。T 细胞功能异常，细胞免疫功能进行性低下。电镜下 T 细胞结构异常，细胞骨架有缺陷，细胞表面绒毛减少，这些可能导致 T-B 细胞相互作用异常。患儿大多于 10 岁前死亡。

第二节　B 细胞免疫缺陷

B 细胞是高度特化的适应性免疫细胞群。B 细胞在骨髓中发育。与 T 细胞一样，B 细胞的发育过程受到来自微环境的细胞因子及其信号转导通路分子的调控，也取决于 B 细胞抗原受体基因的成功重排。成熟后的 B 细胞通过血流分布于全身的次级淋巴器官和体腔如腹腔、胸腔等。一些静息态的 B 细胞可以产生特异性较低的天然抗体，通常是 IgM，如抗血型抗原的抗体。在抗原刺激后，在 T 细胞的辅助下，B 细胞在外周淋巴器官的生发中心进行增殖，其抗体基因进行进一步的突变（体细胞超突变）和重排（类别转换），形成大量的、能够表达高亲和性 IgG 抗体的 B 细胞。常见的 B 细胞免疫缺陷患者有反复化脓性感染如肺炎、中耳炎、鼻窦炎等。由于治疗困难，反复的肺部感染造成气道弹性破坏，最终可合并重症阻塞性肺炎。

一、X 连锁无丙种球蛋白血症

X 连锁无丙种球蛋白血症（X-linked agammaglobulinemia，XLA）（OMIM #300755）又称先天性无丙种球蛋白血症或布鲁顿（Bruton）无丙种球蛋白血症，是典型的 B 细胞缺陷病。患者的血中和淋巴组织中没有或仅有极少数 B 细胞，淋巴结很小，扁桃体缺失。通常血液中检测不到 IgA、IgM、IgD、IgE，而 IgG 含量极低（低于 100mg/dl）。患儿出生后早期（6～12 个月）可以依靠通过胎盘来自母亲的 IgG 防止感染，过了这一时期后血中 IgG 水平下降，出现反复的化脓性感染。静脉注射大量丙种球蛋白可维持患者的健康生活。本病由位于 Xq21.3-q22 的布鲁顿酪氨酸激酶（Bruton’s tyrosine kinase，BTK）基因突变所致，BTK 编码的产物属 Btk/Tec 家族酪氨酸激酶，定位于胞质，BTK 的缺陷阻碍了 B 细胞的进一步发育。Xq21.3-q22 区域还有存在众多与免疫缺陷相关的其他基因。

二、IgA 缺陷及 IgG 亚类缺陷

IgA 缺陷（IgA deficiency）及 IgG 亚类缺陷（IgG subclass deficiency）是最常见的免疫缺陷，在欧美人中患病率约 1/700。患者存在 B 细胞终末分化异常，缺乏 IgA，易发生免疫复合物病（Ⅲ型过敏反应），与 18、14、6 号染色体的相关基因有关。IgA 缺陷患者约 20%同时患有 IgG2、IgG4 缺陷，容易发生化脓性感染，这是因为人针对化脓性细菌的荚膜多糖的抗体多为 IgG2。IgG3 的缺陷也容易发生反复感染，原因不明。

三、高 IgM 综合征

高 IgM 综合征（hyper-IgM syndrom，HIGM）患者不能进行免疫球蛋白恒定区类别转换。由于特殊的免疫缺陷，使得 IgG 和 IgA 缺陷而多克隆 IgM 大量产生（高于 200mg/dl）。患者易发化脓性感染，必须静脉注射丙种球蛋白才能治疗。容易产生针对组织抗原、中性粒细胞、血小板等血液成分的 IgM 自身抗体，出现免疫缺陷合并自身免疫的现象。组织特别是胃肠道有 IgM 产生细胞的浸润。HIGM 患者不能进行 IgM 向 IgG、IgA、IgE 的类别转换。70%的 HIGM 有 XR 遗传的 CD40L 突变。此外，本病由于 CD40 刺激信号的缺陷，巨噬细胞功能也存在异常，易发原虫感染。

四、分类不明的免疫缺陷病

分类不明的常见变异型免疫缺陷病（common variable immunodeficiency disease，CVID）存在 T 细胞向 B 细胞的信号缺陷。CVID 患者在 20、30 岁以后呈现获得性低丙种球蛋白血症，男女都可罹患，反复发作 EB 病毒类型的病毒感染。CVID 患者易发化脓菌感染、重症痢疾，还对肠道内原虫易感。多数患者（80%）B 细胞未成熟或功能缺陷，但 B 细胞本身正常，而是来自 T 细胞的信号的缺陷，详细机制尚不清楚。静脉注射丙种球蛋白可以预防和治疗化脓性感染。许多患者合并自身免疫性疾病，如恶性贫血。致病基因不明，可与某些 MHC 单倍型连锁，如 HLA-B8、HLA-DR3。

五、新生儿暂时性低丙种球蛋白血症

新生儿暂时性低丙种球蛋白血症（transient hypogammaglobulinemia of infancy）有 IgG 产生延迟。婴儿最初有来自母亲的 IgG，半衰期约 30 天。正常婴儿 3 个月开始产生自身的 IgG，但抗细菌荚膜脂多糖的抗体直到 2 岁都不能开始。一部分婴儿的 IgG 产生可延迟到 36 个月时，在此之前容易发生化脓性感染。其原因也是来自 $CD4^+$ T 细胞的辅助信号异常。

第三节　吞噬细胞缺陷

吞噬细胞包括多形核白细胞和单核巨噬细胞系细胞，对于化脓性感染和其他的细胞内寄生微生物的宿主防御发挥重要作用。这些固有免疫细胞识别抗原的主要受体分子是模式识别受体（pattern recognition receptor，PRR），可识别病原体表达的病原体相关分子模式（pathogen associated molecular pattern，PAMP），也可以识别机体细胞损伤、老化等状态下产生的危险相关分子模式（danger associated molecular pattern，DAMP）。PRR 在进化上高度保守。作为识别抗原的受体，PRR 由有限数量的胚系基因编码，呈组成性地表达。Toll 样受体（Toll-like receptors，TLR）是最重要的一类 PRR，在人类中已发现 11 个家族成员，其基因分别定位于 4 号染色体（TLR1、2、3、6、10）、9 号染色体（TLR4）、1 号染色体（TLR5）、3 号染色体（TLR9）和 X 染色体（TLR7、8）。核苷酸寡聚化结构域（NOD）样受体（NOD-like receptor，NLR）家族是另一个 PRR 家族分子，定位于细胞质，参与细胞内 PAMP 和 DAMP 的识别。人类有 23 个 *NLR* 基因，可以分为两组。第一组包括 *NOD1* 和 *NOD2*，是感知革兰氏阳性和革兰氏阴性细菌细胞壁成分的关键受体，并激活转录因子核因子（NF）-κB、促分裂原活化的蛋白激酶（MAPK）、干扰素调节因子（IRF），诱导促炎因子、抗菌肽、Ⅰ型干扰素的产生。第二组包括 *NLRP3*、*NLRC4*、*NALP1*、*NLRP6* 以及 *NAIPs* 等，介导炎性小体蛋白复合物的装配，激活 procaspase-1，导致 IL-1 家族细胞因子的成熟，激发抗感染反应。同时诱导一种特殊类型的细胞死亡，即细胞焦亡（pyroptosis），限制细胞内细菌如鼠伤寒沙门菌的生长。

吞噬发育或者功能相关分子缺陷或多态性可对机体的抗感染免疫应答和自身稳态产生重要影响。多形核白细胞的严重减少（中性粒细胞减少症）容易发生重症细菌感染。慢性肉芽肿病和白细胞黏附缺陷症也是吞噬细胞基因异常造成，容易发生重症感染，常常临床致死。此外，已经发现两种 TLR 信号完全缺陷造成的原发性免疫缺陷病。TLR3-Unc93b-TRAF3 缺陷造成对单孢病毒的高敏感性。MyD88-IRAK4 缺陷造成 TLR 和 IL-1 受体刺激后细胞应答降低，炎性因子产生减少，加剧后续的细菌侵入和生长，造成多种严重的细菌感染如肺炎球菌和金黄色葡萄球菌引起的脑膜炎、败血症和关节炎等。在反复化脓性感染患者中已经在 TLR 下游信号分子 *IRAK4* 和 *MyD88* 的基因发现多种突变，包括插入突变、缺失突变、错义突变、无义突变及剪切位点突变。除了上述突变外，TLR 家族基因还存在众多的单核苷酸多态性，造成氨基酸水平的大量变异。全基因组关联研究已经将其中一些变异与对微生物感染的易感性相关联。例如，*TLR4* 基因（OMIM*603030）的有些单体性与败血症高风险有关，而且对脂多糖（LPS）的应答有缺陷。TLR2 和 TLR4 信号通路的接头分子 Mal 的 SNP（引起碱基替换 C558T 和 S180L）与抵抗结核菌感染相关。S180L 型的 Mal 还与疟疾、肺炎球菌感染、菌血症和败血症等疾病相关。

一、慢性肉芽肿病

慢性肉芽肿病（chronic granulomatous disease，CGD）（OMIM #306400）患者有 NADPH 氧化酶缺陷，因此不能将 O_2 还原生成—O_2^-。这样，患者的吞噬细胞在吞噬微生物后，由于不能产生超氧自由基和过氧化氢，因此不能杀灭吞噬的细菌或真菌，尤其是可以产生过氧化氢酶的细菌。因此 CGD 患者的吞噬细胞中有细菌生存。这种持续存在的细胞内微生物可以诱导针对细菌抗原的细胞免疫应答，形成肉芽肿。CGD 患儿肠发生肺炎、淋巴结感染（淋巴结炎）、皮肤和肝脏等脏器的脓肿。CGD 的诊断依靠激活的吞噬细胞不能还原硝基四氮唑蓝（nitroblue tetrazolium，NBT）的色素的现象。NBT 为淡黄色透明的色素，吞噬细胞在吞噬颗粒的同时可吞噬 NBT，NADPH 氧化的结果使 NBT 接受 H 而还原，吞噬细胞内呈现深紫色的沉淀物。CGD 患者的吞噬细胞不能形成这种沉淀物。NADPH 氧化酶反应十分复杂。酶复合体含有众多亚基。静止期吞噬细胞的膜含有吞噬细胞特异的细胞色素（Cyt b 558），这一细胞色素由位于 X 染色体短臂的基因编码 91kDa 分子和位于 16 号染色体的基因编码的 22kDa 蛋白组成。吞噬作用开始后，胞质中的数个蛋白被磷酸化后向膜移位，与 Cyt b 558 结合，形成的复合体作为催化 NADPH 氧化的酶，并催化氧自由基形成，CGD 最常见的突变是 X 连锁的 Cyt b 558 的 91kDa 蛋白缺陷。其他的三种突变还包括常染色体上 Cyt b 558 的 22kDa 蛋白缺陷、p47phox 缺陷和 p67phox 缺陷（phox 为吞噬细胞氧化酶的缩写）。

二、白细胞黏附缺陷症

白细胞黏附缺陷症（leukocyte adhesion deficiency，LAD）（OMIM #116920）为整合素基因缺陷造

成，呈常染色体隐性遗传，可分为LAD1、LAD2和LAD3三种亚型。调理素化的微生物上的C3bi与吞噬细胞膜上的受体结合是吞噬细胞进行吞噬的必要步骤。在LAD患者，这一C3bi的受体（CR3，即整合素）缺陷，使得患者容易发生重症细菌感染，尤其是口腔和胃肠道感染。CR3为165kD的α链（CD11b）和95kDa的β_2链（CD18）组成。β_2链由21号染色体上*ITGB2*基因编码。当*ITGB2*突变时，导致β_2链缺失，减少或结构异常，使吞噬细胞膜上与微生物结合的受体缺陷而不能发生吞噬作用。LAD2由编码GDP-岩藻糖转运体1（GDP-fucose transporter 1）的基因*SLC35C1*缺陷所致；LAD3由编码fermitin family homolog 3（*FERMT3*）或kindlin-3（*KIND3*）的基因*FERMT3*突变所致。

第四节 补体蛋白免疫缺陷

补体系统由众多蛋白构成，在天然免疫中发挥重要作用。人类几乎所有的补体系统组分都存在缺陷。

一、补 体 缺 陷

补体缺陷造成免疫复合物的除去、炎症、吞噬作用和溶菌的障碍。补体成分C1q、C1r、C1s、C4、C2缺损患者易发全身性狼疮样免疫复合物病。这与经典补体通路的基本功能免疫复合物的解离有关。C3、H、I因子的缺陷易发化脓性感染，这是因为C3具有促进化脓性细菌调理素化的重要功能。古典途径的后半部分的C5、C6、C7、C8以及替代途径的组分D因子、备解素的缺陷造成对淋球菌和脑膜炎球菌易感，因为这些细菌的溶菌需要替代途径和高分子膜侵袭复合体的作用。

二、遗传性血管性水肿

遗传性血管性水肿（hereditary angioedema，HAE）包括Ⅰ型、Ⅱ型和Ⅲ型。Ⅰ型、Ⅱ型都是C1抑制因子（C1-inhibitor protein）（OMIM#106100）缺陷所致，是临床上最重要的补体缺陷病。该分子与C1r2C1s2结合，解离活化的C1，其缺陷造成HAE。该疾病为AD遗传，患者体内不同部位出现反复发作的肿胀（血管性水肿）。当出现在肠道时，引起剧烈腹痛和呕吐；发生在上呼吸道时可引起气道闭塞甚至窒息，需要迅速采取措施保持呼吸通畅。此外，C1抑制因子的作用不仅限于补体古典通路的移植，还与激肽（kinin）、血纤维蛋白溶酶（plasmin）等凝血相关因子有关。水肿的原因是对补体和接触凝血系统的移植不足，使得C2活化产生的C2激肽与接触凝血反应产生的缓激肽（bradykinin）增多引起。这两种多肽可作用于毛细血管微静脉，引起血管内皮细胞收缩，血浆外渗。HAE有两种遗传学类型。Ⅰ型是C1抑制因子基因（OMIM*606860）缺陷而无转录物产生（占85%），Ⅱ型是C1抑制因子基因点突变形成缺陷蛋白（约占15%）。值得注意的是Ⅱ型形成突变蛋白，因此不能单纯依靠C1抑制因子的定量来诊断，而需要同时测定C4的含量，因为不能抑制C1活化会造成C4耗竭，引起血浆中C4含量下降。C1抑制因子缺陷也可以是后天性的。有些临床患者存在针对C1抑制因子的自身抗体。还有些慢性淋巴细胞白血病、多发性骨髓瘤、B细胞淋巴瘤患者会产生单个B细胞克隆的大量增殖，引起抗Ig独特型抗体的大量产生。由于不明的原因，独特型-抗独特型反应造成C3沉积和负责清除补体复合物的C3转换酶形成减少，引起C1、C4、C2以及C1抑制因子的耗竭。

Summary

Primary immunodeficiencies are disorders in which part of the body's immune system is missing or does not function normally. To be considered a primary immunodeficiency（PID）, the cause of the immune deficiency must not be secondary in nature（i.e., caused by other disease, drug treatment, or environmental exposure to toxins）. Most primary immunodeficiencies are genetic disorders; the majorityies are diagnosed in children under the age of one, although milder forms may not be recognized until adulthood. While there are over 300 recognized PIDs, most are very rare. About 1 in 500 people in populations are born with a primary immunodeficiency. Immune deficiencies can result in persistent or recurring infections, autoinflammatory disorders, tumors, and disorders of various organs. There are currently limited treatments available for these conditions; most are specific to a particular type of PID. Research is currently evaluating the use of stem cell transplants (HSCT) and experimental gene therapies as avenues for treatment in limited subsets of PIDs.

（左 伋）

第九章 出 生 缺 陷

第一节 概 述

出生缺陷（birth defect）也称先天畸形（congenital deformity），是患儿在出生时即形成的（非分娩损伤所引起的）可识别的结构或功能缺陷。出生缺陷是导致流产、死胎、死产以及新生儿死亡和婴幼儿夭折的重要原因之一，在发达国家居婴儿死亡的首位。

一、出生缺陷的现状

根据世界卫生组织统计，全球低收入国家出生缺陷发生率为 6.42%，中等收入国家为 5.57%，高收入国家为 4.72%。我国的出生缺陷率与世界中等收入国家的平均水平接近，但由于人口基数大，所以每年新增出生缺陷病例总数庞大。据 2012 年我国卫生部发布的《中国出生缺陷防治报告（2012）》数据显示，我国出生缺陷的总发生率约为 5.6%。根据国家统计局数据，2016 年和 2013 年，我国出生人口分别为 1386 万人和 1323 万人，据此测算，我国每年新增出生缺陷儿约 100 万。

从 1986 年 10 月至 1987 年 9 月，我国卫生部组织由华西医科大学负责及 29 个省（自治区、直辖市）的 945 所医院和妇幼保健院参加，对全国 120 多万例围产儿进行了出生缺陷监测（该项目为“七五”攻关课题之一）。这项工作基本摸清了我国出生缺陷的种类和大致分布，并为 2012 年编著出版《中国出生缺陷地图集》打下基础。减少出生缺陷儿的出生是提高我国人口素质的一个重要策略，也是实现《九十年代中国儿童发展规划纲要》中的主要目标之一——“大幅度减少残疾儿童出生率”的关键。为了掌握我国严重、高发出生缺陷发生的变动趋势，为病因研究提供线索，为制定和评价预防措施提供依据，1988 年卫生部把出生缺陷监测转为常规工作。

自 1988 年至今，我国的出生缺陷监测工作已经进行了 30 余年，取得了长足的进展。国家“十三五”规划纲要和“健康中国 2030”规划纲要均把预防和减少出生缺陷作为重要目标，制定了全国出生缺陷综合防治方案，实施了免费孕前优生健康检查、增补叶酸预防神经管缺陷、地中海贫血防控、新生儿疾病筛查等重大公共卫生项目，广泛开展出生缺陷防治社会宣传和健康教育，逐步将儿童先天性心脏病等出生缺陷治疗纳入大病保障，通过推进出生缺陷综合防治，神经管缺陷、重型地中海贫血等出生缺陷的发生率明显下降。

二、出生缺陷的类型

据统计，在我国现有的 8000 余万残疾人中，有 70%是因出生缺陷所致，而且病种繁多，目前已知的至少有 8000～10 000 种。其中出生时临床明显可见的出生缺陷约有 25 万例，包括先天性心脏病（18.53%）、多指（趾）（14.64%）、唇裂伴或不伴腭裂（14.92%）、神经管畸形（9.45%）等。

按照不同的标准，出生缺陷可以分为不同的类型，常见的分类方法有以下几种：

（一）按照出生缺陷的发生原因分类

1. 畸形（malformation）缺陷 表现为器官或其一部分发生形态学缺陷。通常是由胚胎发育异常引起，大多发生于受孕后 8 周之内。然而，在此之后继续发育的身体结构，如中枢神经系统、内外生殖器及牙齿，也可以发生畸形缺陷。结构异常发育表现为完全缺如、部分缺损、畸形形成三种类型。

2. 裂解（disruption）缺陷　又称阻断缺陷，是指胚胎正常发育过程受到干扰或破坏而导致器官或身体部分缺陷。阻断缺陷发生的原因是导致组织受损的血管性或机械性原因，如压迫、出血或血栓形成。大多数阻断缺陷是单发事件，呈散发性而非遗传性，因此这种缺陷再发风险极低。

3. 变形（deformation）缺陷　是指宫内的外来机械力改变了正常的结构，从而造成胎儿某些身体部分的异常。如羊水减少、子宫肿瘤和子宫畸形（如双角子宫），均可导致胎儿受压。多胎妊娠造成的胎儿拥挤也可引起变形。常见的变形缺陷包括马蹄足、先天性髋关节发育不良和体位性斜头畸形等。

4. 发育异常（dysplasia）　是指在细胞形成组织的发育过程中发生异常。例如，软骨发育不良，这种疾病是由于成纤维细胞生长因子受体3基因突变，导致软骨内骨化异常。

（二）按照出生缺陷的表现类型分类

1. 结构性出生缺陷　表现为身体部位的结构问题。临床常见的有：

（1）唇腭裂：单纯唇裂、单纯腭裂、腭裂并发唇裂（图9-1）。

（2）心脏缺陷：瓣膜缺失或畸形。

（3）肢体发育异常：马蹄内翻足、多指症、并指症。

（4）神经管缺陷：脊柱裂、与大脑和脊髓生长发育有关的问题。

2. 功能性出生缺陷　表现为脏器或系统功能异常。临床常见的有：

（1）神经系统发育缺陷：包括智力和发育障碍、行为障碍、语言障碍、癫痫和运动障碍。影响神经系统的出生缺陷包括唐氏综合征（图9-2）、脆性X综合征等。

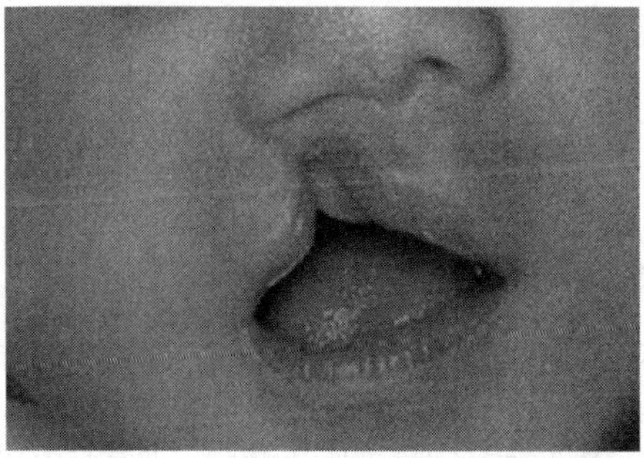

图9-1　唇裂

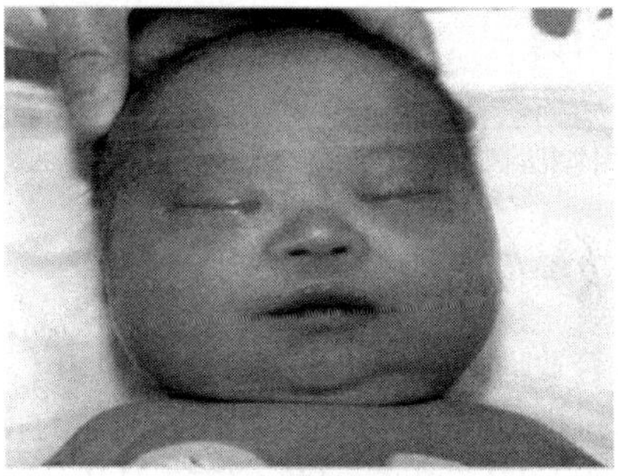

图9-2　唐氏综合征

（2）感觉缺陷：听力损失和视觉问题，如失明或耳聋。

（3）代谢紊乱：包括身体内化学物质的形成和代谢异常，临床较常见的两种代谢紊乱是苯丙酮尿症和甲状腺功能减退症。

（4）退行性疾病：这类缺陷出生时并不明显，随着生长发育逐渐出现症状。如肌营养不良和X连锁肾上腺脑白质营养不良。

（三）按照出生缺陷的发生程度分类

1. 轻度畸形　是人群的正常变异，一般没有医学意义，不需要手术治疗，如耳赘、通贯手（图9-3）等。人群中，轻度畸形较重度畸形常见。在2002年的一项先天性出生缺陷监测调查中，30 940例婴儿中有11 104例（35.8%）被诊断为轻度畸形。其中约50%的轻度畸形发生于头颈部。

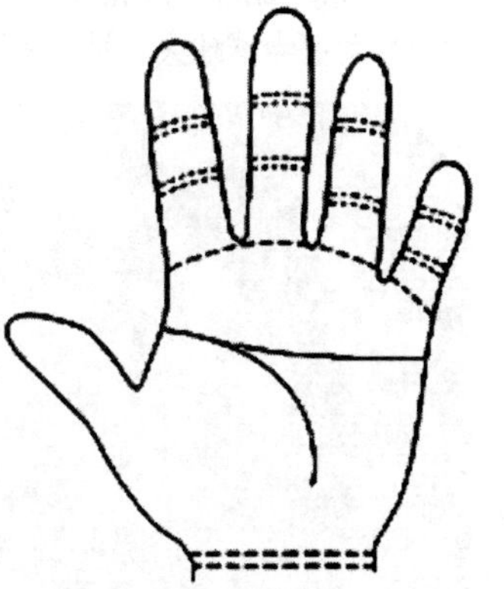

图9-3　通贯手

2. 重度畸形　是有医学意义的畸形，通常需要手术修复，严重者会危及生命，如神经管缺陷、先天性心脏病等。重度畸形的患病率为 2%～4%，具体取决于人群调查和病例确认的方法。在前述 2002 年的出生缺陷监测调查中，30 940 例婴儿中有 2144 例（6.9%）为重度畸形，而且重度畸形的发病率在死产儿和流产儿中较高。

三、几种常见的出生缺陷

据 2012 年我国卫生部发布的《中国出生缺陷防治报告（2012）》数据显示，2000～2011 年，我国最常见的 10 类围产期出生缺陷分别为：先天性心脏病、多指（趾）、唇裂伴或不伴腭裂、神经管缺陷、先天性脑积水、马蹄内翻足、肢体短缩、并指（趾）、尿道下裂和小耳，占所有出生缺陷的 65.9%（表 9-1）。

表 9-1 常见的 10 类出生缺陷发生率（‰）

序号	2000 年	2005 年	2010 年	2011 年
1	唇腭裂（1.40）	先天性心脏病（2.34）	先天性心脏病（3.27）	先天性心脏病（4.1）
2	多指（趾）（1.25）	多指（趾）（1.47）	多指（趾）（1.64）	多指（趾）（1.67）
3	神经管缺陷（1.20）	唇腭裂（1.37）	唇腭裂（1.23）	唇腭裂（1.14）
4	先天性心脏病（1.14）	神经管缺陷（0.88）	脑积水（0.60）	脑积水（0.55）
5	先天性脑积水（0.71）	脑积水（0.71）	神经管缺陷（0.57）	马蹄内翻（0.52）
6	肢体短缩（0.58）	肢体短缩（0.58）	马蹄内翻（0.51）	尿道下裂（0.50）
7	马蹄内翻（0.50）	尿道下裂（0.52）	尿道下裂（0.49）	并指（趾）（0.49）
8	尿道下裂（0.41）	马蹄内翻（0.51）	并指（趾）（0.48）	神经管缺陷（0.45）
9	并指（趾）（0.40）	并指（趾）（0.50）	肢体短缩（0.47）	肢体短缩（0.41）
10	肛门闭锁（0.35）	小耳（0.36）	小耳（0.31）	小耳（0.28）

注：数据来自全国出生缺陷监测系统。

（一）神经管缺陷

神经管缺陷（neural tube defect，NTD）：又称神经管畸形，是出生缺陷的严重类型之一，起源于胚胎发育过程，是神经管闭合过程异常导致的后果。据统计，我国胎儿 NTD 的发病率为 1.0‰～4.8‰，我国每年因 NTD 造成的直接经济损失高达 2 亿元。它是一种多因素的复杂疾病，通常是由遗传因素、环境因素相互作用共同引起。

根据神经管发育异常的时间和部位不同，临床类型可分为无脑畸形、脊柱裂、脑膨出等，其中以无脑畸形和各种类型的脊柱裂为较常见。

1. 无脑畸形（anencephaly） 是以颅骨穹窿及其覆盖的皮肤和脑全部或部分缺如为特征的一种 NTD。大脑半球缺失，被充满脑脊液的膜囊替代。颅面比例失调，由正常的 2 : 1 变成 1 : 2 或 1 : 3，患儿呈“蛙样”面容（图 9-4）。

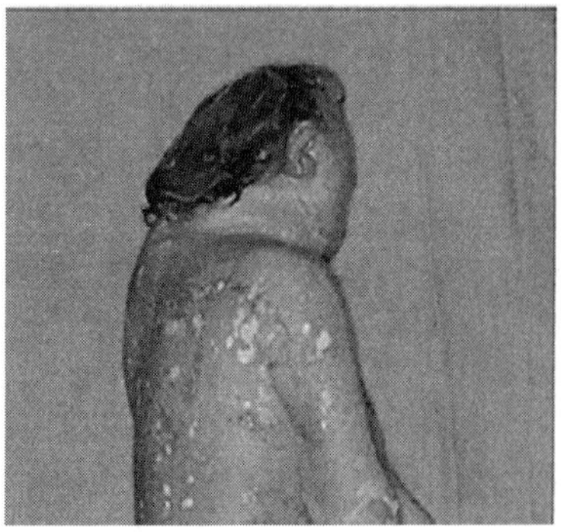

图 9-4 无脑畸形

无脑畸形在新生儿中发病率为 0.1‰～3‰，女性多于男性，多为双侧，单侧罕见。孕早期（12～13 周）即可根据 B 超结果诊断，需注意与重度脑积水和脑贯通畸形鉴别。无脑畸形的患儿出生后存活短暂，多于数小时内死亡，因此确诊为无脑畸形者，建议终止妊娠。

2. 脊柱裂（spina bifida） 又称脊神经管闭合不全，最早由尼古拉斯・蒂尔普（Nicholas Tulp）发现及命名。泛指脊椎管部分未完全闭合状态，是 NTD 的常见类型。临床根据其病变部位有无脊膜或神经组织通过脊柱裂膨出至椎管外、形成囊性包块，可分为显性脊柱裂和隐性脊柱裂两类（图 9-5）。

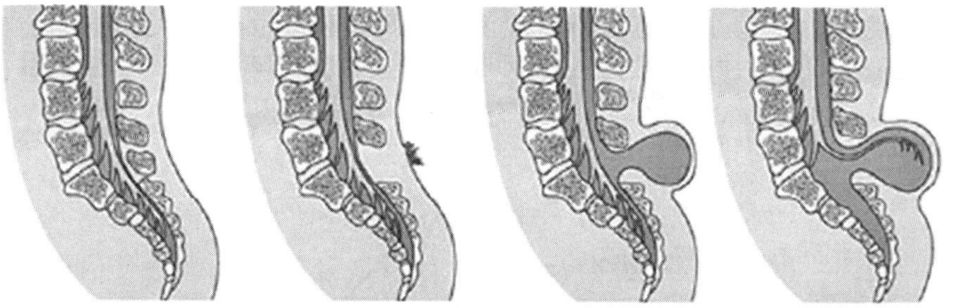

图 9-5 脊柱裂的几种类型

A. 正常；B. 隐性脊柱裂；C. 脊膜膨出；D. 脊髓脊膜膨出

孕中期（24 周）可根据 B 超检查结果确诊，需注意发现合并畸形。脊柱裂患儿的预后取决于病变受累的脊髓节段、病变程度、合并症等多种因素。故脊柱裂患儿出生后应密切关注神经、骨骼、泌尿等多系统的进展，及时评估发现可能存在的问题。

（二）先天性心脏病

先天性心脏病（congenital heart disease，CHD），简称"先心病"，是发病率较高的一种出生缺陷和致死性畸形，是在胚胎发育过程中心脏、血管发育障碍或者出生后本应关闭的通道未能闭合所导致的形态结构和功能异常。据美国心脏协会报道，西方国家足月儿 CHD 发病率为 8‰，死胎及早产儿的发病率是足月儿的 10 倍。据《中国心血管 2012》显示，我国每年有 16 万左右的 CHD 患儿出生，总经济负担超过 126 亿元。

CHD 的发生是一个较为复杂的过程，目前研究显示引起先心病发生的主要因素包括遗传因素和环境因素。其中遗传因素有染色体变异、单基因突变、多基因异常、表观遗传变异等，环境因素包括化学因素、物理因素、生物因素以及母体因素。

先天性心脏病类型较多，根据血流动力学结合病理生理变化，可分为紫绀型、非紫绀型；根据有无分流分为无分流类（如肺动脉狭窄、主动脉缩窄）、左至右分流类（如房间隔缺损、室间隔缺损、动脉导管未闭）和右至左分流（如法洛四联症、大血管错位）类。其中房间隔缺损、室间隔缺损、法洛四联症为常见类型。

1. 室间隔缺损（ventricular septal defect，VSD） 是由于室间隔在胚胎时期发育不全，形成异常交通，在心室水平产生左向右分流（图 9-6）。VSD 是最常见的先天性心脏病，群体发病率为 1.2‰～3.1‰，约占先心病的 20%，可单独存在，也可与其他畸形并存。根据缺损的位置，可分为室上嵴缺损、室下嵴缺损、隔瓣后缺损、肌部缺损和共同心室五种类型。

患者的临床表现取决于血液在心室水平产生左至右分流量的大小，而分流量的多少取决于室间隔缺损的大小。缺损小者，可无症状。缺损大者，症状出现早且明显，以致影响发育。患儿有气促、呼吸困难、多汗、喂养困难、乏力和反复肺部感染，严重时可发生心力衰竭。有明显肺动脉高压时可出现发绀。产前胎儿心脏超声筛查和新生儿超声心动图的广泛开展，使得室间隔缺损的确诊变得及时且准确，约 20%的小口径缺损可在幼儿期自行闭合，但大多数患儿依然需要手术治疗。

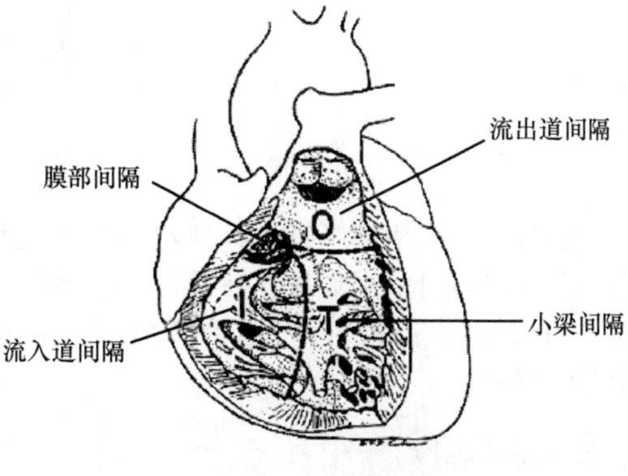

图 9-6 室间隔缺损

2. 房间隔缺损（atrial septal defect，ASD） 是

先心病的常见类型之一，约占先心病的 10%。是由于房间隔在胚胎发育过程中出现异常，致左、右心房之间遗留孔隙。房间隔缺损可单独发生，也可与其他类型的心血管畸形并存，女性多见。根据缺损的部位不同可分为原发孔型、继发孔型（图 9-7），后者最为多见，包括中央型、下腔型、上腔型和混合型，其中中央型临床最多见。

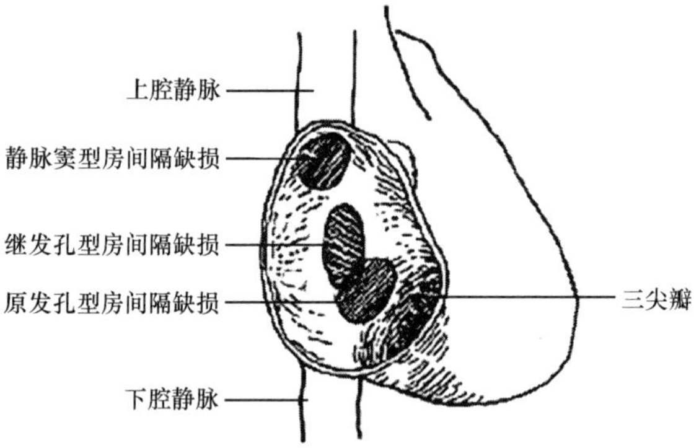

图 9-7 房间隔缺损

临床表现取决于患者的年龄和缺损面积的大小。缺损小者或儿童可无明显症状，通常会在 20 岁左右出现临床表现。重者有心悸、气短、疲劳等表现，伴有肺动脉高压引起右向左分流时可出现发绀表现。临床确诊依赖于产前胎儿心脏超声筛查和新生儿超声心动图检查。若不伴有其他畸形，约 20%的房间隔缺损可在 1 岁以内闭合，若 4 岁时仍未闭合，则会引起肺动脉高压和心力衰竭，建议择期行外科手术治疗。

3. 法洛四联症（tetralogy of Fallot，TOF） 是一种联合的先天性心血管畸形，由法国医生法洛（Fallot）最早描述。TOF 主要有四种畸形：室间隔缺损、肺动脉狭窄、主动脉骑跨和右心室肥大（图 9-8）。该四联症发病率为 0.2‰，在紫绀型先心病中最常见，约为 14%。

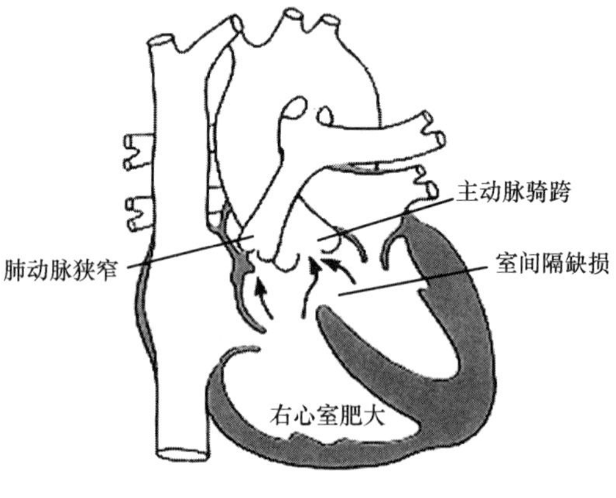

图 9-8 法洛四联症

患者的典型症状包括发绀、呼吸困难和缺氧发作、蹲踞等，伴随症状可有杵状指（趾）、生长发育迟缓等。在临床上，孕妇在孕 18 周即可进行超声检查以及时发现，约 90%的 TOF 患者可以在产前确诊。对 TOF 患者来说，外科手术治疗是延长生存时间的关键。经过手术治疗的患儿绝大多数预后良好，可以正常生活。

（三）肢体畸形

肢体畸形（limb deformity）：是出生缺陷中较常见的一种类型，临床发病率约为 0.2%。其发生种类及受累的部位都表现得十分多样，上肢的畸形主要为手部畸形，下肢的畸形主要有足外翻和足内翻。

1. 先天性多指畸形（congenital polydactyly）　是指正常手指结构以外形成的单发或多发手指赘生，是临床上最常见的先天性手部畸形。发病率为 0.15%，男性多于女性。根据多指部位不同，可分为桡侧多指（轴前多指）、中央多指及尺侧多指（轴后多指）三类，以桡侧多指最为多见（图 9-9），约占所有多指畸形的 90%，单侧发生者居多。

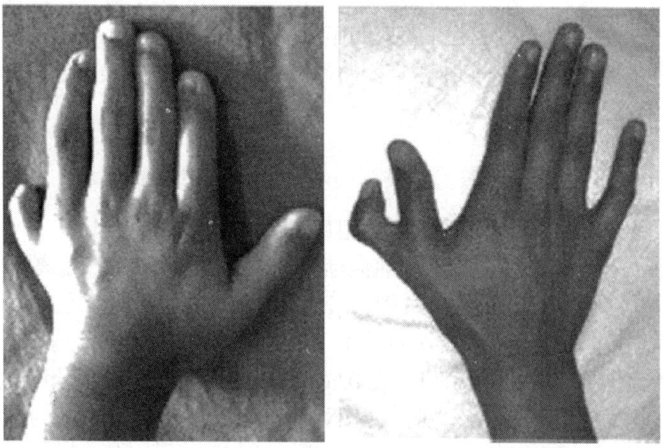

图 9-9　先天性多指畸形

绝大多数的多指畸形发生原因为基因突变，目前研究表明约有 100 种基因与多指畸形相关，包括 *FBLN1*、*HOXD13*、*LMBR1*、*FGFR2*、*GLI3* 和 *SHH* 等。通过典型的临床表现即可确诊，X 线检查可协助诊断。临床治疗依赖于外科手术治疗，治疗原则为获得良好的关节稳定性和活动范围，良好的肌腱功能以及美观的外形。具体手术方式和手术时间取决于多指发生的部位和类型。

2. 先天性马蹄内翻足（congenital clubfoot）　是小儿骨科领域常见的四肢畸形之一，是最常见的足畸形。临床发病率为 1‰～4‰，男性多于女性，不同种族及地区的发病率有所不同。发生原因较为复杂，是遗传因素和环境因素共同作用的结果。

临床表现由足下垂、内翻、内收三个主要畸形综合而成（图 9-10）。其可分为僵硬型、松软型两种类型。其中僵硬型又称内因型，畸形一般比较严重，且常同时伴有其他畸形。松软型又称外因型，畸形较轻，多由于胎儿在宫内位置异常所致。产前超声检查是诊断胎儿足内翻首选的可靠方法，孕 18～28 周为最佳检查时间。临床治疗原则是获得无痛的、有功能的跖行足（足跟及足底同时着地），且不需要穿戴任何矫形辅具。

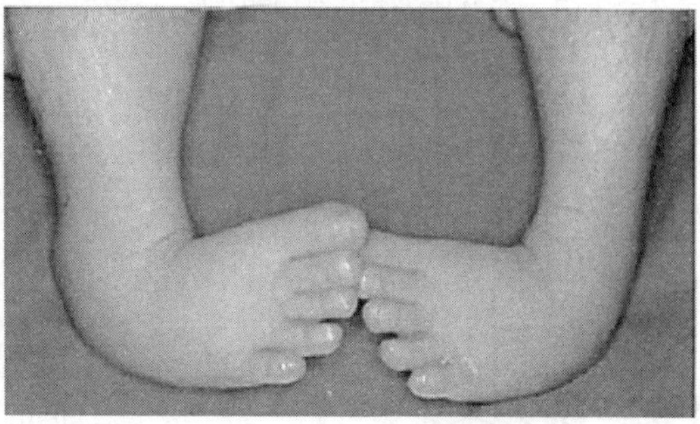

图 9-10　先天性马蹄内翻足

第二节　出生缺陷的发生原因

出生缺陷的发生原因非常复杂，一般包括遗传因素、环境因素、遗传与环境因素共同作用三个方面，其中遗传因素包括基因突变、染色体数目和结构异常等；环境因素包括生物因素、母体疾病因素、物理因素、化学因素等。这些因素均可干扰胚胎的正常发育。而胚胎发育是一个严谨的过程，受到精确的遗传调控，任何影响这些遗传通路的因素均可导致胎儿发生出生缺陷。

一、胚胎发育过程中的信号传导通路的调控

在胚胎发育过程中，未分化的前体细胞将发育分化成具有不同功能的人体组织结构。这个过程需要精确的调控和安排，需要细胞内外多种信号通路的联合作用。这些信号通路控制细胞的增殖、分化和迁移，以决定最终发育器官的大小和形状。破坏它们将会导致人类发育障碍和出生缺陷的发生。而且这些信号通路也与某些人类疾病如肿瘤的发生密切相关。除此之外，在胚胎发育过程中，表观遗传（详见第十章"表观遗传学"）机制也起了重要的作用。

尽管在胚胎发育过程中会发生不同细胞类型的各种分化，但是它们是通过一组相对一致的遗传信号传导途径来完成的，这些途径包括：

（一）细胞通信

与胚胎发育相关的细胞通信通路可分为直接相互作用和间接相互作用。

1. 缝隙连接（gap junction） 是两个相邻细胞的细胞质之间的直接连接，是离子和小分子（<1kDa）传递的通道，大分子蛋白和核酸无法通过。缝隙连接由每个细胞表面上的半通道也就是连接小体构成，每个连接小体由六个连接蛋白分子构成异源六聚体。在发育早期，缝隙连接是开放状态，小分子能够在细胞之间交换，传递化学信息，协调细胞的代谢活动，调控细胞的生长和分化。但是，随着胚胎发育的进行，缝隙连接将变得越来越受限。缝隙连接对于心脑细胞中的电耦合尤为重要，可以控制心肌细胞和脑细胞的电同步。连接蛋白分子的突变与人类疾病（如突变基因 *Cx43* 的表达与动脉粥样硬化）密切相关。

2. 细胞黏附分子（cell adhesion molecule，CAM） 细胞黏附分子是介导细胞间或细胞与基质间相互接触和结合的分子。CAM 以受体-配体结合的形式发挥作用，使细胞与细胞间，细胞与基质间，或细胞-基质-细胞间发生黏附，参与细胞的识别、活化和信号转导、细胞的增殖与分化、细胞的伸展与移动等过程，是免疫应答、炎症发生、凝血、肿瘤转移以及创伤愈合等一系列重要生理和病理过程的分子基础。

在胚胎发育过程中起重要作用的 CAM 是钙黏蛋白。钙黏蛋白是一种同型结合、Ca^{2+}依赖的细胞黏着糖蛋白，对胚胎发育的细胞识别、迁移和组织分化以及成体组织器官构成具有重要作用，不同细胞及其发育的不同阶段其表面的钙黏蛋白的种类与数量均有所不同。例如，E-钙黏蛋白在上皮细胞中高度表达，N-钙黏蛋白则在神经细胞中表达，P-钙黏蛋白主要在胎盘表达。典型的钙黏蛋白分子具有细胞外结构域、跨膜结构域和细胞内尾部结构域三部分构成。细胞外结构域包含五个细胞外重复分子和四个 Ca^{2+}结合位点。相邻细胞间形成钙黏蛋白二聚体，组成上皮细胞或内皮细胞之间的紧密屏障。钙黏蛋白通过其细胞内结构域与 p120-联蛋白（p120-catenin）、β-catenin 和 α-catenin 的紧密结合连接到细胞骨架上（图 9-11）。

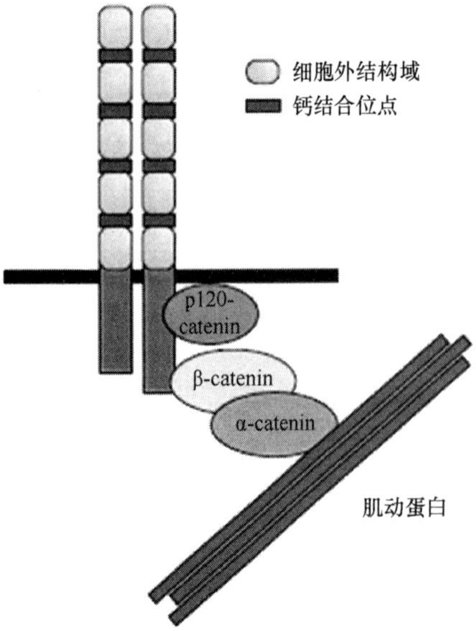

图 9-11 钙黏蛋白结构图

（二）形态发生素

形态发生素（morphogen）是能够通过其浓度变化来确定细胞发育命运的可扩散分子。胚胎发育过程中形态发生素以连续的浓度梯度分布，因而形成各种浓度阈值，细胞可根据所处环境的形态发生素的浓度阈值决定分化方向。常见的形态发生素包括视黄酸、转化生长因子-β（TGF-β）以及 Hedgehog（Hh）信号分子等。

1. 视黄酸（retinoic acid，RA）　是一种重要的形态发生素，在胚胎的早期发育中，通过激活核受体，调控靶基因的表达，指导胚胎的前后、左右及背腹轴的建立，决定体节和中枢神经系统等的发生。内源性 RA 信号减少或过量均会引起胚胎体轴发育异常。

2. 转化生长因子-β（TGF-β）**超家族**　包括 TGF-β、骨形成蛋白（bone morphogenetic protein，BMP）和激活素等。这些分子有助于建立背腹模式以及肾脏、神经系统、骨骼和血液等脏器和系统的形成。在人类有三种不同形式的 TGF-β，即异构体 TGF-$β_1$、TGF-$β_2$和 TGF-$β_3$。这些配体与跨膜激酶受体结合可调控胚胎发育的多个过程，包括细胞生长、细胞分化、细胞凋亡等。

3. 刺猬（hedgehog，Hh）**信号通路**　hedgehog 分子是一种由细胞分泌的局域性蛋白质配体，作用范围很小，一般不超过 20 个细胞。在脊椎和无脊椎动物的胚胎发育过程中，hedgehog 信号通路控制细胞命运、增殖与分化。该信号蛋白诱导不同的细胞命运依赖于 Hh 信号分子的浓度，和其他形态生成素一样，它的产生在时间与空间上受到严格控制。

（三）受体酪氨酸激酶

受体酪氨酸激酶（receptor tyrosine kinase，RTK）是最大的一类酶联受体，它既是受体，又是酶，能够同配体结合，并将靶蛋白的酪氨酸残基磷酸化。RTK 由一个跨膜受体超家族组成，结构包括含有配体结合位点的细胞外结构域、单次跨膜的疏水 α 螺旋区、含有酪氨酸蛋白激酶活性的细胞内结构域三部分（图 9-12）。主要功能包括控制细胞增殖、维持细胞黏附和运动之间的平衡、细胞定位以及细胞分化的调节等。

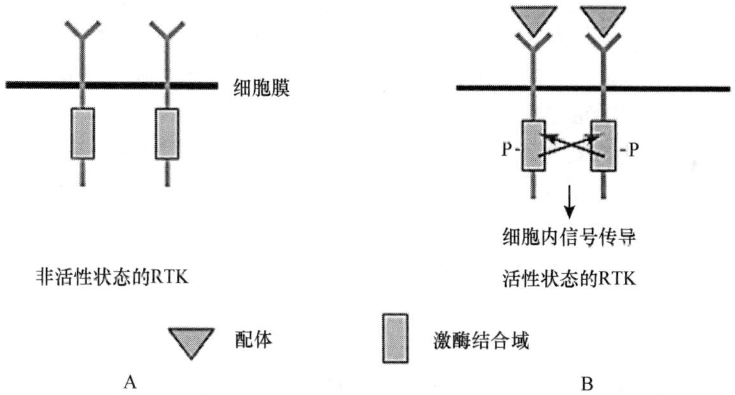

图 9-12　RTK 结构图

许多生长因子，如表皮生长因子、神经生长因子以及血小板衍生生长因子均需要通过结合并激活受体酪氨酸激酶发出信号。这些激酶对于调节细胞增殖，凋亡和迁移是必不可少的。在胚胎正常发育过程中，生长因子将通过 RTK 发出信号，调控诸如新生血管的生长、细胞迁移等多个过程，从而达到促进细胞的增殖、迁移和生存（即抗凋亡）的目的。

（四）Notch 信号通路

该通路广泛存在于脊椎动物和非脊椎动物，在进化上高度保守，通过相邻细胞之间的相互作用调节细胞、组织、器官的分化和发育。Notch 信号通路由 Notch 受体、Notch 配体（DSL 蛋白）、CSL（CBF-1，Suppressor of hairless，Lag 的合称）DNA 结合蛋白、效应物和 Notch 调节分子等组成。

Notch 信号的产生是通过相邻细胞 Notch 配体与受体相互作用，Notch 蛋白经过三次剪切，由胞内段（NICD）释放入胞质，并进入细胞核与转录因子 CSL 结合，形成 NICD/CSL 转录激活复合体，从而激活 *HES*、*HEY*、*HERP* 等碱性螺旋-环-螺旋转录抑制因子家族的靶基因，发挥生物学作用。该信号对于细胞命运决定至关重要，影响细胞正常形态发生的多个过程，包括干细胞的分化、细胞凋亡、细胞增殖及细胞边界形成等，而这些过程将全面影响器官发育。

（五）转录因子

转录因子（transcription factor，TF）是一类通过与特异 DNA 序列结合，从而调控下游靶基因表达的蛋白质。这类蛋白质存在于所有生物体中，是基因表达调控的关键分子，在生物间具有一定的保守性，不同物种的同一转录因子具有同样或者类似的结合序列。常见的转录因子包括同源异形框（homeobox，HOX）蛋白、*Pax* 基因和碱性螺旋-环-螺旋（bHLH）转录因子。

1. HOX 蛋白 *Hox* 基因，首先在黑腹果蝇中发现，又名同源基因，是生物体中一类专门调控生物形体的基因，一旦这些基因发生突变，就会使身体部分变形。其作用机制是调控关于细胞分裂、纺锤体方向决定，以及硬毛、附肢等部位发育的基因表达。

Hox 基因的特点是基因排列顺序与作用顺序和位置相关。例如，位置靠近 3′端的基因作用位置靠近头部，靠近 5′端者则作用于身体后部。已发现 *HOXA1* 的异常突变会损害人类神经发育，而 *HOXA13* 和 *HOXD13* 突变则会导致肢体畸形。

2. *Pax* 基因 *Pax* 基因是进化上保守的一个基因家族，它们编码 128 个氨基酸的成对结构域，是一组重要的转录因子，在胚胎发育和器官特化过程中起关键的调控作用。主要功能包括调控细胞增殖、促进细胞自我更新、诱导前体细胞定向转移以及改变特异细胞系的分化方向等。目前已发现 *Pax* 基因的异常表达是多种出生缺陷的发生原因。如 Pax3 和 Pax7 融合蛋白导致的儿童横纹肌肉瘤以及 *Pax3* 基因突变导致的 AD 遗传病瓦尔登堡（Wardenburg）综合征Ⅰ型。

3. 碱性螺旋-袢-螺旋（basic helix-loop-helix，bHLH）**转录因子** bHLH 是一类在胚胎发育过程中负责调节细胞分化以及细胞命运决定方向的转录因子。bHLH 根据其所调控基因的功能不同可分为 45 个家族和 6 个组。bHLH 转录因子对胚胎神经系统发育和肌肉的发育均起着重要的调控作用，其中 A、E 两族是神经系统分化发育的重要调控因子。

综上所述，胚胎发育过程受到多种信号传导通路的共同调控，它们在生物的进化中高度保守，共同调控胚胎的正常发育。任何原因干扰这些信号通路的正常进行，都会引起出生缺陷的发生。

二、出生缺陷发生的因素

（一）遗传因素

遗传因素是出生缺陷发生的主要因素，据统计，大约 1/3 的出生缺陷与遗传因素有关。

1. 染色体畸变 在出生缺陷儿中发生率为 6%～7%，常染色体和性染色体均可发生，会导致患儿出现明显的临床特征，包括染色体数目畸变和结构畸变两种类型。

染色体数目畸变由减数分裂或有丝分裂过程中染色体分离失败导致（图 9-13）。数目减少者存活率极低，绝大多数在胚胎期死亡，存活下来者常伴有畸形发生，如先天性卵巢发育不全（特纳综合征）。染色体数目增加者以三体性最多见，如 21、18、13 三体综合征，临床表现大都表现为发育迟缓，智力低下。

染色体结构畸变绝大多数由染色体断裂后的错误重接导致，包括缺失、重复、易位、倒位等多种类型，其中染色体平衡易位是引起出生缺陷的常见原因，可导致胚胎植入失败、先天性发育障碍等多种后果。除此之外，临床还可见到由于 5 号染色体短臂末端缺失导致的猫叫综合征（图 9-14）以及 X 染色体脆性位点所致的脆性 X 综合征。

2. 基因突变 出生缺陷儿中 7%～8%由基因突变引起，突变会导致基因功能永久性降低或丧失，从而引起疾病发生。这类出生缺陷大都呈现单基因遗传疾病的模式。例如，临床可见的 AD 遗传的多指症、软骨发育不良，AR 遗传的白化病等。明确出生缺陷的遗传方式以及与基因突变的关系，不仅可以探讨出生缺陷发生的遗传机制，而且对于遗传咨询也至关重要。

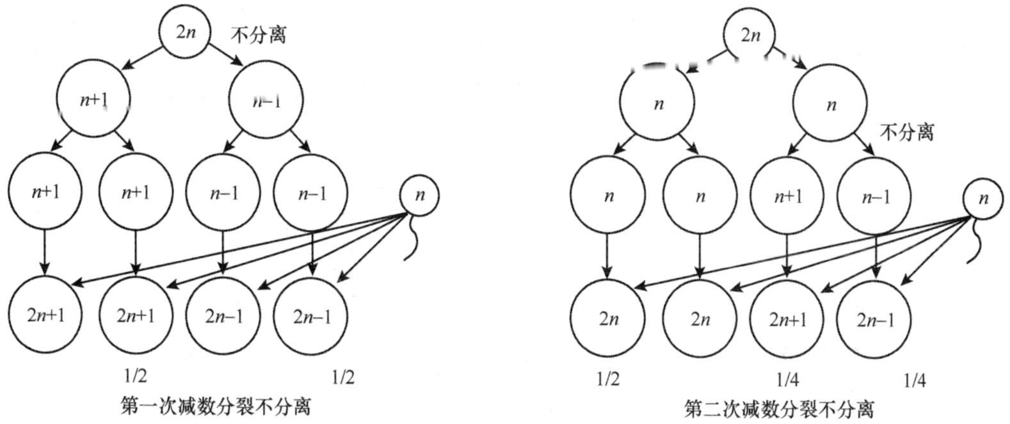

图 9-13　减数分裂期间染色体不分离

（二）环境因素

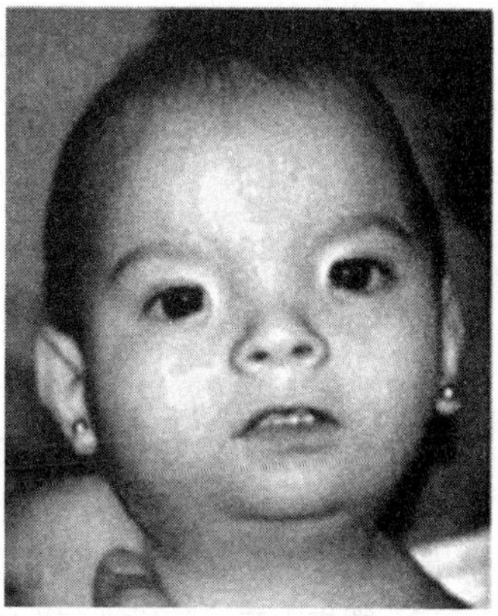

图 9-14　猫叫综合征

人类经历了一系列环境因素导致畸胎的事件之后，才认识到环境因素可以对胎儿的发育造成不良影响。而且孕期接触有害的环境因素对子代有远期毒性效应，包括影响子代身体发育、行为认知发育，甚至有些化学物质具有经胎盘致癌的远期效应。

1. 物理因素　目前已经确认的与出生缺陷发生相关的物理因素包括电离辐射、高温等。

（1）电离辐射：大剂量的电离辐射会伤害胚胎细胞，可导致细胞死亡、染色体损伤，使患儿出现智力缺陷和发育迟缓。胚胎损伤的严重程度与射线的吸收剂量、胚胎或胎儿的暴露时间有关，目前没有确凿证据证实诊断剂量的射线（＜10rads）会导致出生缺陷的发生。而临床对于一些远离子宫脏器（如胸部、鼻窦、牙齿）的射线检查产生的剂量只有几 mrads，目前对于孕妇整个孕期接触辐射的建议极限值为 500mrads（0.005gy）。

（2）高温：是一种常见的物理致畸因素，可干扰神经上皮细胞的增殖、迁移和黏着过程，导致神经管畸形缺陷的发生；可干扰心血管上皮细胞的正常增殖，引起细胞死亡和血管生成异常，导致先天性心脏病的发生。孕妇体温升高在妊娠期的不同时段可导致不同的结局发生，严重程度取决于体温升高的水平和持续的时间。

2. 化学因素　与出生缺陷发生相关的化学因素包括药物、环境内分泌干扰物等。

（1）药物：不同的药物致畸性差别很大，有些药物对胚胎发育危害很大，如沙利度胺（又名“反应停”），会导致胎儿肢体发育严重畸形，似“海豹婴儿”。①抗生素类药物：四环素可穿过胎膜影响胚胎的骨骼和牙齿的钙化过程。孕 16～36 周时使用四环素可导致胎儿牙齿发育缺陷，如牙釉质发育不良；链霉素的使用可以导致胎儿听力发育缺陷。相比之下，青霉素的使用对胎儿无伤害。②抗凝类药物：除肝素外抗凝类药物均可透过胎盘屏障引起胎儿出血。孕中晚期使用华法林会导致患儿视神经萎缩，小头畸形。若孕期需要使用抗凝剂治疗，建议选用肝素。③抗惊厥类药物：孕妇的癫痫发病率约为 0.5%，这些孕妇需要使用抗惊厥药物治疗。苯妥英钠、丙戊酸会导致胎儿出现颅面、四肢和心脏发育的缺陷，还可增加神经管畸形的发生风险。苯巴比妥是一种孕期使用相对安全的抗癫痫药物。④抗肿瘤药物：由于抗肿瘤药物大都具有抑制细胞增殖作用，故对胚胎发育有高度致畸作用。如甲氨蝶呤及其衍生物氨基蝶呤的使用均可导致严重出生缺陷发生。⑤其他药物：如退热药、甲状腺疾病治疗药物、精神疾病治疗药物等，孕期使用均会造成胎儿发育异常，出现颅面部、心脏、四肢、认知能力的发育缺陷。

（2）环境内分泌干扰物（environmental endocrine disruptor，EED）：是一类外源性化学物质，可

干扰人体内各种激素的合成、分泌、运输、结合、反应和代谢等过程（表 9-2），从而对人体的生殖、神经和免疫系统等的功能产生影响。EED 是对胎儿发育影响较大的一类环境暴露因素，可引起胎儿早产、低出生体重、肥胖、代谢紊乱、泌尿生殖系统异常等。EED 种类繁多，主要包括有机氯农药（OCP）、重金属元素、双酚 A（BPA）及邻苯二甲酸酯类（PAE）等。

表 9-2 环境内分泌干扰物分类

类别	举例
雌激素干扰物	大豆异黄酮，香豆雌酚，玉米赤霉烯酮
甲状腺干扰物	多氯联苯，烷基酚类，二硫代氨基甲酸酯
雄激素干扰物	邻苯二甲酸二（2-乙基己基）酯，氯氰菊酯
胰岛素干扰物	双酚 A，邻苯二甲酸丁基苄酯
糖皮质激素干扰物	双酚 A，邻苯二甲酸二环乙酯，异狄氏剂

注：按照干扰物的功能分类

常见的 EED 包括：①有机氯农药：如滴滴涕（DDT）、六氯苯等，属于农业用药类化合物，是导致出生缺陷发生的重要因素之一。进入人体后可以干扰甲状腺素、雌激素、雄激素、胰岛素等的正常作用，从而间接影响人体内的生殖系统、心血管系统和代谢系统的正常运转，进而导致出生缺陷的发生。②重金属元素：如铅、镉、汞等。这些元素对神经系统、心血管系统、消化系统的发育均有一定的毒性作用。此外，它们还可以通过激活激素受体，启动激素激活基因的转录来干扰激素功能，进一步导致生殖系统的发育异常。③双酚 A：主要存在于食品容器中，如塑料奶瓶、塑料水杯等塑料容器以及罐头食品的环氧树脂涂层中。可诱发胚胎发育异常，导致其产生多种畸形；且光镜下发现双酚 A 可以依靠其脂溶性透过胎盘屏障，对胚胎细胞产生损害作用，使胚胎产生异常分化。④邻苯二甲酸酯类：广泛用作增塑剂，以增强塑料的机械强度和柔韧性，还用于油漆、黏合剂、玩具、房屋建筑材料、化妆品增溶剂等。其进入机体后，可以穿透胎盘屏障进而对子宫内胎儿产生胚胎毒性。

3. 生物因素 是指细菌、病毒、寄生虫等微生物感染妊娠期母亲，通过胎盘屏障或血液、羊水、产道等渠道，直接或间接作用于胎儿，导致出生缺陷的发生。

（1）TORCH（风疹病毒、巨细胞病毒、单纯疱疹病毒、弓形虫）感染：早孕母亲感染风疹病毒会引起胎儿 20%的感染率，常导致的出生缺陷为先天性白内障、青光眼、先天性心脏病和耳聋；巨细胞病毒是胎儿时期最常见的病毒感染，孕早期感染会直接导致流产，孕晚期感染则会引起宫内发育迟缓和出生缺陷的发生，如听力障碍、神经行为发育异常等；孕早期感染单纯疱疹病毒会导致流产率增加 3 倍，孕中晚期感染则会导致早产和出生缺陷如精神发育缺陷和小头畸形的发生；孕妇感染弓形虫后可干扰胎儿的脑细胞代谢，引起智力发育障碍。

（2）艾滋病病毒：目前艾滋病病毒携带者逐年增加，若孕妇感染艾滋病病毒，则会对胎儿发育产生极其有害的影响，包括早产、宫内发育迟缓、小头畸形和颅面缺损（craniofacial defect，又称颅面畸形，或颅面缺陷，其临床表现包括颅骨畸形和面部缺损等症状）等。此外，艾滋病病毒还有可能会在分娩过程中传播至胎儿。

4. 其他因素 除了常见的物理因素、化学因素和生物因素之外，孕妇在孕期的心理状态、健康情况、生活方式也会对胎儿的正常发育产生一定的影响。

（1）孕妇的心理状态：孕期心理应激对胎儿大脑生长发育有严重影响，若妊娠早期受到重大心理打击，可增加胎儿颅骨畸形和心脏畸形发生的可能性，而且其子代今后患精神分裂症的概率也高于正常儿童。

（2）孕妇的健康情况：若孕妇患有糖尿病且有持续性的高血糖和酮症，则会导致胚胎发生出生缺陷的概率升高 2～3 倍，还可导致前脑无裂、骶骨发育不全、椎骨缺损、先天性心脏病和四肢畸形等重度出生缺陷的发生。

（3）孕妇的生活方式：吸烟者（每日 20 支）孕期发生早产的概率是不吸烟者的 2 倍以上，而且还会造成胎儿发生缺氧、低体重、先天性心脏病等出生缺陷。孕妇酗酒是胎儿神经系统发育障碍的常见原因，此外还可导致胎儿酒精综合征的发生。

（二）遗传因素与环境因素交互作用

有60%～70%的出生缺陷由遗传因素和环境因素共同作用导致。这些出生缺陷在临床上呈现多基因遗传方式，如唇腭裂、先天性心脏病、神经管发育缺陷等。在环境因素与遗传因素相互作用引起的出生缺陷中，衡量遗传因素所起作用的指标称为遗传率，某种畸形的遗传率越高，说明遗传因素在该畸形发生中的作用越大。

第三节　出生缺陷的筛查与预防

我国政府高度重视出生缺陷防治工作。“健康中国 2030”规划纲要把预防和减少出生缺陷作为重要目标。

2016年10月，由国家投资3000万元人民币，由北京大学、香港中文大学深圳研究院、复旦大学、哈尔滨医科大学和中国医科大学共同参与的国家重点专项研究“中国人群重大出生缺陷的成因、机制与早期干预”在上海启动，该项目针对我国五大常见重大出生缺陷疾病（先天性心脏病、唇腭裂、脑积水、NTD和智力缺陷）的关键科学问题和转化应用需求，分别从外环境、内环境、表观遗传、遗传、分子标志物验证、预防与干预进行研究，为我国出生缺陷提出全链条式的防控路径和干预策略，建立和完善适合我国国情的出生缺陷三级预防体系（图9-15）。

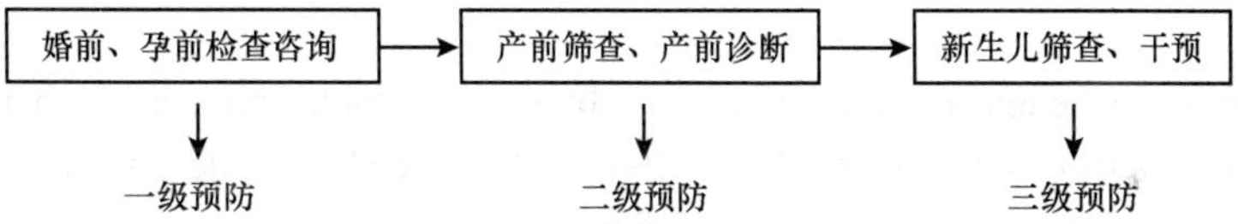

图9-15　三级预防体系

一、出生缺陷的一级预防体系

出生缺陷的一级预防是基础环节，属于孕前及孕早期干预，目的是预防出生缺陷胚胎的形成和发生，被认为是最经济有效的措施之一。

一级预防一般从计划受孕前的6个月开始，实施的措施包括宣传指导、健康促进、优生咨询、高危人群指导、孕前实验室筛查、均衡营养等。实施这些措施可分为三个阶段进行，即孕前筛查和咨询、孕前妊娠准备、孕早期保健。我国目前采用的是孕前-围孕期保健的危险因素评估、孕前咨询和健康促进、知情选择和干预行动的新模式，可有效地预防或减少出生缺陷的发生率。

目前，我国一级预防体系最有效的两项工作是孕前“叶酸”药物的干预和孕前地中海贫血携带者的筛查。这两项工作的开展，使我国NTD发病率由1987年的第一位（2.74‰）降至2011年的第八位（0.45‰），使地中海贫血患儿发生率下降约80%。

二、出生缺陷的二级预防体系

二级预防属于产前干预。实施措施是产前筛查、产前诊断与植入前遗传学诊断（详见第十五章），干预目的是在孕期通过各种技术早发现、早诊断，以减少严重出生缺陷儿的出生。

目前，广泛开展的产前筛查项目有：唐氏综合征的筛查与诊断、妊娠期糖尿病的筛查、巨细胞病毒、风疹病毒、弓形虫感染的检查等。筛查的方法和技术包括：①影像学检查：如孕早期（第11～14周）的胎儿颈后透明层厚度（nuchal translucency，NT）B超检测、孕中期（第22～24周）的畸形B超筛查等；②血清学检查：如孕早期的妊娠相关血浆蛋白-A和游离β-人绒毛膜促性腺激素，孕中期的血清甲胎蛋白、人绒毛膜促性腺激素等，可筛查非整倍体的染色体异常及 NTD；③无创产前筛查（noninvasive prenatal testing，NIPT）：是近年兴起的一项产前筛查技术，从母血中获得胎儿的遗传物质，能准确检测出胎儿 21 三体、18 三体、13 三体三种非整倍体综合征，检出率分别为 99%、97%和 91%，假阳性率低于 1%。

三、出生缺陷的三级预防体系

三级预防属于产后干预。实施措施是早期诊断和早期治疗。干预目的是在新生儿出生后，尽早诊断、治疗和康复，减少致残和致死率，减少出生缺陷的严重后果。早期诊断的主要措施为新生儿筛查（详见第十七章）。

早期治疗包括：①功能性出生缺陷的治疗康复：如针对智力低下患儿的药物治疗、康复、心理干预等综合治疗措施；针对遗传代谢病患儿的合理饮食指导或药物治疗。②对结构畸形的治疗矫正：近年来随着小儿外科手术水平的提升和技术方法的改良，很多结构畸形都可能得到很好的矫正。不仅绝大部分的简单畸形如唇腭裂、马蹄内翻足、尿道下裂，先心病等都得到了及时的矫正，而且一些严重的内脏畸形的新生儿期的诊断和治疗也取得了很大的突破。

出生缺陷三级预防体系的构建和预防方案的实施，取得了巨大的成效，患有苯丙酮尿症、先天性甲状腺功能减退症、听力障碍的儿童能够及早被发现并得到干预，出生缺陷导致的 5 岁以下儿童病死率由 0.40%降至 0.21%。

Summary

Birth defects are the important causes of early abortion，stillbirth，neonatal death and infant death. According to different classification standards，they can be divided into different types. At present，the common birth defects in China are neural tube defects，congenital heart disease and limb deformity. The causes of birth defects are very complex，generally including genetic factors，environmental factors，or combination of genetic and environmental factors. Genetic factors include gene mutation，chromosome number and structural abnormality；Environmental factors include biological factors，maternal disease factors，physical factors，chemical factors and so on. Most of which are caused by combination of genetic and environmental factors. Our government attaches great importance to the prevention and control of birth defects，and has formulated a complete three-level prevention system of birth defects.

（刘红英）

第十章　表观遗传学

表观遗传学（epigenetics）是研究在DNA序列不发生改变的情况下，基因的表达水平与功能发生可遗传的改变的一门遗传学分支学科。基因型未发生变化，但是表型却发生了改变，而且这种改变在发育和细胞增殖过程中能稳定传递。表观遗传改变涉及DNA甲基化、组蛋白修饰、染色质重塑、非编码RNA调节等过程。表观遗传的异常可引起细胞表型的改变，导致机体结构和功能的异常，甚至导致复杂综合征、多因素疾病以及癌症的发生。

1942年，沃丁顿（Waddington）提出现代表观遗传学的概念，认为基因型通过一些“偶然的、不确定的机制”决定了不同的表型。1961年，Lyon发现X染色体失活现象，1983年，DNA甲基化被发现。2008年的冷泉港会议达成了关于表观遗传学的共识，即“由染色体改变所引起的稳定的可遗传的表现型，而非DNA序列的改变”。表观遗传学是分子遗传学的新领域，具有可遗传、可逆性、DNA序列不变三个特点。由表观遗传机制控制的疾病性状遗传是医学遗传学的一个重要组成部分。

第一节　表观遗传机制

一、DNA甲基化

DNA甲基化（DNA methylation）是在DNA甲基转移酶（DNA methyltransferase，DNMT）催化下，将*S*-腺苷甲硫氨酸（*S*-adenosylmethionine，SAM）上的甲基基团连接到基因组DNA上的胞嘧啶第5位碳原子上，形成5-甲基胞嘧啶（5-methylcytosine，5-mC）。哺乳动物基因组DNA中5-mC占胞嘧啶总量的2%～7%，主要存在于CpG二联核苷酸中。CpG二联核苷酸常以成簇串联的形式排列，富集在结构基因5'端附近，该区域称为CpG岛（CpG islands）。在哺乳类基因启动子中，约40%含有CpG岛。CpG岛中的5-mC会通过多种机制阻碍转录因子复合体与DNA的结合，所以DNA甲基化一般与基因沉默（gene silencing）相关联；而非甲基化一般与基因的活化（gene activation）相关联。脱甲基化（demethylation）则往往与一个沉默基因的重新激活相关联。DNMT以及DNA脱甲基化酶（DNA demethylase）在DNA甲基化型的建立、维持和改变中相互协调，是表观遗传调节基因表达的重要基础之一。在哺乳动物细胞中，DNMT包括DNMT1、DNMT3a和DNMT3b三个成员。当一个甲基化的DNA序列复制时，新合成的DNA双链呈半甲基化，即只有母链有完整的甲基化标记，而另一条链可经DNMT1的催化在与母链上5-mC对称的位置上使相应的胞嘧啶甲基化（图10-1）。DNMT1主要维持复制过程中甲基化位点的遗传稳定性，而DNMT3a和DNMT3b则是催化从头甲基化，以非甲基化的DNA为模板，催化新的甲基化位点形成（图10-2）。

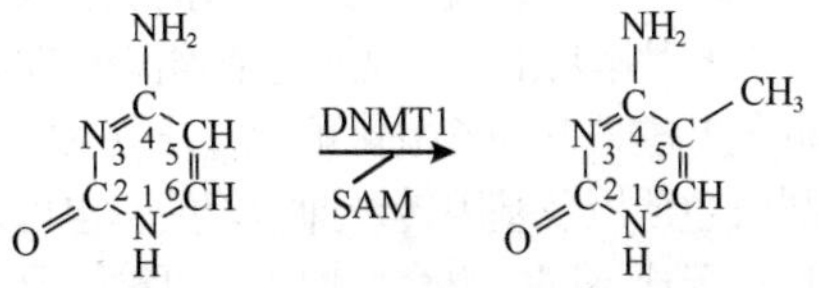

胞嘧啶　　　　5-甲基胞嘧啶

图10-1　胞嘧啶甲基化修饰

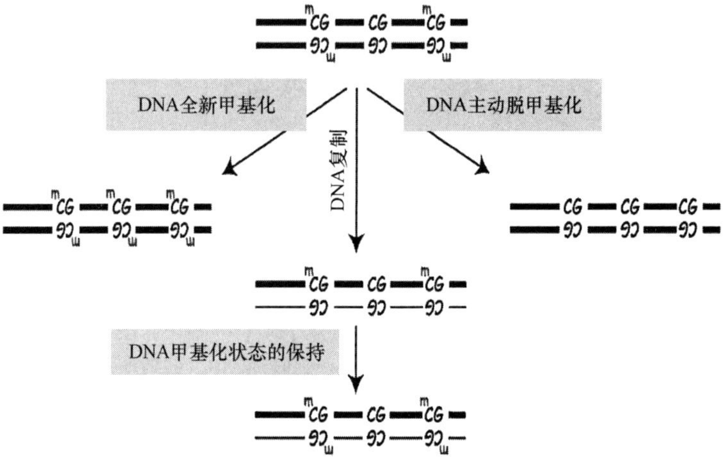

图 10-2 DNA 甲基化型维持机制

基因组印记（genomic imprinting）是一种 DNA 甲基化介导的表观遗传调节形式，是指两个亲本等位基因的差异性甲基化造成了一个亲本等位基因的沉默，另一个亲本等位基因保持单等位基因活性（monoallelic activity）。

迄今已发现的印记基因有 130 多个，大多成簇排列。虽多数印记基因的作用机制尚不清楚，然而几乎都与 DNA 甲基化型的异常相关联。在基因组特定区域有成簇排列的富含 CpG 岛的基因表达调控原件，称为印记中心（imprinting center，IC），也称为印记控制区（imprinting control region，ICR）。在父源和母源染色体上，这些调控元件的 CpC 岛呈现甲基化型的明显差异，即父源和母源染色体上的 IC 的甲基化呈现出分化状态，也称差异甲基化（differentially methylated）。涉及不同亲本来源的印记基因的 DNA 甲基化型都是在生殖细胞成熟过程中建立的，基因组印记由一整套分布于染色体不同部位的 IC 来协调，IC 直接介导了印记标记的建立及其在发育全过程中的维持和传递，来自父源或母源的等位基因，在通过精子和卵子传递给子代时发生了化学修饰，使后代仅表达父源或母源等位基因的一个，而使另一个沉默。例如，在 15q11-q13 区有一段 430bp 长的 SNR-PN 调控区段，含有 23 个 CpG 二联核苷酸，遗传自母源染色体的完全被甲基化，而遗传自父源的染色体则全为非甲基化。实验证明，这种差异甲基化的 IC 是该区段邻接基因表达的调控元件。研究表明，在哺乳动物中相当数量的印记基因是与胎儿的生长发育和胎盘的功能密切相关的，是胚胎发育中胚胎和胎盘组织的基因表达关键调控因素，因此缺乏来自精子和卵细胞的大量印记基因之间的协调表达，可能是导致哺乳动物孤雌生殖难以实现，以及通过哺乳动物体细胞核移植来克隆动物实验频频失败的原因之一。

二、组蛋白修饰

构成核小体的组蛋白氨基端部分可以被多种酶进行各种修饰，如磷酸化、乙酰化、甲基化、泛素化、糖基化、ADP 核糖基化、羰基化等，其中组蛋白乙酰化和甲基化是最重要的修饰方式。组蛋白的这类修饰可以改变 DNA-组蛋白的相互作用，使染色质的构型发生改变，称为染色质重塑（chromatin remodeling）。染色质结构具有重要的基本功能，不仅通过浓缩保护 DNA，而且维护着遗传信息和调控基因表达。通常，组蛋白中不同氨基酸残基的乙酰化预示着开放的常染色质构型以及转录活性区域；而组蛋白的甲基化既与浓缩的异染色质以及基因转录抑制相关，也可以与转录活性关联。

组蛋白氨基端部分的大量修饰形成不同的组合，构成了可被转录复合物识别的标志，称为组蛋白密码（histone code）。组蛋白密码反映组蛋白与 DNA 的结合能力，影响染色质的多级折叠、结构和功能。组蛋白的修饰可以相互影响，并和 DNA 甲基化相互作用。例如，组蛋白 H3 的第 9 位赖氨酸残基（H3K9）在组蛋白乙酰转移酶（histone acetytransferase，HAT）作用下的乙酰化修饰与基因活性表达相关联。一旦经组蛋白脱乙酰酶（histone deacetylase，HDAC）催化脱去乙酰基，再经组蛋白甲基转移酶（histone methyltransferase）作用在同一位置加上甲基，即可形成一个异染色质蛋白 1（heterochromatin protein 1，HP1）或其他异质性染色质因子的结合位点。HP1 的结合导致 DNA 分子上特定 CpG 岛的甲基化和稳定的基因沉默。但组蛋白 H3 第 4 位赖氨酸残基（H3K4）或第 36 位赖氨酸残基（H3K36）的甲基化修饰则与基因转录激活相关联。所以，组蛋白的修饰对基因表达的影响显示表观遗传调节的极端复杂性。

三、非编码 RNA

真核细胞中存在一类 RNA 分子，既不被翻译成蛋白质，也缺乏 tRNA 和 rRNA 的功能，但可以在各个水平参与基因表达调节，被称为非编码 RNA（non-coding RNA，ncRNA）。ncRNA 包括小 ncRNA 和长链 ncRNA（long ncRNA，lncRNA）。小 ncRNA 由 20～30 个核苷酸构成，可分为三类：干扰小 RNA（small interfering RNA，siRNA）、微 RNA（microRNA，miRNA）和 Piwi 相互作用 RNA（Piwi-interacting RNA，piRNA）。

miRNA 主要行使内源性基因调节子的作用。miRNA 可以通过靶向 DNA 或组蛋白修饰酶等表观遗传复合物而实现调节作用。例如，在肺癌细胞株中，miR-29 家族（miR-29a、miR-29b 和 miR-29c）可以直接调节 DNMT3a 和 DNMT3b；当重新表达 miR-29，可破坏初始 DNA 甲基化，从而导致肿瘤细胞的普遍低甲基化。在肺癌细胞中，肿瘤抑制基因（tumor suppressor gene，TSG）是可通过启动子超甲基化而被表观沉默的。miR-29 可使 TSG 启动子的 CpG 岛脱甲基化，使其重新表达，从而诱导肿瘤细胞凋亡和生长抑制。这些发现揭示：miRNA 可以通过直接调节表观遗传过程而间接调节基因的表达。miRNA 也调节 HDAC 以及多梳抑制复合物（polycomb repressive complex，PRC）基因的表达。HDAC4 是 miR-1 和 miR-140 调节的直接靶点，而 miR-449a 可与 HDACI 的 3′-UTR 区域结合。HDACI 在几类肿瘤细胞中被上调 miR-449a 在前列腺癌细胞中重新表达，可使 HIDACI 水平降低，诱导细胞周期阻滞、细胞凋亡以及衰老表型。在前列腺癌细胞株和原发肿瘤组织中，miR-101 直接靶向 EZH2，通过介导 EZH2 抑制阻止了肿瘤细胞的增殖和克隆形成。迄今已知 miRNA 调节大约 30% 人类基因的表达。

siRNA 则在维护基因组完整性方面起作用，如主要针对病毒、转座子和转基因等外源入侵的核酸。Dicer 酶是特异识别 dsRNA 的核糖核酸酶Ⅲ（ribonuclease Ⅲ，RNaseⅢ）家族成员之一，它能以 ATP 依赖方式将内源或外源 dsRNA 前体分子加工成典型的约 21nt 长的双链分子。然后经过解链，一条链作为指导链与效应子 Ago 蛋白稳定结合，形成不同种类的 RNA 诱导沉默复合物（RNA-induced silencing complex，RISC），另一条链（过客链）则被丢失。根据 Watson-Crick 碱基配对原理，指导链识别靶向 RNA 分子，最终，RISC 可以分别通过抑制转录或翻译、促进异染色质形成以及加速 RNA 或 DNA 降解等机制，从而实现对各种靶基因的表达调控（图 10-3）。

piRNA 主要存在于动物体内，集中在生殖细胞中行使功能。它可以通过与 Piwi 亚家族蛋白结合形成 piRNA 复合体（piRC）来调控基因沉默途径，调节减数分裂及减数分裂后事件的发生。虽然 piRNA 的功能仍然需要研究阐明，但是生殖细胞中的 piRNA 富集现象和 Piwi 突变导致的男性不育现象，则暗示 piRNA 在配子形成过程中的作用。有人推测，它们可参与配子发生过程中基因表达模式及染色体组结构的调节。

lncRNA 是指大于 200 个核苷酸并显著缺乏蛋白表达的功能转录子。lncRNA 也具有 5′端的甲基化鸟苷帽，并常被剪接和多聚腺苷化修饰。广义上 lncRNA 可以来自不同类型 RNA 的转录子，包括增强子 RNA、核仁小 RNA（snoRNA）、基因间转录子，同义或反义方向重叠的转录子等。lncRNA 主要存在细胞核内，平均表达水平较蛋白编码基因低。目前已知 lncRNA 对基因调节方式有三种：①自我转录干扰调节，即 lncRNA 通过转录调节序列（如启动子）阻止自身的功能。例如，在哺乳类基因印记过程中，Air lncRNA 从父本染色体表达，然后可以沉默父本多个基因的等位基因。其中之一的 *IGF2r* 基因启动子可与 Air 转录子单位重叠，因此通过转录干扰实现对该基因的沉默。②顺式作用激活或沉默近邻基因的表达，lncRNA 可以进行等位基因特异的基因调节来差异控制一个细胞内同一个基因的两个拷贝。这种 lncRNA 可以与募集的组蛋白修饰复合物相互作用进行基因调控。③反式调控远距离基因染色质状态去激活或沉默基因，这些 lncRNA 可结合相同的效应子染色质重塑复合物的其中一部分蛋白，但是可以靶向全基因组范围的位点。

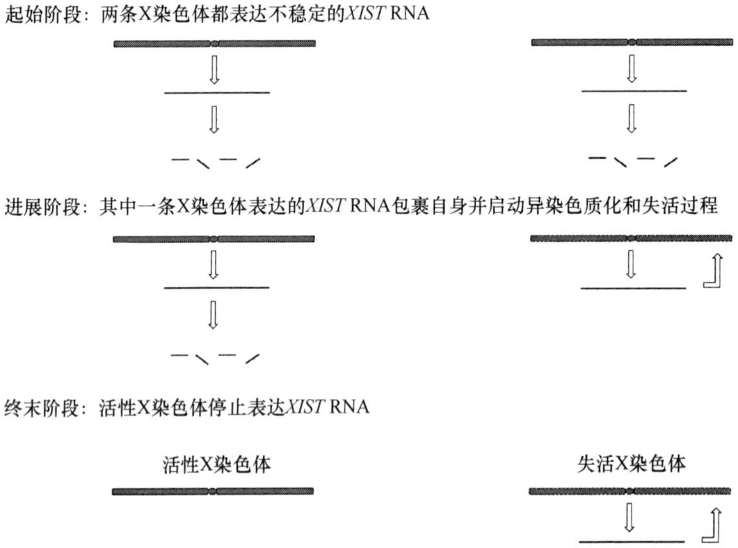

图 10-3 miRNA 和 siRNA 来源及功能

在雌性哺乳动物体细胞内，两条 X 染色体中的其中一条在发育过程中发生随机失活，这是一种重要的基因剂量补偿机制（图 10-4）。此过程主要涉及两条 lncRNA，即 17kb 长的 XIST 和 40kb 长的反义转录子 TSIX。在分化前，XIST RNA 在雄性和雌性细胞内均呈现低表达，一旦细胞分化，XIST RNA 将包裹将要失活的 X 染色体，并促发强烈的组蛋白甲基化；而 TSIX 主要在未失活 X 染色体上限制 XIST 的活性。

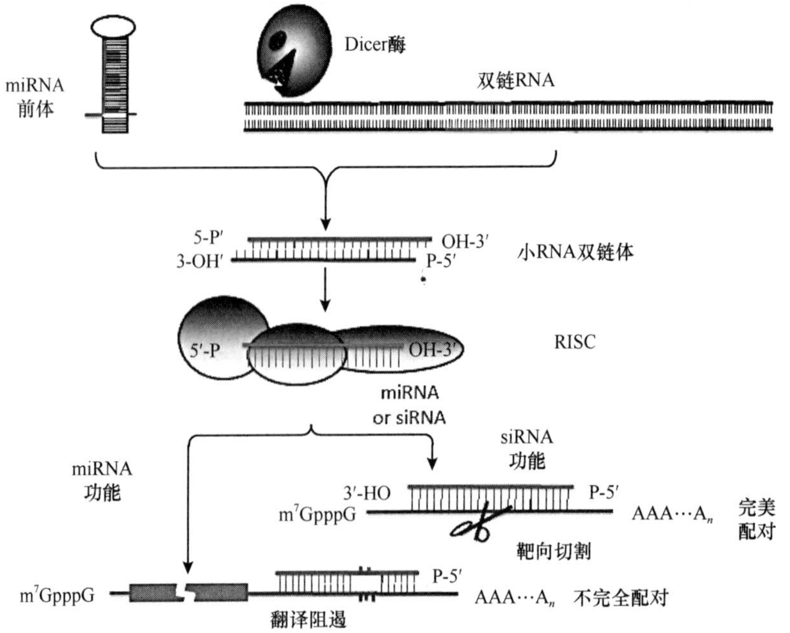

图 10-4 X 染色体失活过程

哺乳类细胞利用各种类型的 ncRNA 分子改变基因启动子的结合状态，从而调节基因的表达。这些机制可实现对目的基因表达的精细调节，以应对细胞环境条件的变化；此外，这种微调也可以作为一个发育程序的一部分，最终实现对一个相关基因的沉默。

第二节　表观遗传病

表观遗传修饰异常引起的表观遗传病主要可分为两大类，一类是在发育的重新编程过程中造成的特定基因表观遗传修饰的异常，称为表观突变（epimutation）；另一类与表观遗传修饰的分子结构与功能相关的蛋白质编码基因有关，如 DNA 甲基转移酶基因或差异甲基化 CpG 岛结合蛋白 *CTCF* 基因的突变或表观突变等。表观遗传病包括多种复杂的遗传性综合征、中枢神经系统发育和代谢紊乱以及癌症等。

一、综合征与表观遗传

（一）普拉德-威利综合征和快乐木偶综合征

普拉德-威利综合征（PWS）（OMIM#176270）和快乐木偶综合征（AS）（OMIM#105830）均属于遗传印记异常导致的遗传疾病，分别由普拉德（Prader）和威利（Willi）等于 1956 年和安格尔曼（Angelman）等于 1968 年首次报道。PWS 的临床特征是新生儿及婴儿期肌张力减小，呼吸困难，儿童期食欲旺盛易导致肥胖，身材矮小，并伴有智力低下，由于促性腺激素分泌不足导致的性腺功能减退。AS 的特点是严重的运动及智力障碍，语言功能障碍，共济失调和以巨大下颌及张口吐舌为特征的特殊面容。

约 70%的 PWS 及 AS 患者均为染色体 15q11-q13 区域缺失，发病率约为 1/15 000。如果这种缺失是发生在来自父源的 15 号染色体上，表现为 PWS；如果缺失发生在来自母源的 15 号染色体上，则表现为 AS。研究表明，在 15q11-q13 区域缺失的位置含有几个通常仅在父源染色体上转录的基因，在母源的 15 号染色体上是被印记而无转录的。而此关键区域中的其他基因仅在母源染色体上具有转录活性，在父源染色体上则被印记而失转录。在 15q11-q13 区域存在多个印记基因（如 *SNRPN*、*NDN*、*ZNF127* 等），其中 PWS 的致病基因是 *SNRPN*，该基因编码小核糖核蛋白多肽 N，表达在下丘脑和嗅皮质，在前体 RNA 的加工中起重要作用。PWS 的发病原因是母源 *SNRPN* 基因印记，而父源 *SNRPN* 基因缺失的结果除了染色体缺失之外，还有几种机制会导致 PWS 和 AS。其中之一是单亲二体（uniparental disomy，UPD），PWS 和 AS 患者的两条 15 号染色体均正常，但 PWS 患者的两条 15 号染色体均来源自母亲，而 AS 患者的两条 15 号染色体均来源于父亲。PWS 的 UPD 发生率大约占 PWS 患者的 20%，而 AS 的 UPD 发生率较低，约为 2%。另外，大约 20%无染色体缺失的 AS 患者中，存在 *UBE3A* 的突变或失表达。*UBE3A* 基因编码泛素-蛋白连接酶，参与蛋白质的更新过程。脑形成过程中 *UBE3A* 的表达异常可导致 AS。

（二）贝-维综合征

贝-维综合征（Beckwith-Wiedemann syndrome，BWS）（OMIM#130650）是一种过度生长的综合征，并伴随着儿童期癌症易感性增加。以新生儿低血糖、巨舌、巨内脏、腹壁缺损（脐疝、腹裂）为主要特点，部分 BWS 患儿也会出现不对称的肢体/面部/躯干一侧的过度生长，即偏侧增生。BWS 患儿伴发实体恶性肿瘤的趋势增高，常见肾母细胞瘤和肝母细胞瘤；如果早期发现，这两种肿瘤均可以有效治疗，所以定期筛查是治疗该病的重要环节。

BWS 是由于定位于染色体 11p15.5 区段的部分基因异常所致。该区域是基因组中高度保守的一个区域，至少含有 12 个成簇排列的印记基因，有些印记基因呈父源等位基因表达模式，另一些呈母源等位基因表达模式，形成两个独立控制的印记域，其印记状态受到两个 IC 的调控。在第一个 IC 中，主要有胰岛素样生长因子的编码基因 *IGF2*、*H19* 基因，以及在 *H19* 基因上游 2kb 处存在一个差异甲基化区域（differentially methylated region，DMR），DMR 通过差异甲基化以及特有的染色质屏障调节蛋白 CTCR 结合位点对 *IGF2* 和 *H19* 进行交互的印记调节。当促生长作用的父源基因 *IGF2* 过分表达时，母源具有抑制生长作用的 *H19* 表达，从而阻碍 *IGF2* 的表达。在有些 BWS 患者中，母源 *ICF2* 发生印记丢失而出现表达，其结果是 *IGF2* 的表达量比正常多一倍，从而诱发 BWS 患者的过度生长特征。目前已知，50%～60%的 BWS 病例可由 *DMR2* 的父本印记缺失引起，这个区域包含多个与细胞分裂周期相关的基因，如细胞周期蛋白依赖性激酶抑制蛋白的基因 *CDKNIC*，通常认为这种缺失会导致生长抑制因子的沉默，从而导致过度生长和癌症易感性增加，但是具体机制还有待进一步阐明。

（三）雷特综合征

雷特综合征（Rett sydrom）（OMIM#312750）是一种严重影响儿童精神运动发育的疾病。患者主要累及女性，患病男孩很罕见，在女孩中的发病率为 1/15 000～1/10 000，多数为散发病例，部分病例（0.5%～1.0%）有家族史，且同卵双胎发病具有高度一致性，因此被认为是遗传性疾病。通常患者在出生后的 6～18 个月就出现发育迟滞，头部生长迟缓，随后其体格发育明显减慢，精神运动显著倒退，并逐渐丧失已获得的精神运动技能，出现经典的手部刻板运动，语言能力丧失，部分患儿会出现惊厥发作。发病后期会出现骨骼畸形，脊柱侧弯，肌肉萎缩，运动能力严重衰退等症状。

家系分析显示雷特综合征是一种 X 连锁基因突变所致的遗传病。*MeCP2* 是雷特综合征的主要致病基因。*MeCP2* 位于染色体 Xq28，包含 4 个外显子和 3 个内含子，编码甲基-CpG 结合蛋白 2（methyl-CpG binding protein 2，MeCP2）。该蛋白共有 486 个氨基酸，包含 2 个主要功能区：即甲基化 CpG 结合区和转录抑制区。因此，MeCP2 能专一性地识别甲基化 CpG 岛并与之结合，作为分子榫头将染色质修饰复合物（chromatin-modifying complex，CMC）和 DNA 甲基化区域连接在一起以阻遏基因转录，从而维持与修饰神经元成熟。当 *MeCP2* 基因发生突变可使其编码的蛋白功能异常，导致了异常的甲基化，最终可能对神经系统的生长和发育造成损害。*MeCP2* 基因的表达谱比较广泛，其突变所造成的病理作用只局限于脑内神经细胞，具体机制还有待进一步探索。

（四）伴 α-珠蛋白生成障碍性贫血 X 连锁智力低下综合征

伴 α-珠蛋白生成障碍性贫血 X 连锁智力低下综合征（X-linked alpha thalassemia mental retardation syndrome，ATR-X）（OMIM#301040）在 1981 年由韦瑟罗尔（Weatherall）等首先报道。患者具有地中海贫血和智力低下的特征，随后证实这并非患者同时患有两种疾病，而是一种 X 连锁疾病。基因突变会引起特征性的发育异常，表现严重的智力低下、面部变形、α 地中海贫血、泌尿生殖道畸形，甚至出现性反转表型。

现已证实 *ATR-X* 基因（OMIM*300032）编码一个含有植物同源异形域（plant homeodomain，PHD）的蛋白质，该蛋白质是一种转录调节因子，通过修饰染色质的局部结构来调节转录，该蛋白质的 C 端还含有解旋酶 SNF-2 家族成员的标志性结构域。在细胞分裂间期和中期，该蛋白质定位在着丝粒附近的异染色质区。在 ATR-X 患者中发现一些高度重复序列的甲基化型发生了改变，包括编码核糖体 RNA 的 rDNA 重复序列，Y 染色体特异的卫星 DNA 和亚端粒区重复序列等。这些重复序列区域甲基化的严重减少，加上染色质重塑解旋酶 SNF-2 结构域的存在，提示 ATR-X 编码的蛋白质功能可能起着将 DNA 甲基化和染色质重塑这两类表观遗传修饰连接在一起的作用。一些植物和哺乳动物的实验观察也证实 SNF-2 样蛋白的突变会导致基因组甲基化的急剧丢失。

（五）ICF 综合征

ICF 综合征 1（immunodeficiency-centromeric instability-facial anomalies syndrome 1，ICF1）（OMIM#242860）是一种罕见的 AR 遗传病。主要病症是不同程度的免疫缺陷，并伴有发育迟缓、面部畸形和智力低下、消化系统感染。

研究发现，ICF1 患者的 1、9、16 号染色体的环着丝粒区域的不稳定性明显增加。这些区域含一种通常被甲基化的卫星 DNA 序列，但在 ICF1 患者中，这些典型性卫星 DNA 序列发生了脱甲基化。同源谱系分析表明 ICF1 的病原位点定位在染色体 20q11.21 区域，该区域包含了 DNA 甲基转移酶 3B（DNMT3B），通过对 ICF1 患者的 *DNMT3B* 基因进行测序，发现大多数患者的 *DNMT3B* 发生了纯合突变和复合杂合突变。因此 *DNMT3B* 突变造成的异常的甲基化模式最终导致了 ICF1 综合征的发生。基因芯片分析还显示，患者淋巴细胞中部分与免疫功能调节相关的基因表达水平下调，但未观察到这些基因启动子区甲基化型的变化，提示 ICF1 综合征中 *DNMT3B* 基因的突变可能通过降低转甲基活性而减少了对基因转录的阻遏作用，从而间接影响了淋巴细胞部分基因的表达模式。

二、代谢疾病与表观遗传

（一）表观遗传调控与代谢

多种类型的细胞能借助基因组重编程对环境产生差异性的应答，营养、饮食、应激等环境因素可以影响细胞的代谢过程。已知乙酰化和甲基化都是发生在特定残基上的组蛋白翻译后修饰，涉及转录的激活与沉默、DNA 修复和重组等。负责这类修饰的酶以代谢物作为乙酰或甲基基团的来源，这些代谢物的含量和定位决定了酶促反应的有效性和特异性。在乙酰化中，细胞代谢物乙酰辅酶 A（acetyl-CoA）和烟酰胺腺嘌呤二核苷酸（NAD^+）是相应表观遗传学修饰酶的辅酶，能够参与调控基因表达。例如，组蛋白乙酰转移酶（HAT）的乙酰化依赖于局部乙酰辅酶 A 的亚细胞浓度。

组蛋白脱乙酰酶（HDAC）负责脱乙酰化，其中Ⅲ类 HDAC 在结构上与酵母的沉默信息调节因子 2（Sir2）相似。哺乳动物 HDAC 中的 sirtuin 家族（酵母 Sir2 直系同源）有 7 个成员（SIRT1 到 SIRT7），各有特异的亚细胞定位。SIRT 蛋白能够感知热量限度，并涉及线粒体能量代谢、炎症等过程。当禁食时，NAD^+的细胞浓度升高，可增加 SIRT1 的活力。而当能量过多时，NAD 转化为还原型烟酰胺腺嘌呤二核苷酸（NADH），使其浓度迅速降低。显示营养、能量代谢和表观遗传学调控是紧密关联的。

（二）表观遗传调控与 2 型糖尿病

DNA 甲基化机制影响 B 细胞的发育及功能。胰腺 B 细胞分泌的胰岛素是人体内唯一能够降低血糖水平的激素，维系着机体血糖稳态。研究表明，在 2 型糖尿病（OMIM#125853）患者中胰腺 B 细胞的质量和体积减小了 30%～60%，因此，B 细胞在 2 型糖尿病的起始中可能起到了关键作用。当 B 细胞的表观基因组发生异常改变，可损坏对已经分化并行使功能细胞的维系，导致 B 细胞的功能不足。除了一些主要基因在胰腺 A 细胞及 B 细胞的分化中起重要作用外，一些表观机制也影响发育阶段及成人阶段前体细胞的分化状态。因此，当诱导产生 B 细胞的基因表达，并且诱导产生 A 细胞的基因表达关闭时，B 细胞数量增加，从而可以防止糖尿病的发生。例如 *PAX4*（paired box 4）基因在成熟胰腺 B 细胞的产生中起重要作用，而在一些 2 型糖尿病患者的胰岛部位，*PAX4* 处于超甲基化状态，表达被抑制。相反，为了维护 B 细胞的特性，胰腺 A 细胞的主要调控基因 *ARX* 在 B 细胞中由 DNMT1 介导处于甲基化状态而被抑制。因此，B 细胞的存在取决于表观遗传控制的 *PAX4* 和 *ARX* 的拮抗作用，但其精细的调节机制尚不清楚。

lncRNA 可以通过募集 DNA 和组蛋白的修饰分子到基因组特定位点从而对基因的表达发挥调控作用；在一些糖尿病患者的胰岛中已经检测到 lncRNA 的异常表达；全基因组关联研究 GWAS 发现，部分 lncRNA 的遗传变异与代谢疾病和糖尿病的易感性有关。例如，lncRNA 生长停滞特异性转录物（growth arrest-specific transcript，GAS）5 和转移相关腺癌转录物（metastasis-associated adenocarcinoma transcript，MALAT）1 分别与 2 型糖尿病及人类胰岛的调节有关。因此，通过调控相关 lncRNA 的水平，可能有助于对 2 型糖尿病及其他代谢疾病的治疗。

胰十二指肠同源异形框 1（PDX1）是调节胰岛素基因表达的主要转录因子。当机体血糖浓度较高时，PDX1 通过募集 HAT p300 到胰岛素基因的启动子区域，通过对组蛋白 H4 的乙酰化修饰，实现对高血糖依赖性胰岛素基因表达的调节作用。相反，当机体处于低血糖的条件下，PDX1 通过与 HDAC（如 HDAC1 和 HDAC2）的相互作用，从而抑制胰岛素基因转录。这些研究结果说明，表观遗传在维持血糖稳态时对胰岛素基因转录的动态调控起着关键性作用。

B 细胞活性也可受到表观遗传修饰的影响。胰高血糖素样肽 1（GLP-1）作为一种肠源性激素，可以通过 GLP-1 受体（GLP1R）增加 B 细胞中胰岛素的分泌。研究发现，在 2 型糖尿病患者的胰岛中，位于 GLP1R 转录起始位点的 12 个 CpG 的甲基化水平增加，导致 GLP1R 的表达抑制。此外，胰岛细胞分泌胰岛素也依赖于线粒体的功能。过氧化物酶体增殖活化受体 γ 共激活因子-1α（PGC-1α）是线粒体基因的一个转录共激活因子和主要调节基因。在糖尿病患者的胰岛中，PGC-1α 基因启动子区域高度甲基化，导致 PGC-1α 的表达水平降低，使胰岛素的分泌受损。

2 型糖尿病的发作可能涉及表观遗传隔代传递。表观遗传特征不仅可以在有丝分裂过程中被子细胞获得，而且在配子形成时的减数分裂过程中同样可以遗传。第一个机制是表观遗传的基础，第二个机制则允许表观遗传的隔代传递。代谢性疾病，包括糖尿病，可能依赖于子宫内改变的表观遗传重编程。相反，隔代效应则是尚未暴露于环境刺激的后代呈现出表观遗传改变。妊娠糖尿病（gestational diabetes mellitus，GDM）是一种可将表观遗传信息传递给胎儿的例证。患有 GDM 的妇女及其后代发生 2 型糖尿病的风险比正常人高 7～8 倍，且后代伴有多种表观遗传修饰。尽管一些研究已经提供了令人信服的证据，即当父母接触到环境触发因素时，可能对后代产生影响，但表观遗传机制是导致糖尿病隔代遗传的假设还未得到完全证实。尽管如此，在不久的将来，通过预防和反转父母或祖父母得糖尿病的表观遗传变化的发生，即可阻止糖尿病的全球性泛滥。

三、肿瘤的表观遗传

经典的遗传突变可以诱导肿瘤的发生，而表观遗传结合经典遗传的改变则协同决定着肿瘤的发展。DNA 甲基化的丢失是肿瘤组织中最早观察到的表观遗传改变之一。DNA 甲基化异常既可以影响基因组的稳定性，又可以通过 DNA 甲基转移酶表达和关键基因 CpG 岛甲基化异常而诱导肿瘤的发生发展。

（一）肿瘤与 DNA 甲基化

在体内，重复元件构成了基因组的 50%，正常时处于高度甲基化状态。而在肿瘤发生时，这些基因组区域，包括着丝粒串联重复序列、Alu 序列以及长散在核原件-1（LINE-1）序列等均处于低甲基化水平（5-mC 缺失）。已知这些在着丝粒附近的串联元件维持着 DNA 包装成异染色质，从而保证了染色体的稳定性。这些区域的低甲基化则可导致染色质解浓缩，并通过易位使染色体重排，进而诱导广泛的基因组不稳定。例如，在结肠肿瘤发生早期，LINE-1 表现为低甲基化水平，阻断了基因表达的正常模式。还发现 Alu 和 LINE-1 在非小细胞肺癌早期的低甲基化水平与基因组不稳定密切相关，提示在肺肿瘤发生中的潜在作用。

尽管整个肿瘤基因组显示低甲基化水平，但是基因组的某些区域仍处于高甲基化状态，其机制涉及 DNMT 酶的过表达，从而这些酶在肿瘤细胞中相互配合起始和维持新建立的甲基化模式。DNMT1 和 DNMT3b 可与癌基因的转录因子形成复合体，在启动子区域的 CpG 岛诱导从头合成的甲基化修饰。例如，急性粒性白血病患者伴随 DNMT3a 突变与恶性预后密切相关。因此，DNMT 在肿瘤细胞中 CpG 岛的超甲基化修饰和后续下游作用中非常关键。

近年的研究发现，CpG 岛正常的低甲基化模式在不同组织中是一致的，说明这些 CpG 岛 DNA 甲基化并不参与基因表达的调节。在肿瘤细胞基因组中，启动子区域的 CpG 岛则以超甲基化状态为特征。相比较而言，肿瘤组织基因间 CpG 位点的低甲基化水平常诱导基因组不稳定，CpG 岛的超甲基化则通过沉默肿瘤抑制基因的表达而促进肿瘤的发生和发展。例如，涉及细胞周期调节、细胞黏附和细胞移动的蛋白 APC 在肺癌、乳腺癌、结肠癌中通过超甲基化被抑制。细胞周期调节子 p16 在几乎所有的人类肿瘤中均处于抑制状态。这些肿瘤抑制因子的活性抑制使得细胞生物过程缺乏调控而直接促进肿瘤发生。

肿瘤中超甲基化和低甲基化似乎是两种相反的力量，但这种模式确实可在同一肿瘤组织中共存，仅是发生在基因组不同区域而已。由于低甲基化或超甲基化引起的表观遗传异常以多种方式相互作用，从而产生不同亚型的肿瘤。这种模式是稳定的，但是并不是不可逆转，而是随着细胞环境的变化而改变，归咎于肿瘤细胞表观基因组的复杂性。

（二）肿瘤与组蛋白修饰

组蛋白修饰在基因表达和肿瘤中也起着重要的作用。染色质构型主要受到组蛋白 N 端化学共价修饰的调控。这种组蛋白修饰可以影响组蛋白与 DNA 的相互作用以及邻近组蛋白之间的相互作用。组蛋白修饰是一个动态过程，牵涉到酶催化的共价修饰添加、修饰的去除以及对已有修饰标记的识别。这一类酶的每一个异常都可能与肿瘤的发生相关。

组蛋白的甲基化修饰调节着基因的转录。在组蛋白尾巴特殊位点的甲基化修饰关系到转录的激活或抑制。涉及调控干细胞维持和分化的一个关键蛋白 zeste 基因增强子同源物 2（enhancer of zeste homolog 2，EZH2）是赖氨酸甲基转移酶，可以催化 H3K27 三甲基化。EZH2 属于多梳抑制复合物 2（polycomb repressive complex 2，PRC2）的一个成员，而 PRC2 既可以转移甲基基团，又可以识别 H3K27me3。H3K27me3 标记一般正常沉默与发育和干细胞分化有关的基因，其中包括 Hox 基因簇。然而在许多肿瘤中，EZH2 在转录和蛋白水平均呈现过表达状态。研究发现 EZH2 过表达的重要性在前列腺癌中显而易见，表现为细胞核中的 EZH2 蛋白染色从良性到转移逐渐增加。目前，EZH2 的过表达已经被认定为乳腺癌、淋巴瘤、胶质细胞瘤和其他肿瘤的关键特征。

组蛋白甲基化标记可以被作用在组蛋白尾巴特异赖氨酸残基上的不同的组蛋白脱甲基化酶去除。JMJD2C 是将基因抑制相关标记 H3K9 甲基化去除的特异组蛋白赖氨酸脱甲基化酶。目前发现其可以影响许多肿瘤的发生，如乳腺癌和食管癌等。靶向 H3K4 和 H3K9 的甲基化的赖氨酸特异的脱甲基化酶 1 可在雌激素受体阴性的乳腺癌、间充质肿瘤和膀胱癌中高表达。

组蛋白乙酰化标记和染色质构型动态的维持主要由组蛋白乙酰转移酶（histone acetyltransferase，HAT）和组蛋白脱乙酰化酶（HDAC）调控。HAT 存在三个不同的家族，即 Gcn5 家族、p300/CBP 家族和 MYST 家族。来自每个家族的 HAT 均可通过异常激活靶基因或异常抑制靶基因而促进肿瘤发生。HDAC 是催化去除组蛋白乙酰化基团的酶，主要与转录抑制相关。与 HAT 类似，HDAC 也可以将许多非组蛋白作为潜在的底物，催化肿瘤发生多种重要作用蛋白的脱乙酰化，包括 P53、YY1 和 STAT3 等。

（三）肿瘤与染色质重塑

研究已经证实：核小体移动导致的染色质重塑在肿瘤抑制和原癌基因转化中具有关键作用。例如，Snf5（Inil/Baf47/Smarcb1）是 Swi/Snf ATP 酶依赖的染色质重塑复合物的一个核心成员，也是一个潜在的肿瘤抑制因子，但在致死性儿童肿瘤中被特异灭活。正常情况下，Snf5 和 Swi/Snf 复合物可以调节细胞周期，并与 P53 相互作用而防止原癌基因的转化。这些复合物可以利用 ATP 水解提供能量去重定位核小体，因此可调控特异基因进入到转录复合物中。此外，染色质重塑复合物还参与染色质结构改变必需的其他过程，包括 DNA 修复、DNA 合成、有丝分裂和基因组稳定等。目前已知 ATP 酶依赖的染色质重塑复合物包括 Swi/Snf、ISWI CHD/Mi-2 和 IN080 等。其中 Swi/Snf 是从酵母到人类进化保守的复合物，由 8～12 个蛋白亚基构成，包含 ATP 酶、BRG1 和 BRM 等亚基。目前发现，在部分肺癌以及乳腺癌亚型、前列腺癌和胰腺癌中，均存在 Brg1 亚基被沉默。从原癌基因转化的角度出发，Swi/Snf 复合物涉及多个癌症相关通路。这个复合物可以直接与 Rb 结合，其亚基 Brg1 和 Brm 则是 Rb 介导细胞周期停滞所必需的。

（四）肿瘤与非编码 RNA

在基因组中存在多种非编码 RNA 分子，其中包括 miRNA、piRNA 以及 lncRNA 等。这些 RNA

分子参与 DNA 甲基化修饰、染色质重组以及转录和翻译的调节，在生理和病理过程中具有重要的功能。在人类肿瘤中，miRNA 表达谱不同于正常组织，即使在不同类型的肿瘤之间也表现为特异的表达谱。miRNA 既可以行使原癌基因的作用，又可具有肿瘤抑制子的作用，体现了在肿瘤发生中的关键潜在功能。例如，miR-200 启动子 CpG 岛的超甲基化使得 miR-200 沉默，导致锌指 E 盒结合同源异形框 1（E-box-binding homeobox 1，ZEB1）和 ZEB2 转录抑制子上调，进而诱导上皮钙黏素（E-cadherin）下调，从而可以促进肿瘤细胞上皮-间质转化。此外，一些遗传改变可以影响初级 miRNA 转录子的产生和成熟加工过程以及与靶向 mRNA 的相互作用，诱导肿瘤发生。例如，由于染色体 13q14 缺失导致 miR-15 和 miR-16 调节失常常见于大多数 B 细胞慢性淋巴细胞白血病。值得注意的是位于染色体脆性位点的 miRNA 常与诱发卵巢癌、乳腺癌和黑色素瘤等有关。最近的研究证实，涉及 miRNA 加工机器的肿瘤特异的遗传缺陷与细胞转化通路密切相关，提示相关 miRNA 在肿瘤中的失调。例如，编码 TARBP2、Dicer 酶 1（DICER1）和输出蛋白 5（exportin 5，XP05）的基因等。尽管特异的 miRNA 可以行使原癌基因或肿瘤抑制子的作用，总体而言，由于 miRNA 合成缺乏，人类肿瘤中 miRNA 表达谱呈现下调趋势。

从基因组超保守区域转录（transcribed from ulraconserved region，T-UCR）的 lncRNA 异常表达也涉及肿瘤的发生。许多人类肿瘤可以根据 T-UCR 异常表达谱进行区分。目前已经获得了慢性淋巴细胞白血病、结直肠癌以及肝癌的 T-UCR 表达谱。在肿瘤组织中，不同的 T-UCR 既可以上调，也可以下调。类似于 miRNA，在特异肿瘤中分化表达的 T-UCR 常常位于与此肿瘤相关的肿瘤基因组区域，如脆性位点、HOX 基因簇微小杂合丢失域以及微小扩增域等。迄今发现 T-UCR 在肿瘤中表达的异常调节机制主要涉及两个途径,即改变与 miRNA 的相互作用和启动子 CpG 岛的超甲基化修饰。许多 T-UCR 显示与 miRNA 良好的互补性，提示可被 miRNA 进行靶向调节。例如，将 miR-155 转染到白血病细胞中，可以显著降低 T-UCR uc.160+的表达。此外，在上皮癌细胞中，lncRNA-HOTAIR 表达增加可诱导基因组范围的多梳蛋白 PRC2 重新占位，并使 H3K27me3 涉及的靶基因沉默，这种改变进而增加肿瘤细胞的侵袭和转移。而当 HOX 转录反义 RNA（HOTAIR）表达被抑制时，癌症细胞的侵袭能力也降低。说明 HOTAIR 具有调节癌细胞表观遗传组和介导细胞转化的激活作用。最初在人类白血病鉴定的 *p*15 反义 lncRNA-*p*15AS 则可通过诱导基因位点异染色质形成，从而促使 *p*15 肿瘤抑制子的沉默。

Summary

Epigenetics involves DNA methylation, histone modification and non-coding RNA regulation. Epigenetic mediated gene regulation plays a unique role in the important development of tissues and organs and various cellular biological functions of the body, which is a new branch of molecular genetics and medical genetics. Epigenetic abnormalities can induce the occurrence and development of many diseases, involving complex syndromes, tumors, immune diseases, metabolic diseases and neurological diseases. With the elucidating of the epigenetic mechanisms of these diseases, the use of epigenetic strategies for the treatment of these diseases shows great potential and has important biomedical significance.

（李 冰）

第十一章　群体遗传学

群体遗传学（population genetics）是研究群体的遗传结构及其演变规律的遗传学的分支学科。它是运用数学和统计学方法研究群体的基因频率、基因型频率以及影响这些频率的因素与遗传结构的关系。

群体（population）其含义在不同的领域有不同的含义。在生物学的生态学领域内，群体是指同一物种的所有成员，如地球上生活的全部的人类个体的集合体，但这样的群体是难以研究的。在遗传学的领域内，群体是指同一个物种生活在某一地区、能够相互交配的个体群。该群体可利用孟德尔规律分析其传递规律，故这样的群体称为孟德尔式群体（Mendelian population）。群体中的遗传结构变化主要体现在基因频率和基因型频率的变化，而这些变化一般受群体的大小、婚配的方式、基因突变率、选择压力、隔离、迁移等因素的影响。研究致病基因在群体中的变化将会阐明人群中致病基因频率、携带者频率、遗传病的种类、发病率、流行规律，从而控制遗传病在人群中的流行，称为医学群体遗传学或遗传流行病学（genetic epidemiology）。

第一节　基因频率和基因型频率

一个群体内全部的遗传信息称为基因库（gene pool）。同一群体内的所有个体共享同一基因库，而某一个个体所具有的基因只代表基因库的一小部分。

基因频率（gene frequency）是指群体中的某一基因在其等位基因的总数中所占的比率。任何一基因座位上全部基因频率总和必定等于 1。假设有一对等位基因 A 和 a，在某一群体的该基因座位上共有 1000 个等位基因，基中 A 基因为 800，则 A 基因的频率为 800/1000=80%，则称 A 基因频率为 0.8（基因频率一般用小数表示），a 的基因频率为 1–0.8=0.2。

基因型频率（genotypic frequency）是指某种基因型个体占该群体个体总数的比率。因为从群体调查中可以获得某种基因型相对应的表现型个体数量，这样就可以从群体中的基因型频率推算出相对应的基因频率。例如，PTC 尝味能力受一对等位基因 T 和 t 控制，该遗传方式属于不完全显性遗传。其中，能尝出浓度为 1/750 000 PTC 溶液的苦味者，视为纯合显性尝味者，基因型为 TT。只能尝出浓度为 1/24 000 PTC 溶液苦味者，或 PTC 结晶物也尝不出苦味者，称为 PTC 味盲，基因型为 tt。介于这两种 PTC 溶液的尝味者，称为杂合尝味者，基因型为 Tt。有人调查了 1000 人的群体，其中 TT、Tt、tt 三种基因型（表现型）的例数分别为 480、420、100 人。则三种基因型的频率分别为：

TT=480/1000=0.48

Tt=420/1000=0.42

tt=100/1000=0.10

根据基因型频率，推算基因 T 和 t 的频率为：

T=TT+1/2 Tt=0.48+1/2×0.42=0.69

t=tt+1/2 Tt=0.10+1/2×0.42=0.31

另外，当某等位基因为共显性遗传时，由于表型可以反映出基因型，所以群体中该等位基因的频率可以较方便地从相应基因型频率推出来。例如，已知 MN 血型是共显性遗传的，M 血型（MM）和 N 血型（NN）分别取决于纯合的基因型，MN 血型（MN）则代表杂合的基因型。在某一地区调查 837 人，其中 M 血型有 261 人，则 MM 基因型频率为 0.312；N 血型有 145 人，NN 基因型频率为 0.173；MN 血型有 431 人，MN 基因型频率为 0.515。

我们设 M 基因频率为 p，N 基因频率为 q，则 $p+q=1$。

p=MM+1/2 MN=0.312+1/2×0.515=0.57

q=NN+1/2 MN=0.173+1/2×0.515=0.43 或者 $q=1-p=1-0.57=0.43$

综上所述，对于共显性遗传和不完全显性遗传，由于表现型可以反映出基因型，所以可利用基因型频率直接推算出基因频率。但等位基因有显隐性之区分时，由于群体中纯合显性与杂合子在表现型上无法区别，用上述方法是无法计算基因频率的。但当一个群体中某对等位基因已达到遗传平衡时，则对有显隐性区分的等位基因频率，仍可以有办法计算，本章第二节着重介绍这个内容。

第二节 群体的遗传平衡定律

一、遗传平衡定律

英国的数学家哈迪（Hardy）和德国医生魏因贝格（Weinberg）分别于 1908 年、1909 年应用数学统计方法，对群体遗传结构的变化规律进行研究，得出相同的结论，即当一个群体符合一定条件时，则群体中的基因频率和基因型频率在一代一代的繁殖传代中，保持不变。条件如下：①大的群体；②随机婚配；③无自然选择；④未发生新的基因突变；⑤无大规模的迁移。如果一个群体在此条件下达到这种状态，就称该群体达到遗传平衡，这就是遗传学上著名的哈迪-温伯格平衡，即遗传平衡定律。如果一个群体达到这种状态，就是一个遗传平衡的群体。

那么，群体中的各基因型的频率符合怎样的规律，该群体才能处于遗传平衡的状态呢？

设一对等位基因 A 和 a，其基因频率分别为 p 和 q。

则：$p+q=1$

按数学原理 $(p+q)^2=1$

展开二项式 $p^2+2pq+q^2=1$

以上二项式中的符号在遗传学中的意义是：

p^2 代表纯合显性基因型 AA 的频率。

q^2 代表纯合隐性基因型 aa 的频率。

$2pq$ 代表杂合子基因型 Aa 的频率。

当群体达到 AA∶Aa∶aa=p^2∶$2pq$∶q^2 时，表明群体达到遗传平衡。因此可以根据遗传平衡公式判断群体是否为遗传平衡群体。原则是，首先计算群体的基因频率，再估算理论上基因型频率，然后将实际的基因型频率与基因型的理论值进行比较，如果相等，即可判断群体是遗传平衡的。

例如，假设有一个 100 人的群体，其中纯合子 AA 有 60 人，纯合子 aa 有 20 人，杂合子 Aa 有 20 人。判断该群体是否处于遗传平衡？

先计算基因型频率（表 11-1），然后根据基因型频率推算基因频率。

表 11-1 基因型频率

基因型	数量	基因型频率
AA	60	0.6
Aa	20	0.2
aa	20	0.2
合计	100	1.0

基因频率：

基因 A 的频率 p=AA+1/2 Aa=0.6+0.2/2=0.7

基因 a 的频率 q=aa+1/2 Aa=0.2+0.2/2=0.3

如果这个群体已达到遗传平衡，则基因型频率 AA：Aa：aa=p^2：$2pq$：q^2=0.49：0.42：0.09，但实际的基因型频率是 AA：Aa：aa=0.6：0.2：0.2 与平衡时的基因型频率不相等，可以说这个群体未达到遗传平衡。

如何使该群体达到遗传平衡状态呢？我们试图让此群体随机婚配，再来分析子一代的基因型 AA：Aa：aa 比例变化情况，见表 11-2。

表 11-2 随机婚配后子一代基因型频率

卵子	精子	
	A（p=0.7）	a（q=0.3）
A（p=0.7）	AA（p^2=0.49）	Aa（pq=0.21）
a（q=0.3）	Aa（pq=0.21）	aa（q^2=0.09）

经随机交配一代之后，子一代的基因型频率的比例改变为 AA：Aa：aa=0.49：0.42：0.09，则达到遗传平衡时基因型的理论值。再次随机婚配后代中，都将保持这种基因频率和基因型频率，而不再发生变化。所以，当某个群体未达到遗传平衡状态时，只要经一代随机婚配，以后各代即可达到遗传平衡。

哈迪-温伯格平衡在研究群体的遗传结构特征时不仅可判断群体是否处于平衡状态，更重要的可应用到计算群体的基因频率和各种基因型频率。本章第一节已提到共显性遗传和不完全显性遗传的基因频率的推算公式。下面介绍其他遗传方式基因频率计算。

（一）AR 遗传病的基因频率计算

已知隐性表型频率与隐性基因型频率是完全一致的。群体调查可以得到隐性纯合子的频率（q^2），所以隐性基因频率 $q=\sqrt{q^2}=\sqrt{\text{隐性表型频率}}$，在常染色体隐性遗传病中，隐性表型频率实际就是群体发病率。

例如，调查某地区半乳糖血症，该病为 AR 遗传病，群体发病率为 0.000 001，试求致病基因频率和各基因型频率。

致病基因频率 $q=\sqrt{q^2}=\sqrt{\text{发病率}}=\sqrt{0.000\ 001}$

正常显性基因频率 p=1−q=1−0.001=0.999

杂合携带者频率 $2pq$=2×0.001×0.999≈0.002

显性纯合子频率 p^2=（0.999）^{2}

隐性纯合子频率 q^2=（0.001）^{2}

当群体处于遗传平衡，AR 遗传病的致病基因频率 q 很低时，有 p=1−q≈1，则杂合携带者频率 $2pq$≈$2q$，即 AR 遗传病的杂合携带者频率约为致病基因频率的 2 倍。

（二）AD 遗传病致病基因频率计算

一般罕见的 AD 遗传病的致病基因 p 很小，所以纯合患者（AA）的频率 p^2 很低，可以忽略不计，所以杂合子患者（$2pq$）占全部患者的比例 $2pq/p^2+2pq$≈1，即几乎所有患者均为杂合子，则 $2pq$=发病率，其中 q≈1，所以 p=1/2×发病率。

例如，视网膜母细胞瘤属于 AD 遗传病，群体发病率为 1/10 000，计算致病基因频率。

致病基因频率 p=1/2×发病率=1/2×1/10 000=1/20 000。

（三）XD 遗传病的基因频率计算

在 XD 遗传病中，女性患者有两种基因型，即 X^AX^A（p^2）和 X^AX^a（$2pq$），而男性患者基因型只

有 X^AY（p），可以看出 XD 遗传病中男性发病率就等于致病基因频率。当罕见的 XD 遗传病的致病基因 p 很低时，可以忽略不计，因此，男性发病率与女性发病率比例为：

$$\frac{p}{2pq+p^2}=\frac{p}{p(2q+p)}=\frac{1}{2(1-p)+p}=\frac{1}{2-p}\approx\frac{1}{2}$$

即女性发病率是男性发病率的两倍。

例如，遗传性肾炎为 XD 遗传病，男性发病率为 1/10 000，则致病基因频率 p=男性发病率=1/10 000，女性发病率=2×男性发病率=2×1/10 000=1/5 000。

（四）XR 遗传病的致病基因频率计算

在 XR 遗传病中，女性患者（基因型为 X^aX^a）的频率为 q^2，男性患者（基因型为 X^aY）的频率 q 即男性发病率就等于致病基因频率 q。男性发病率与女性发病率之比是 $q/q^2=1/q$，随着致病基因频率（q）的降低，这种比例将明显增高。例如，血友病 A 为 XR 遗传病，男性发病率为 0.000 08，则致病基因频率 q=男性发病率=0.000 08，女性发病率 q^2=（0.000 08）^{2}=64×10^{-8}，男性发病率是女性的 12 500 倍。

（五）复等位基因频率计算

以上所介绍的都是计算一对等位基因频率，但遗传平衡定律同样可以用于复等位基因。例如人类 ABO 血型的基因，受 I^A、I^B、i 三个复等位基因的控制，其基因定位在 9q34。设它们的基因频率分别是 p、q、r，$p+q+r=1$，随机交配情况下，子代的基因型及频率见表 11-3。

表 11-3　随机交配后子代 ABO 血型的基因型及基因频率

卵子	精子		
	I^A（p）	I^B（q）	i（r）
I^A（p）	I^AI^A（p^2）	I^AI^B（pq）	I^Ai（pr）
I^B（q）	I^AI^B（pq）	I^BI^B（q^2）	I^Bi（qr）
i（r）	I^Ai（pr）	I^Bi（qr）	ii（r^2）

当随机交配一代后，子代处于遗传平衡状态时，ABO 血型的基因频率和基因型频率建立于下列平衡公式中。

$(p+q+r)^2=p^2+q^2+r^2+2pq+2pr+2qr=1$ 三项式中各符号的遗传意义：

p^2 代表 A 血型纯合子 I^AI^A 基因型或表型频率

q^2 代表 B 血型纯合子 I^BI^B 基因型或表型频率

r^2 代表 O 血型 ii 基因型或表型频率

$2pq$ 代表 AB 血型 I^AI^B 基因型或表型频率

$2pr$ 代表 A 血型杂合子 I^Ai 基因型或表型频率

$2qr$ 代表 B 血型杂合子 I^Bi 基因型或表型频率

设 $\overline{A}$、$\overline{B}$、$\overline{AB}$、$\overline{O}$ 为 A、B、AB、O 四种血型的表型频率，表型频率和基因型频率可归类得出四种血型的关系式：

$$\overline{A}=p^2+2pr$$

$$\overline{B}=q^2+2qr$$

$$\overline{AB}=2pq$$

$$\overline{O}=r^2$$

因此，根据基因型频率推算基因频率：

$$r=\sqrt{r^2}=\sqrt{\bar{O}}$$

$$p=1-q-r=1-(q+r)=1-\sqrt{(q+r)^2}=1-\sqrt{q^2+2qr+r^2}=1-\sqrt{\bar{B}+\bar{O}}$$

$$q=1-p-r=1-(p+r)=1-\sqrt{(p+r)^2}=1-\sqrt{p^2+2pr+r^2}=1-\sqrt{\bar{A}+\bar{O}}$$

利用上述公式可以推算人类ABO血型的基因频率和基因型频率。

例如，调查一个200 000人的群体ABO血型分布情况：A型血83 400人，B型血17 200人，O型血93 400人，AB型血6000人。计算这个群体的I^A、I^B、i的基因频率。

i基因频率 $r=\sqrt{\bar{O}}=\sqrt{93\,400/200\,000}=\sqrt{0.467}=0.683$

I^A基因频率 $p=1-\sqrt{\bar{B}+\bar{O}}=1-\sqrt{17\,200/200\,000+0.467}=1-\sqrt{0.086+0.467}=0.257$

I^B基因频率 $q=1-\sqrt{\bar{A}+\bar{O}}=1-\sqrt{83\,400/200\,000+0.467}=1-\sqrt{0.417+0.467}=0.06$

二、影响遗传平衡的因素

哈迪-温伯格平衡的群体必须保证是一个大的群体，随机交配、无自然选择、无新发生突变、无大规模的迁移、无遗传漂变等条件下的群体，才能达到群体中的基因频率和基因型频率在世代间保持不变。然而在实际上很难达到像哈迪-温伯格平衡这样理想的群体。人类社会中这种理想的群体是不存在的，只有近似符合平衡条件的群体。由于自然界很多因素影响群体的基因频率，上述的任何一个条件发生改变，遗传平衡即被打破，以下讨论这些因素对遗传平衡的影响。

（一）突变

自然界中普遍存在着基因突变，每一个基因都有一定的突变率，即某一个基因在一个群体中发生突变的频率。通常用每代100万配子中某一基因发生突变的次数来表示，即$n\times10^{-6}$配子/代。Neel根据多方面的资料，估计了人的某些疾病不同基因突变率，发现人类基因的突变率大致上跟果蝇基因的突变率相似，都介于10^{-6}～10^{-4}配子/代的范围。例如，PKU的突变率为25×10^{-6}配子/代，DMD的突变率为100×10^{-6}配子/代。

假设一个大的随机交配群体中，只存在突变这个因素，无选择和迁移的影响，有一对等位基因A和a，其基因频率分别为p和q，如果A基因突变成a（正突变）的突变率为u，a基因突变成A（回复突变）的突变率为v。每一代中，由A突变成a的数量为pu，由a突变成A的数量为qv。

如果：$pu>qv$，基因a的频率将增加；$pu<qv$，基因A的频率将增加。

由此可见，突变可以影响遗传平衡。

当$pu=qv$时，群体中基因处于平衡状态。

在遗传平衡时：$pu=qv$

$$(1-q)u=qv$$

$$u-qu=qv$$

$$\therefore q=\frac{u}{u+v}$$

$$p=\frac{v}{u+v}$$

这样，当无选择情况下，群体的基因频率由其等位基因突变率u和v的差异来决定。一些中性突变（neutral mutation）就可能有这种效应。所谓中性突变，是指基因突变后，对机体既无益处，也无害处。例如，人类对PTC的尝味能力由7q上基因T决定，T突变为t以后失去了对PTC尝味能力。总的来看，这种突变对人类既无明显益处，也无明显的害处，所以是属于中性突变。不同人群中等位基因T和t的频率，即p和q的差异可能就是来源于突变的差异。如果$u=60\times10^{-6}$配子/代，$v=40\times10^{-6}$配子/代，计算基因t的频率：

$$q=\frac{u}{u+v}=\frac{6}{6+4}=0.60$$

纯合子（tt）味盲频率=（0.6）^{2}=36%

西欧白种人群的PTC味盲频率就是36%。

例如，在我国朝鲜族PTC尝味能力调查中：$u=100\times10^{-6}$配子/代，$v=200\times10^{-6}$配子/代。如果理论上计算，基因t的频率$q=u/(u+v)=100/(100+200)\approx33\%$。纯合子（tt）味盲频率$q^2=(33\%)^2\approx10\%$，这与实际调查朝鲜族PTC的味盲频率10%的结果相符。

然而，在人类许多情况下的基因突变是有害的，基因突变将会产生有害的表型效应，因而面临选择的作用。

（二）选择

影响平衡的另一个重要因素是选择（selection）。自然界中普遍存在选择，而选择的作用是增加或减少个体的适合度（fitness）。适合度是指某一基因型的个体在同一环境条件下生存并将其基因传递给下一代的能力，其大小一般用相对生育率（fertility）来衡量。从进化角度来看，适合度高的个体，说明对环境适应能力强，主要表现为生育率高，所以能多留下些子裔；适合度低的个体，对环境适应能力也弱，生育率低，留下子裔也相对少。根据这个标准，如果选择作用发生在育龄期前或育龄期间，才会影响基因频率和基因型频率；如果选择发生在育龄期之后，那么，对基因频率或基因型频率的影响就微不足道了。

根据在丹麦的一项调查，发现108名软骨发育不良侏儒患者总共生育了27个子女。为了判断这些侏儒的相对生育率，以他们457个正常同胞为对照组，他们共生育了582个子女，如以这些正常人的生育率为1，侏儒的相对生育率是：

$$f=\frac{27/108}{582/457}\approx0.2$$

用类似方法可以求得其他各种疾病患者的适合度，如视网膜母细胞瘤（杂合子）的$f=0$，软骨发育不良（杂合子）的$f\approx0.20$。

选择作用常用选择系数（selective coefficient，S）来表示，S代表在选择的作用下，降低的适合度。因为适合度一般用相对生育率f来表示，所以$S=1-f$。例如上述计算的软骨发育不良侏儒的相对生育率$f\approx0.20$，则选择系数$S=1-0.20=0.80$。当正常个体每留下一个子代个体时，患者只留下$1-S=0.20$个子代个体，其余$S=0.80$个体被淘汰，也可以说患者的基因有80%被选择而没有传给后代，这必然影响群体中的基因频率。选择作用对显性基因，隐性基因效果是不同的。

1. 选择对显性基因的作用 对显性有害基因，选择作用明显，基因型AA和Aa的个体都受选择的作用，基因型aa的个体不受选择的作用。但是由于致死基因频率p很低，所以患者多为杂合体（H），其频率$H=2pq$，又因q近于1，所以，$H=2p$（又代表显性遗传病的发病率），$p=1/2H$。当选择系数为S时，每一代中因选择而减少的基因A将为Sp，在一个遗传平衡群体中，这个被淘汰部分将由a突变为A来补偿，故其回复突变率为$v=Sp=S\cdot1/2H=1/2SH$。

例如，在丹麦哥本哈根市医院出生的94 075个婴儿中，有10个婴儿患软骨发育不良侏儒症，其中2名患儿的双亲之一是同病者，推算是遗传所致；其余8名的双亲正常。该病呈AD遗传，外显率基本完全，所以认为是新突变的结果。当每个新生儿被诊断为软骨发育不良时，就表明形成这患儿的两个配子中，有一个配子发生了显性突变，则每个基因的杂合子基因型频率H=发病率=10/94 075=0.000 106 3，$S=0.80$，其突变率$v=1/2SH=1/2\times0.80\times0.000\ 106\ 3=42.52\times10^{-6}$配子/代。换句话说，每一代人群中，每100万个配子或基因中有42～43个突变。

AD遗传病危害越严重，遭受的选择也越显著，所以，大多数病例将来源于突变。例如，软骨发育不良侏儒症的80%病例来源于新生的突变。另一些疾病，如慢性进行性舞蹈症为延迟显性遗传，一般都在生育子女后才发病而面临选择，选择系数 S 很小，所以，这种病大部分经上代传递而来，很少有突变病例。

2. 选择对隐性基因的作用 当突变基因是隐性时，由于杂合子 Aa 并不显现。选择对他们（$2pq$）不起作用，只有致病基因纯合子 aa 才会发病，所以 q^2 的个体才面临选择，因此，选择对罕见的有害隐性性状效应较小。某一隐性性状在群体中出现频率越低，即 q^2 越低，而存在于杂合子中的机会也就越高（表 11-4）。当选择系数为 S 时，则每一代中基因频率的减少将为 Sq^2。在一个遗传平衡的群体中，这被淘汰的部分将由新的突变（u）来补偿，故 $u=Sq^2$。例如，在美国半乳糖血症群体发病率为 1/1000 000，这种病的适合度 f=0.30，S=0.70。计算半乳糖血症致病基因的突变率：$u=Sq^2=0.70\times 1/1000\,000=70\times 10^{-6}$/代。

表 11-4 AR 遗传病基因型频率

病名	群体基因频率（q）	纯合子频率（q^2）	杂合子频率（$2pq$）	$2pq:q^2$
苯丙酮尿症（中国）	0.0077	1/17 000	1/65	261 : 1
白化病（挪威）	0.007	1/20 000	1/70	189 : 1
胱氨酸尿症（英国）	0.005	1/40 000	1/101	396 : 1
半乳糖血症（英国）	0.0032	1/100 000	1/157	637 : 1
尿黑酸尿症（英国）	0.001	1/1000 000	1/501	2000 : 1

3. 选择对 X 连锁隐性基因的作用 在一个遗传平衡的群体中，一种罕见 XR 遗传病的致病基因 X^a 的频率为 q，则只有基因型 X^aX^a 和 X^aY 的个体受影响，由于 X^aX^a 的个体极为稀少，所以受选择的几乎都是男性 X^aY 的个体。假如男性发病率为 q，其致病基因频率也为 q，由于男性细胞中具有人群全部 X 染色体数的 1/3，另外的 2/3 X 染色体在女性细胞中而不被选择。所以每代被淘汰的只是 $1/3Sq$，这将由新突变 $X^A\rightarrow X^a$ 来补偿。所以 X 连锁隐性基因突变率为 $u=1/3Sq$。

血友病 A 比较少见，回顾性调查某医院住院记录，发现男性血友病 A 发病率约为 0.000 08。假设血友病 A 的 f=0.25，S=0.75，突变率 $u=1/3Sq^2=1/3\times 0.75\times 0.000\,08=0.000\,02=20\times 10^{-6}$/代。

4. 选择对 X 连锁显性基因的作用 选择对 X 连锁显性基因的作用很明显，因为基因型 X^AX^A、X^AX^a 和 X^AY 的个体均受到选择作用。假设显性基因 X^A 的频率为 p，选择系数为 S，由于 p 很低，所以 q 值近于 1，则男性被淘汰基因为 $S\cdot p/3$；女性被淘汰基因为 $2pq\cdot 1/3\cdot S=S\cdot 2p/3$，即每一代经选择被淘汰的基因为 $S(p/3+2p/3)=Sp$，这将由新的突变来补偿，故 $v=Sp$。

5. 选择压力改变对遗传平衡的影响 选择压力（selection pressure）是指选择改变群体中遗传结构作用的大小。选择压力增加将引起致病基因频率向降低方向发展。对 AD 遗传病来说，选择压力效应最明显。如果加强选择压力，即禁止生育，那么杂合子 Aa 的适合度 f=0，S=1，则群体的致病基因 A 的频率 p_0 经一代选择即可降低为 0，下一代中的致病基因频率 p_1 将与突变率 u 相同，而不会从上一代传来致病的基因。因此，致病基因 A 的频率迅速降低。

对 AR 遗传病来说，即使选择压力增强，也禁止生育，隐性纯合子 aa 的 f=0，S=1，但是群体中致病基因 a 的频率 q_0 的变化也很缓慢。此时 q^2=0，但致病基因 a 大部分存在于杂合子 Aa 之中，而不被选择，可以将隐性基因传至后代，即使没有新突变的补偿，也能维持很多世代。

我们设一个群体，其中基因 A 和基因 a 的频率分别为 p_0 和 q_0，则各种基因型频率为：AA=p_0^2，Aa=$2p_0q_0$，aa=q_0^2。Aa 在正常个体中占的比率为：$2p_0q_0/\left(p_0^2+2p_0q_0\right)$。

$$\frac{2p_0q_0}{p_0^2+2p_0q_0}=\frac{2p_0q_0}{p_0(p_0+2q_0)}=\frac{2q_0}{p_0+2q_0}=\frac{2q_0}{p_0+q_0+q_0}=\frac{2q_0}{1+q_0}$$

两个杂合子（Aa）婚配所生后代中，纯合隐性（aa）的概率为：

$$\frac{2q_0}{1+q_0}\times\frac{2q_0}{1+q_0}\times\frac{1}{4}=\frac{4q_0^2}{4\times(1+q_0)^2}=\frac{q_0^2}{(1+q_0)^2}$$

这个数值即为子一代中纯合隐性基因型频率 q_1^2

$$q_1^2 = \frac{q_0^2}{(1+q_0)^2}$$

$$q_1 = \frac{q_0}{1+q_0}$$

同理，子二代中纯合隐性基因型频率 q_2^2

$$q_2 = \frac{q_1}{1+q_1} = \frac{\frac{q_0}{1+q_0}}{1+\frac{q_0}{1+q_0}} = \frac{q_0}{1+q_0} \times \frac{1+q_0}{1+q_0+q_0} = \frac{q_0}{1+2q_0}$$

经过若干代以后的情况如下：

$$q_n = \frac{q_0}{1+nq_0}$$

$$q_0 = q_n + nq_0q_n$$

$$q_0 - q_n = nq_0q_n$$

$$n = \frac{q_0 - q_n}{q_0q_n} = \frac{q_0}{q_0q_n} - \frac{q_n}{q_0q_n} = \frac{1}{q_n} - \frac{1}{q_0}$$

依此即可计算 AR 致病基因频率降低所需的世代数。

例如，白化病基因（a）在群体中的频率为 0.01，如果选择压力增加，使所有白化病患者均不生育，要经过多少世代才能使群体中白化病的基因频率降低为 0.005 呢？

代入公式

$$n = \frac{1}{q_n} - \frac{1}{q_0} = \frac{1}{1/200} - \frac{1}{1/100} = 200 - 100 = 100$$

如果以每一世代为 25 年计算，要经过 100×25=2500 年才能使致病基因的频率降低一半。因此，选择压力增加所引起的 AR 基因频率的变化是很缓慢的。

对 XR 遗传病来说，只有半合子（X^aY）才面临选择，如果选择压力增加，使其适合度均为 0，S=1，则群体中致病基因（X^a）的频率（p）在一代中即可降低 1/3。对 XD 遗传病来说，杂合子（X^AX^a）和半合子（X^AY）均面临选择，如果选择压力增加，使其适合度均为 0，下一代中的致病基因频率（p）将与突变率（v）相同，而不会从上一代传来致病基因。

6. 选择压力放松对遗传平衡的影响 所谓选择压力放松就是指降低选择压力。随着医疗事业的发展，以前认为一些不治之症的遗传病，得到医治，延长了遗传病患者的寿命，提高了生育力，这必然增加群体遗传病的发病率。

对于 AD 遗传病来说，如果是致死的，则其发病率完全取决于突变率（v），假如患者治愈后并同正常人一样生育，则 f=1，S=0，经一代以后，群体发病率将增高一倍。这样，这种 AD 遗传病就会在该家族的各代中出现。在视网膜母细胞瘤中即能看到这种变化趋势。

对于 AR 遗传病，如果完全放松选择压力，对其发病率有怎样的影响呢？例如，苯丙酮尿症（PKU）的群体发病率为 1/10 000，致病基因频率为 0.01，突变率为 50×10^{-6}/代。该病是一种隐性致死疾病，纯合子（aa）基本上不能生育，即 f=0，S=1。但当该患者采用低苯丙氨酸饮食治疗后，有的患者达到治愈，这些治愈患者的生育率与正常人相同，即 f=1，S=0。在这种选择压力完全放松时，试推算要经历多少世代，其致病基因将会增加一倍，即为 0.02 呢？假设群体致病基因（a）的频率为 q_0，经 n 代后该病的致病基因频率增高为 q_n，则：

$$q_n = q_0 + nu$$

$$n=\frac{q_n-q_0}{u}=\frac{0.02-0.01}{50\times10^{-6}}=200\text{ 代或 }5000\text{ 年}$$

由此看来，即使在完全放松选择压力情况下，隐性遗传病基因频率增高也是缓慢的。PKU 致病基因增加一倍约需 200 世代，约 5000 年。

对于 XD 遗传病，情况与 AD 遗传病类似。因为女性的杂合子 X^AX^a 和男性半合子 X^AY 都可面临着选择，如果是致死的，一旦放松选择化，f=1，S=0，经过一代之后，群体发病率将增高一倍，而且会出现家族性病例。

选择压力放松对 XR 遗传病的影响也比较明显。群体中只有男性的半合子 X^aY 面临选择，其基因频率为 1/3q，如果突变基因是致死的，当完全放松选择压力，即使 f=1，S=0 时，群体中 1/3q 的男性患者得以生存，并生育后代，只需经过 3 世代后，群体中的致病基因频率 q 将增加一倍。这就意味着 XR 遗传病中男性患者的发病率将增加一倍。

7. 选择与平衡多态　多态性（polymorphism）是指在某一群体中存在两种以上等位基因的孟德尔性状，其最低的基因频率也远高于突变率维持的平衡。实践中，当最低的基因频率≥0.01，即可看作是多态性。由此推算，人类 1/3 以上已研究的基因座位是多态性的。例如，人类的 ABO 血型、MN 血型、HLA 等都取决于多态性基因座位。而这些多态性的突变，多属中性突变，或无明显害处，也很难证明选择对其所起的作用。也有一些有害的突变基因由于选择优势而形成平衡多态性。最典型例子是镰状细胞性状。有镰状细胞性状的人（$\beta^A\beta^S$）对恶性疟原虫有较强抵抗力。杂合子细胞中有两种血红蛋白分子，即 HbA 和 HbS。这种组合的个体为什么能够抵抗疟原虫？可能机制之一是 HbAHbS 组合体影响疟原虫的营养；第二点可能是这种组合体的红细胞膜不利于疟原虫的寄生；还有证据证明，杂合子女人生育力也比正常女人高，可能是流产率降低的缘故。在赤道居住的非洲黑人中，据调查纯合型镰状细胞贫血患者（HbSHbS）发病率高达 4%，正常基因 β^A 和致病基因 β^S 的频率分别为 0.8 和 0.2。纯合型患者一般在成年前死亡，因此不会将致病基因 β^S 传给后代。然而在这个地区的人群中杂合体镰状细胞性状的携带者（HbAHbS）的频率（2pq）高达 32%，正是由于杂合体的体内细胞的血红蛋白结构特征，而具有抵抗疟原虫寄生的能力，因此其携带者的适合度 f=1.26，明显高于纯合显性（HbAHbA）的正常人，这样，利用杂合体这种选择优势补偿因隐性纯合体患者夭亡而失去的隐性致病基因 β^S，从而维持群体平衡多态性。对照数据更有利说明这种平衡多态的选择优势。例如，美国的黑人生存在非恶性疟疾流行区，杂合体对恶性疟原虫抗性不能显示选择优势，因此，突变基因 β^S 的频率逐渐降低，而不能维持平衡状态。

（三）遗传漂变对遗传平衡的影响

遗传漂变（genetic drift）是指在小的隔离群体中，由于个体间婚配机遇不等，可以使某些基因在群体中丢失，另一些基因在群体中固定，造成群体遗传结构明显改变的现象称为遗传漂变。或将这种小的隔离群体中基因频率的随机波动称为随机遗传漂变（random genetic drift）。遗传漂变的速度取决于群体的大小，群体越小，漂变速度越快，甚至只需一代就可以使某一基因固定而另一个基因消失。群体越大，遗传漂变越缓慢，乃至达到遗传平衡状态。下面举例说明此问题。假设有 16 个岛屿，各去一对夫妇，进行与世隔绝的生活，其中有 1/16 的概率偶遇某对夫妇是 AA×AA 婚配型，那么他们只需繁育一代，其后代中 a 基因就消失了，A 基因便固定下来并稳定地遗传下去，这就是随机遗传漂变的效应。有人用计算机计算一个 25 人的小群体中，当基因 A 和 a 的频率各为 0.5 时，经过 42 代的随机婚配，a 基因全部消失，而基因 A 便固定下来。如果是在一个 250 人的群体中，同样基因 A 和 a 的频率各为 0.5 时，即使经过 100 代的随机婚配，基因 A 和 a 都不会固定，也不会消失，但基因频率有一定的波动值。如果在一个 2500 人的群体中，基因 A 和 a 的频率在每一代中的波动更小，等位基因 A 和 a 都永远不会固定或消失。

随机遗传漂变对基因的弃留不同于选择。它对有利的基因、有害的基因或既无利也无害的“中性基因”作用都一样，其基因波动大小取决于群体大小和生殖时的机遇。对于小的群体，由于不能像大群体那样达到充分的随机交配，使基因不能完全地自由组合和分离，所以产生了基因比例的失衡和基因频率的波动。因此，遗传漂变现象既可解释某些致病基因频率在某一群体中比较高的原因所在，同时也能说明某些遗传基因种族间差异的原因。例如血卟啉病是一种罕见的AD遗传病，但在南非的居民发病率却高达1%。据回顾性调查发现，这些南非居民的共同祖先是17世纪移居到好望角的一对荷兰夫妇。又如北美印第安人群中，ABO血型系统的I^A基因频率为0.018，I^B基因频率为0.009，i基因频率为0.973，A型血人占3.5%，B型血人占1.8%，AB型血人为0，而O型血型高达94.7%。但是黑脚印第安人的小群体中，I^A基因频率高达0.5，高于任何印第安人的群体。

在人类社会中，多数实例说明，一些群体的基因频率是由数目不多的老祖先的特殊基因型决定的。这种少数人的基因型频率决定他们后代基因频率的效应，叫奠基者效应（founder effect）。例如，太平洋中加罗林群岛的平格拉普环礁在18世纪末，由于台风的袭击，岛上居民大部分死亡，只剩下30人。从这30人形成现在的1600人的群体，在这个人群中出现一种罕见的AR遗传病，即全色盲（bb）发病率高达5%。然而，在这30人奠基者中，最初可能只有一个人是携带者（Bb）。所以，在原始的小群体中，突变基因b的频率q_0=1/2×30=1/60=0.016 7。经过近200年或8世代隔离状态的近亲繁殖，b基因频率上升到$q_0=\sqrt{q_0^2}=\sqrt{0.05}=0.22$。

增加倍数是q_n/q_0=0.22/0.016 7=13.174倍。在这种奠基者效应中，随机漂变也起了一定作用。

（四）迁移对遗传平衡的影响

影响遗传平衡的另一个因素就是迁移（migration）。当大规模迁移时，便形成迁移压力（immigration pressure），同时也会改变原有群体和接受群体的基因频率。这种迁移压力的大小取决于迁出和接受两个群体之间基因频率差异和每代移入的基因比例。例如PTC味盲频率变化，可以很好地解释迁移压力对遗传结构即基因频率影响的程度。我国汉族人群PTC味盲（tt）频率是q^2=9%，则味盲基因频率t=0.30；我国宁夏回族人群中的PTC味盲（tt）频率是q^2=20%，则味盲基因频率t=0.45；欧洲和西亚白种人群中，PTC味盲频率为36%，其味盲基因频率t=0.60。宁夏回族人群PTC味盲基因频率比汉族人高的原因，可追溯到唐代，欧洲和西亚部分人群，尤其是古代波斯人沿丝绸之路到长安进行贸易，以后又在宁夏附近定居，与汉族人通婚后形成的基因流所致。所谓基因流（gene flow）是指加强迁移压力可使某些基因从一个群体有效地散布到另一个群体的过程。

第三节 近交系数

达到哈迪-温伯格平衡的群体，最重要的一个因素是在一个无限大的群体中进行随机婚配，才可保证群体遗传结构的相对稳定。但实际生活中，人类活动范围受到一定限制，婚配受到地域、民族、习俗、宗教等因素影响，婚配很难随机。因此，有亲缘关系的人彼此通婚机会增多，这种婚姻往往使隐性致病基因的纯合子频率增加，导致隐性遗传病发病率增高。在小的群体中有可能影响基因频率的变化，使“遗传负荷”增加。

一、近亲婚配和近交系数的概念

（一）近亲婚配概念及婚配形式

1. 近亲婚配（consanguineous marriage） 是指在3～4代之内有共同祖先的个体之间的婚配。由于近亲个体之间可能带有同一祖先传递下来的同一基因，他们如果婚配，就可能把这同一基因传递给子代，使其后代获得同一等位基因纯合子机会增加，也就是说近亲婚配可能会降低群体杂合体概率，但会增加纯合子的概率。尤其在AR遗传病中，近亲婚配会提高后代再发病风险，从而通过选择作用影响基因频率和遗传平衡。

2. 近亲婚配的形式　历史上有些国家和地区曾鼓励近亲婚配，不过，当人们的医学遗传学意识提高后，现大多数国家都禁止近亲婚配。但目前医学遗传学的近亲范围只是指具有共同祖先的近 3～4 代之内的亲属。在我国自法律明文规定禁止近亲婚配以来，近亲婚配的比率大大降低，远期将能看到降低群体遗传负荷的优势。但在一些地区，近亲婚配还存在一定的比例。目前我国近亲婚配的形式主要有：表亲婚配、隔代表亲婚配、从表亲婚配、隔山表亲婚配、隔山从表亲婚配等，详见图 11-1。在近亲婚配的系谱中，一般采用简图直线形式：①具有共同祖先成员按辈分上下排列，用竖线串联，这些人的关系称直系亲属，如父母与子女，祖父母与孙子女，曾祖父母与曾孙子女；②旁系亲属在系谱上用水平分布表示，如同胞兄妹、半同胞兄妹、堂（表）兄妹、叔侄女、舅外甥女等。

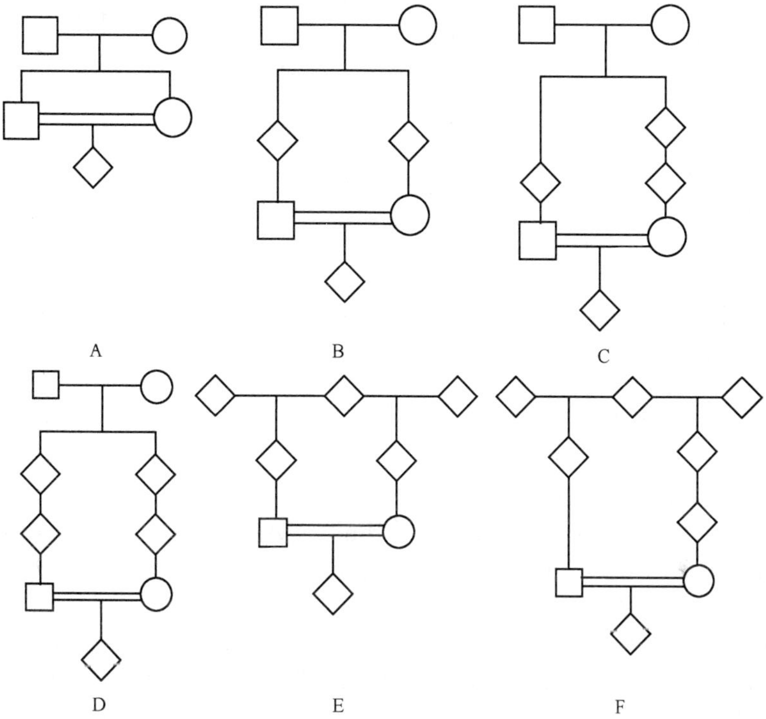

图 11-1　近亲婚配的形式图解

A：亲兄妹婚配 B：堂（表）兄妹婚配 C：隔代表亲婚配 D：从堂（表）兄妹婚配 E：隔山堂（表）兄妹婚配 F：隔山隔代表亲婚配

（二）近交系数的概念及计算方法

1. 近交系数的概念　综上所述，近亲婚配可增高隐性遗传病的发病风险，因为具有直系亲缘或旁系亲缘关系的两个个体婚配，他们可将从共同祖先得到的同一基因通过婚后生育传递给其子女，而使子女获得的一对纯合子基因不仅性质相同，而且起源也相同，称为遗传完全相同的基因。它表示近亲婚配其后代即具备基因纯合的可能性，同时也增加了这种纯合子概率。而近交系数（inbreeding coefficient，F）则是研究并推算由近亲婚配的两个个体经婚后生育将从共同祖先得到的同一基因传递给他们子女的概率。也就是说近亲婚配其子女获得某一等位基因纯合子的概率。因此，通过近交系数计算可了解近亲婚配所生后代基因的纯合程度。

2. 近交系数计算方法

（1）AR 基因近交系数计算：同胞兄妹通婚是极罕见事件，但为了分析问题方便，首先以同胞兄妹婚配为例说明近交系数（F）计算方法（图 11-2）。假设一对同胞兄妹的父母亲 P_1 和 P_2 在染色体的同一基因位点上含有的等位基因分别为 A_1A_2 和 A_3A_4。他们的子女分别为 B_1 和 B_2。B_1 与 B_2 的子女为 S。根据分离定律，等位基因每传递一步，下一代则有 1/2 概率获得此基因，那么 A_1 基因由 P_1、B_1 传给 S，经过

$P_1 \to B_1 \to S$ 两步，由概率的乘法定理可知 S 获得 A_1 的概率是（1/2）^{2}。同理 A_1 由 P_1、B_2 传给 S，也经过 $P_1 \to B_2 \to S$ 两步完成，概率亦为（1/2）^{2}。结果 S 为 A_1A_1 纯合子的概率为（1/2）^{2}×（1/2）^{2}=（1/2）^{4}。这里的 4 可以看成 S 得到 A_1A_1 这一对等位基因共需 4 步。同理 S 为 A_2A_2、A_3A_3、A_4A_4 的概率都为（1/2）^{4}=1/4。于是 B_1 和 B_2 所生 S 的近交系数 F=4×（1/2）^{4}=1/4。

表兄妹婚配的近交系数（图 11-3）：计算方法同上，F=4×（1/2）^{6}=1/16。

隔代婚配的近交系数（图 11-4）：F=4×（1/2）^{5}=1/8。

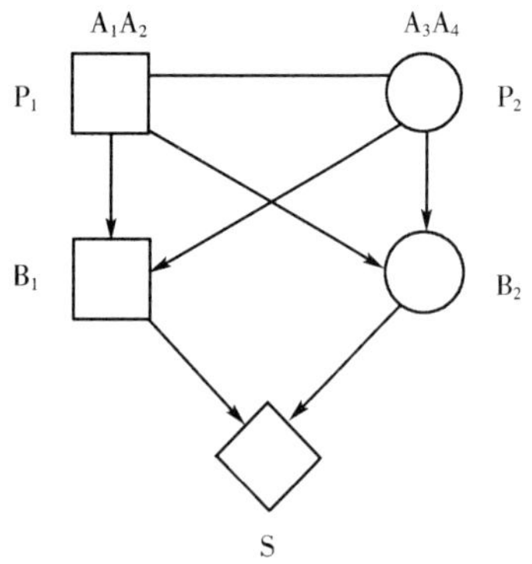

图 11-2 亲兄妹婚配近交系数分析图解

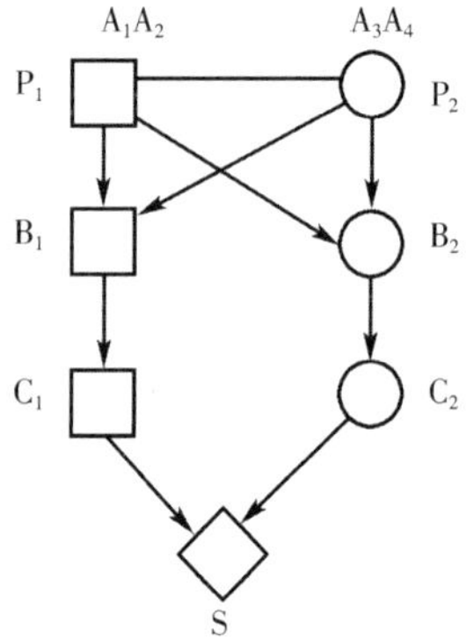

图 11-3 表兄妹婚配近交系数分析图解

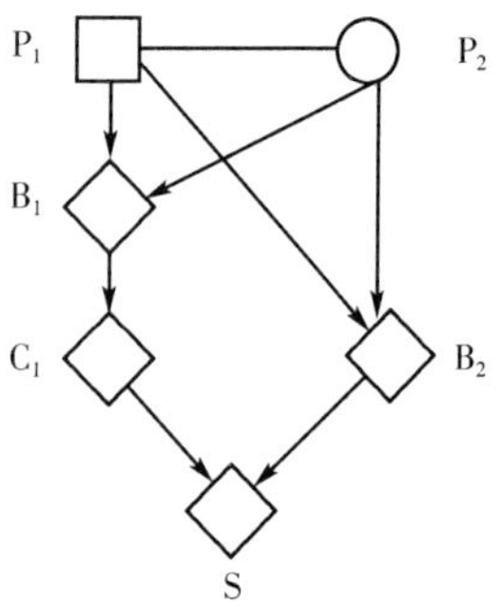

图 11-4 隔代婚配近交系数分析图解

根据上述推导，AR 基因近交系数计算公式为：

$$F=4\times(1/2)^n \text{ 或者 } F=2\times(1/2)^n$$

公式中数字 4×，代表近亲婚配的两个个体有两个共同祖先。因为两个共同祖先在某号的同源染色体有 4 条，则在同一位点上等位基因也只有 4 个座位，即 A_1、A_2、A_3、A_4，所以用 4×。有一个共同祖先（即隔山情况）时用 2×。因为 1 个共同祖先某号的同源染色体只有 2 条，则在同一位点上只有等位基因 A_1 和 A_2，所以用 2×。

公式中的 n 为共同祖先的等位基因传给近亲婚配婚后所生子女使之纯合所需的步骤。

除以上查步法求 n 外，当计算两远亲之间婚配的传递步骤时，可用以下更简便的方法：

1）n=2×世代数：具有 2 个共同祖先的世代数等于从祖先到近亲婚配个体之间的代数。如第 6 代表亲婚配，其世代数为 6，则 n=2×6=12。查步法则需 $P_1 \to B_1 \to C_1 \to D_1 \to F_1 \to G_1 \to S$ 传 6 步，从 $P_1 \to B_2 \to C_2 \to D_2 \to F_2 \to G_2 \to S$ 也 6 步，n=12 步。

2）n=代$_1$世代数+代$_2$世代数：适用于隔代表亲婚配。代$_1$世代数是从 P_1 到表近结婚个体之一的代数，代$_2$世代数是从 P_1 到表近结婚另一个个体的世代数。如第 5 代与第 7 代远亲结婚，代$_1$世代数=5，代$_2$世代数=7，则 n=5+7=12。

根据以上公式，图 11-1 中各种近亲婚配的近交系数分别为：

①亲兄妹：F=4×（1/2）$^{(2\times2)}$=4×（1/2）^{4}=1/4

②堂（表）兄妹：F=4×（1/2）$^{(2\times3)}$=4×（1/2）^{6}=1/16

③隔代表亲：F=4×（1/2）$^{(3+4)}$=4×（1/2）^{7}=1/32

④重堂（表）兄妹：F=4×（1/2）$^{(2\times4)}$=4×（1/2）^{8}=1/64

⑤隔山堂（表）兄妹：F=2×（1/2）$^{(2\times3)}$=2×（1/2）^{6}=1/32

⑥隔山隔代表亲：F=2×（1/2）$^{(3+4)}$=2×（1/2）^{7}=1/64

（2）XR 基因近交系数计算：X 连锁基因计算与常染色体计算不同，计算时应考虑如下几个问题：第一，女性有两条 X 染色体，可以从祖先那里获得相同的等位基因成为纯合子（X^aX^a）；男性只有 1 条 X 染色体，Y 染色体过于短小，没有与 X 染色体上相对应的等位基因，因此，男性细胞中的 X 染色体上基因称半合子，不存在纯合问题。所以 X 连锁基因近交系数只算女儿的 F 值；第二，男性的 X

连锁基因只能传给女儿，即传递概率为 1，所以计算基因传递步骤时，可以不计算父亲向女儿的传递；第三，男性 X 连锁基因不传给儿子，所以遇到这种情况时，基因就传递中断，所以不再看成传递路线。在计算 X 连锁基因传递步骤时，只计算女性基因传递步骤。由此也看到，在 X 连锁遗传病中男性患者的后代宜生儿子，不宜生女儿，这样可以靠选择淘汰致病基因，降低遗传负荷。

1）堂兄妹婚配的近交系数计算：从图 11-5 可知，X_1 基因从 P_1 到 B_1 的传递中断，而 X_2 和 X_3 从 P_2 传到 B_1，由 B_1 再传 C_1 又中断，即使 P_2 将 X_2 和 X_3 经 $B_2 \to C_2 \to S$，但 S 也不能成为纯合子。所以 $F=0$。这个结论如果发生在 XR 遗传病中，生女儿 100%正常，但有 1/4 概率可能是基因 X_2 或 X_3 的携带者。生儿子就有 1/2 的概率是 X_2Y 或 X_3Y 基因型个体，一旦基因 X_2 或 X_3 是致病基因，就会引发相应的疾病。

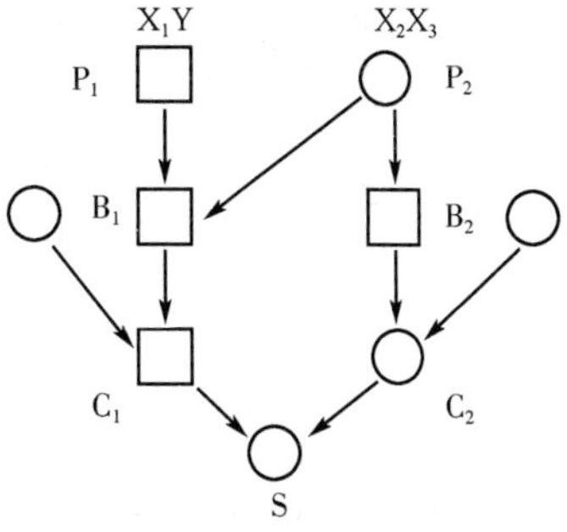

图 11-5　堂兄妹婚配图

2）姨表兄妹婚配的近交系数计算：从图 11-6 可知，X_1 从 P_1 经 B_1 和 C_1 传至 S 的传递路线中，只计算 B_1 到 C_1 一步；P_1 经 B_2 和 C_2 传到 S 需计算两步，两条路线共需三步，故 S 为 X_1X_1 的概率为（1/2）^{3}。X_2 基因和 X_3 基因从 P_2 经 B_1 和 C_1 传至 S 需两步，从 P_2 经 B_2 和 C_2 传至 S 所需三步，所以 S 为 X_2X_2 和 X_3X_3 的各自概率都是（1/2）$^{(2+3)}$=（1/2）^{5}。因此，姨表兄妹婚配的 F=（1/2）^{3}+ 2×（1/2）^{5}=3/16。

3）舅表兄妹婚配的近交系数计算：从图 11-7 可见，X_1 从 P_1 经 B_1 和 C_1 传至 S 只需计算一步，但 X_1 经 B_2 和 C_2 传到 S 路线在 P_1 到 B_2 传递时中断，所以 S 不能成为 X_1X_1 纯合子。基因 X_2 或 X_3 从 P_2 经 B_1 和 C_1 传至 S 需计算两步，从 P_2 经 B_2 和 C_2 传到 S 也需计算两步，共需四步，S 为 X_2X_2 和 X_3X_3 的各自概率都是（1/2）^{4}，所以，舅表兄妹婚配的 F=2×（1/2）^{4}=1/8。

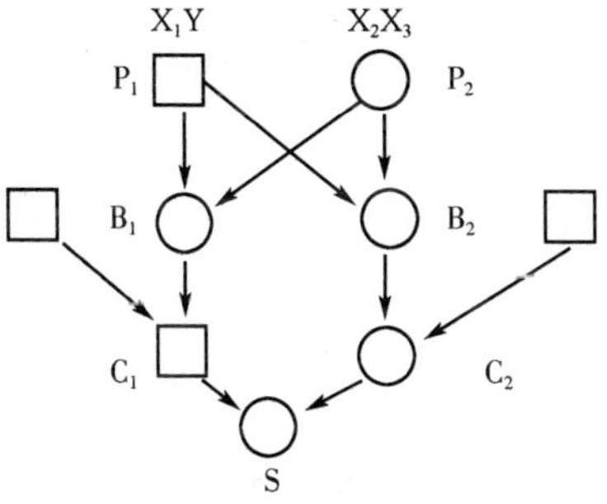

图 11-6　姨表兄妹婚配图

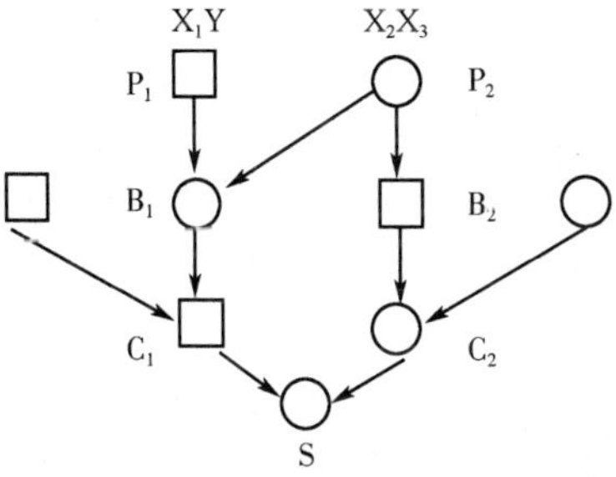

图 11-7　舅表兄妹婚配图

近交系数是从个人角度讨论近亲婚配危害性的，但从群体角度进行研究，可利用计算平均近交系数（average inbreeding coefficient，a）来反映一个群体近婚情况。

$$平均近交系数\ (a) = \sum \frac{M_i}{N} F_i$$

式中 M_i 为群体中某类型近亲婚配数目，N 为总婚配的例数，F_i 为某一婚配类型的近交系数，$\sum$ 为总和符号。

例如，调查某人群婚配情况，共调查 1000 对夫妇，表兄妹婚配的有 5 对，F=1/16；重表兄妹婚配的有 7 对，F=1/64；其余为随机婚配，F=0。该群体的平均近交系数：

$$a = \left(\frac{5}{1000} \times \frac{1}{16}\right) + \left(\frac{7}{1000} \times \frac{1}{64}\right) + \left(\frac{1000-12}{1000}\right) \times 0 \approx 0.0004$$

一个群体的近亲婚配情况可从平均近交系数反映出来。一般当 $a \geqslant 0.01$（100×10^{-4}）时，就认为近婚程度高。a 值高的群体一般为小的群体，很少与外面人通婚，所以成为一个独立的隔离群。另外 a

值高低也与民族习惯有关。例如印度南方人喜欢亲上加亲，所以 a 值特别高。而我国朝鲜族绝对禁止有亲缘关系人结婚，因此 a 值为 0。

二、利用近交系数计算后代的发病风险

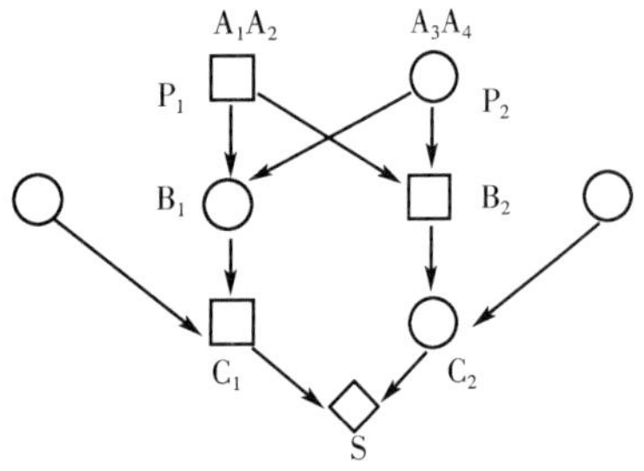

图 11-8　表兄妹婚配图

近交系数不仅可推算近亲婚配后代从同一祖先获得同一基因纯合子概率。同时也可以利用 F 值计算后代发病风险，这是研究近交系数的重要性。

例如，已知某种 AR 遗传病的群体发病率为 q^2，计算表兄妹婚配（图 11-8）后子女患病的概率。

假设该病的致病基因为 a，那么 S 为纯合子 aa 有两种来源途径：①S 个体的 aa 是来源于其双亲的近亲婚配，从其共同祖先 P_1 或 P_2 将此基因传递而来，这 aa 纯合子属于遗传完全相同的基因。假如 P_1 的 A_1 基因就是致病基因 a，那么 S 从 P_1 经 B_1、C_1、B_2 和 C_2 传递，形成 aa 纯合子概率为（1/2）^{6}，但实际中 A_1 是 a 基因的频率为 q，根据概率的乘法定律，S 为 aa 纯合子的概率为（1/2）^6q。但 C_1 和 C_2 的共同祖先 P_1 和 P_2 各有一对同源染色体，都有 q 的机会带有 a 基因，即 A_1、A_2、A_3、A_4 为 a 基因的概率是 q，因此，S 获得遗传上完全相同的 aa 纯合子总概率 F=4×（1/2）^6q=（1/16）q。②自不同祖先或同一祖先不同基因位点通过 C_1 和 C_2 的近亲结合传递给 S 个体的 aa 纯合子概率求算方法：因为由同一祖先的同一基因传给 S 的而形成纯合子的概率是 F=1/16，那么不同来源的基因组成 S 个体的 aa 基因型的概率为 1−F=1−1/16=15/16，又因为 AR 遗传病的发病率为 q^2，所以 15/16 的个体中为 aa 纯合子的可能性是（15/16）q^2。

①和②相加得表兄妹结婚后子代获致病基因 a 的纯合子 aa 总概率为：

$$\frac{1}{16}q+\frac{15}{16}q^2=\frac{q}{16}(1+15q)=\frac{q}{16}(p+q+15q)=\frac{pq}{16}+q^2$$

然而，在随机婚配中，所生子女为 aa 纯合子概率是 q^2。二者之比为：（pq/16+q^2）/q^2

表兄妹婚配比随机婚配增高 pq/16。这种有害效应的大小与隐性基因频率（q）有关，从表 11-5 可见，当致病基因频率 q=0.20 时，则随机婚配所生子女的隐性纯合子概率 q^2=0.04，而表亲婚配所生子女的隐性纯合子概率 q^2+pq/16=0.05，二者之比是 1.25∶1，大约 55%的纯合子来自表亲结婚，45%是随机婚配的后代；当 q=0.02 时，q^2+pq/16=0.001 625，二者之比为 4.06∶1，大约 80%的隐性纯合子来源于表亲的后代；当 q=0.001 时，q^2+pq/16 =0.000 0635，二者之比上升到 63.50∶1，结果大约 98.5%的隐性纯合子来自表亲婚配。所以隐性遗传病越是罕见，患儿来自表亲婚配的概率越大。

表 11-5　表亲婚配和随机婚配所生子女隐性纯合之概率

致病基因频率（q）	随机婚配子女隐性纯合子概率（q^2）	表亲婚配子女隐性纯合子概率（q^2+pq/16）	增加有害效应 pq/16	表亲婚配与随机婚配比值[（pq/16+q^2）/q^2]
0.20	0.04	0.05	0.01	1.25
0.10	0.01	0.015 625	0.005 25	1.56
0.04	0.0016	0.004	0.002 4	2.50
0.02	0.0004	0.001 625	0.001 225	4.06
0.01	0.0001	0.000 719	0.000 619	7.19
0.001	0.000 001	0.000 0635	0.000 0625	63.50

我国西南地区 7 个少数民族近亲婚配调查资料表明，近亲婚配与随机婚配相比所生子女各种疾病出现率均有增高，如先天畸形增高 2 倍；流产和早产增高 0.55 倍；9 岁前夭折的增高 0.47 倍。这些惊人的数据都说明了，近亲婚配对后代的影响，不仅表现在隐性遗传病发病率的增高，而且先天畸形、

早产和流产及幼儿早期夭亡的风险也大为提高。因此，国家宪法规定近亲或旁系亲属禁止婚配，是相当必要的。

第四节　遗传负荷

遗传负荷（genetic load）是指群体中的有害基因或致死基因的存在使群体的适合度降低的现象。而一个群体的突变负荷和分离负荷都是遗传负荷增加的来源。

为能更好估计群体的遗传负荷高低，首先分析一下突变负荷和分离负荷的产生及带来的危害。

所谓突变负荷（mutational load，ML）是指因基因突变的致死性或有害性所降低群体的适合度，增加群体的遗传负荷。在一个较大的群体，进行的是随机婚配，那么突变负荷的大小取决于基因的突变率和基因突变的选择系数。设某种隐性遗传病的发病率为 q^2，即该病的隐性致死基因纯合子基因型频率也是 q^2，选择系数为 S，则降低的适合度为 Sq^2。Sq^2 将面临选择而遭淘汰，为达到群体基因频率平衡，将由突变率 u 来补偿，则 $u=Sq^2$，$q^2=u/S$。从而可推导出每个基因位点的突变负荷 $\text{ML}=Sq^2=S\cdot u/S=u$，则一个个体全部基因组中的突变负荷为：

$$\text{ML}=\sum u$$

突变负荷对遗传负荷影响程度视发生突变的致死基因性质而定。假如突变的致死基因是显性的，由于突变后的致死基因受到选择作用，故随当代个体死亡而消失，不会增加群体的遗传负荷。如果突变的基因是半致死性的，则群体的生存率下降 50%。即在半致死突变基因的当代 1/2 被选择消失，但仍有 1/2 半致死基因下载，结果导致下代的死亡概率为 1/2×1/2=1/4。以后各代死亡率依此类推。由此可见半致死突变在本代或后几代虽有部分死亡，但仍存留部分半致死基因于群体中，故在一定程度上影响群体遗传负荷的增加。如果突变的致死基因发生在 X 连锁的基因位点，可有两种结果：一种结果是该致死基因性质是显性的，如果是严重致死基因，则无论是男患者还是女患者都面临选择，导致当代个体的死亡而消失。其结果与显性致死基因一样，一般不引起遗传负荷增高。但是当突变型危害程度低，只有 XD 遗传病男性患者病情重，往往受到选择而消失。而女性杂合子 XD 患者，正如半致死性突变基因效应，病情轻，所以可以存活，而未受到选择，一定程度上增加了群体遗传负荷。当突变的致死基因是 X 连锁隐性的，在男性与 AD 基因突变相似，在女性则与 AR 基因突变相同，即也可造成一定的遗传负荷。

分离负荷（segregation load）是指适合度较高的杂合子由于基因分离而产生适合度低的隐性纯合子，从而降低群体适合度的现象，分离负荷必然造成群体遗传负荷的增高。当纯合选择系数越大，适合度越低，而遗传负荷的增高越显著。

如何估计群体的遗传负荷？以下介绍三种方法：

1. 利用 AR 遗传病的发病率粗略估计法　遗传负荷高低估计，实际就是估计人均携带有害基因或致死基因的数量。因此，群体中每个人携带的有害基因数目=AR 遗传病的种类×群体携带者频率。例如，《人类孟德尔遗传》（1996）记载 AR 病种为 1500 种。已知 AR 遗传病的群体发病率为 1/（10 000～1000 000），群体携带者的频率：

$$2pq\approx 2q=2\times\sqrt{1/(10\,000\sim 1000\,000)}=1/(50\sim 500)$$

则人均携带有害基因数目=1500×1/（50～500）=3～30 个/人。即人群的遗传负荷为人均携带 3～30 个有害基因。这种方法是粗略的估算，数据欠准确性。

2. 实际调查 AR 遗传病的携带者频率，直接计算方法　这种方法根据实际调查某地区几种 AR 遗传病的总携带者频率，直接计算遗传负荷，相对准确些，但工作量大。例如，在美国马萨诸塞州调查上百万人口中 14 种常见的 AR 遗传病的总携带者频率为 0.11。假设有 100 种罕见的 AR 遗传病，群体发病率估算在 0.000 01，这些病种的总携带者频率为 0.20。那么这 114 种 AR 遗传病的总携带者频率=0.11+0.20=0.31。同上，已知有 1500 种 AR 遗传病，则人群中每个人平均携带有害基因数目=1500×0.310/114≈4，即平均每个人携带 4 个有害基因。

3. 利用一级亲属婚配所生子女AR遗传病发病率推算方法 这种方法是根据一级亲属婚配后所生子女中AR遗传病的发病率，推算携带者频率，再计算人均携带有害基因的数量。现有一个资料是一级亲属婚配所生子女的AR遗传病发病统计表（表11-6）。

表11-6 同胞兄妹（一级亲属）婚配所生子女中隐性遗传病的发病情况

国家	调查年代	一级亲属婚配		
		所生子女数	严重缺陷	严重智力低下
美国	1967	18	6	—
英国	1967	13	8	—
捷克斯洛伐克	1971	161（存活138）	60	40
加拿大	1982	21	9	—
合计		190	83	40

从表中可见：一级亲属婚配所生子女有严重缺陷者占83/190=0.44=44%，如再将有严重智力低下的患儿计算在内，则发病率=（83+40）/190=0.65=65%。未发病的子女数仅为1–0.44=0.56=56%或1–0.65=0.35=35%。如果一个人是某基因携带者，根据亲缘系数，一级亲属有相同基因概率为1/2，即该人的一级亲属也有1/2的概率携带致病基因，那么这样的一级亲属婚配后所生的子女患AR病风险为1×1/2×1/4=1/8，而子女中无该病的概率则为1–1/8=7/8。由此可推断，一个人有几个致病基因，他与一级亲属婚配后所生子女中无该病的概率为$(7/8)^n$，其中的n就是某人携带有害基因的数量。当一个人带有n=3～5个致病基因时，其与同胞婚配后子女无病概率是：$(7/8)^3$=0.670，$(7/8)^4$=0.586，$(7/8)^5$=0.513，$(7/8)^6$=0.449。根据表11-7调查的数据计算，一级亲属婚配后其子女未患病的概率=$(7/8)^n$=0.56或0.35，由此推算n在4～5之间，即每个人平均携带4～5个有害基因。美国学者估计，美国人群中的遗传负荷是人均携带5～8个有害基因。日本学者估计，日本人群中的遗传负荷为人均带有4～5个有害基因。我国目前缺乏实地调查数据，初步估计人均携带有害基因为5～6个，这就是我们的遗传负荷。

Summary

Population genetics is the study of allele frequency distribution and change under the influence of some main evolutionary processes: genetic equilibrium, natural selection, genetic drift, mutation and gene flow. The Hardy-Weinberg equilibrium states that the frequencies of alleles (variations in a gene) in a sufficiently large population will remain constant if the only forces acting on that population are the random reshuffling of alleles during the formation of the sperm or egg, and random combination of the alleles in these sex cells during fertilization. Such a population is said to be in Hardy-Weinberg equilibrium as it is not evolving. Hardy-Weinberg equilibrium is impossible in nature. Genetic equilibrium is an ideal state that provides a baseline to measure genetic change against. Natural selection is the process by which heritable traits that make it more likely for an organism to survive and successfully reproduce, and it become more common in a population over successive generations. Genetic drift is the change in the relative frequency in which a gene variant (allele) occurs in a population due to random sampling and chance. Gene flow is the transfer of alleles from one population to another. Inbreeding consanguineous marriage means mating between relatives.

（杨生玺）

第十二章 生化遗传学

生化遗传学（biochemical genetics）是指应用生物化学的原理和方法研究遗传物质的理化特性，以及遗传物质对蛋白质合成和对机体代谢调控的学科。该学科为揭示由于基因突变而引发的代谢缺陷（或相关的疾病）提供了理论依据。由单个基因突变引起的蛋白质结构异常或生化代谢缺陷所致疾病，统称为生化遗传病。根据突变基因编码蛋白质的功能及其对机体产生的影响不同，将生化遗传病分为分子病和先天性代谢缺陷病。通常情况下，血红蛋白病、膜转运蛋白病和受体病等都是由于基因突变使蛋白质（非酶类）的分子结构或合成的量异常直接引起机体功能障碍的，这类疾病被称为分子病；而溶酶体沉积病、内分泌代谢缺陷等则是由于基因突变而造成的酶蛋白质分子结构或数量的异常所引起的，故被称为先天性代谢缺陷病。

绝大多数的生化遗传病呈 AR 遗传，少部分呈 XR 遗传，只有极少部分为 AD 遗传或 XD 遗传。

第一节 分 子 病

分子病（molecular disease）是由遗传性基因突变或获得性基因突变使蛋白质的分子结构或合成的量异常直接引起机体功能障碍的一类疾病。包括血红蛋白病、血浆蛋白病、受体病、膜转运蛋白病、结构蛋白缺陷病、免疫球蛋白缺陷病等。

尼尔（Neel）于 1949 年在研究一种呈 AR 遗传的镰状细胞贫血时，发现无症状的父母（杂合子）具有与患者相似的红细胞形态异常，只是其程度较轻。同年，曾两度获得诺贝尔奖的著名学者波林（Pauling）认为这可能是由于血红蛋白分子的缺陷所致，并提出了“分子病”这一概念。但是，随着现代医学进入分子医学时代，很多非遗传性疾病也列入分子病之中。

一、血红蛋白病

血红蛋白病（hemoglobinopathy）常作为分子病的例证来说明其发生的遗传特点及其发生机制。血红蛋白（hemoglobin，Hb）是存在于红细胞中具有重要生理功能的蛋白质，血红蛋白分子合成异常引起的疾病称血红蛋白病。习惯上，血红蛋白病分为异常血红蛋白病和地中海贫血两大类。异常血红蛋白病表现为构成血红蛋白分子的珠蛋白肽链结构异常，如果在重要功能部位的氨基酸发生了替代，将影响到血红蛋白的溶解度、稳定性等生物学功能；地中海贫血的特征是珠蛋白肽链合成速度的降低，导致 α 链和非 α 链合成的不平衡，在临床上表现为溶血性贫血。近年来，分子遗传学研究表明，不论是异常血红蛋白还是地中海贫血，其分子基础是共同的，都是珠蛋白基因的突变或缺陷所致。

全世界至少有 1.5 亿人携带异常血红蛋白病或地中海贫血的基因，他们主要分布于非洲、地中海地区和东南亚人群中。异常血红蛋白病在我国的总发病率为 0.24%～0.33%，以云南、贵州、广东、广西和新疆等地最高；而 α 地中海贫血和 β 地中海贫血的发生率分别为 2.64%和 0.66%，它们多见于华南、西南和华东地区。

（一）血红蛋白分子的组成及其发育变化

1. 血红蛋白的分子结构 血红蛋白是红细胞的主要成分，是红细胞携带、运输 O_2 和 CO_2 的载体。血红蛋白由珠蛋白（globin）和血红素（heme）辅基组成。每个血红蛋白分子是由 4 个亚单位构成的四聚体，每个亚单位由 1 条珠蛋白肽链和 1 个血红素辅基构成。构成血红蛋白的珠蛋白肽链有 7 种 α、β、σ、$^{G}\gamma$、$^{A}\gamma$、ε、ζ。γ 链有 2 种亚型：在第 136 位上的氨基酸为甘氨酸者称为 $^{G}\gamma$，为丙氨酸者称为 $^{A}\gamma$。α 链长度为 141 个氨基酸，β 链则由 146 个氨基酸组成。

在人体发育的不同阶段，血红蛋白的组成彼此各不相同，其合成呈现严格的消长过程。在胚胎发育早期先是合成 ζ 链和 ε 链，与此同时或者稍晚开始合成 α 链和 γ 链。由这些肽链组合成 4 种胚胎血红蛋白：Hb 高尔（Gower）1（$\zeta_2\varepsilon_2$）、Hb Gower 2（$\alpha_2\varepsilon_2$）、Hb 波特兰（Portland）（$\zeta_2\gamma_2$）以及胎儿血红蛋白（HbF）。在胎儿期，HbF（$\alpha_2\gamma_2$）是主要的血红蛋白。在胚胎发育到第 8 周时，ζ 链和 ε 链合成停止，逐渐消失；γ 链合成达最高峰，且开始合成 β 链，于 36 周之后，β 链合成速率迅速增高，γ 链合成速率降低；出生后不久大致合成等量的 β 链和 γ 链；出生后 3 个月，β 链合成迅速增高，γ 链合成迅速降低。成人血中 HbA 占绝对优势，HbF 含量则很少（图 12-1）。在正常人体发育过程中，各种血红蛋白的合成彼此十分协调，它们双双对称地组合成功能性的血红蛋白四聚体。

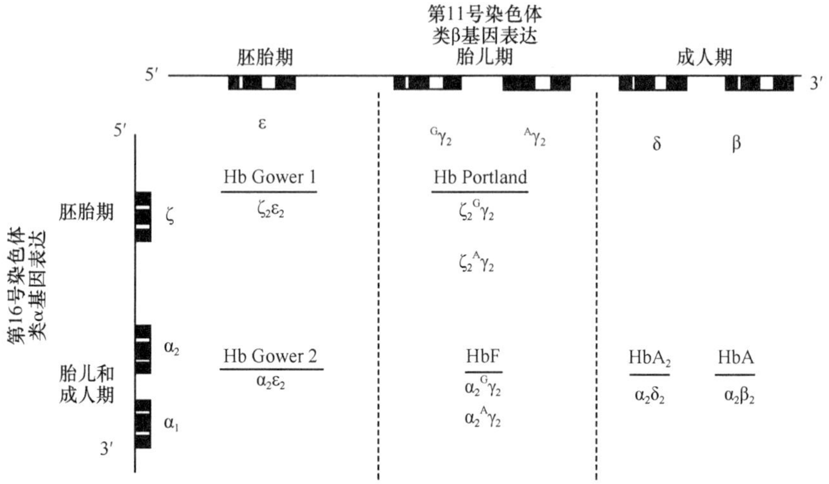

图 12-1 正常人体不同发育阶段的主要血红蛋白分子类型

2. 珠蛋白基因 人类珠蛋白基因簇有两类，即 α 珠蛋白基因簇和 β 珠蛋白基因簇。α 珠蛋白基因簇定位于 16p13.33，包括 2 个重复的 α 基因（α_2 和 α_1），1 个胚胎期 α 类基因（ζ_2），2 个假基因（$\psi\zeta_1$、$\psi\alpha_1$）和 1 个功能未明的基因（θ_1），其排列顺序是：5′-ζ_2-$\psi\zeta_1$-$\psi\alpha_1$-α_2-α_1-θ_1-3′（图 12-2）。总长度为 30kb。每条 16 号染色体有 2 个 α 基因，正常的二倍体细胞有 4 个 α 基因，每个 α 基因表达的 α 珠蛋白数量相同。α 珠蛋白基因簇的排列顺序与发育过程中表达顺序相一致。即发育早期是 5′端 ζ 表达，正常成人主要是 3′端的 α 基因表达。假基因的 75%以上的核苷酸顺序与正常基因相同（同源性），但由于积累了一些突变致使不能翻译为结构蛋白，故为非功能性的基因，它可能是进化过程中遗留下来的“退化”基因。

β 珠蛋白基因簇定位于 11p15.5（图 12-2），排列顺序是：5′-ε-$^{G}\gamma$-$^{A}\gamma$-$\psi\beta_1$-δ-β-3′。总长度为 60kb。每条 11 号染色体只有 1 个 β 基因，正常的二倍体细胞有 2 个 β 基因。β 珠蛋白基因簇的排列先后也与发育过程的表达顺序相关，发育早期是 5′端 ε、γ 基因表达，成人期主要为 3′端 β 基因表达。从 α、β 珠蛋白基因簇的组成可知，每个二倍体个体细胞内 α 基因和 β 基因数量之比是 2∶1，通过特殊的调控机制，正常人体中 α 珠蛋白和 β 珠蛋白的分子数量相等，正好构成 HbA（$\alpha_2\beta_2$）。说明 β 基因的表达效率是 α 基因的 2 倍。α 和 β 珠蛋白的平衡是人体正常生理功能的需要。

各种珠蛋白基因均含有 3 个外显子和 2 个内含子。α 珠蛋白基因的 I_1 位于 31 位和 32 位密码子之间，由 117bp 组成；I_2 位于 90 位和 100 位密码子之间，含 140bp。β 珠蛋白基因中的 I_1 位于 30 位和 31 位密码子之间，为 130bp；而 I_2 位于 104 位和 105 位密码子之间，约 850bp。

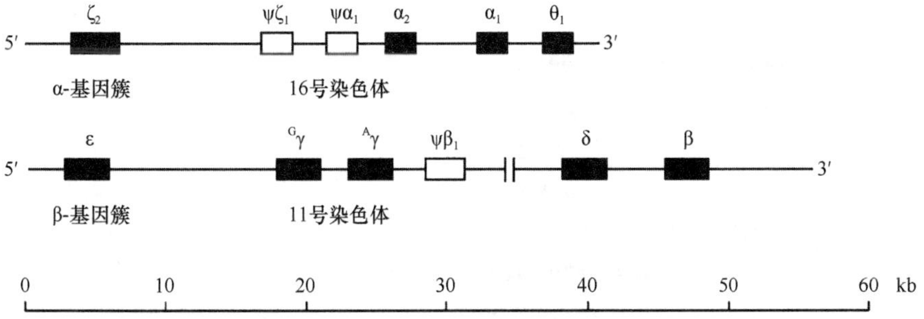

图 12-2 α 珠蛋白基因簇和 β 珠蛋白基因簇

（二）血红蛋白病发生的分子机制

无论是异常血红蛋白病还是地中海贫血，都是以珠蛋白结构异常为特征，由珠蛋白基因突变所致，包括碱基替换、移码突变、基因缺失、融合基因等多种类型（表 12-1、表 12-2）。

1. 单个碱基替换 这是血红蛋白疾病最常见的一种突变类型，见于绝大多数血红蛋白病和 β 地中海贫血。

2. 移码突变 由于珠蛋白基因中发生一二个碱基的丢失或嵌入，致使后面的碱基排列依次位移，导致重新编码，使珠蛋白肽链的结构或合成速率改变。

例如，Hb 韦恩（Wagne）是由于 α 珠蛋白基因第 138 位的丝氨酸密码子 TCC（mRNA 为 UCC）丢失 1 个 C，导致其后的 3′端碱基向 5′端依次位移、重新组合及编码，结果使原来 142 位的终止密码子 UAA 变成可读密码子 AAG（编码赖氨酸），使翻译至下一终止密码（147 位）才终止，α 链延长为 146 个氨基酸。

3. 密码子的缺失和嵌入 发现有一些异常血红蛋白缺失或嵌入部分氨基酸。这是由于在细胞减数分裂时，同源染色体发生错配和不等交换，导致编码密码子的 DNA 三联碱基缺失或嵌入。

4. 无义突变 无义突变是指突变使正常密码子变为终止密码子，因此蛋白质链的合成便提前终止，导致地中海贫血。例如 Hb 麦基斯・罗克斯（McKees Rocks），其 α 链正常，β 链缩短为 144 个氨基酸。原因是 β 珠蛋白基因第 154 位酪氨酸密码子 TAT 变成终止密码子 TAA（T→A），对应的 mRNA 变化为 UAU→UAA，使肽链合成提前终止。

5. 终止密码子突变 由于编码终止密码子（UAA，UAG 或 UGA）的 DNA 序列发生突变，珠蛋白链的合成就不在正常的位置上终止，而继续合成至新的终止密码子，因此生成了延长的异常珠蛋白链。例如 Hb Constant Spring 是由于 α 珠蛋白基因第 142 位终止密码子 TAA 变为谷氨酰胺密码子 CAA（T→C），对应的 mRNA 变化为 UAA→CAA，结果 α 链合成完 141 个氨基酸时并不停止，而是继续合成到下一个终止密码子（173 位）才终止，使 α 链延长为 172 个氨基酸。该突变基因转录的 mRNA 不稳定，易降解，导致 α 链合成减少，从而引发一种典型的非缺失型 α 地中海贫血。

6. 基因缺失 由于缺失的基因及部位不同，导致不同的珠蛋白肽链合成异常和不同类型的地中海贫血。缺失型 α 地中海贫血包括 α^+、α^0 地中海贫血。β 地中海贫血除少数几种为基因缺失外，绝大部分不是基因缺失所致，而是归因于点突变。

α^+地中海贫血有两种类型的缺失（图 12-3）：一种是仅缺失 α_2 基因称为左侧缺失，见于亚洲人中；另一种是缺失了 α_2 基因的 3′和 α_1 基因的 5′，形成了由 α_1 基因的 3′端和 α_2 基因的 5′端构成的融合基因，称为右侧缺失，已发现于地中海地区、美国黑色人种和亚洲人中。

α^0 地中海贫血包括 4 种缺失类型（图 12-3）：①缺失区包括 ζ、ψζ、$\psi\alpha_1$、α_2、α_1 基因的 5′端非编码区及第 1 至第 56 氨基酸密码子在内共约 25kb 的片段，残余的 α_1 基因无功能，为地中海地区常见的缺失型；②缺失涉及 ψζ、$\psi\alpha_1$、α_2、α_1 基因，缺失的长度尚未准确定出，但至少缺少 17.4kb，为东南亚人常见的缺失型；③缺失涉及 $\psi\alpha_1$、α_2、α_1 基因，缺失长度缺少 17.5kb，见于地中海人；④缺失仅涉及 α_2、α_1 基因 5′端片段，残余的 α_1 基因无功能，缺失长度为 5.2kb，见于希腊人。

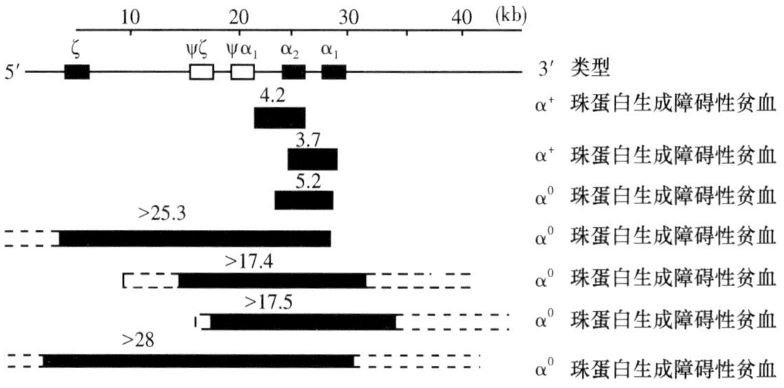

图 12-3 α 地中海贫血基因缺失类型

7. 融合基因 融合突变的实质是两种不同基因局部片段的拼接。这种由两种不同基因局部片段拼接而成的 DNA 片段称为融合基因，它们可编码融合蛋白。

例如 Hb 莱波雷（Lepore），其 α 链结构正常，但非 α 链是由 δ 和 β 链连接而成，其 N 端像 δ 链，C 端像 β 链，称 δβ 链；与此相反，另一种融合链的异常血红蛋白：Hb 宫田（Miyada），也称为 Hb 反-莱波雷（anti- Lepore），其 N 端像 β 链，C 端像 δ 链，称为 βδ 链。这是由于染色体的错误联合和不等交换，形成了融合基因 δβ 和 βδ，合成了融合链的异常血红蛋白（图 12-4）。β 和 δ 基因的融合意味着 β 基因的异常，合成 β 链减少，表现为 β 地中海贫血的临床症状。

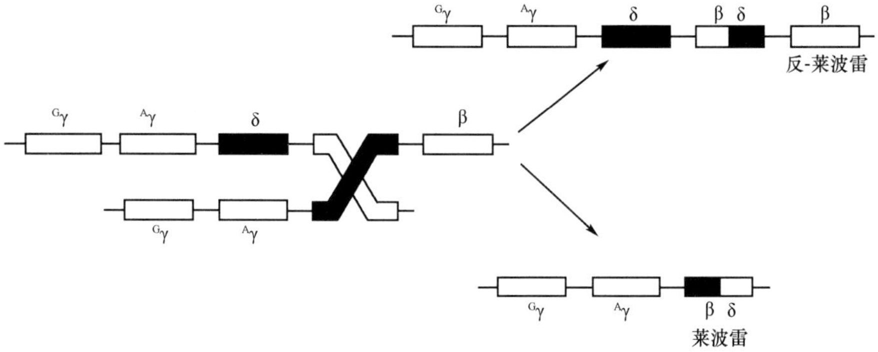

图 12-4 血红蛋白融合基因 βδ、δβ 链形成机制

表 12-1 基因突变引起的 α 地中海贫血

分子缺陷类型	α 地中海贫血类型	来源
Ⅰ. 生成无功能的 mRNA		
$α_1$ 基因密码子 14 移码突变	$α^0$	沙特阿拉伯
$α_2$ 起始密码子 ATG→ACG	$α^0$	地中海地区人
Ⅱ. RNA 加工缺陷		
$α_2$ IVS-1 5′端拼接处缺失 5 个核苷酸	$α^0$	地中海地区人
Ⅲ. RNA 断裂缺陷		
$α_2$ 基因 AATAAA→AATAAG	$α^+$	沙特阿拉伯
Ⅳ. 终止密码子突变（α 链延长）		
Hb Constant Spring $α^{142}$ 终止（TAA）→谷胺（CAA）	$α^+$	东南亚地区人
Ⅴ. 阻碍 α-β 二聚体形成		
Hb Quong Sze $α^{125}$ 亮（CTC）→脯（CCC）	$α^+$	中国人

续表

分子缺陷类型	α地中海贫血类型	来源
Ⅵ. 产生地中海贫血症状的不稳定 Hb		
Hb Quees　α^{34}亮（CTG）→精（CGG）	α^{+}	中国人
Hb Suan-Dok　α^{109}亮（CTG）→精（CGG）	α^{+}	东南亚地区人
Hb Petah-Tikva　α^{110}丙（GCC）→冬（GAC）	α^{+}	犹太人

表 12-2　基因突变引起的β地中海贫血

分子缺陷类型	β地中海贫血类型	来源
Ⅰ. 无功能 mRNA		
1. 无义突变：密码子 15（G→T）	β^{0}	印度人
密码子 17（A→T）	β^{0}	中国人
密码子 39（C→T）	β^{0}	地中海地区人
密码子 43（G→T）	β^{0}	印度人，中国人
2. 移码突变：密码子 6（-1）	β^{0}	地中海地区人
密码子 41/42-4（TCTT）	β^{0}	印度人
密码子 44-1（C）	β^{0}	库尔德人，中国人
密码子 71/72+1（A）	β^{0}	中国人
3. 起始密码子：　起始密码子 ATG→AGG	β^{0}	中国人
Ⅱ. RNA 加工突变型		
1. 拼接处改变：IVS-11 位（G→A）	β^{0}	地中海地区人
IVS-11 位（G→T）	β^{0}	印度人，中国人
IVS-21 位（G→A）	β^{0}	地中海地区人
IVS-23 位（A→G）	β^{0}	美国黑人
2. 同义突变：IVS-15 位（G→C）	β^{+}	印度人，中国人
IVS-15 位（G→T）	β^{0}	希腊人
3. IVS 内部改变：IVS-1110 位（G→A）	β^{+}	地中海地区人
IVS-2654 位（C→T）	β^{0}	中国人
4. 编码区替换影响加工：密码子 24（T→A）	β^{+}	美国黑人，日本人
Ⅲ. 转录突变型		
-87C→G	β^{+}	地中海地区人
-31A→T	β^{+}	日本人
-29A→G	β^{+}	美国黑人，中国人
-28A→G	β^{+}	中国人
Ⅳ. RNA 断裂缺陷		
AATAAA→AACAAA	β^{+}	美国黑人

（三）常见的血红蛋白病

常见的血红蛋白病包括异常血红蛋白病和地中海贫血。

1. 异常血红蛋白病（abnormal hemoglobin opathy）　指由于珠蛋白基因上碱基发生改变，再由相应的 mRNA 上编码氨基酸的密码子变异而产生的血红蛋白。我国异常血红蛋白病的发病率为 0.24%～0.33%，以广西、广东、云南、贵州和新疆等地最高。这些变异如果使血红蛋白分子的功能、溶解度和稳定性发生异常，就会导致血红蛋白病的发生。最常见而且最具临床意义的血红蛋白变异型是镰状细胞血红蛋白（HbS）、血红蛋白 M、血红蛋白 H 和不稳定血红蛋白等。

绝大多数血红蛋白病是由于珠蛋白基因的遗传密码发生了单个碱基的替代，使肽链中相应的氨基酸残基为另一个氨基酸残基取代所致，少数是由于编码密码子的 DNA 三联碱基缺失或插入（移码突变）引起肽链中氨基酸组成的变化，或融合基因形成融合肽链，如 Hb Lepore（表 12-3）。

表 12-3　主要的结构变异的血红蛋白类型

Hb 变异	突变基础	肽链变化	遗传方式
引起溶血性贫血的 Hb 结构变异，Hb 具有了异常的理化特性			
Hb S	单碱基替换	β 链 Glu6Val	AR
Hb C	单碱基替换	β 链 Glu6Lys	AR
引起溶血性贫血的 Hb 结构变异，形成不稳定的 Hb			
Hb 哈默史密斯（Hammersmith）	单碱基替换	β 链 Phe42Ser	AD
Hb 冈・希尔（Gun Hill）	错配和不等交换	β 链 5 个氨基酸缺失	AD
转运 O_2 的能力发生变化的 Hb 结构变异			
Hb 海德・帕克（Hyde Park）	单碱基替换	β 链 His92Tyr	AD
Hb 肯普西（Kempsey）	单碱基替换	β 链 Asp99Asn	AD
Hb 堪萨斯（Kansas）	单碱基替换	β 链 Asn102Thr	AD
Hb 塔克（Tak）	移码突变致下游形成终止密码	β 链：多出 11 个氨基酸	AR
产生类似地中海贫血表现的 Hb 结构变异			
Hb E	单碱基替换	β 链 Glu26Lys	AR
Hb Lepore、Hb Miyada	错配和不等交换，7kb 缺失	Hb Lepore：δβ 链	AR
Hb Miyada	错配和不等交换，7kb 插入	Hb Miyada：βδ 链	AR
Hb Constant Spring	终止密码突变	α 链：多出 31 个氨基酸	AR

（1）镰状细胞贫血（sickle cell anemia）：是因 β 珠蛋白基因缺陷所引起的一种疾病，呈 AR 遗传。患者 β 珠蛋白基因的第 6 位密码子由正常 的 GAG 变成了 GTG（A→T），使其编码的 β 珠蛋白 N 端第 6 位氨基酸由正常的谷氨酸变成了缬氨酸，由此形成的异常血红蛋白称为 HbS。这种血红蛋白分子表面电荷改变，出现一个疏水区域，导致溶解度下降。在氧分压低的毛细血管中，溶解度低的 HbS 聚合形成凝胶化的棒状结构，使红细胞变成镰刀状。镰变细胞引起血黏性增加，易使微细血管栓塞，造成散发性的组织局部缺氧，甚至坏死，产生肌肉骨骼痛、腹痛等症状。同时镰状细胞的变形能力降低，通过狭窄的毛细血管时，不易变形通过，挤压时易破裂，导致溶血性贫血。杂合子（HbA/HbS）不表现临床症状，但在氧分压低时可引起部分细胞镰变。

本病主要分布在非洲，也散发于地中海地区，在东非某些地区 HbS 基因频率高达 40%，因此镰状细胞贫血成为世界范围内最严重的血红蛋白病。Saiki 等于 1986 年将 PCR 技术首先应用于镰状细胞贫血的基因诊断获得成功。

（2）血红蛋白 M 病：又称为高铁血红蛋白症。正常血红蛋白（HbA）血红素中的铁原子与珠蛋白链上特定的组氨酸连接（$\alpha^{87组}$，$\beta^{92组}$）和作用（$\alpha^{58组}$，$\beta^{63组}$），保证二价铁离子（Fe^{2+}）的稳定，以便结合氧。血红蛋白 M（HbM）患者的珠蛋白基因中，由于上述某个氨基酸的密码子发生碱基置换，使珠蛋白链与铁原子连接或作用的有关氨基酸发生替代，导致部分血红素的二价铁离子（Fe^{2+}）变成高价铁离子（Fe^{3+}），形成高铁血红蛋白，影响携氧能力，使组织细胞供氧不足，产生发绀症状。

血红蛋白 M 病呈 AD 遗传，杂合子 HbM 的含量通常在 30%以内，可出现发绀症状。

2. 地中海贫血　患者由于某种或某些珠蛋白链合成速率降低，造成一些肽链缺乏，另一些肽链相对过多，出现肽链数量的不平衡，导致溶血性贫血，称为地中海贫血（thalassemia）。按照合成速率降低的珠蛋白链类型，可以把地中海贫血区分为多种不同的类型：α 珠蛋白链合成减少的称为 α 地中海贫血，β 链合成减少的称为 β 地中海贫血，γ 链合成减少的称为 γ 地中海贫血，δ 和 β 链合成减少的称为 δβ 地中海贫血，依此类推。

按照珠蛋白链合成速率降低的程度，地中海贫血又可以区分为不同的类型。例如 α 地中海贫血，如果同一条 16 号染色体上的两个 α 珠蛋白基因均不能表达，使 α 链的合成完全缺乏，称为 α^0 地中海贫血；如果只有一个 α 珠蛋白基因表达，使 α 链部分合成，称为 α^+ 地中海贫血。由这两种地中海贫血基因可以组合成各种不同的综合征：α^0 地中海贫血基因纯合子（α^0/α^0）完全不能合成 α 链，而合成血红蛋白巴特（Hb Bart）(γ4)，导致死胎、死产或新生儿死亡，称为巴氏胎儿水肿综合征；α^0 和 α^+ 双重杂合子（α^0/α^+）只有少量 α 链合成，多余的 β 链聚合成 Hb H（β4），导致一种溶血性贫血病，称为血红蛋白 H 病。同样，完全不能合成 β 链的称为 β^0 地中海贫血，能部分合成 β 链的称为 β^+ 地中海贫血。β^0 地中海贫血基因纯合子（β^0/β^0）以及 β^0 和 β^+ 地中海贫血基因双重杂合子（β^0/β^+）都表现严重的溶血性贫血症状。对地中海贫血的分子生物学研究表明，患者珠蛋白链合成的缺乏是由于相应的珠蛋白基因缺失或者发生点突变所致（表 12-1）。

（1）α 地中海贫血：主要分布在热带和亚热带地区。该病在我国也相当常见，尤其在南方，发病率很高。因此，α 地中海贫血已成为一个严重的公共健康问题。根据临床表现，α 地中海贫血可分成不同的类型。不同类型的 α 地中海贫血患者，体内缺失（或缺陷）的 α 珠蛋白基因数目各不相同，缺失的 α 基因越多，病情越严重。常见的 α 地中海贫血有以下几种。

1）巴氏胎儿水肿综合征：患儿发病于胎儿期，基因型为 α^0 地中海贫血基因纯合子，基因型为（--/--），4 个 α 珠蛋白基因全部缺失。由于不能合成 α 链，γ 链便聚合为 γ 四聚体（γ4）。γ4 首先发现于圣巴塞洛缪（St Bartholomew）医院，故命名为血红蛋白巴特。这种胎儿全身水肿，肝脾大，四肢短小，腹部因有腹水而隆起，故名巴氏胎儿水肿综合征。血红蛋白巴特（γ4）具有很高的氧亲合力，在氧分压低的组织中，不易释放出氧，造成组织缺氧，故血红蛋白巴特水肿胎儿多于妊娠 30～40 周时死亡或早产，且早产儿于产后半小时内即死亡。

2）Hb H 病：患者为 α^0 地中海贫血基因和 α^+ 地中海贫血基因的双重杂合子，基因型为（--/-α）。由于 4 个 α 珠蛋白基因中有 3 个缺失或缺陷，使 α 链的合成受到严重影响，大量的 β 珠蛋白链过剩而聚合为 β 四聚体——Hb H（β4）。Hb H 的氧亲合力为 Hb A 的 10 倍，在正常的生理条件下不易释放出氧。更为重要的是 Hb H 是一种不稳定的四聚体，其 β 链上的巯基（—SH）易被氧化，导致 β4 的解体，生成游离的 β 链。游离 β 链不能稳定地存在于红细胞内，结果沉淀聚积，形成 H 包涵体，附着于红细胞膜上，使红细胞膜受损，红细胞失去柔韧性，易被脾脏破坏，导致慢性溶血性贫血。

Hb H 病患儿在出生时几乎无明显的症状，只有轻度贫血，但血红蛋白巴特的相对含量可高达 25%。在发育过程中血红蛋白巴特逐渐被 Hb H 替代，至 1 周岁左右便出现 Hb H 病的临床症状。这时患儿有贫血，贫血的程度可以是 Hb 含量在 70～100g/L 的轻度或中度，多数患者伴有肝脾大及轻度黄疸。少数患者病情较重，Hb 含量可低至 30～40g/L，并有骨骼变化及特殊贫血面容。感染和服用氧化性药物及妊娠均可使贫血加重。

3）标准型 α 地中海贫血：患者为 α^0 地中海贫血基因的杂合子，基因型为（--/αα）；或是 α^+ 地中海贫血基因的纯合子，基因型为（-α/-α），均缺失 2 个 α 基因。前一种类型在我国较多见，基因分析可呈现出东南亚型 α 珠蛋白基因缺失；后一种类型多见于黑人。由于能合成相当量的 α 珠蛋白链，所以仅表现出轻度溶血性贫血或无症状。

4）静止型 α 地中海贫血：该类型为 α^+ 地中海贫血基因的杂合子，基因型为（-α/αα），缺失 1 个 α 基因。由于只有一个基因缺失或突变，故临床上无症状，仅在出生时血液中含有 1%～2%的血红蛋白巴特，可以通过血红蛋白电泳检出。

（2）β 地中海贫血：这是一组以血红蛋白 β 珠蛋白肽链（β 链）合成减少（β^+）或缺失（β^0）为特征的遗传性血液病。该病在世界范围内广为流行，全世界至少有 1.5 亿人携带 β 地中海贫血基因。β 地中海贫血好发于地中海沿岸国家和地区，如意大利、希腊、马耳他、塞浦路斯等以及东南亚各国的广大地区。临床上根据患者溶血性贫血的严重程度，将 β 地中海贫血分为重型、中间型和轻型三种类型。

1）重型β地中海贫血：患者可能是β^0/β^0、β^+/β^+或$\delta\beta^0/\delta\beta^0$（$\delta\beta^0$为融合基因）等纯合子，也可能是$\beta^0$和$\beta^+$地中海贫血基因的双重杂合子（$\beta^0/\beta^+$）。其共同特点是患者不能合成β链，或合成量很少，结果α链便大大“过剩”而沉降到红细胞膜上，改变膜的性能，引发严重的溶血反应，同时它们可与代偿性表达的γ链组合成HbF（$\alpha_2\gamma_2$）。患儿出生后几个月便可出现溶血反应。由于组织缺氧，促进红细胞生成素分泌，刺激骨髓增生，骨质受损变得疏松，可出现鼻塌眼肿、上颌前突、头大额隆等特殊的“地中海贫血面容”。

2）中间型β地中海贫血：一般是β^+地中海贫血基因的纯合子，患者的基因型通常为β^+（高F）/β^+（高F）或$\beta^+/\delta\beta^+$。前者为β地中海贫血变异型的纯合子，伴有HbF（$\alpha_2\gamma_2$）的明显升高。后者为两种不同变异型地中海贫血的双重杂合子。患者的症状介于重型和轻型之间，故称为中间型。

3）轻型β地中海贫血：发生于β^0或β^+地中海贫血基因的杂合子，无任何临床症状，需通过实验室检查才能确诊。患者主要是β^+/β^A、β^0/β^A或$\delta\beta^0/\beta^A$等杂合子，都带有1个正常的β基因β^A，所以可以合成相当量的β珠蛋白链。患者的HbA2（$\alpha_2\delta_2$）和HbF（$\alpha_2\gamma_2$）可代偿性增高。

研究表明，β地中海贫血绝大多数是由于β珠蛋白基因不同类型的点突变（包括单个碱基的取代，个别碱基的插入或缺失）所致。这些点突变分别导致转录受阻，mRNA前体剪接加工错误，翻译无效，或合成不稳定的珠蛋白链而阻碍α-β二聚体形成，使珠蛋白链不平衡等。

二、血浆蛋白病

血浆蛋白病（plasma protein disease）是指由于血浆蛋白相关基因发生突变，导致血浆蛋白结构、含量、功能异常而引起的一大类疾病，其中以血友病最为常见。

血友病（hemophilia）是一组遗传性凝血功能障碍的出血性疾病，包括血友病A（即血友病甲，又称凝血因子Ⅷ缺乏症，即传统所称的血友病）、血友病B（即血友病乙，又称凝血因子Ⅸ缺乏症、PTC缺乏症）及血友病C（即血友病丙，又称凝血因子Ⅺ缺乏症、PTA缺乏症）。本组疾病在先天性出血性疾病中最为常见，尤其是血友病A，发病人数约占先天性出血性疾病的85%，而血友病丙较为少见。

（一）血友病A

血友病A是由于血浆中凝血因子Ⅷ（FⅧ）即抗血友病球蛋白（antihemophilic globulin，AHG）缺乏所致的X连锁遗传的凝血缺陷疾病。该病分布的地区和民族比较广泛，在男性中发病率为1/6000，约占血友病总数的85%，女性则多数为携带者，少数女性杂合子也可出现中度症状，其原因为携带正常*AHG*基因的X染色体失活或与常染色体异位而破坏*AHG*基因。缺陷基因也可来自父母配子基因的自发突变，这种自发突变可占到血友病A病例的33%。血友病A临床症状与血友病B一样，不能区分。血友病A在临床上主要表现为反复自发性或轻微损伤后出血不止和出血引起的压迫症状和并发症。根据患者FⅧ的促凝活性（FⅧ：C）及症状严重程度，血友病A可分为3型：①重型（FⅧ：C＜20U/L），患者在出生后即发病，有自发性肌肉、关节出血，发作频繁；②中间型（20U/L＜FⅧ：C＜50U/L），患者的发病年龄较早，出血倾向较明显；③轻型（50U/L＜FⅧ：C＜250U/L），患者的发病年龄较晚，无自主性出血，关节、肌肉出血发作较少。

研究表明，FⅧ是一个复合分子，包括抗血友病球蛋白、Ⅷ因子相关抗原和促血小板黏附血管因子3种成分。血友病A是因抗血友病球蛋白遗传性缺乏所致。

抗血友病球蛋白基因（*AHG*，即通常所说的FⅧ基因）位于Xq28，长约186kb，几乎占X染色体的0.1%，含有26个外显子和25个内含子，编码一长约9kb的mRNA。在FⅧ基因中，内含子22最引人注目，它是FⅧ基因中最大的内含子（约32kb）。在内含子22的5′端、外显子22下游约10kb处有一个CpG岛，它作为双向启动子，向相反的方向启动两个基因的转录：FⅧ相关基因A和FⅧ相关基因B，它们在人体内都广泛表达。内含子22倒位约占重型病例的一半。基因突变涉及碱基替换、缺失、插入和移码突变。

（二）血友病B

血友病B又称克里斯马斯病（Christmas disease），是由于凝血因子Ⅸ（FⅨ）缺乏或其凝血功能降低而导致的一种遗传性出血性疾病。本病是1952年从血友病A中区分出来的。发病率为1.0/10万～1.5/10万，占血友病类疾病总数的15%～20%。本病的分子病因是位于X染色体上的*FⅨ*基因突变所致，故该病的遗传方式与血友病A相同，呈XR遗传。

人类*FⅨ*基因定位于Xq26-q27，全长35.5kb，由8个外显子和7个内含子构成。完整的人*FⅨ*基因的cDNA长度为2802bp，编码序列的长度为1383bp，编码461个氨基酸。*FⅨ*基因突变种类繁多，几乎每个血友病B的家族均可能有各自的突变类型。目前发现的基因缺陷已达600余种，突变主要包括以下几类：缺失突变、重复突变、单碱基置换和较少见的重排。

三、胶原蛋白病

胶原蛋白（collagen）是可生成胶的物质。主要存在于人体的皮、骨、软骨、牙齿、肌腱、韧带和器官中，也是结缔组织中主要的结构蛋白，起着支撑器官、保护肌体的功能。它是由三条肽链（α_1、α_2、α_3）呈螺旋形缠绕而成的绳索状分子，共有27种不同类型。胶原蛋白的遗传性缺陷称为胶原蛋白病（inherited disorders of collagen），也称为“结缔组织遗传病”（heritable disorders of connective tissue），主要包括成骨不全和埃勒斯-当洛（Ehlers-Danlos）综合征。

（一）成骨不全

成骨不全（osteogenesis imperfecta，OI）是一组表现为骨质疏松、脆性症的遗传异质性疾病。本病的发病率约为1/15 000，是最常见的一种AD遗传病。成骨不全有多种类型，较常见的是Ⅰ、Ⅱ型成骨不全。

Ⅰ型成骨不全又称为蓝色巩膜综合征，病变累及骨骼、肌腱、韧带、筋膜、牙本质及巩膜等。主要临床症状为骨质疏松致脆性增加而易反复骨折，巩膜呈蓝色。关节可过度活动而易于受伤并导致肢体畸形。牙齿生长不齐、畸形，伴传导性耳聋。多在青春期后发病。本病重症者矮小，X线显示多发生骨痂。

Ⅰ型成骨不全基因定位于17q21.3-q22.1，病因为胶原成熟缺陷。应用分子生物学手段，已成功检出本病的各种点突变亚型。例如α_1链胶原基因*COL1A1*（甘178半胱），即胶原蛋白结构域编码178位氨基酸残基的三联体第一个碱基发生了G→T的单碱基替换，使甘氨酸被半胱氨酸替代等，产生Ⅰ型成骨不全表型。

Ⅱ型成骨不全又称先天性致死性成骨不全，其临床症状比Ⅰ型成骨不全严重得多，表现为长骨短宽，宫内即可因骨质疏松、发脆而引起四肢、肋骨多发性骨折，蓝色巩膜，硬化性耳聋；身材矮小。患者一般为死胎或出生后早期死亡。存活者伴有进行性脑积水，长骨囊性变等。

Ⅱ型成骨不全的胶原基因突变比Ⅰ型更复杂、多见，主要涉及α_1链胶原基因*COL1A1*和α_2链胶原基因*COL1A2*上的甘氨酸密码子点突变或重排。例如*COL1A1*（甘94半胱），即α_1链94位上的甘氨酸被半胱氨酸替代，导致了Ⅱ型成骨不全表型。

（二）埃勒斯-当洛综合征

埃勒斯-当洛综合征（Ehlers-Danlos syndrome，EDS）又称皮肤弹力过度、弹性皮肤和印度橡皮样皮肤，同样包括各种临床亚型：Ⅰ～Ⅳ型。其中Ⅳ型病情最为严重。典型的埃勒斯-当洛综合征症状是皮肤可过度伸展，柔软脆弱易碎。皮肤受伤后愈合差，形成特殊的“香烟纸”疤。关节亦可过度伸展，导致髋、肩、肘、膝或锁骨关节易于脱位和受伤。

Ⅰ型埃勒斯-当洛综合征的分子病因可能是编码Ⅴ型胶原纤维α_1链的基因*COL5A*发生了突变。

四、受体蛋白病

受体是一类存在于细胞膜或细胞内并能与胞外信号分子结合而激活，进而发生一系列的生化反应，使细胞对外界的刺激产生相应效应的特殊蛋白质。由于基因突变导致受体蛋白的结构、功能或数量异常所引起的一类疾病，成为受体蛋白病。

家族性高胆固醇血症（familial hypercholesterolemia，FH）是研究遗传性受体缺陷疾病的一个重要模型。本症是一种以血浆总胆固醇（TC）和低密度脂蛋白胆固醇（LDL-C）水平增高为特征的常染色体显性遗传病。FH 是由于细胞膜上的低密度脂蛋白（LDL）受体缺陷而致病。在正常情况下，LDL 与细胞膜上的低密度脂蛋白受体（low-density lipoprotein receptor，LDLR）结合，通过内吞作用进入细胞，被溶酶体吞噬，溶酶体酸性水解酶水解，释放出游离胆固醇。游离胆固醇可酯化，同时也可以抑制细胞内胆固醇的合成，从而达到降低胆固醇的作用。本病患者由于 LDLR 缺陷，致使血浆中的 LDL 不能进入细胞，并使得细胞内胆固醇的反馈抑制减除，使细胞内胆固醇合成增加并进入血浆，加重血浆胆固醇的堆积。

目前研究发现，至少 7 种基因突变可导致 FH，而发生最多的一种是 *LDLR* 的基因突变。*LDLR* 基因定位于 19p13.1-p13.2，基因长 45kb，包含 18 个外显子和 17 个内含子。已经发现的突变包括碱基置换、插入、缺失等，其中缺失较为常见。

五、膜转运蛋白病

膜转运蛋白病是由于基因突变导致细胞膜上载体蛋白发生结构或数量的改变，影响某些物质正常通过细胞膜而引起的一类疾病。例如肝豆状核变性、胱氨酸尿症和先天性葡萄糖、半乳糖吸收不良症等。

（一）肝豆状核变性

肝豆状核变性（hepatolenticular degeneration）是一种铜代谢障碍性遗传病，又称为威尔逊病（Wilson disease，WD）。该病属于 AR 遗传病，其特点是铜过量沉积于组织中，尤其在肝、肾、脑、角膜等处。临床表现为进行性肝硬化，或者基底核豆状核变性而引起的神经症状，故称为肝豆状核变性。

铜是生物体必需的微量元素，许多电子转运蛋白都需要铜。当生物体内铜代谢和清除发生异常时就会引起疾病。肝豆状核变性的发病原因是 *WD* 基因突变，使其编码的与铜转运有关的 ATP7B 蛋白发生缺陷，导致铜不能从细胞内及时清除。ATP7B 是一类 ATP 酶，该酶利用 ATP 使得天冬氨酸残基磷酸化的同时，实现金属离子的转运。在体内铜代谢的过程中，ATP7B 使铜与铜蓝蛋白结合后释放入血，同时可将过量的铜通过胆汁分泌清除。

WD 基因位于 13q14.3，全长约 80kb，包含 22 个外显子，可编码 1411 个氨基酸。该基因主要在肝和肾中表达。目前已发现了 300 多种 *WD* 基因的突变。但是在大多数特定人群中，引起肝豆状核变性病的突变只集中在少数几种。如在西方人群中，*H1069Q* 突变可出现在 37%～63%的病例中，而在我国，这一突变很少见，*R778L* 更为常见。

（二）胱氨酸尿症

胱氨酸尿症患者肾小管对胱氨酸、赖氨酸、精氨酸和鸟氨酸四种氨基酸的转运存在特异性的缺陷，是肾小管对肾小球滤出液中这些氨基酸的重吸收出现问题，故患者血浆中这四种氨基酸水平低于正常值，而尿液中的水平增高。

该病患者在生长或发育上通常都不会有任何营养性的异常。主要症状是尿路结石，可由此引起尿路感染和绞痛。

胱氨酸尿症是由 *SLC3A1* 基因（编码中性和碱性氨基酸转运蛋白 rBAT）和（或）*SLC7A9*（编码阳离子氨基酸转运子 y+系统）基因突变引起的，这两种基因编码的蛋白为氨基酸转运载体亚单位。由于突变基因不同，该病呈三种不同的临床类型。Ⅰ型为 AR 遗传，突变基因为 *SLC3A1*，定位于 2p16.3，患者对四种氨基酸均不能吸收；Ⅱ型和Ⅲ型均为常染色体不完全显性遗传，杂合子尿液中的胱氨酸浓度介于正常纯合子和患者纯合子之间。Ⅱ型突变基因为 *SLC7A9*，定位于 19q13.11。Ⅲ型突变基因为 *SLC7A9*，其症状较轻。

第二节　先天性代谢缺陷

先天性代谢缺陷（inborn error of metabolism）通常指由于基因突变而造成的酶蛋白结构或数量的异常所引起的疾病，又称遗传性酶病或先天性代谢病。

先天性代谢缺陷一词是由英国著名的内科医生加罗德（Garrod）在仔细观察了尿黑酸尿症（alcaptonuria）等疾病后，于 1902 年提出来的。尿黑酸尿症就作为人类隐性遗传的首例而载入史册。Garrod 关于尿黑酸尿症的论断于 1958 年由拉杜（Ladu）等证实。后来，Garrod 还研究了白化病、胱氨酸尿症和戊糖尿症等类似疾病，并由此提出了“先天性代谢缺陷”的概念。正是由于 Garrod 明察秋毫的观察力、科学的思维和严谨的作风，使他成为人类生化遗传学的创始人。他提出的先天性代谢缺陷概念远远地走在了时代的前头。

根据酶缺陷对机体代谢的影响不同，将先天性代谢缺陷分为糖代谢缺陷、氨基酸代谢缺陷、脂类代谢缺陷、核酸代谢缺陷、内分泌代谢缺陷、溶酶体沉积病、药物代谢缺陷和维生素代谢缺陷等。

一、先天性代谢缺陷的规律

从分子水平上看，先天性代谢缺陷可能有两种原因：一是由于编码酶蛋白的结构基因发生突变，引起酶蛋白结构异常或缺失；二是基因的调控系统发生异常，使之合成过少或过多的酶，引起代谢紊乱。绝大多数先天性代谢缺陷为 AR 遗传，也有少数为 XR 遗传。

先天性代谢缺陷的种类繁多，但它们有一些共同的特征。这些特征有助于人们理解这类疾病，在临床上正确处理这些疾病：①酶缺陷与酶活性降低。在体内，酶的正常数量是大大超过维持机体新陈代谢所必需的数量，因此杂合状态下所残存的 50%的活性能保证杂合体的正常代谢。事实上，5%～10%的酶活性即可使该酶所催化的代谢反应正常进行并维持底物和产物在适当的水平上。当然也有一些酶需要有较高活性才能使机体代谢途径正常进行。②底物堆积和产物缺乏。由于酶的生理功能是催化底物转变为产物，因此几乎所有因酶缺陷所引起的病理改变都直接或间接地与底物的堆积或产物的缺乏或兼而有之有关。当然，在不同的疾病类型中常以某一种情况（或底物堆积或产物缺乏）为主造成病理损害。③底物分子的大小与性质决定了病理损害的范围。先天性代谢缺陷有时是全身性的，有时是局部性的，这取决于底物分子的大小理化性质。大分子物质（如黏多糖）不易扩散，因此在酶缺陷时常堆积在某些组织、细胞或细胞器中；而小分子物质（如苯丙酮尿症）则易于扩散，由酶缺陷所引起的堆积往往弥漫至全身多种组织、细胞而引起全身性病变。④临床表型与酶缺陷的关系。在某些情况下，某一基因的突变可导致多种不同的酶活性改变，表现为多种复杂的临床表型；在另一些情况下，同样的病理、临床特征可由多种不同的基因突变所引发。这些都为先天性代谢缺陷的病理、生化及临床分析带来了一定的困难，需谨慎对待（图 12-5）。

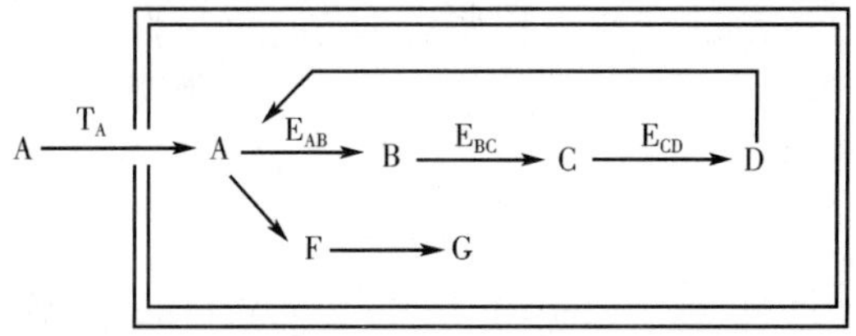

图 12-5　先天性代谢缺陷的发病过程示意图

二、糖代谢缺陷

常见的糖代谢缺陷有半乳糖血症、葡糖-6-磷酸脱氢酶缺乏症、糖原贮积症、黏多糖贮积症等

（表 12-4）。

表 12-4 常见的糖代谢缺陷

病名	缺乏的酶	遗传方式	主要临床症状
半乳糖血症	半乳糖-1-磷酸尿苷酰转移酶	AR	发育迟缓，智力低下，肝脾大，黄疸，白内障
葡糖-6-磷酸脱氢酶缺乏症	葡糖-6-磷酸脱氢酶	XD	蚕豆、氧化剂药物诱发溶血性贫血、黄疸
糖原贮积症Ⅰ型[冯·基尔克（von Gierk）病]	葡糖-6-磷酸酶	AR	发育迟缓，肝脾大，低血糖，酸中毒
糖原贮积症Ⅱ型[蓬佩（Pompe）病]	α-1，4-葡萄糖苷酶（溶酶体）	AR	发育迟缓，大舌，心张扩大，心肺衰竭
糖原贮积症Ⅲ型[科利（Cori）病]	脱支酶	AR	与Ⅰ型相似，肝脾大，中度低血糖，酸中毒
黏多糖贮积症ⅠH 型[赫尔勒（Hurler）综合征]	α-*L*-艾杜糖醛酸酶	AR	骨骼异常，角膜混浊，矮小智力障碍，儿童期死亡
黏多糖贮积症ⅠS 型[沙伊（Scheie）综合征]	α-*L*-艾杜糖醛酸酶	AR	症状较Ⅰ-H 型轻，角膜混浊，寿命较长
黏多糖贮积症ⅡA 型[重型亨特（Hunter）综合征]	艾杜糖醛酸-2-硫酸酯酶	XR	智力低下，肝脾大，骨骼异常，常 15 岁前死亡

（一）半乳糖血症

半乳糖血症主要表现为患儿对乳糖不耐受，婴儿哺乳后呕吐、腹泻，继而出现白内障、肝硬化、黄疸、腹水、智力低下等。发病率约为 1/50 000。

乳类含乳糖，乳糖经消化道乳糖酶分解产生葡萄糖和半乳糖。半乳糖先后经半乳糖激酶、半乳糖-1-磷酸尿苷酰转移酶和尿苷二磷酸半乳糖-4-表异构酶催化，生成半乳糖-1-磷酸和葡糖-1-磷酸，进一步代谢供组织利用。其中任何一种酶的缺乏都会导致不同亚型的半乳糖血症。典型的半乳糖血症患者由于半乳糖-1-磷酸尿苷酰转移酶（galactose-1-phosphate uridyltransferase，GALT）基因缺陷使该酶缺乏，导致半乳糖和半乳糖-1-磷酸在血中累积，部分随尿排出。半乳糖-1-磷酸在脑组织累积可引起智力障碍；在肝累积可引起肝损害，甚至肝硬化；在肾累积可致肾功能损害而呈蛋白尿和氨基酸尿。半乳糖在醛糖还原酶作用下生成半乳糖醇，可使晶状体渗透压改变，使水分进入晶状体，影响晶状体代谢而致白内障。血中半乳糖升高会抑制糖原分解成葡萄糖，出现低血糖（图 12-6）。

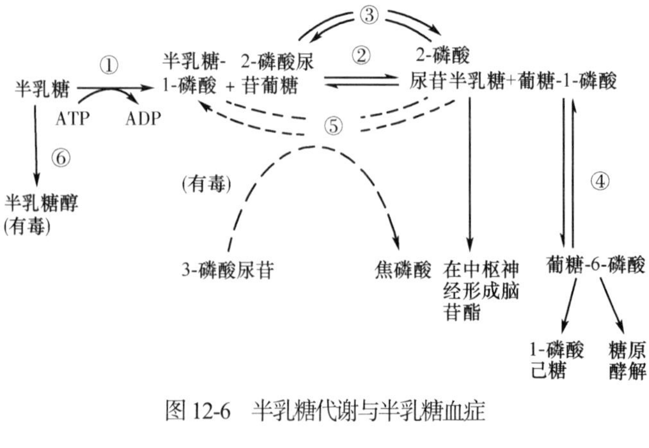

图 12-6 半乳糖代谢与半乳糖血症

半乳糖血症为 AR 遗传。典型的半乳糖血症是由 GALT 基因点突变所致，GALT 基因定位于 9p13。主要变异类型为错义突变（如谷氨酰胺 188→精氨酸是造成酶活性下降的主要原因），其他还有少数移码突变、小的插入/缺失、剪接突变和大片段基因缺失。通过对致病突变的检测可以诊断半乳糖血症。

半乳糖血症Ⅱ型是由于半乳糖激酶缺乏引起，临床表现多见白内障、智力发育正常或迟缓，有的患儿肝脾大，无黄疸或黄疸明显。血半乳糖浓度增高，尿内出现半乳糖和半乳糖醇，但无氨基酸和蛋白质。病情较典型的半乳糖血症轻。半乳糖基因定位于17q25.1。

半乳糖血症Ⅲ型是由于尿苷二磷酸半乳糖-4-表异构酶遗传性缺乏引起。患者临床表现多变，可无临床症状或类似典型的半乳糖血症。尿苷二磷酸半乳糖-4-表异构酶基因定位于1p36-35。

该症可通过新生儿筛查发现，有家族病史者需进行产前诊断。如若能及时采取措施，严格限制婴儿饮食中的半乳糖成分，则症状就可得到较好的控制。

（二）糖原贮积症

糖原贮积症（glycogen storage disease，GSD）是一类较罕见的遗传代谢病。由于酶的缺乏，使糖原在肝脏及肌肉中的代谢缺陷所致。根据所缺的酶不同，可将糖原贮积症分为11型。每种酶影响不同的组织，多数为AR遗传。以GSD Ⅰ 型为最常见。

GSD Ⅰ型又称von Gierk病或肝肾型糖原贮积症，是冯·基尔克（von Gierke）于1929年首次报告。本型主要累及肝和肾，但不侵犯骨骼肌与心脏。本型国内多见，呈AR遗传。本病因肝、肾和肠完全缺乏葡糖-6-磷酸（glucose-6-phosphate，G6P）酶所致。G6P酶是一个多重复合体，根据复合体中缺陷的成分不同还可将GSD Ⅰ型分为两个亚型：Ⅰa亚型是由于肝脏先天性缺乏G6P酶；Ⅰb亚型是由于肝细胞微粒体膜的G6P酶转运系统缺陷，两亚型的临床表现基本相同。

G6P酶的功能是催化G6P分解出葡萄糖。该酶缺乏使G6P不能转变成葡萄糖，糖原降解代谢受阻，患者只能通过磷酸化酶和脱支酶使糖原分解而获得小量游离葡萄糖。肝脏不再是葡萄糖的供应场所，一旦肠道摄入葡萄糖终止、血糖当即下降，出现空腹低血糖，糖酵解增强，产生大量丙酮酸和乳酸，造成乳酸性酸中毒，约50%患儿可死于酸中毒。慢性酸中毒可使患儿生长迟缓，骨质疏松。G6P的增多，使糖酵解和磷酸戊糖途径增强，最后产生了过多的脂肪、乳酸及尿酸，造成高脂血症、酸中毒及高尿酸血症，甚至发生黄色瘤。患儿的肝脏可发生脂肪变。高尿酸血症可能是腺嘌呤核苷降解所致；而腺嘌呤核苷不足，可以影响血小板功能，造成出血时间延长。

GSD Ⅰa型患者的分子遗传学研究发现，致病基因位于第17号染色体，包含5个外显子，基因长12.5kb。基因突变如移码突变导致酶活性完全丧失，临床表现为Ⅰa型。例如某患者外显子3核苷酸459位插入2bp，插入引起移码突变，并在核苷酸467～469位产生终止密码，可以推测基因的产物为严重截短的129个氨基酸组成的蛋白质；如基因突变后导致酶活性降低，又称“功能性G6P酶缺乏”，则临床表现为Ⅰb型，以反复感染和中性粒细胞减少为主。

（三）黏多糖贮积症

黏多糖贮积症（mucopolysaccharidosis，MPS）是一类以蛋白聚糖的寡糖过度堆积和排泄为特征的遗传学疾病，病因是缺乏一种或多种降解硫酸皮肤素和（或）硫酸乙酰肝素的溶酶体水解酶。硫酸皮肤素和硫酸乙酰肝素是结缔组织的成分，前者主要分布在皮肤、韧带、动脉及心瓣膜，后者主要分布于大动脉、肝、肺等。根据所缺酶种类的不同，黏多糖贮积症又分为七种类型（表12-5），其中除了Ⅱ型为XR遗传，其他均为AR遗传病。黏多糖贮积症的发病率约为1/30 000。患者面容粗犷，骨骼畸形，有的伴随智力障碍以及肝、脾、心等器官的损害。

表12-5　黏多糖贮积症分型

病名	缺乏的酶	遗传方式	主要临床症状
MPS ⅠH型：赫尔勒综合征（Hurler syndrome）	α-*L*-艾杜糖醛酸酶	AR	角膜混浊，侏儒，骨骼异常，关节僵硬，智能发育不全
MPS ⅠS型：沙伊综合征（Scheie syndrome）	α-*L*-艾杜糖醛酸酶	AR	角膜混浊，可关节僵硬，主动脉瓣病，智力正常

续表

病名	缺乏的酶	遗传方式	主要临床症状
MPS ⅠH/ⅠS 型：赫尔勒-沙伊综合征	α-*L*-艾杜糖醛酸酶	AR	介于Ⅰ-H 和Ⅰ-S 之间
MPS ⅡA 型：重型亨特综合征（Hunter syndrome）	艾杜糖醛酸-2-硫酸酯酶	XR	无角膜混浊，症状较Ⅰ-H/轻，通常 15 岁前死亡
MPS ⅡB 型：轻型亨特综合征（Hunter syndrome）	艾杜糖醛酸-2-硫酸酯酶	AR	轻微角膜混浊，智力尚可，可活到 30～60 岁
MPS ⅢA 型：圣菲利波综合征（Sanfilippo syndrome）A 型	硫酸酰胺酶	AR	躯体改变较轻，中枢神经受损严重
MPS ⅢB 型：圣菲利波综合征（Sanfilippo syndrome）B 型	α-*N*-乙酰葡糖胺酶	AR	躯体改变较轻，中枢神经受损严重
MPS Ⅳ型：莫基奥综合征（Morquio syndrome）	硫酸软骨素*N*-乙酰己糖胺硫酸酯酶	XR	特殊类型严重骨骼变化，角膜混浊，或者主动脉回流
MPS Ⅵ型：马罗托-拉米综合征（Maroteaux-Lamy syndrome）	*N*-乙酰半乳糖胺-4-硫酸酯酶	AR	严重骨骼变化，角膜改变，心瓣膜病，白细胞有包涵体，智力正常
MPS Ⅶ型：斯莱综合征（Sly syndrome）	β-葡糖苷酸酶	AR	肝脾大，多发性肾发育不全，白细胞包涵体，智力落后

三、氨基酸代谢缺陷

常见的氨基酸代谢缺陷有苯丙酮尿症、白化病、尿黑酸尿症等。

（一）苯丙酮尿症

苯丙酮尿症（phenylketonuria，PKU）是最常见的由于氨基酸代谢酶缺乏导致的疾病，为一种严重的 AR 遗传性代谢病。于 1934 年首次发现，因患者尿中排泄大量的苯丙酮酸而得名。本病发病率有显著种族差异，美国约为 7.1/10 万，德国约为 17.3/10 万，中国约为 8.5/10 万。临床表现为尿液和汗液有特殊“鼠臭味”，头发、皮肤、虹膜色度减退，颜色浅淡，智力低下，伴有肌张力增高，易激动，甚至惊厥。

PKU 患者由于肝脏内苯丙氨酸羟化酶（phenylalanine hydroxylase，PAH）缺乏，苯丙氨酸不能转变为酪氨酸而在体内累积，并导致血液和尿液中苯丙氨酸及其衍生物排出增多（图 12-7）。尿中及汗液中排出的这些代谢物使患儿体表及尿液呈特殊的“鼠尿味”。血中大量苯丙氨酸抑制酪氨酸脱羧酶活性，减少了黑色素的形成，导致皮肤毛发和眼睛颜色变浅。代谢旁路产物累积可抑制 L-谷氨酸脱羧酶活性，影响 γ-氨基丁酸的生成，同时苯丙氨酸及其旁路代谢产物还可抑制 5-羟色胺脱羧酶活性，使 5-羟色胺生成减少，从而影响大脑发育。患儿在出生后若不及早得到低苯丙氨酸饮食治疗，便出现不可逆的大脑损害和严重的智力发育障碍。

经典型 PKU 为 AR 遗传，是由于编码 *PAH* 基因发生突变导致。人的 *PAH* 是由两个相同亚基构成的二聚体，分子质量约为 100kDa。*PAH* 基因定位于 12q24.1，全长约 90kb，包含 13 个外显子和 12 个内含子，在中国人中已发现 10 余种点突变，大部分涉及核苷酸缺失和替换。转录时剪接内含子形成仅包含外显子的 1353bp 的成熟 mRNA，mRNA 翻译成含 451 个氨基酸的酶单体，单体聚合成有功能的 PAH 酶。*PAH* 基因突变具有高度异质性，目前已报告的这个基因的突变超过 417 个，主要为单个碱基替换的错义突变，少数为外显子缺失、剪接突变和无义突变等，涉及外显子、内含子和上下游非翻译区，突变热点在外显子 5～12 区段，其中外显子 7 集中了约 20%的突变，新的突变仍在不断被发现。

根据突变影响蛋白质残基的位置，苯丙氨酸羟化酶基因突变可分为 5 类：①酶活性位点突变；如 Ser349X、Glu247X、Gly247X、Ala322X；②调控和催化区关键结构突变，如 Arg158Gln、Pro244Leu、Ala259Leu、Ala259Val、Val388Met；③调控区和催化区交界处突变，如 Arg261Gln；④N 末端调节序列突变，如 Tyr377Cys、Arg261Gln、Arg252Tyr 和 Arg408Tyr；⑤二聚体或四聚体交接处突变，如 Ser67Pro、Glu76Ala。突变影响蛋白质的表达及其空间结构，必然会引起苯丙氨酸羟化酶活性的改变。

目前，已知 3/4 可导致中国人患经典型 PKU 的 *PAH* 基因突变位点，其中常见的有 7 种，即精 243 谷胺（G→A）、精 413 浦（G→C）、酪 204 半胱（A→G）、酪 356 终止（T/C→A/G）、精 111 终止（C→T）、色 326 终止（G→A）和 3′IVS-4 剪接受者部位（AG→AA）。中国人的 *PAH* 突变类型与白种人的有明显差异，可见 *PAH* 基因的突变具有种族特异性。

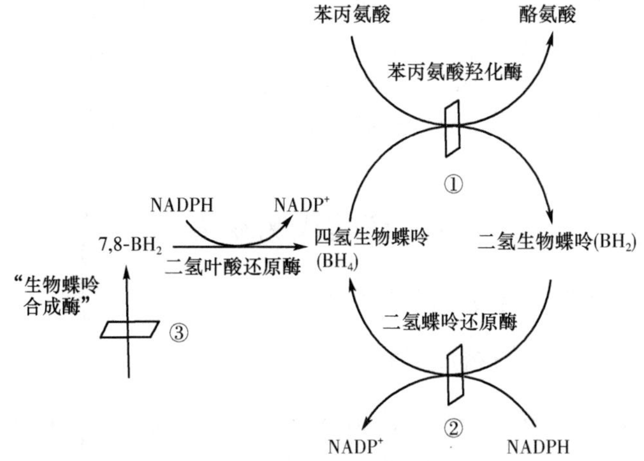

图 12-7　苯丙氨酸代谢及有关的先天性代谢缺陷

（二）白化病

白化病（albinism）是加罗德（Garrod）于 20 世纪初开始研究的遗传代谢病之一，发病率为 1/20 000～1/10 000。可分眼皮肤白化病Ⅰ型、眼皮肤白化病Ⅱ型、眼皮肤白化病Ⅲ型和眼白化病等几种主要类型。

不同类型的白化病，临床表现不同，也有人种的差异，但共同的特点是黑色素细胞的酪氨酸酶缺乏，或酪氨酸酶相关酶异常的共同作用，使黑素小体内酪氨酸不能转化为黑色素，造成毛发、皮肤、眼的颜色变浅，酪氨酸酶缺乏同时造成其他的代谢改变，产生一些伴随症状。正常情况下，人体黑素细胞中的酪氨酸在酪氨酸酶催化下，经一系列反应，最终生成黑色素（图 12-7）。

眼皮肤白化病Ⅰ型患者体内酪氨酸酶（TYR）基因缺陷，使该酶缺乏，故不能有效地催化酪氨酸转变为黑色素前体，最终导致代谢终产物黑色素缺乏而呈白化。眼皮肤白化病Ⅰ型（OCA1）多为 AR 遗传，发病率约为 1/40 000，酪氨酸酶基因位于 11q14-q21。含 5 个外显子，总长度＞50kb，基因突变主要集中在四个区域。已发现 36 种突变导致酪氨酸酶活性消失，引起眼皮肤白化病。OCA1 有两种变异体：OCA1a 患者呈全身性白化。全身皮肤、头发、眼睛因缺乏黑色素，而使得皮肤发白，头发呈淡黄色，眼呈浅蓝色、畏光、视物模糊并可出现眼球震颤。日晒皮肤易灼伤，暴露的皮肤易患皮肤癌。OCA1b 患者皮肤可为褐色，头发中可合成少量色素。

眼皮肤白化病Ⅱ型（OCA2）也称酪氨酸酶阳性眼皮肤白化病，是最常见的白化病类型，由 *P* 基因突变引起。*P* 基因位于 15q11.2-q12，跨度为 250～600kb，包括 25 个外显子，编码 1 种分子质量为 110kDa、长 838 个氨基酸的 19 次跨膜蛋白。P 蛋白分布于黑素小体膜，与保持黑素小体的 pH 有关，并可影响黑素细胞转运黑素小体。已报道的导致 OCA2 的 *P* 基因主要突变包括错义突变、无义突变、移码突变和剪切位点突变。

眼皮肤白化病Ⅲ型（OCA3）呈 AR 遗传，是由酪氨酸酶相关蛋白-1（tyrosinase-related protein 1，TRP1）突变所致。*TRP1* 基因定位于 9p23，全长 25kb，含 8 个外显子，编码 537 个氨基酸组成的多肽，蛋白结构与 TYR 类似。

眼白化病（OA）是已知白化病各型中唯一的一种 X 连锁遗传类型。临床表现仅发生在眼部，发病率约为 1/60 000。*OA1* 基因位于 Xp22.3-p22.2，基因全长约 40kb，含多个 Alu 重复系列，有 9 个外显子，编码 404 个氨基酸残基构成的黑色素体跨膜蛋白。

（三）尿黑酸尿症

尿黑酸尿症是一种罕见的 AR 遗传病，发病率为 1/250 000。致病基因 *HGD* 定位于 3q13.33。本病是酪氨酸代谢中缺乏尿黑酸氧化酶引起的代谢遗传病，患者尿中含有尿黑酸，在碱性条件下暴露于氧气中，氧化并聚合为类似于黑色素的物质，从而使尿液呈黑色。本病患者在新生儿期即可由尿排出大量尿黑酸，新鲜尿液颜色正常，放置在空气中则会变成棕色或黑色，其他并无异常。成年以后可出现褐黄病，因被氧化的尿黑酸长期沉积于结缔组织中，致使巩膜、鼻、颊等变为褐色或蓝黑色。如果累及关节，则进展为关节炎，称为褐黄病性关节炎。本症携带者可通过尿黑酸负荷试验检出。

四、核酸代谢缺陷

核酸代谢缺陷常见的有次黄嘌呤鸟嘌呤磷酸核糖基转移酶缺陷、着色性干皮病等。

（一）次黄嘌呤鸟嘌呤磷酸核糖基转移酶缺乏症

次黄嘌呤鸟嘌呤磷酸核糖基转移酶（hypoxanthine-guanine phosphoribosyltransferase，HPRT）缺乏症是一种由于 HPRT 缺陷所致的疾病，故又称为 HPRT 缺乏症。

HPRT 广泛存在于人体多种组织中，它的缺乏最易在红细胞及成纤维细胞中发现（患者红细胞内 HPRT 活力为正常人的 0～30%），在嘌呤代谢中 HPRT 是“嘌呤回收”途径中重要的酶，它使鸟嘌呤和次黄嘌呤分别成为鸟苷酸和次黄苷酸。当 HPRT 缺乏时，则此途径被阻断，导致次黄嘌呤鸟嘌呤磷酸核糖基焦磷酸积聚，使更多的次黄嘌呤能在黄嘌呤氧化酶作用下转化为黄嘌呤及尿酸，致体内尿酸增多（图 12-8）。HPRT 缺乏症的特征就是高尿酸症，产生尿酸过多和痉挛、智力迟钝、自残等神经系统疾病。

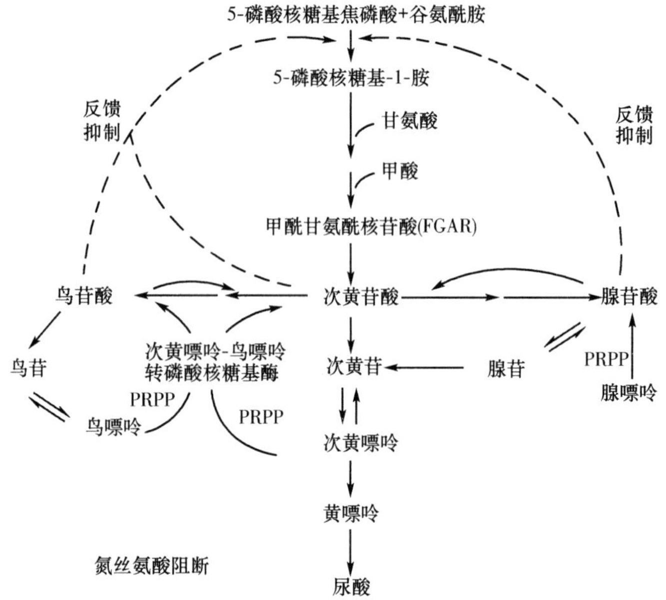

图 12-8　嘌呤核苷酸合成的反馈调节

次黄嘌呤鸟嘌呤磷酸核糖基转移酶的基因位于X染色体上，因此，这种缺陷主要发生在男性身上。对现有患者的研究发现，次黄嘌呤鸟嘌呤磷酸核糖基转移酶的活性低于正常人的2%，会出现智力迟钝。如果低于正常水平的0.2%，就会出现奇怪的自残行为。莱施（Lesch）和奈恩（Nyhan）（1964）最早描述了这种病例：患儿发作性地用牙齿咬伤自己的指尖和口唇，或将自己的脚插入车轮的辐条之间，患儿的知觉是正常的，一边由于疼痛而悲叫，一边仍继续这种自残行为。当时医学界将这种疾病称为莱施-奈恩综合征（Lesch-Nyhan syndrome）或自毁容貌综合征。

HPRT缺乏症呈XR遗传，发病率约为1/380 000。*HPRT*基因定位于Xq26-q27.2，长约44kb，由9个外显子组成，编码217个氨基酸的分子质量为24.47kDa的蛋白。在3号、5号和、11号染色体上发现有3个拟基因。已检出导致本病的*HPRT*基因突变型70多种，其中约半数引起编码蛋白大小的改变。大部分的基因突变均导致酶活性完全丧失，一些突变可残留部分酶活性。外显子5和7被认为是该基因的突变热点。

（二）着色性干皮病

着色性干皮病（xeroderma pigmentosum，XP）是一种AR遗传病，发病率约为1/25万。患者皮肤对阳光过敏，日照后可出现红斑、水肿、色素沉着、干燥、角化过度等皮损。有些患者也会伴随智力落后，感音性耳聋及共济失调。本病在出生后到青少年期均可发病。XP可分为（XPA～XPG）7型，目前已克隆出*XPA*、*XPB*、*XPC*、*XPD*等基因，其中*XPA*定位于9q34.1，*XPB*定位于2q21。

Summary

To illustrate the mechanisms of genetic disease，we use well-known disorders such as sickle cell anemia，thalassemia，phenylketonuria and hemophilia.In some instance，less common disorders are included because they demonstrate a specific principle.The importance of selecting representative disorders becomes apparent when one considers that the genes associated with more than 2000 single-gene disorders have now been identified.It would be impossible to remember the molecular pathology and pathophysiology of each condition or even of every biochemical category of disease. Moreover，there are more than 2300 other suspected or known single-genes in which the affected gene defect remains to be identified，and many more of approximately 25 000 genes in the human genome will undoubtedly be shown，in the coming decades，to be associated with both monogenic and genetically complex diseases.

（张 静）

第十三章　药物遗传学

药物遗传学（pharmacogenetics）是生化遗传学的一个分支学科，它研究遗传因素对药物代谢动力学的影响，尤其是遗传因素引起的异常药物反应。

临床医师都知道在使用某些药物时，必须遵循因人而异的用药原则。因为在临床用药过程中，经常会发现个体间存在药理效应的明显差异，甚至出现一般人不会呈现的或完全相反的药效和不良反应，即存在个体差异。在量反应方面呈现高敏性和耐受性，在质反应方面呈现特殊药理反应，这种现象称为个体对药物的特应性（idiosyncracy）。人体的所有生理和病理表现，均是遗传因素和环境因素共同作用的产物，基因突变可致特异蛋白质的差异，变异程度不同可使药物反应产生强度的变化，甚至出现质的异常反应。环境因素确实可影响药物效应，但药物反应的个体差异主要决定于遗传因素。

遗传基因组成的差异构成了人与人之间不同的药物遗传个体性（pharmacogenetic individuality）。这种个体性取决于个体对药物的吸收、代谢、排出速率和反应性等的不同。药物遗传学研究遗传因素对药物代谢和药物反应的控制机制，以及发生异常药物反应的分子基础。药物遗传学所阐明的基本规律不仅对理解药理学与人类遗传学的基本理论有重要意义，而且对临床医师正确用药，掌握用药的个体化原则，防止遗传因素引起的药物反应都有指导意义。

第一节　药物反应的遗传基础

药物摄入机体后，经过吸收、分布，仅一部分药物与细胞（受体）相互作用，发生药效，大部分药物经过降解或转化（解毒）以后排出体外。遗传因素对药物反应的影响，可归纳为对药动学和药效学两方面的影响。临床上不应忽视遗传因素对药物效应的影响，在治疗过程中应根据患者病情的变化，随时改变或调整用药的方案。

一、遗传因素对药物药动学的影响

药物在不同个体内吸收、分布、生物转化和排泄存在个体差异。遗传因素对药物体内的生物转化影响最大。药物生物转化分二相进行：第一相主要完成氧化、还原和水解反应，以使脂溶性药物等化合物分子上引入活性基团；第二相主要是将第一相的转化产物与内源性小分子的物质结合，降低药物脂溶性，增加极性利于从体内排除。这些反应均是在酶的催化下完成的。体内酶和蛋白质的合成是受基因控制的，基因发生突变必然会引起酶和蛋白质的性质和数量上的改变，药酶也不例外。因此药物代谢酶的缺少，势必延缓或减少一些药物的代谢，即便应用小剂量药物之后，也可达到中毒的药物浓度；但是药物代谢酶活性升高，降解速度过快，则达不到有效浓度。同样，血浆蛋白结构或各种蛋白比例不同，也能改变血浆蛋白与药物的结合率，使游离药物浓度改变，影响药物分布，使药效改变。

二、遗传因素对药物药效学的影响

药物分子需作用于靶细胞才能产生效应，而作用于靶细胞则要通过受体。遗传变异可致受体数目减少、受体功能缺陷及受体和效应器耦联反应异常等，这些因素在不影响药动学的情况下，影响药物效应的强度和性质，使机体对药物的作用特别敏感，或改变药物作用性质。所谓特异质反应，即是由遗传因素决定的一些极为罕见的异常药物反应，严重者可危及生命。

从遗传学角度看，药物反应的个体差异主要受单基因变异的影响，但也不排除多基因变异的影响。

单基因遗传又依遗传性状表现不同，可分为显性和隐性遗传以及不完全显性遗传。当遗传性状基因随着 X 染色体而传递时，其遗传方式则称“X 连锁遗传”，又称“性连锁遗传”。因与药物代谢有关的基因多位于常染色体上，故称“常染色体遗传”。

第二节　药物代谢异常的遗传变异

一、琥珀酰胆碱敏感性

琥珀酰胆碱（succinylcholine）是一种肌肉松弛药，其作用是阻断神经冲动由神经末梢传递到肌纤维，使骨骼肌松弛，便于进行外科手术，这是一种辅助麻醉药。

琥珀酰胆碱作用时间很短，很快被血浆和肝脏中的伪胆碱酰酶水解而失效，故作用短暂。一般人在静脉注射琥珀酰胆碱 50～75mg 时，骨骼肌松弛，呼吸肌麻痹而致呼吸暂停平均为 2～3 分钟，然后即恢复正常。但有少数患者用药后呼吸停止可持续 1 小时以上，处理不及时将危及生命。一般应立即进行人工呼吸直至情况好转，必要时可注射精制的血浆胆碱酯酶或输入同型的正常人血液，以促进琥珀酰胆碱水解恢复患者的自主呼吸。这种个体称为琥珀酰胆碱“敏感性”（succinylcholine sensitivity）。研究证明，这种异常反应是由于这种患者血中伪胆碱酯酶活性低，不能以正常速率水解琥珀酰胆碱，作用时间延长，引起持续的呼吸肌麻痹。但在不使用这类药物时，这种人并不表现任何症状。琥珀酰胆碱敏感性为 AR 遗传。

血浆伪胆碱酯酶由四个相同的单体性亚基组成。伪胆碱酯酶基因全长 80kb，定位于 3q26.1-q26.2。已检出若干种变异型（表 13-1）。

表 13-1　伪胆碱酯酶变异型

名称	基因型	酶活性（%）	反应时间	发生率
典型	$E_1^uE_1^u$	60～125	正常	96/100
非典型	$E_1^aE_1^a$	<35	延长	1/3500
沉默型	$E_1^sE_1^s$	0	延长	～1/10 万
耐氟化物型	$E_1^fE_1^f$	55	不延长	～1/15 万
K 变异型	$E_1^kE_1^k$	66	不延长	1/100

类似受影响的药物还有可卡因、普鲁卡因、阿司匹林、海洛因等。可卡因是胆碱酯酶缓慢水解的一种底物。遗传变异型延长可卡因的半衰期（1 小时），但没有什么临床意义。然而在反复摄入的情况下，尤其是短时间内迅速吸收时，可卡因在血液和组织内蓄积中毒。在胆碱酯酶变异型纯合子或复合杂合子时可遇到这类意外事件，即由可卡因引起血管梗死导致猝死。为用药安全起见，对于诊断为遗传缺陷的患者，应通知其家属进行酶的检测。

二、异烟肼慢灭活

异烟肼（isoniazid，INH）是临床上常用的抗结核药，在体内主要是通过 *N*-乙酰基转移酶将异烟肼转化为乙酰化异烟肼而灭活（图 13-1）。

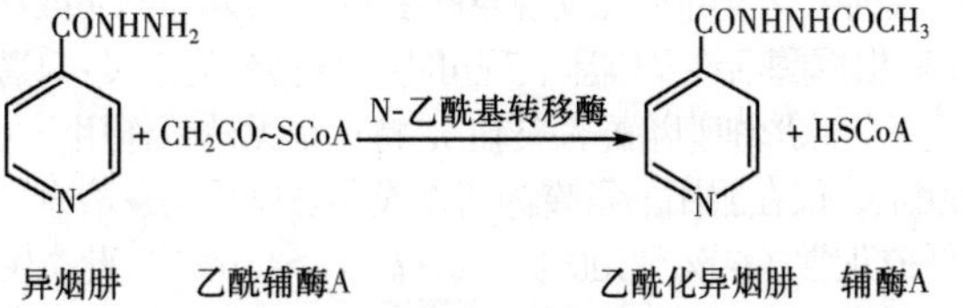

图 13-1　异烟肼的乙酰化

在人群中异烟肼灭活存在两种不同类型：

快灭活者：口服标准剂异烟肼后血中异烟肼半衰期为45～80分钟。我国人群中异烟肼快乙酰化者约占49.3%。

慢灭活者：由于乙酰基转移酶缺陷，异烟肼灭活缓慢，半衰期为2.0～4.5小时。我国人群中异烟肼慢乙酰化者约占25.6%。异烟肼慢灭活型为AR遗传。

N-乙酰基转移酶基因簇定位于8pter-q11共有三个基因：*NAT1*、*NAT2*和*NATP*（假基因）。*NAT2*基因870bp的开放框编码31kDa分子质量的蛋白质——*N*-乙酰基转移酶，负责异烟肼等药物的灭活。*NAT2*基因具有多态性，其突变型基因（M_1、M_2和M_3）产物——肝脏*N*-乙酰基转移酶不稳定，活性降低，成为慢灭活型（表13-2）。

表13-2 *N*-乙酰基转移酶多态性

等位基因	核苷酸的变化	氨基酸的变化	基因频率			
			白种人	美国黑人	日本人	中国人
野生型（wt）			0.25	0.36	0.69	0.51
M_1	341T→C	114异亮氨酸→苏氨酸	0.45	0.30	0	0.075
	481C→T	无				
M_2	590G→A	197精氨酸→谷氨酸	0.28	0.22	0.24	0.32
M_3	857G→A	286甘氨酸→谷氨酸	0.02	0.02	0.07	0.1

由*N*-乙酰基转移酶进行乙酰化灭活的药物，除异烟肼外，还有肼苯达嗪、普鲁卡因胺、苯乙肼、氨苯砜、水杨酸、偶氮磺胺吡啶、磺胺二甲嘧啶和硝西泮。

乙酰化多态性的临床意义是，长期服用异烟肼时，慢灭活型由于异烟肼累积，易发生多发性神经炎（占80%），而快灭活型较少发生（占20%），对中枢毒性也是慢灭活型者发生率高。服用异烟肼同时服用维生素B_6可以避免发生这种副作用。相反，在长期服用异烟肼时，一部分快灭活者可发生肝炎，甚至肝坏死，这是由于异烟肼在肝内水解为异烟酸和乙酰肼，后者对肝脏有毒性作用。在异烟肼引起的肝炎患者中86%为快灭活型。

三、葡糖-6-磷酸脱氢酶缺乏症

葡糖-6-磷酸脱氢酶（G6PD）缺乏症是热带、亚热带地区常见的遗传病，估计全世界约有一亿人受累。G6PD缺乏症个体一般平时无症状，但在服用伯氨喹等药物或食用蚕豆后出现血红蛋白尿、黄疸、贫血等急性溶血反应。

G6PD在红细胞戊糖旁路代谢中有重要作用，它脱下6-磷酸葡萄糖的氢，经辅酶（NADP）传递给谷胱甘肽（GSSG），使之成为还原型谷胱甘肽（GSH）。GSH有保护红细胞膜和血红蛋白的巯基（—SH）免受氧化作用。G6PD活性正常时，可以生成足量NADPH，从而保证红细胞中GSH含量。

若G6PD缺乏，NADPH生成不足，则红细胞GSH含量减少。当服用氧化性药物时，使珠蛋白肽链巯基氧化，导致蛋白变性，形成变性珠蛋白小体（Heinz小体），附着在红细胞膜上。同时红细胞上的巯基也被氧化，红细胞在血中易被破坏。含有Heinz小体的红细胞通过脾（或肝）窦时被破坏而发生溶血。

G6PD基因突变所产生的生化变异型已发现400多种，已鉴定的G6PD突变型有78种，中国人中突变型有12种（表13-3）。根据酶活性及临床表现可将变异型分为三类：①酶活性严重缺乏（＜10%），伴有非代偿性慢性溶血（属非球形细胞溶血性贫血），特点是无诱因作用下可呈反复发作性溶血；②酶活性中度缺乏（10%～60%），仅在服用伯氨喹等药物或食蚕豆后诱发溶血，我国大多数突变型属于这一类；③酶活性轻度降低或正常（60%～100%）或升高（＞150%），此类突变型一般不溶血。另外，还有一种变异型G6PD Hektoen酶活性增高4倍（400%），G6PD Hektoen是正常型（G6PDB）中一个组氨酸被酪氨酸取代，对机体无不良影响。

表 13-3　中国人中常见的 G6PD 基因突变型

类型	碱基的置换	氨基酸的置换
C1	1376G→T	459 精氨酸→亮氨酸
C2	1388G→A	463 精氨酸→组氨酸
C3	1311C→T	无
C4	392G→T	131 甘氨酸→缬氨酸
C5	1024C→T	341 亮氨酸→苯丙氨酸
C6	95A→G	32 精氨酸→组氨酸
C7	592C→T	198 精氨酸→半胱氨酸
CT1	835A→T	297 苏氨酸→丝氨酸
CT2	1360C→T	454 精氨酸→半胱氨酸
CT3	493A→G	165 谷氨酸→天冬氨酸
	1004C→A	335 丙氨酸→天冬氨酸

G6PD 基因定位于 Xq28，全长 18kb，由 13 个外显子和 12 个内含子组成，编码 315 个氨基酸。G6PD 基因突变是产生 G6PD 缺乏症的原因。G6PD 缺乏症呈 X 连锁不完全显性遗传。男性突变型半合子呈显著酶缺乏，女性突变型杂合子酶活性变异范围大，可接近正常也可显著缺乏。

G6PD 缺乏症呈世界性分布，主要分布于非洲、地中海沿岸、中东、东南亚、美洲黑人及某些印第安人。我国主要分布于广东、广西及西南各地，广东省高达 8.6%。

G6PD 缺乏症是一些常见药物性溶血反应的遗传基础。已知数十种药物与化学制剂能引起 G6PD 缺乏症患者发生药物性溶血，其中不少是常用药（如磺胺、阿司匹林和呋喃类药物等）。有些药物本身并不具溶血作用，但其代谢产物可诱发溶血，如伯氨喹即是通过其分解产物氧化型醌而起作用。食用蚕豆也可诱发溶血，因此 G6PD 缺乏症也称蚕豆病。

四、异喹胍——司巴丁多态性

异喹胍（debrisoquine）是一种降压药，最佳抗压剂量为 10～360mg，其范围之宽显示人群对此药物存在个体差异。异喹胍是由细胞色素 P450 氧化酶氧化代谢失活而成。20 世纪 70 年代发现了异喹胍代谢的多态性。催产及抗心律失常药司巴丁（sparteine）代谢的多态性也是由相同的遗传基因控制。异喹胍-司巴丁的代谢受控于同一种细胞色素氧化酶，根据细胞色素氧化酶命名法，定名为细胞色素氧化酶 P4502D6（CYP2D6）（图 13-2）。

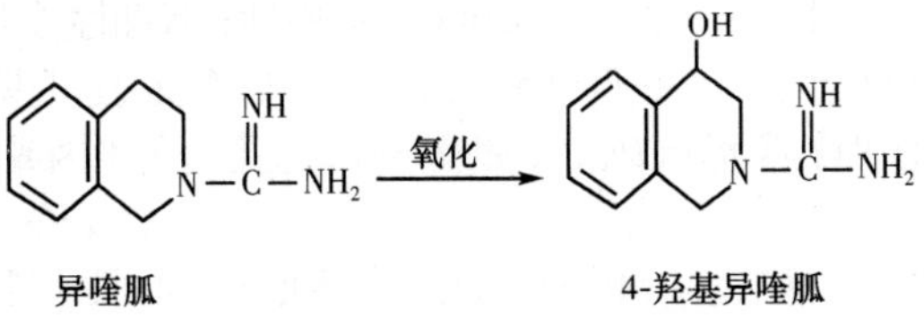

图 13-2　异喹胍的氧化

根据药物代谢率分析，CYP2D6 有两种不同的表型：强代谢者（extensive metabolizer，EM）和弱代谢者（poor metabolizer，PM）。具体测定方法是，晚上口服异喹胍后收集 8 小时的晨尿，用气相色谱测定尿中异喹胍原型及其代谢产物 4-羟基异喹胍的量，按下列公式计算异喹胍代谢率（MR）。

$$MR=\frac{\text{尿中异喹胍原型的量}}{\text{尿中4-羟基异喹胍的量}}$$

以MR的值等于12.6为分界线，大于12.6为PM，小于12.6为EM。

CYP2D6弱代谢表型（PM）呈AR遗传（表13-4）。在白种人PM占5%～10%，但是除非他们暴露于某些药物时出现毒副作用，一般无不良反应。在黄种人PM发生率低（只有1%左右）。

表13-4 不同种族弱代谢者（PM）发生率

种族	PM频率（%）
白种人（欧洲、北美）	3～10
中国人	0.7～1.1
日本人	0～2.3
西非人	0～8
美国黑人	1.9

PM个体除对异喹胍-司巴丁有代谢缺陷外，还对30多种重要药物有代谢障碍，包括抗心律失常药、β阻断剂、精神病药物和三环抗抑郁症药等。

PM个体在服用异喹胍时可能发生严重的直立性低血压，这是由于细胞色素P450氧化酶活性低，不能通过4-羟基化代谢造成的。在EM个体，将司巴丁作为抗心律失常药物时，由于不能达到足够高的血浆浓度，而不能获得理想的治疗效果。PM型孕妇在使用司巴丁催产时，可能出现严重的产科并发症（如子宫肌强直、胎盘早剥、过急分娩）。有报告说，PM较EM容易产生焦虑，且社交能力差。

虽然药物的毒性常常是由于不能代谢某种药物而发生作用，但是也有某些药物需要细胞色素P450氧化酶激活其前体，使之成为有效药物，才能发挥作用。如可待因的止痛作用或恩卡尼的抑制心律失常，在PM个体使用常规剂量药效不明显，达不到预期的效果。

*CYP2D6*基因定位于22q13.1-qter，*CYP2D6*基因簇包括3个基因：一个不表达的基因（*CYP2D7*），一个假基因（*CYP2D8P*），只有*CYP2D6*为功能基因。*CYP2D6*基因全长7kb，只有9个外显子。已发现*CYP2D6*基因位点至少已鉴定8个等位基因。除常见的野生型等位基因（*D6wt*）外，一些突变型基因丧失酶活性，在纯合子或复合杂合子时，表现为弱代谢者。使酶活性缺失的突变包括A、B、D突变型等位基因，主要是由于单个碱基缺失或剪接位点突变引起。最常见的突变型D6B，在欧洲人等位基因频率达23%，而在其他人群则很少见，约8%的PM的突变型尚未鉴定。

五、恶性高热

恶性高热（malignant hyperthermia，MH）是全身麻醉时发生的一种罕见的并发症。当患者使用全身性吸入麻醉剂（氟烷、乙醚、氧化亚氮、环丙烷、甲氧氟烷等）或肌肉松弛剂（琥珀酰胆碱）麻醉时，出现肌强直、心动过速、出汗、发绀、呼吸困难、呼吸性和代谢性酸中毒、电解质紊乱、肌红蛋白尿等症状，同时体温明显升高，有些病例可达42℃以上。如不及时进行降温处理，可发生溶血性凝血和神经系统障碍，甚至心脏停搏而导致死亡。如及时静脉注射普鲁卡因或普鲁卡因胺可缓解肌强直、降低体温。

本病发病原理还不清楚，莫尔兹（Moulds）认为本病是由于心肌与骨骼肌的肌质网膜与钙结合能力降低导致大量Ca^{2+}释放入肌质内，引起肌强直与代谢亢进，体温升高。有些恶性高热患者血清磷酸肌酸激酶（CPK）活性增高。麻醉前检查患者血清中CPK水平，作肌电图和肌组织体外接触麻醉剂试验，可预测其发病风险。本病分布遍及全世界，白种人发病率约为1/2000，在中国、日本等国也有报告。

恶性高热为常染色体不完全显性遗传，但有遗传异质性。近来发现，恶性高热的一种类型是由雷诺丁（ryanodine）受体基因（*RyR1*）突变引起的。ryanodine是肌质网钙离子释放通道，*RyR1*基因定位于19q13.1。已发现3种*RyR1*基因突变引起的恶性高热：Arg614Cys、Arg248Gly和Arg243His。约有 50%的恶性高热家系有 *RyR1* 基因突变。但是勒里（Lerit）等认为恶性高热（MH）易感性至少由 3 个单独座位决定。MH1 是由上述 19 号染色体 *RyR1* 基因突变引起；MHS2 是与 17q 上的基因有关；还有一种与 19 号和 17 号染色体均无关的 MH 型。

除上述药物遗传性状外，还有一些具有遗传基础的药物反应，现列于表 13-5 中。

表 13-5　单基因药物遗传性状

遗传性状	酶或代谢异常	临床表现
常见性状	无过氧化酶血症	用过氧化氢消毒无反应
	N-乙酰基转移酶多态性	降低某些药物乙酰化作用
罕见性状	伪胆碱酯酶变异型	琥珀酰胆碱引起的持续性呼吸暂停
	钙代谢异常	吸入性麻醉药引起的恶性高热
	某些不稳定血红蛋白	药物性溶血反应
	血卟啉病	某些药物诱导急性发作（腹痛、肌无力、麻痹，精神症状）
	高铁血红蛋白还原酶缺乏症	某些氧化性药物引起发绀
临床意义不明确的性状	对氧磷酶多态性	易出现对硫磷中毒
	美芬妥因氧化不良	严重的副作用
	硫嘌呤甲基转移酶（胞质型）多态性	硫嘌呤药物缺乏有效作用
	儿茶酚-α-甲基转移酶多态性	*L*-多巴和 α-甲基多巴缺乏有效作用
	环氧化物羟化酶缺陷	苯妥英钠肝毒性

综上所述，药物在体内的代谢过程（药物动力学）和药物作用（药效学），许多环节都与酶或蛋白质的作用密切相关。倘若决定这些酶或受体的基因发生异常或缺陷，必将引起药物代谢发生异常反应。因此，掌握药物遗传学的基本规律，研究基因控制药物代谢和药物反应的生化基础，探索预测药物异常反应的方法，掌握用药个体化的原则，根据不同患者的遗传特点合理用药，提高药物疗效，避免不良药物反应的发生都有重要意义。

第三节　生态遗传学

生态遗传学（ecogenetics）是从药物遗传学发展而来的一门遗传学分支学科。药物只是人类接触的环境中一小部分化学因子，环境中还存在许多其他的潜在毒性物质，它们可能损害那些具有遗传易感性的人。生态遗传学研究群体中不同基因型对环境因子的特殊反应方式和适应特点。研究证明，遗传决定的个体生化结构常常决定对环境因子的反应。某些生态遗传学反应可能是由于存在稀有的突变基因，引起特异的异常反应。其他情况中，可变的不同反应是由遗传多态性决定的，群体中相当比例的人（2%~50%）有不同的反应。例如，许多亚洲人缺乏成年型乳糖酶活性，“不耐受乳食”，某些人接触硝酸盐引起头痛，某些白种人在食用味精（谷氨酸钠）时发生“中国餐馆综合征”——颈后紧张、眼球后压迫感、头痛、面部潮红、恶心等。因此，生态遗传学还研究工业原料、产品和三废等与某些工人遗传易感性的关系，鉴别和清除环境中可能的有害因素，以采取有效措施保护具有遗传易感性工人的安全。生态遗传学也研究环境中各种诱变剂、致癌剂和致畸剂在群体一部分人中所引起的不同反应，探索他们对这些环境因子敏感的遗传基础。例如吸烟可以引起某些人发生肺癌，这与其遗传易感性有关。广义地说，生态遗传学还研究营养、气候、纬度等环境条件与人类不同基因型间的关系。群体中各个体之间的遗传差异，对微生物和抗原物质易感性的不同，抵抗力强弱的差异也是生态遗传学研究内容（表 13-6）。

表 13-6 人类对环境物质的遗传易感性

环境物质	遗传易感性	疾病
紫外线	白皙的皮肤	皮肤癌
药物	见“药物遗传性状”	
食物		
脂肪	高胆固醇血症	动脉粥样硬化
蚕豆	G6PD 缺乏	蚕豆病
麸质	麸质敏感症	腹泻
食盐	钠-钾泵缺陷	高血压
牛奶	乳糖酶缺乏	乳糖不耐受性
酒精	非典型醇脱氢酶（ADH）	酒精中毒
味精	谷氨酸钠敏感性	中国餐馆综合征
草酸盐	高草酸盐尿症	肾结石
吸入物		
灰尘	α 抗胰蛋白酶缺乏	肺气肿
香烟	芳烃羟化酶诱导性	肺癌
变态反应原	特异性反应	哮喘
感染	免疫缺陷	脊椎炎

一、乳糖不耐受性

所有婴儿都具有一种高活性的小肠乳糖酶，能水解乳汁中的乳糖，生成葡萄糖和半乳糖，被小肠吸收、利用。大多数人在断奶后，乳糖酶活性大大降低（<10%）。年龄较大儿童和成年人进食牛乳或乳制品后，由于乳糖酶失去活性，乳糖不能被吸收而潴留在肠内，被分解为乳酸、氢和二氧化碳，造成肠内积气、腹胀、肠鸣、腹泻。据调查乳糖不耐性在亚洲、非洲某些人群频率较高，但在北欧、中欧人群中乳糖不耐受性频率低，在这些人群中存在一种突变型乳糖酶，到成年期持续保持酶活性。这可能是由于在人类进化历程中这些人群经常食用乳品，使突变型等位基因经过长期自然选择形成优势的结果。

乳糖酶基因定位于 2 号染色体。其等位基因为引起乳糖酶持续性（$LAC^{+}P$）和乳糖酶限制性（$LAC^{+}R$）。$LAC^{+}P$ 为显性，但不是所有 $LAC^{+}R$ 纯合子均出现乳糖吸收障碍的临床症状。

二、酒精耐受性

人们对酒精的耐受性存在种族和个体差异。对酒精敏感者摄入乙醇 0.3～0.5mg/kg 体重时，即可出现面红耳赤、心率加快、皮温升高等酒精中毒症状。而酒精耐受者摄入上述剂量乙醇则不发生这些反应。黄种人中敏感者较多（80%），而白种人中敏感者较少（5%）。

酒精在体内的代谢过程主要分为两步反应：第一步是乙醇在醇脱氢酶（alcohol dehydrogenase，ADH）作用下氧化形成乙醛，乙醛可刺激肾上腺素、去甲肾上腺素分泌，引起面部潮红、皮温升高、心率加快等症状；第二步反应是乙醛在醛脱氢酶（acetaldehyde dehydrogenase，ALDH）作用下进一步氧化形成乙酸。

$$C_2H_5OH + NAD \xrightarrow{ADH} CH_3CHO + NAD + H^+$$
$$CH_3CHO + NAD^+ + H_2O \xrightarrow{ALDH} CH_3COOH + NADH + H^+$$

醇脱氢酶（ADH）是二聚体，由 3 种亚单位 α、β 和 γ 组成。α、β、γ 三种肽链的二聚体形成三种同工酶，分别由 ADH_1、ADH_2 和 ADH_3 基因编码。编码 ADH 三种同工酶的基因簇位于 4q22，在不同组织和发育时期差异表达。ADH_1编码α链，主要是在胎儿早期肝脏有活性；ADH_2编码β链，在胎儿及成人肝和肺内有活性；ADH_3编码γ链，在胎儿和新生儿肠和肾有活性。

ADH_2具有多态性，大多数白种人ADH^1_2由$\beta_1\beta_1$组成，而90%的黄种人ADH_2由$\beta_2\beta_2$组成。β_2和β_1肽链中只有一个氨基酸不同（47位胱氨酸→组氨酸），但$\beta_2\beta_2$酶活性约为$\beta_1\beta_1$酶活性的100倍。故大多数白种人饮酒后产生乙醛较慢，而黄种人则蓄积乙醛速度较快，易出现酒精中毒症状。

醛脱氢酶（ALDH）有2种同工酶：$ALDH_1$和$ALDH_2$。$ALDH_1$（胞质型）基因定位于9q，$ALDH_2$（线粒体型）基因定位于12q远端部分。$ALDH_2$酶活性比$ALDH_1$酶活性高。几乎全部白种人都是有$ALDH_1$和$ALDH_2$两种同工酶，在黄种人中约50%的人仅有$ALDH_1$而无$ALDH_2$，因此氧化乙醛的速度比较慢。

因此，具有ADH_2及$ALDH_1$者对酒精最敏感，饮酒后乙醇迅速氧化成乙醛，而乙醛氧化成乙酸慢，乙醛蓄积。具有ADH_2及$ALDH_2$者次之，而具有ADH_1及$ALDH_2$者最不敏感，这就是多数黄种人较白种人对酒精耐受性低的原因。

三、α_1-抗胰蛋白酶缺乏症

正常人血清和各种组织中都存在多种抑制蛋白酶活性的物质。α_1-抗胰蛋白酶（α_1-antitrypsin，α_1-AT）是主要的蛋白酶抑制剂。编码α_1-AT的基因位于14q32.1，全长12 200bp，由7个外显子、6个内含子构成，编码418个氨基酸的肽链（其中有一个含24个氨基酸的信号肽）。已知α_1-AT基因有2个启动子，即巨噬细胞启动子和肝细胞启动子，前者位于后者上游大约2kb处。巨噬细胞启动子位于−2066位核苷酸的上游区域。α_1-AT基因座包括几十种等位基因。

α_1-AT具有多态性，已发现90余种变异型，其抑制蛋白酶活性作用不同。正常人大多数为MM型，酶活性100%，变异型SS型酶活性为60%，而罕见的变异型ZZ型酶活性仅为10%～15%。具有ZZ型α_1-AT的人易患慢性阻塞性肺疾病（chronic obstructive pulmonary disease，COPD）。这是由于α_1-AT活性低，不能有效地抑制蛋白酶（包括弹性蛋白酶）活性，当吸烟或由于其他因素刺激肺部时，巨噬细胞和中性粒细胞大量释放弹性蛋白酶，分解肺泡弹性蛋白，使肺泡破坏、融合，呼吸面积减少而导致缺氧，慢慢导致COPD。调查表明，COPD患者中ZZ型频率较正常人的ZZ型频率高43倍。另外，具有ZZ型α_1-AT的儿童易患婴儿肝硬化。在中国人群中ZZ型频率可能极低，迄今未发现具有这种类型的人。所以中国人的COPD可能与ZZ型α_1-AT无关（表13-7）。

表13-7 α_1-AT的主要类型

表型	密码位置	氨基酸置换	活性（%）	基因频率[a]
MM			100	PiM 0.866～0.966
SS	264	谷氨酸→缬氨酸（GAA→GTA）	60	PiS 0.11～0.12
ZZ	342	谷氨酸→赖氨酸（GAG→AAG）	10	PiZ 0.01～0.02

注：a白种人基因频率

α_1-AT缺乏症是一种由α_1-AT基因突变引起的AR遗传病，其特征是血清中α_1-AT水平下降。当低于11μmol/L时，发生肺气肿的危险性很高。突变型最初在北欧、高加索人种中发现，以后传遍欧洲，又由于移民传到美国和其他国家。

α_1-AT缺乏症可无慢性支气管炎或哮喘史，但可能有肺气肿或肝硬化的家族史。患者女性稍多于男性。症状出现早，多在40岁以前即发病，最初仅在劳动时有气短，随着病情的发展，在走路、上楼梯甚至休息时也有气短，出现进行性气急，有时还出现发绀。寒冷季节，容易并发呼吸道感染而使病情加重，甚至导致呼吸衰竭。

四、吸烟与肺癌

调查表明，吸烟者易患肺癌，但不是所有吸烟者均患肺癌，当然也不是不吸烟者不能患肺癌。有证据表明，吸烟者能否患肺癌与个体的遗传基础有关。

烟雾中有许多有害物质，其中多环苯蒽化合物致癌性较弱，吸入身体后通过细胞微粒体芳烃羟化酶（AHH）的作用转变为较高致癌活性的致癌氧化物（环氧化物），从而促进癌的发生。同时，苯蒽化合物有诱导 AHH 活性的作用。其诱导作用的高低因人而异，受遗传因素决定。在培养的淋巴细胞中引入 3-甲基胆蒽 24 小时后，测定 AHH 的可诱导性，结果显示其活性明显增高。表明在美国人群有低、中、高诱导性，比例分别为 44.7%、45.9%和 4.4%。在 50 名支气管肺癌患者中具有低、中、高诱导性的三种人比例分别为 4.0%、66.0%和 30.0%，可见遗传决定的 AHH 诱导性可能与肺癌的发生有关。另据研究表明，高诱导活性组患肺癌风险比低诱导活性组高 36 倍，所以 AHH 诱导活性高的人吸烟时易患肺癌。

第四节　药物基因组学

药物遗传学主要是从单个基因的角度对药物与遗传之间的关系进行研究，认为药物代谢过程中涉及各种酶和受体，它们都是在基因控制下合成的蛋白质。如果基因突变产生了异常的酶或由于酶的缺乏，产生了异常的蛋白质，形成了异常的药物受体，药物代谢过程就要发生改变，从而引起异常的药物反应。到了 20 世纪 90 年代，随着人类基因组计划的提出和不断实施，一大批人类基因相继被发现，人们对药物与遗传之间关系的研究也在不断地深化。药物在人体内的代谢是一个十分复杂的过程，与遗传之间的关系也非常复杂，不能用单个基因的方法来进行研究，而是要把它放在基因组这个整体中加以考虑。因此，药物基因组学（pharmacogenomics）概念在 1997 年应运而生。药物基因组学是在药物遗传学的基础上发展起来的、以功能基因组学与分子药理学为基础的一门科学，它应用基因组学来对药物反应的个体差异进行研究，从分子水平证明和阐述药物疗效以及药物作用的靶位点、作用模式和毒副作用。

现在的药物治疗基本上是同病同药，即利用相同的药来治疗不同人群的同一种疾病，然而由于遗传多样性的存在，不同的人对同一种药物的反应也不一样。有时这种差别很大程度上将影响药物的疗效以及对人体的毒副作用，因此今后的药物治疗将向着安全有效的个体化治疗的方向发展，同病同药的时代将要被根据个人的基因组成而设计的个体化治疗所修正，甚至取代。

药物基因组学是基于药物反应的遗传多态性提出的。遗传多态性是药物基因组学的基础。药物遗传多态性可表现为药物代谢酶（影响药物的代谢，如细胞色素 P450）的多态性、药物转运蛋白（影响药物的吸收、分布和排泄，如 P 糖蛋白）的多态性以及药物作用受体或靶位（如 β_2 肾上腺素受体）的多态性等。这些多态性的存在可能导致许多药物治疗中药效和不良反应的个体差异。

药物基因组学的研究不同于一般的基因学研究，不是以发现新的基因、探明疾病的发生机制、预见发病风险及诊断疾病为目的，而是研究遗传因素对药物效应的影响，确定药物作用的靶点，研究从表型到基因型的药物反应的个体多样性。人体内有许多基因，每个基因都存在一系列的突变。但任何单一基因突变时对疾病的预测或治疗价值都是有限的。相反，单一基因的突变对药物作用的影响则是十分明显的。因此，药物效应相关基因的研究比疾病相关基因的研究更具有临床使用价值。药物基因组学将基因的多态性与药物效应个体多样性紧密联系在一起，并使它的研究结果更易于在临床得到应用。

合理用药的核心是根据个体基因变异与药效差异的关系设计临床个体化用药方案，以充分发挥药物对机体的作用效应。药物基因组学通过对患者的基因检测，如对一些疾病相关基因的单核苷酸多态性（SNP）检测，进而对特定药物具有敏感性或抵抗性的患病人群的 SNP 差异检测，指导临床开出适合每个个体的“基因处方”，使患者既能获得最佳治疗效果，又能避免药物不良反应，真正达到用药个体化的目的。2013 年 1 月，美国食品药品监督管理局（FDA）发布了有关药物开发早期临床研究中药物基因组学研究的指导原则，该指导原则的重点是对Ⅰ期和Ⅱ期临床试验中药物基因组学研究设计的一般原则、数据收集和数据分析提出建议。药物基因组学的研究已为心血管、抗肿瘤和呼吸系统等药物的临床个体化使用提供参考。

CYP2C19 是细胞色素 P450 氧化酶（CYP450）第二亚家族中的重要成员，CYP2C19*1 为野生型，酶功能正常，属于快代谢型；CYP2C19*2～*8 为酶功能缺失，属于慢代谢型，最常见的等位基因突变是 CYP2C19*2（占 15%～30%），携带该等位基因的患者服用抗血小板药物氯吡格雷后测得活性代谢产物血浆浓度较低，血小板抑制率亦较低，主要心血管不良事件发生率增加。因此，自 2010 年起，美国 FDA 在氯吡格雷（波利维）的说明书上增加了黑框警示，提示 CYP2C19 慢代谢人群服用氯吡格雷应谨慎。环氧化酶 1（COX1）位于启动子区的–842A>G 与信号肽编码区的第 50C>T 的突变完全连锁。–842G 的突变与阿司匹林的反应性相关，携带有该突变基因的健康人，阿司匹林能更好地抑制血小板聚集。胆固醇酯转运蛋白（CETP）TaqIB 基因多态性对他汀类降脂药有不同的影响，与 B2B2 基因型比较，B1B1 基因型患者接受他汀类药物治疗的效果更好；载脂蛋白 E（ApoE）的多态性主要有 ε2、ε3、ε4 三种，ε2 型服用他汀类效果较好，而 ε4 服用他汀类效果较差。

硫代嘌呤甲基转移酶（thiopurine methyltransferase，TPMT）的遗传多态性已被证实在抗白血病药物 6-巯嘌呤（MP）代谢中起重要作用，TPMT 的非同义突变有 20 多种，其中 TPMT* 2、TPMT* 3A 及 TPMT*3C 引起的低活性和活性缺失约占所有低活性表型的 90%以上。这些基因型携带者使用 6-巯嘌呤会引起药物在体内的堆积，影响造血系统，轻者引起中毒和影响治疗效果，重者可致死亡。FDA 已将 TPMT 遗传多态性检测增加到其说明标签上。CYP2D6 是重要的抗乳腺癌药物他莫昔芬代谢酶，其基因多态性对他莫昔芬的代谢产生显著影响，携带 *CYP2D6*4* 和 *CYP2D6*10* 弱代谢型等位基因的患者使用他莫昔芬后的无复发生存时间缩短，无病生存率下降。FDA 对他莫昔芬的标签说明进行修改，说明在给予他莫昔芬治疗前可以选择进行 *CYP2D6* 基因分型测试。β_2 肾上腺素受体第 16 位氨基酸的变异（甘氨酸或精氨酸）与 β_2 肾上腺素受体激动剂沙丁胺醇的药效相关。沙丁胺醇对精氨酸纯合子个体比对甘氨酸纯合子个体的作用强数倍。

药物基因组学也可在药物开发研究方面节省很多费用。例如 1%的氯氮平使用者可出现严重不良反应——粒细胞缺乏症，但粒细胞缺乏症的药物效应基因的确定极大地改善了氯氮平的使用。除极少数敏感患者不能服用此药外，对于 99%的患者来说，该药物仍可作为一线治疗药物。随着“精准医学”概念的提出，药物基因组学与遗传学的发展进入一个新阶段。药物基因组学是精准医疗的重要组成部分，它可以从遗传学角度精确指导患者的合理用药，合理化配置医疗资源，减少浪费。研究者近期发现了越来越多与疗效或者不良反应相关的生物标志物，很多已经成功应用在临床指导合理用药。基因组技术的快速发展使药物基因组学与个体化用药研究更为高效，大数据时代与生物信息学、互联网技术的发展也极大地推动了药物基因组学研究成果的共享性，因此奠定了药物基因组学在个体化用药中的地位，也极大地推动了精准医学的发展。

总之，药物基因组学可以在临床合理用药中弥补只根据体重、血药浓度等进行个体化给药的不足，为以前无法解释的药效学现象找到答案，为临床个体化用药开辟一条新的途径。可以预见，随着结构和功能基因组学的不断发展进步，越来越多的药物效应的个体差异与基因多态性的关系被阐明，药物基因组学将在精准医疗和临床转化中发挥更重要作用。

第五节　药物表观遗传学

随着药物遗传学和药物基因组学的不断发展，人们逐渐发现药物反应的个体差异不能够完全用基因的遗传多态性来解释。近年来在遗传学中兴起了一个意义深远的前沿学科——表观遗传学（epigenetics），为解决上述问题提供了新的思路和方法。表观遗传学引申到药学领域，形成了一门新型的学科——药物表观遗传学（pharmacoepigenetics），即用表观遗传学的理论和技术来研究和阐述药物遗传学的学科。药物表观遗传学可以从另一个水平解释不能用遗传多态性解释的药物反应个体差异，很多基因编码的酶、转运体、转录因子、药物靶点、核受体都受表观遗传控制。

DNA 甲基化是药物代谢和运输中个体差异的根源，DNA 甲基化是在 DNA 甲基转移酶的作用下，CpG 序列 5′端的胞嘧啶转变为 5′甲基胞嘧啶。CpG 序列趋向于集中在基因组中富含 GC 的区域，即 CpG 岛，CpG 岛最多见于基因的启动子或第一外显子区域。调查研究显示，DNA 甲基化在调控细胞色素超家族某些药物代谢酶中起着重要作用。细胞色素 P450 的个体表达差异很大程度上是归因于基因的多态性。然而，DNA 甲基化也能够影响其表达水平。CYP1A2 表现了非常明显的个体差异，但 *CYP1A2* 基因并没有被发现重要的功能性基因多态性。其原因是 CCGG 位点的甲基化位于激活蛋白-1 的附近，*CYP1A2* 基因 5′端，明显影响了 CYP1A2 的表达。药物转运体的表达也受到 DNA 甲基化的影响，*mdr-1* 基因中的低甲基化现象可用来解释一些细胞系中出现的 P 糖蛋白介导的多药耐药表型。

微小 RNA（microRNA，miRNA）等非编码 RNA 的发现在基因表达和功能基因组学研究中发生了革命性变化，miRNA 可对 CYP 酶产生调控作用，如 miR-27b 的表达在乳腺癌组织中明显降低，参与 CYP1B1 的转录后调控并与 CYP1B1 的表达呈负相关。miR-451 在多柔比星耐药细胞株 MCF-7 中上调 P 糖蛋白的表达从而介导耐药。

组蛋白修饰调控药物反应相关酶和药物靶点。对组蛋白氨基端尾部的一些位点进行翻译后修饰，能够影响染色质的压缩，从而决定该基因是否表达。在人前列腺细胞株中，CYP1A1 被证实受到组蛋白修饰的调控，特别是受到位于组蛋白 H3 的赖氨酸 4（H3k4me3）甲基化的调控。用地塞米松处理人肝细胞后，CYP2A6 mRNA 和蛋白表达明显增加。HeLa 细胞用顺铂处理后，组蛋白 H3 上的 Ser-10 通过 p38 丝裂原活化蛋白激酶途径发生磷酸化。同样，顺铂能够诱导 H3 上的 Ser-28 发生磷酸化以及组蛋白 H4 的乙酰化。

药物表观遗传学的研究处于起步阶段，药物成瘾的表观遗传学机制的研究目前取得了一定的进展。药物成瘾是一种慢性、复发性的脑病，其特点为强迫性觅药行为和对药物的持续渴求。研究表明，药物成瘾与表观遗传学修饰有密切关系，可卡因等成瘾药物急性或者反复暴露，导致 NAc 全基因组组蛋白乙酰化水平增加；可卡因急性给药诱导大鼠 c-fos 和 FosB 表达增加，其基因启动子区域的组蛋白 H3 和组蛋白 H4 乙酰化水平增加。甲基苯丙胺反复暴露导致纹状体 Fos 基因启动子区组蛋白 H3 甲基化增加；可卡因和甲基苯丙胺给药导致组蛋白 H3 磷酸化急性增加；急性可卡因给药诱导 DNA 甲基化水平增加，且将怀孕小鼠在妊娠期暴露于可卡因，能够改变其子代的全基因组 DNA 甲基化情况以及基因表达。迄今为止，已被美国 FDA 批准上市的表观遗传学药物并不多，包括 DNA 甲基转移酶抑制剂（DNA methyltransferase inhibitor，DNMTI）5-氮杂胞苷和地西他滨，主要用于治疗骨髓增生异常综合征（MDS）、慢性粒细胞白血病（CML）等血液系统恶性肿瘤，并取得一定疗效。组蛋白脱乙酰化酶抑制剂（histone deacetylase inhibitor，HDACI）有异羟肟酸和罗米地辛，用于治疗难治或复发性皮肤和外周 T 细胞淋巴瘤患者。随着遗传学和基因组学技术的不断进步，与疾病相关的药物表观标记将逐渐被阐明，表观遗传学药物的研究将得以发展。

药物反应个体差异还有许多机制有待探索，药物表观遗传学是一个非常有发展潜力的新方向。药物表观遗传学的出现和发展将为药物遗传学的研究提供新的理论和技术武器，从而为药物反应个体差异的研究和临床个体化用药的发展提供新的思路。

Summary

Individual variation in response to drugs is a substantial clinical problem. Pharmacogenetics is the merger of pharmacology and genetics into a field that pertains to the clinically relevant inherited differences in drug response that can be in part explained by genetic variations. The variation that exists in all genes causes different members of a population to express distinct forms of proteins，including drug metabolism enzyme or drug target. This can lead to different responses to these drugs.

Pharmacogenomics is concerned with the systematic assessment of how chemical compounds modify the overall expression pattern in certain tissues of interest. Pharmacogenomics does not focus on differences from one person to the next with regard to the drug's effects, but rather focuses on differences among several drugs or compounds with regard to a 'generic' set of expressed or unexpressed genes and their association with phenotype characteristics.

Increasing knowledge of the mechanisms of drug action, the identification of new drug targets and the understanding of genetic factors that determine our response to drugs may allow us to design drugs that are specifically targeted towards particular populations or that avoid genetic variability in therapeutic response. This will provide one mechanism for taking prescription away from its current empiricism and progressing towards more "individualised" drug treatment.

（张咏莉 毛建文）

第十四章 肿瘤遗传学

肿瘤遗传学（cancer genetics）是医学遗传学的分支学科，着重研究恶性肿瘤发生与遗传和环境之间关系的学科，为恶性肿瘤的诊断、精准治疗与预防提供理论基础和方案。

肿瘤（tumor）是一种遗传性疾病，是机体在各种致瘤因素作用下，局部组织的某个细胞在基因水平上失去了对其生长的正常调控，导致其克隆性异常增生而形成的新生物（neoplasm）。基于肿瘤潜在的临床行为——是否有局部浸润和远处转移能力，将肿瘤分为良性肿瘤（benign tumor）和恶性肿瘤（malignant tumor）两大类，其中恶性肿瘤又分为为癌（carcinoma）与肉瘤（sarcoma）。恶性肿瘤具有局部浸润和远处转移能力，良性肿瘤则无。肿瘤可发生在机体的任何部位、器官和组织。

肿瘤发生的遗传基础为基因突变，是相关基因发生结构与功能变异的结果。这些基因参与控制细胞生长和凋亡（apoptosis）、细胞增殖或损伤修复。致癌突变主要分为两种：一种是种系突变，直接通过双亲的生殖细胞传给子女，后代所有体细胞和生殖细胞都携带这种突变，有 5%～10%的肿瘤由种系突变引起，称为遗传型肿瘤；另一种称为散发突变，可在人生的任何时期发生，它不是从双亲继承而来的，而是后天的新生突变，发生在单个体细胞中，然后分裂发展为癌症。引起这些突变的原因涉及干扰细胞分裂和增殖调控，可能由紫外线照射、病毒、烟草、年龄或其他因素诱发。散发突变引起的肿瘤称为散发型肿瘤，占全部肿瘤的 90%～95%。

肿瘤的遗传基础十分复杂。进入 21 世纪，人类对肿瘤病因的了解依然有限。多数肿瘤的发生并没有明显的决定性因素。但可以肯定的是，几乎所有的遗传学改变都可以引发肿瘤，而参与 DNA 损伤修复和维持染色体形态稳定的若干基因发生突变也会促进肿瘤发展。此外，环境污染、压力增加及不良生活方式（如吸烟等）的影响，也在一定程度上提高了肿瘤的发生率。当正常细胞分裂过程出现失控、细胞分裂周期出现调控缺陷和（或）程序性细胞死亡（凋亡）的控制被破坏时均会导致肿瘤的发生。

第一节 染色体异常与肿瘤

20 世纪初，德国动物学家博韦里（Boveri）通过对海胆胚胎不正常有丝分裂的研究，第一次提出了非整倍体对细胞及生物体的生理功能是有害的，非正常的染色体组成可能会导致肿瘤发生。

目前已经证实，非整倍体是人类肿瘤中常见的遗传特征。除了染色体数目的改变，肿瘤细胞还常伴有染色体结构的改变，包括缺失、重复和易位等。这些结构的改变也是肿瘤形成的原因之一。

一、肿瘤细胞中的染色体异常

肿瘤细胞多伴有染色体数目的改变，大多是非整倍体，包括超二倍体、亚二倍体、亚三倍体、亚四倍体等（图 14-1）。胸腔积液、腹水中转移的癌细胞染色体数目变化较大，常超过四倍体。实体瘤染色体数目多为三倍体左右。此外，肿瘤细胞核型中亦频发染色体的结构异常，包括易位、缺失、重复、环状染色体、双着丝粒染色体、倒位等各种类型。在肿瘤的发生发展过程中，由于肿瘤细胞的增殖失控等原因，导致细胞有丝分裂异常并产生部分染色体断裂与重排，形成了一些结构异常的染色体，称为标记染色体（marker chromosome），分为特异性和非特异性标记染色体两种。特异性标记染色体在肿瘤细胞中稳定遗传，与肿瘤的恶性程度及转移能力密切相关。

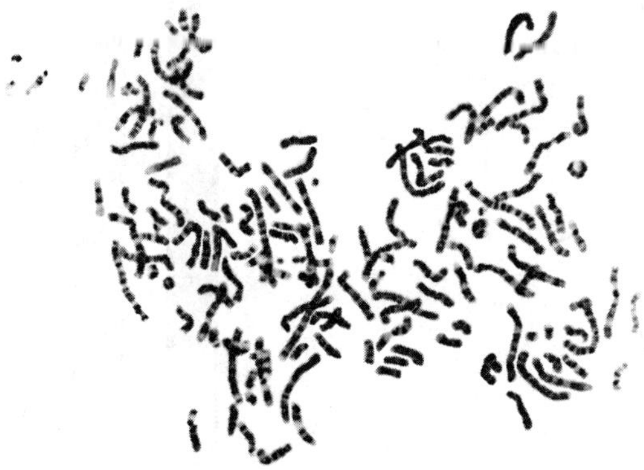

图 14-1　人类恶性肿瘤细胞中染色体数目与结构异常

二、肿瘤细胞中非整倍体和染色体不稳定性

一些肿瘤细胞是稳定的非整倍体。这说明在肿瘤发展中某一阶段发生的染色体错误分离，可以产生异常核型并能够稳定地遗传给子代细胞。非整倍体是潜在的染色体组不稳定的结果，其特点是在细胞分裂时染色体增加或丢失的比率增高。非整倍体与染色体不稳定性含义不同：非整倍体代表细胞拥有非正常染色体数目的状态；而染色体不稳定性则是指染色体获得或丢失的概率增加。例如，唐氏综合征存在的染色体数目异常现象，这是非整倍体，而非染色体不稳定性。

三、非整倍体促进肿瘤形成

利用有丝分裂检查点功能失调的小鼠模型对肿瘤细胞基因组中非整倍体功能的研究显示，其胚胎成纤维细胞及其他组织细胞发生非整倍体及染色体不稳定性的水平增加，并导致多种肿瘤发生，包括淋巴瘤、肺癌和肝癌。这说明非整倍体促进了肿瘤的发生发展。

四、标记染色体的发现及其意义

诺埃尔（Nowell）及亨格福德（Hungerford）于 1960 年发现慢性髓细胞性白血病或慢性髓细胞性白血病（chronic myeloid leukemia，CML）中有一个小于 G 组的染色体，由于是在美国费城（Philadelphia）发现的，故命名为 Ph 染色体。最初认为是 22 号染色体的长臂缺失所致，后经罗利（Rowley）用显带技术证明 Ph 染色体是 t（9；22）（q34；q11.2）（图 14-2）。大约 95%的 CML 患者都是 Ph 阳性，因此它可以作为 CML 的诊断依据，也可用以区别临床症状相似但 Ph 染色体为阴性的其他血液病（如骨髓纤维化等）。有时 Ph 染色体先于临床症状出现，故又可用于早期诊断。Ph 染色体阴性的 CML 患者对治疗反应差，预后不佳。Ph 染色体的发现首次证明了一种染色体畸变与一种特异性肿瘤之间的相关性，是肿瘤遗传学研究的里程碑。

除了 Ph 染色体，在实体瘤中还发现了一些特异性标记染色体，它们的特点是与特定的肿瘤相关。如在 90%的伯基特淋巴瘤（非洲儿童恶性淋巴瘤）病例中可以见到一个长臂增长的 14 号染色体（$14q^+$），其中一条 8 号染色体长臂末端的一段（8q24）易位到了 14 号长臂末端（14q32），形成了 $8q^-$ 和 14q+两个异常染色体。另外，在部分伯基特淋巴瘤中可见 t（8；22）（q24；q11）或 t（2；8）（p12；q24）两种标记染色体。在视网膜母细胞瘤（RB）中常见 13 号染色体长臂缺失，即 del（13）（q14）。肾母细胞瘤常累及 11 号染色体短臂的中间缺失，del（11）（p13p14）。在大多数肺小细胞癌中证实存在大的 3 号染色体短臂缺失，即 del（3）（p14p23）。肺腺癌中出现 del（6）（q23→qter）。脑膜瘤常有 22 号染色体长臂缺失（22q-）或整条 22 号染色体丢失（-22）。

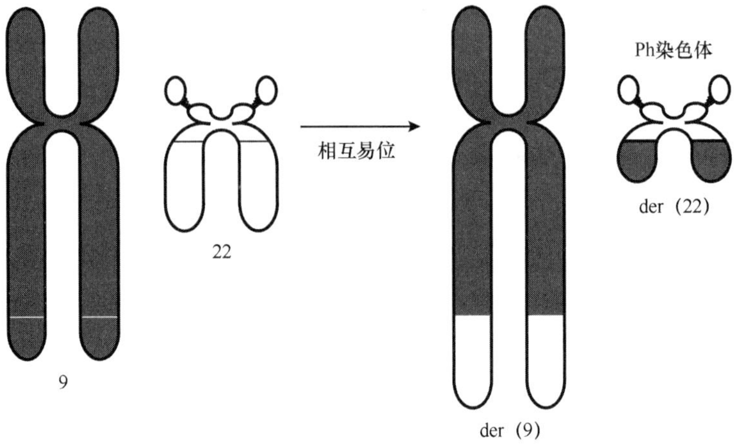

图 14-2 Ph 染色体构成示意图

第二节 肿瘤中基因突变与克隆进化

一、内源因素和环境因素均会导致基因突变

DNA 易受内源和外源活性分子的攻击。在人体细胞中，DNA 修饰的一个主要原因是活性氧类（reactive oxygen species，ROS），而活性氧类是线粒体能量代谢的一种副产物。对 8-氧鸟嘌呤脱氧核苷酸和其他氧化修饰的核苷酸检测发现，单个细胞一天中由于活性氧类而发生改变的核苷酸可达到 10 000 个。即使是正常的细胞代谢也会导致每个细胞每天发生多达 50 000 个 DNA 修饰，如甲基化、烷基化、链间/链内交联以及脱嘌呤。许多人类肿瘤的发生起源于慢性炎症，而慢性炎症中胞外来源的活性氧类可导致受累组织细胞产生基因突变。此外，诱变剂在环境中无处不在，它们可诱发多种人类恶性肿瘤，如烟草就是一种典型的致癌物质。

二、肿瘤发生所需要的基因突变数量

肿瘤发生是一个进化过程，在这个过程中肿瘤细胞通过一系列基因组或表观基因组突变逐渐提高了其适应性，那么就会出现一个关键问题：肿瘤发生所需要的基因突变数量究竟是多少呢？据统计，人类恶性肿瘤的发病率随着年龄的增长逐渐增高，这表明肿瘤驱动过程中需要 5～6 个基因突变，每个基因突变都会增加下一个基因突变的概率。但儿童肿瘤例外，如视网膜母细胞瘤只需一个致病基因突变即可发病。一些晚发恶性肿瘤如前列腺癌的发生可能需要多达 10～12 个基因突变。

三、肿瘤进展过程中突变是持续产生的

在恶性肿瘤进展过程中，基因突变是持续产生的。在黑色素瘤、结肠癌和食管癌进展的不同时期会出现不同的染色体变异与基因突变，这些改变出现的顺序与肿瘤的分级和分期相关。从临床的角度来讲，这些按时间顺序出现的恶性突变至关重要，这表明肿瘤进化必须突破一组特定的基因突变瓶颈，而这些基因就是临床上用于肿瘤个体化治疗的分子靶点。

四、肿瘤是克隆进化的结果

肿瘤是一种体内克隆演变的疾病。从进化的角度，肿瘤可以被看作一个大的、遗传和表观遗传异质的种群细胞。对肿瘤克隆有利能使其扩增的遗传性和表观遗传改变，通常对宿主有害，最终导致宿主和肿瘤的死亡。由于这些体细胞异常对肿瘤细胞的适应性有不同的遗传效应，突变克隆可能通过自

然选择和遗传漂变在肿瘤中增大或减小，而不管对机体产生什么负面影响。肿瘤细胞的适应性是由细胞与其微环境中的其他因素相互作用而形成的。克隆演变通常增加了肿瘤克隆增殖和生存能力，并可能导致侵袭、转移和耐药。

在肿瘤形成初期的细胞群体中，通常是由单个体细胞的克隆构成，即单克隆起源。但随着肿瘤细胞群的生长演进，受细胞内外条件变化的影响，会出现异质性，单克隆起源的肿瘤细胞核型出现多样性，演变为多克隆性，不同克隆体中染色体畸变不一致。在肿瘤的多克隆细胞群中，占主导地位的克隆构成肿瘤干系（stemline），干系肿瘤细胞的染色体数目称为众数（modal number），占非主导地位的克隆称为旁系（sideline）。由于细胞内外微环境的改变决定致癌突变的选择优势，干系与旁系地位可以相互转变，这个过程称为肿瘤细胞的克隆进化。

1976 年，Nowell 创造性地将进化生物学的原理引入肿瘤生物学领域并第一次提出了肿瘤克隆进化概念。肿瘤克隆进化的主要观点包括：①细胞类似于一个特殊的“物种”，细胞克隆相当于物种的无性繁殖；②细胞克隆演变过程中基因组复制发生随机错误（变异），细胞获得去分化、抗凋亡和耐药等表型；③由于变异随机发生，导致肿瘤群体的遗传异质性，产生多种肿瘤亚群并具有不同的表型，也由此获得了适应不同环境的能力；④随着环境的改变，适宜在新环境中生存的肿瘤亚群获得扩张，不适宜的则被淘汰。这一理论最大的贡献在于揭示了肿瘤细胞具有不断进化的能力，这种能力可使子代细胞获得新的表型，它也是肿瘤发展、转移和耐药的根本原因。

克隆的进化是一个反复和动态的过程。这个过程包括两个重要步骤，体细胞突变和克隆扩增。体细胞突变产生利于生长和生存的表型，而克隆扩增则产生大量获得新突变的增殖细胞。可见，癌症是克隆进化的结果，基因突变是其源泉。

第三节 癌 基 因

20 世纪初，德国动物学家 Boveri 提出了“在分子水平上，肿瘤是由于细胞 DNA 损伤引起的”这一观点。随后研究发现，在逆转录病毒的基因组中除了编码病毒本身复制所必需的病毒核心蛋白、外壳糖蛋白及逆转录酶等基因外，还包括一个能引起动物宿主细胞恶性转化的基因。这种基因就是癌基因（oncogene），它是包括人类在内的动物细胞及致癌病毒固有的一类能启动细胞分裂的原癌基因（protooncogene）异常活化转化而来的，又名转化基因。

一、癌基因的发现

癌基因的发现可追溯到 20 世纪初对动物致癌病毒的研究。当时人们注意到将患白血病家禽的细胞提取物注入正常家禽体内可引起白血病，并发现这些肿瘤细胞中含有病毒。

1910 年，劳斯（Rous）发现一种病毒可使禽类产生肿瘤。此病毒能使鸡胚成纤维细胞在培养过程中恶性转化，再给鸡接种后还能诱发肉瘤，称为劳斯肉瘤病毒（Rous sarcoma virus，RSV）。后经证实 RSV 是一种 RNA 逆转录病毒，除含有病毒复制所需基因外，还含有一种特殊的转化基因，不仅能使培养的细胞转化并呈现恶性表型，也能在动物中引发肿瘤，这种基因被称为病毒癌基因（v-oncogene）。这项研究意义深远。Rous 于 1966 年获诺贝尔生理学或医学奖。

1969 年，许布纳（Huebner）和奥达拉（Hodaro）提出癌基因假说（oncogene hypothesis），认为所有的细胞中都含有致癌病毒的全部遗传信息，这些遗传信息代代相传，其中与致癌有关的基因称为癌基因。通常情况下癌基因处于被阻遏状态，只有当细胞内的有关调节机制遭破坏时癌基因才表达，进而导致细胞癌变。

1970 年，特曼（Temin）等发现致癌的 RNA 病毒中存在一种逆转录酶，于是提出了原病毒假设（provirus hypothesis），认为 RNA 病毒通过反向和正向转录以及与宿主细胞 DNA 发生交换或重组，形成癌基因。Temin 于 1975 年凭此研究成果获得诺贝尔生理学或医学奖。

1970 年马丁（Martin）用 RSV 的温度敏感突变体证实 RSV 基因组内确实存在能使体外培养的正

常细胞转化为癌细胞的基因，即被称为 *src* 的病毒癌基因。*src* 是人类发现的第一个病毒癌基因。

1971 年，迪斯贝格（Duesberg）等比较野生型 RSV 和突变型 RSV（*src* 缺失）的基因组，发现 *src* 基因位于野生型 RSV 基因组 RNA 的 3′端，突变型 RSV 除了无致癌作用外一切正常，提示 *src* 对 RSV 的生长和增殖并非必需。在观察了 RSV 及其亲缘病毒后，大多数遗传学家认为，只有 RSV 才是真正的自然病毒，而他们的亲缘病毒则由于某种缘故失去了 *src* 基因，成为相关致癌能力有缺陷的突变病毒。那么 RSV 中 *src* 基因从何而来？

瓦莫斯（Varmus）和毕晓普（Bishop）合作研究很快证实了 *src* 基因的真正来源：1975 年，他们用 *v-src* 序列作为探针作 DNA 印迹法（Southern blotting）分析正常鸡细胞及感染 RSV 的鸡细胞基因，发现在未感染病毒的细胞和感染病毒的细胞中都有与 *v-src* 相同的 *src* 基因，这说明正常鸡细胞在感染 RSV 之前，就已拥有至少一个 *src* 基因，*src* 基因本来就是一个正常的鸡细胞基因，当 RSV 病毒感染鸡细胞时，通过遗传重组，把鸡细胞的 *src* 基因插入自己的病毒基因组中，使正常的细胞基因转化成致癌基因。这是第一个被确认的“细胞癌基因”（cellular oncogene，c-oncogene）。其后，在鸟类和包括人类在内的脊椎动物基因组内也相继发现了 *src* 基因，表明 *src* 基因是所有脊椎动物正常的遗传物质。至此，Huebner 和 Hodaro 有关癌基因的假设在许多实验中得到了证实，病毒癌基因是通过转导作用从宿主细胞基因组中掳获的，即癌基因起源于动物。Varmus 和 Bishop 小组把正常细胞中的 *src* 基因称作原癌基因，其具有在适当环境下被激活变为癌基因的潜力。目前，包括人类在内的所有脊椎动物基因组中，均发现了多种类型的原癌基因。Bishop 由于在癌基因研究中的贡献而获 1989 年诺贝尔生理学或医学奖。

二、癌基因、原癌基因及其功能

原癌基因大多是编码调控细胞生长的蛋白质，其通过异常激活转变为癌基因并出现功能改变，诱导易感细胞形成肿瘤。根据原癌基因蛋白产物的功能及生化特性，可将其分为五类：生长因子、生长因子受体、信号转导因子、转录因子及其他，如程序性细胞死亡调节因子。

（一）生长因子

生长因子作为细胞外信号可以刺激靶细胞的增殖。几乎所有的靶细胞都具有和相应生长因子相结合的受体。生长因子与逆转录病毒癌基因之间的关系是在研究猴肉瘤病毒的 *pdgfb* 基因的过程中发现的，该病毒是从猴纤维肉瘤中提取分离出来的逆转录病毒。序列分析证实 *PDGFb* 基因编码 PDGF 的 β 链，这表明异常表达的生长因子具有癌蛋白的作用。

（二）生长因子受体

另一种癌基因为编码具有内源性酪氨酸激酶活性的生长因子受体基因。其蛋白质结构包括 3 个基本区：细胞外配体结合区、跨膜区及细胞内酪氨酸激酶催化区。生长因子与受体的胞外配体结合区相结合，使细胞内酪氨酸激酶催化区激活，触发一系列生化反应，最终导致细胞分裂。当生长因子受体基因突变或者异常表达时会自发维持激活的酪氨酸激酶向胞内传递细胞分裂信号，造成细胞无控式增殖，许多原癌基因都属于生长因子受体，如 *EGFR*、*ERBB2*、*CSF1R*、*KIT*、*MET*、*RET*、*ROS1* 及 *NTRK1* 等。

（三）信号转导因子

促有丝分裂信号由位于细胞表面的生长因子受体传递到胞核中需要经过一系列复杂的反应途径，即信号转导的级联反应。信息的传递一部分是依靠胞质中相互作用的蛋白质的逐级磷酸化，也有一部分与鸟氨酸结合蛋白及第二信使（如腺苷酸环化酶系统）相关。人类发现的第一个逆转录病毒癌基因 *src* 编码的就是信号转导因子。

许多原癌基因都是信号转导通路的组成部分，信号转导因子由于突变可转变为癌基因，使其活性不受控制，继而使细胞出现无限增殖。

（四）转录因子

转录因子是一种能够调节目的基因或基因家族表达的核蛋白，是信号转导途径的最后一个环节，它将细胞外信号转换为调节基因表达的效应。

在研究同源逆转录病毒时发现许多原癌基因属于转录因子家族，如 *THRA*、*ETS1*、*FOS*、*JUN*、*MYB* 及 *MYC*，其中 *FOS*、*JUN* 构成 AP-1 转录因子，AP-1 能促进很多目的基因的表达而引起细胞分裂。在造血系统肿瘤和实体瘤中，有转录因子功能的原癌基因通常是由于染色体易位而被激活。

（五）程序性细胞死亡调节因子

正常组织在细胞增殖与死亡之间的调节会达到平衡。在正常胚胎形成及器官发育过程中，程序性细胞死亡是一个重要的调节机制。研究发现，不受程序性细胞死亡调节的细胞可出现无限增殖并容易形成肿瘤。如滤泡性 B 细胞淋巴瘤的致病基因是调节程序性细胞死亡的原癌基因 *BCL2*。由于染色体易位导致 *BCL2* 异常高表达，进而导致 B 细胞凋亡程序破坏，引发不适宜的免疫反应导致肿瘤发生。

三、癌基因的激活机制

癌基因的激活来源于细胞原癌基因的遗传特性改变。这些遗传特性变异的结果使细胞获得了一定的生长优势。在人类肿瘤中癌基因激活有 3 种机制：突变、基因扩增（gene amplification）及染色体重排，这些机制可改变原癌基因的结构或增加其表达量。

（一）突变

突变的原癌基因通过其编码的蛋白质结构的改变而激活。这些变异通常涉及一些关键的蛋白调节区域，导致突变蛋白不受调控并出现持续性激活。各种类型的基因突变如碱基替换、缺失或插入，都有可能激活原癌基因。例如，逆转录病毒癌基因，经常由于缺失而被激活。此外还有 EGFR、KIT、ROS1、MET 及 TRK 癌蛋白是由于氨基末端配体结合区的缺失而被激活。但在人类肿瘤中，典型的癌基因突变多数是由于错义突变导致的，即编码蛋白中仅有一个氨基酸的变异。

人类肿瘤的早期研究发现，在原癌基因 *RAS* 家族（*KRAS*、*HRAS*、*NRAS*）中经常可以检测到点突变，*KRAS* 突变在恶性肿瘤中尤为常见。在 30%肺腺癌、50%结肠癌及 90%胰腺癌中存在 *KRAS* 的突变。*NRAS* 突变主要发生在造血系统的恶性肿瘤中，在急性髓细胞白血病及骨髓异常增生综合征中 *NRAS* 突变率为 25%。大部分甲状腺癌中同时存在 3 种癌基因（*KRAS*、*HRAS*、*NRAS*）突变，特别是在已分化的滤泡型甲状腺癌中，3 种 *RAS* 基因突变的联合作用尤为明显。*RAS* 基因发现于膀胱癌细胞系，编码 GTP 结合蛋白（G 蛋白）大家族中的一员。正常情况下，通过鸟苷酸交换因子与 GTP 酶激活蛋白来调控是否与 GTP 结合，从而传递细胞分裂信号。由于基因突变使自身的 GTP 酶失活，RAS 蛋白持续结合 GTP，刺激下游有丝分裂信号，使细胞增殖变为肿瘤细胞。

（二）基因扩增

很多基因突变涉及染色体的部分重复或缺失。一旦细胞某些染色体位点（通常含一个或多个癌基因以及毗邻的遗传单位）出现多个拷贝（常常 20 个以上），就导致了基因扩增，即基因组中某个基因拷贝数的显著增加。基因通过其在基因组内异常扩增，引起核型改变，并产生均质染色区（homogeneously staining region，HSR）（图 14-3）和双微体（double minute，DM）（图 14-4）等。均质染色区是缺少正常深、浅染色区带的染色体区段；双微体是成对存在的无着丝粒的微小遗传结构。双微体、均质染色区均代表基因组 DNA 高度扩增，其中至少含有几百个拷贝。扩增使基因的表达增高，为细胞生长提供优势。

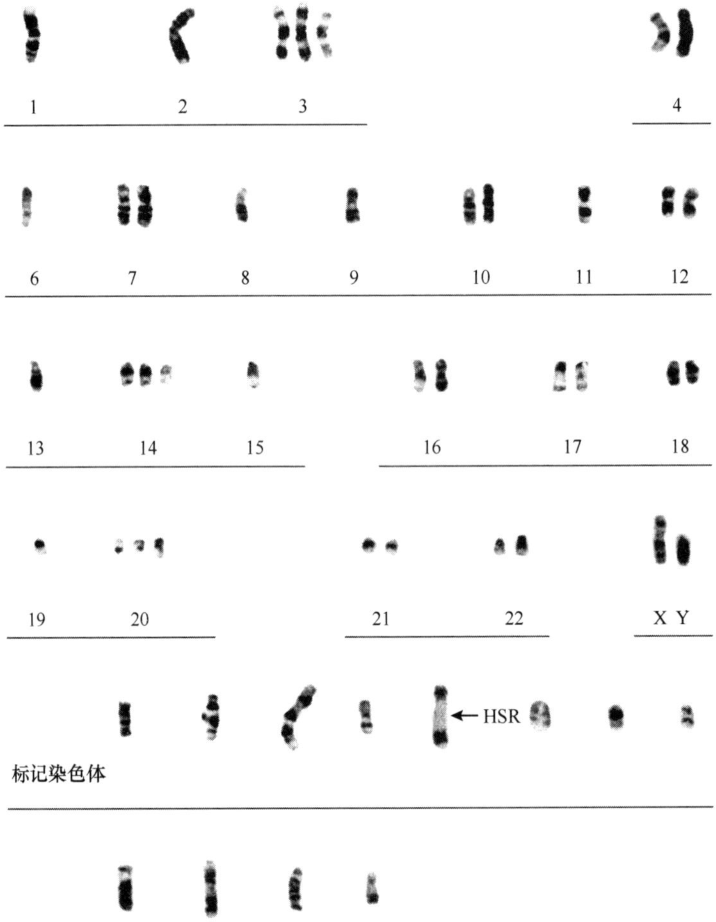

图 14-3 人类恶性肿瘤细胞染色体上的均质染色区（箭头所示）

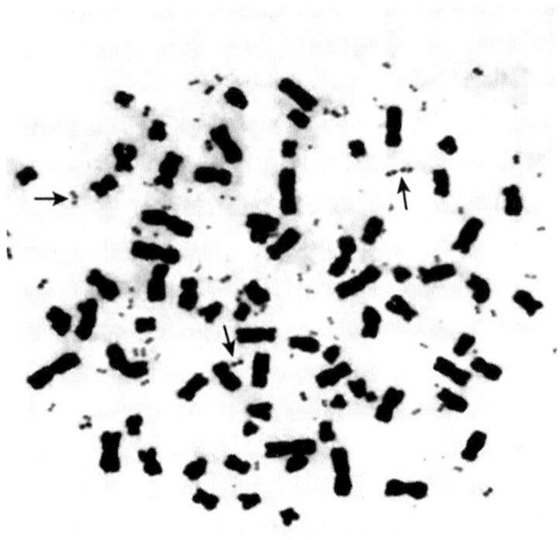

图 14-4 人类恶性肿瘤细胞核型中的双微体（箭头所示）

人类肿瘤核型中频繁出现均质染色区与双微体，表明在肿瘤中某些原癌基因的扩增是很常见的，其中 3 个原癌基因家族：*MYC*、*EGFR* 及 *RAS* 的扩增在人类肿瘤中占有很大比例。

（三）染色体重排

在造血系统恶性肿瘤及实体瘤中经常可检测到染色体重排。这些重排主要是染色体易位，其次是染色体片段插入。在血液系统肿瘤中，染色体重排主要通过两种机制致癌：原癌基因的转录激活或产生融合基因。其中原癌基因转录激活是由于染色体重排导致原癌基因易位至免疫球蛋白或T细胞受体基因附近，使原癌基因的转录受免疫球蛋白或T细胞受体调节因子的控制，调节原癌基因异常表达并使细胞恶性转化。当染色体断裂点位于两个不同基因的时候，染色体重排就可能形成融合基因，即两个不同的基因片段连接形成一种复合结构，由一个基因的“头”和另一个基因的“尾”组成的融合基因。融合基因编码具有转化活性的融合蛋白。一般来说，参与融合的两个基因均编码具有转化能力的融合原癌蛋白。此外，在造血系统肿瘤中，免疫球蛋白或T细胞受体基因的重排错误往往又增加了染色体重排发生的频率。

1. 基因激活　在伯基特淋巴瘤中，有75%的病例存在t（8；14）（q24；q32），这是原癌基因转录激活的一个典型例子。染色体重排使位于8q24的*MYC*基因受到位于14q32的免疫球蛋白重链的调节因子控制。易位的结果导致编码调控细胞增殖的核蛋白*MYC*基因激活，这在伯基特淋巴瘤中起了关键作用。在伯基特淋巴瘤中，*MYC*基因也可因与免疫球蛋白轻链基因相关的染色体易位而激活。这些染色体易位包括涉及2p11.2上κ链的t（2；8）（p12；q24）及22q11上λ链的t（8；22）（q24；q11）。在伯基特淋巴瘤病例中，尽管与*MYC*基因相关的染色体断裂点位置有显著的差异，但易位的结果是相同的，均引起*MYC*表达的调节失控，导致细胞异常增殖。

在一些急性T细胞性淋巴细胞白血病（T-ALL）中，*MYC*基因是由t（8；14）（q24；q11）易位激活，*MYC*基因转录由位于14q11的T细胞受体基因α链上的调节因子调控。

2. 基因融合　基因融合并使原癌基因激活首先是在研究CML中Ph染色体断裂点时发现的。在CML细胞中，染色体发生t（9；22）（q34；q11）使位于9q34的*ABL1*基因与位于22q11的*BCR*基因融合在一起，形成位于22号易位染色体上的*BCR-ABL*融合基因，它编码相对分子质量为210×10^3的融合蛋白，这种蛋白具有很高的酪氨酸激酶活性。BCR/ABL融合蛋白可使骨髓肿瘤细胞克隆增多。在急性淋巴细胞白血病（ALL）中，有20%以上的病例存在t（9；22）易位，其中*BCR*基因的断裂位点不同于CML中的断裂点，这种融合基因编码的BCR/ABL融合蛋白相对分子质量为185×10^3。但目前还不清楚为什么BCR/ABL融合蛋白在两种血液肿瘤中差异如此之小，而导致的表型差异却如此之大。基因融合有时也会形成融合转录因子。在儿童ALL中，出现t（1；19）（q23；p13），其结果使*E2A*转录因子基因（19p13）与*PBX1*基因（1q23）发生融合。E2A-PBX1融合蛋白由E2A蛋白氨基末端的反向激活区域与PBX1的DNA结合同源区域构成，具有转化特性，属于癌蛋白。

目前还发现了一种可以诱发肺癌的融合基因*EML4-ALK*。该融合基因有多种变异体，在*EML4*部分有多个节点，分别位于该基因外显子2、6、13、14、15、18、20区域，而*ALK*基因部分节点只存在于外显子20区域。这些融合基因产生的变异体都具有促进肿瘤生长的作用。在先天性纤维肉瘤中还发现了*ETV6-NTRK3*融合基因，其染色体重排为t（12；15）（p13；q25），*ETV6-NTRK3*融合基因编码的蛋白通过ETV6转录因子的螺旋-环-螺旋结构域与NTRK3的蛋白酪氨酸激酶结合域连接在一起。ETV6-NTRK3融合蛋白通过胰岛素样生长因子受体底物1连接蛋白与多种信号级联放大反应相连接，在致癌性中起着重要作用。

此外，在实体瘤中也发现了很多与肿瘤发生发展相关的融合基因，包括胆管癌中的*FGFR2-BICC1*和*DNAJB1-PRKACB*，前列腺癌中的*TMPRSS2-ERG*，非小细胞肺癌中的*EML4-ALK*和甲状腺乳头状瘤中的*FUS-TLS*等。

第四节　肿瘤抑制基因

20 世纪 60 年代，通过肿瘤细胞与正常细胞杂交研究，发现正常细胞与肿瘤细胞融合形成的杂种细胞丢失了肿瘤细胞的表型，这表明正常细胞的染色体可以逆转肿瘤细胞表型。因此，人们提出了正常细胞中存在抑制肿瘤发生的基因，称为肿瘤抑制基因。肿瘤抑制基因（tumor suppressor gene）是一类存在于正常细胞中、与原癌基因共同调控细胞生长和分化的基因，也称抗癌基因（antioncogene）或隐性癌基因（recessive oncogene）。肿瘤抑制基因是保护性基因，正常情况下可抑制细胞生长，此作用通过监控细胞分裂速率、修复错配的 DNA（突变诱因）和控制细胞死亡等多种途径来实现。当肿瘤抑制基因发生突变（由于遗传或环境因素），细胞会出现持续增长并最终形成肿瘤。自从 1986 年在人类视网膜母细胞瘤中首次发现肿瘤抑制基因 *RB* 以来，目前已经发现了 800 余种肿瘤抑制基因。

一、肿瘤抑制基因的发现

早在 20 世纪初期研究癌基因的过程中就发现了肿瘤抑制基因存在的线索。Boveri 通过海胆卵操作实验，发现异常的有丝分裂会导致子代染色体缺失，产生与恶性肿瘤相似的异常细胞团块，由此推测染色体异常会产生能够遗传的、有无限增殖能力的恶性细胞。随后，查尔斯（Charlest）和克劳森（Clausen）根据苯并芘致乳头状瘤的实验结果，提出肿瘤的发生可能与细胞中肿瘤抑制基因的失活有关，并提出了肿瘤抑制基因的概念。

1969 年，埃弗吕西（Ephrussi）和哈里斯（Harris）的体细胞杂交实验使寻找肿瘤抑制基因的研究拨云见日。他们将小鼠恶性肿瘤细胞与小鼠正常细胞融合后，发现形成的四倍体杂种细胞并无恶性表型，接种到特定宿主体内也不再生长肿瘤。由于四倍体细胞不稳定，传代过程中，来自小鼠正常细胞的染色体会逐渐丢失，随着正常染色体的逐步丢失，杂种细胞的恶性表型逐步恢复。既然杂种细胞有来自恶性肿瘤细胞中已激活的癌基因，理应致癌，这显然不符合癌基因显性作用这一理论。由此，Harris 等推测小鼠正常细胞中可能存在另一种抑制肿瘤的基因，可以抑制癌细胞的恶性表型，并提出肿瘤是一种隐性性状，在杂种细胞中因存在来自正常细胞的染色体（基因）而被抑制。随后一系列的啮齿类体细胞杂交实验及啮齿类肿瘤细胞、正常人细胞形成的杂种细胞研究结果也都支持此论点。后续发展起来的微细胞技术可以将单个染色体从正常细胞转移到癌细胞中，并证实人类特定的正常染色体可抑制癌细胞的致瘤性生长。

1971 年，克努森（Knudson）提出了著名的二次突变假说（two-hit hypothesis），解释了遗传型与散发型视网膜母细胞瘤的遗传机制（图 14-5）。此外，Kundson 对其他几种儿童肿瘤（如肾母细胞瘤和多发性内分泌瘤等）的调查分析都支持二次突变理论。

1976 年弗兰克（Francke）报道在遗传型视网膜母细胞瘤患者外周血淋巴细胞和皮肤成纤维细胞中都发现了 13q14 缺失。1983 年，卡文尼（Cavenee）等用检测杂合性丢失（loss of heterozygosity，LOH）方法证实散发性病例瘤细胞中 13q14 存在杂合性丢失。1985 年，Cavenee 等又在两个视网膜母细胞瘤家系中发现肿瘤细胞中丢失的正是 13 号染色体上的正常等位基因。1987 年，李文华等发表了人视网膜母细胞瘤易感基因的克隆、鉴定和序列，这是人类发现的第一个肿瘤抑制基因。

二、肿瘤抑制基因分类与功能

在细胞复杂的生命过程中，肿瘤抑制基因通过发挥不同的功能来抑制肿瘤的发生。根据其参与生命过程的不同，可将肿瘤抑制因子分为七类：①转录调节因子；②负调控转录因子；③周期蛋白依赖性激酶抑制因子；④信号通路的抑制因子；⑤DNA 修复因子；⑥发育及凋亡相关的信号途径组分；⑦其他。由于基因组中一些重要基因具有多重功能，可同时分属不同类别，因此按最主要的功能进行归类。

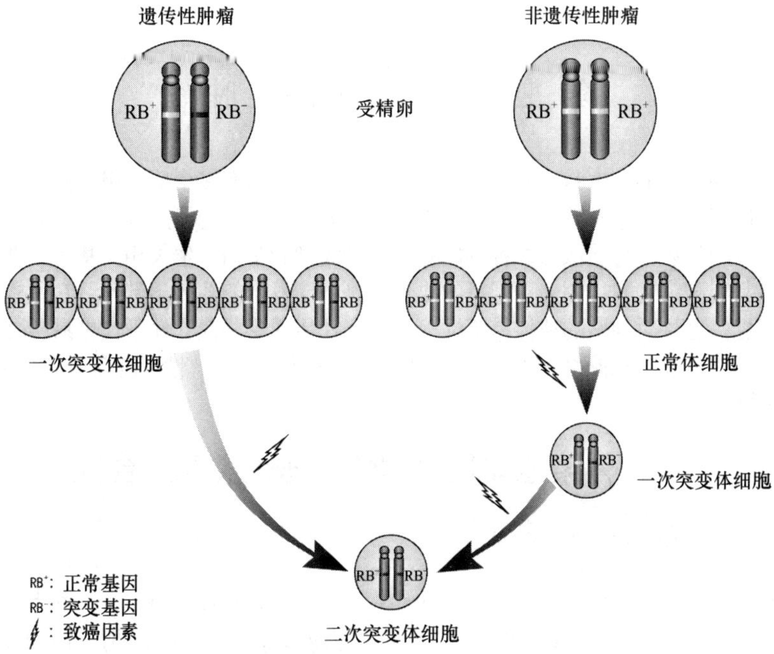

图 14-5　Knudson 二次突变假说示意图

1. 转录调节因子　转录调节因子能够通过调节转录因子活性来间接控制转录过程，进而改变细胞代谢。具有抑癌作用的转录调节因子能够抑制细胞的生长、迁移、周期进程等多种生命过程。属于这一类的典型肿瘤抑制基因有 *RB1*、*p53*、*SMAD* 家族、*TGFBR2*、*MAP2K4* 和 *VIIL* 等。

2. 负调控转录因子　基因转录具有正负两种调控方式，其中负调控起到抑制基因转录的作用。在正常细胞中，某些负调控转录因子能够抑制细胞的生长，起到抑制癌症发生的作用。属于这一类典型肿瘤抑制基因如 *WT1*。

3. 周期蛋白依赖性激酶抑制因子　细胞周期的正常运行是细胞增殖的基本保证，因此当调节周期进程的激酶受到抑制时，细胞增殖也会相应受到影响。周期蛋白依赖性激酶抑制因子就是基于这一机制发挥抑癌作用。属于这一类的典型肿瘤抑制基因包括 *CDKN2A*（*P16*）、*CDKN2B*（*P15*）、*CDKN1A*（*P21*）和 *CDKN1B*（*P27*）等。

4. 信号通路相关抑制因子　细胞的生长需要多种信号通路网络的协同作用，有效抑制这些通路的功能，能够实现对细胞增殖能力的调控。然而，当这些调节出现障碍时，细胞可能出现恶性增殖。属于这一类的肿瘤抑制基因有 *PTEN*、*NF1* 和 *MCC* 等。

5. DNA 修复因子　基因组在复制、转录等生命过程中常产生 DNA 损伤，若未能及时合理修复，可能会引起基因组不稳定，甚至导致细胞的癌变。因此在 DNA 损伤修复中起到重要作用的因子都是抑制癌症发生的候选基因，包括：①参与同源重组修复的基因有 *BRCA1/2*、*ATM*、*FANC* 家族、*WRN* 和 *BLM* 等；②参与碱基错配修复的基因有 *MSH2*、*MSH6*、*MLH1*、*PMS1* 和 *PMS2* 等；③参与核苷酸切除修复的基因有 *XPA*、*XPB*、*XPC*、*XPD*、*XPF* 和 *XPG* 等。

6. 发育及凋亡相关的信号途径组分　分化能力较强的细胞分裂能力相对较弱，此类细胞在分化时可避免其发生不正常的分裂。细胞凋亡是维持有机体内细胞数动态平衡的最关键的生命程序，当其出现功能障碍时，可导致肿瘤的发生。这类肿瘤抑制基因包括 *APC*、*CDX2*、*BAX*、*DCC* 和 *NF2* 等。

7. 其他　随着对肿瘤抑制因子的研究深入，又发现了许多具有肿瘤抑制功能的基因。这些基因发生功能异常时，会对细胞的增殖、迁移以及黏附等多方面功能造成影响，进而增加肿瘤发生的可能。例如，*NM23* 基因是一种肿瘤转移相关抑制基因，在低转移性肿瘤中的表达水平明显高于高转移性肿瘤的表达水平。另外还有 *FHIT*、*MEN1*、*PTCH1* 等。然而这些基因的具体功能仍有待进一步的研究。

第五节 遗传型恶性肿瘤

部分人类恶性肿瘤的发生具有家族聚集性，即一个家族内有多个成员患有同一种肿瘤或几种肿瘤，这又称为遗传型恶性肿瘤综合征。随着人类肿瘤分子遗传学的研究进展，人们对其发生的分子机制有了更深刻的认识。目前认为，各种癌基因、肿瘤抑制基因、生长相关基因、细胞周期调控基因、信号转导基因和细胞凋亡相关基因等的改变均是肿瘤发生的遗传学基础，它们构成了个体对肿瘤的遗传易感性。这种对肿瘤的遗传易感性可以从亲代传递到子代，使子代更易患肿瘤，并对环境致癌因素更加敏感。遗传型恶性肿瘤综合征在人群中具有发病早、恶性程度高和多发性等特点，符合孟德尔遗传规律。

一、常染色体显性遗传的恶性肿瘤综合征

（一）家族性视网膜母细胞瘤

1. 疾病概述 视网膜母细胞瘤（retinoblastoma，RB）（OMIM#180200）是一种起源于胚胎视网膜细胞的眼内恶性肿瘤，发病率为1/30 000～1/15 000。该病多发生于儿童早期，常见于3岁以下儿童，发病无种族、性别和地域差异，具有家族遗传倾向，可单眼、双眼先后或同时罹患，是婴幼儿最常见的眼内恶性肿瘤，成人中罕见。

视网膜母细胞瘤的临床表现为早期眼底出现灰白色肿块，此时肿瘤仅在眼内生长，对眼睛外观无影响，且多无自觉症状。随着肿瘤进一步增长，突入到玻璃体或接近晶状体，使瞳孔呈黄白色对光反射，表现为类似“猫眼”的白瞳症。视网膜母细胞瘤病例均呈现典型的面部特征：前额突出、鼻根低且宽、鼻短呈球状、嘴大、上唇薄、人中长及耳垂突出。

视网膜母细胞瘤可分为遗传型和非遗传型两大类，具体表现为三种情况。

（1）遗传型视网膜母细胞瘤约占40%。其中约85%为双眼发病，15%为单眼发病，外显率为90%左右。遗传型视网膜母细胞瘤患者发病早，多在1岁半以内发病，通常有家族史，有多个病灶，易发生第二种肿瘤。其发病是由患病或携带致病基因的父母遗传，或正常父母生殖细胞的突变所致。遗传方式符合AD遗传。临床上将双眼视网膜母细胞瘤、有家族史的单眼视网膜母细胞瘤或多病灶的单眼视网膜母细胞瘤归入遗传型。

（2）非遗传型视网膜母细胞瘤约占60%。一般为单眼发病，发病较迟，多在2岁以后发病，通常没有家族史，单个病灶，不易发生第二种肿瘤。其发病是由患者视网膜母细胞发生突变所致，其后代视网膜母细胞瘤的发生率与一般人群无显著差异。

（3）遗传型视网膜母细胞瘤中约有5%为体细胞染色体变异所致。这类患者除视网膜母细胞瘤外，根据染色体缺失节段大小的不同，常伴有轻重不等的全身异常。主要表现为智力低下和发育迟滞，还可出现小头畸形、多指畸形及先天性心脏病。外周血淋巴细胞出现13号染色体长臂中间缺失。尽管不同病例缺失节段长短不同，但均累及13q14区域，最小缺失节段为13q14.2。

2. 发病遗传机制 该病由位于人类13q14.2的视网膜母细胞瘤基因（*RB1*）突变导致。*RB1*基因突变的类型包括：①大片段缺失，缺失断裂点可出现在整个*RB1*基因范围内；②碱基的插入或缺失，位于基因编码序列中，引起阅读框移位；③点突变，包括错义突变和无义突变。

关于本病的发病机制，存在多种学说，例如二次突变学说、隐性基因突变学说和复等位基因学说等。目前，Kundson提出的二次突变学说为学术界多数学者所接受。

（二）维尔姆斯瘤

1. 疾病概述 维尔姆斯瘤（Wilms tumor，WT）（OMIM#194070）又称肾母细胞瘤（nephroblastoma），

1899年由德国医生维尔姆斯（Wilms）首次描述，是婴幼儿泌尿系统最常见的恶性肿瘤，占全部儿科肿瘤的5%～6%，其发病率约为活婴的1/10 000，约75%的维尔姆斯瘤发病在1～5岁之间，平均发病年龄3.5岁。

维尔姆斯瘤显著的临床表现为婴幼儿虚弱伴上腹季肋部肿块。多数患者在5岁前发病，偶见于成年人。肿块多呈圆形或椭圆形，橡胶样硬，表面光滑或呈轻度分叶状，边缘整齐，无压痛，部分患儿有腹痛、血尿、高血压、贫血和发热等症状。维尔姆斯瘤恶性度较高，生长速度快，发生转移事件早，常可转移至肺、肝、胸膜、主动脉旁及肾门淋巴结等。

维尔姆斯瘤发病方式可分为遗传型和散发型，其患者所占比例分别约为38%和62%。维尔姆斯瘤包括单侧和双侧发病，双侧性维尔姆斯瘤无论是散发性或家族性，均为遗传型；而单侧性发病的患者中约10%是遗传型，其余属散发型。家族性维尔姆斯瘤的遗传方式是具有不同外显率和表现度的AD遗传。

2. 发病遗传机制 遗传型维尔姆斯瘤的发生具有遗传异质性，在不同的维尔姆斯瘤家系或不同的维尔姆斯瘤患者中，常分别涉及 *WT1*（11p13）、*WT2*（11p15.5）、*WT3*（16q）、*WT4*（17q12-q21）、*WT5*（7p14.1）和 *WT6*（4q12）等不同的易感基因。这些基因在不同时期不同阶段通过各种途径发生突变而导致肿瘤的发生。

维尔姆斯瘤发生机制有二次突变学说和肾源性剩余（nephrogenic rest）学说。二次突变学说与视网膜母细胞瘤相同。肾源性剩余学说是指某些个体肾脏组织中存在胚胎期肾组织，并认为其是维尔姆斯瘤的癌前病变。这两个学说都具有自身适用的局限性。

（三）家族性腺瘤性息肉病

1. 疾病概述 家族性腺瘤性息肉病（familial adenomatous polyposis，FAP）是一种以结肠和直肠多发息肉为特征的家族性肿瘤综合征，主要分为四种类型，分别是FAP1、FAP2、FAP3和FAP4。其中FAP1（OMIM#175100）最为常见，发病率为1/15 000～1/10 000，以多发性腺瘤性息肉为主要特征。

典型的家族性腺瘤性息肉病的肠内表现为多发性结直肠腺瘤性息肉，多出现在20岁前，肠镜下可见成百上千的腺瘤性息肉。患者临床表现为腹痛、便血、腹泻、全身乏力、消瘦、贫血、肛门坠胀、里急后重、肠梗阻等。FAP患者的早期临床症状较轻，如不预防性切除大肠，至40岁癌变的概率可达80%～100%。

2. 发病遗传机制 该病由位于5q22.2的结肠腺瘤性息肉病（adenomatous polyposis coli，APC）基因突变导致。60%～70%的FAP1家系存在*APC*基因突变。*APC*基因的突变会影响肠细胞的正常生长和功能，使细胞过度增长产生结肠息肉。尽管带有*APC*基因突变的个体最终将发展成结直肠癌，但是息肉的数量及成癌的时间取决于基因突变的位点。FAP2是由位于1p34.1的*MUTYH*基因突变导致的AR遗传病；FAP3是由位于16p13.3的*NTHL1*基因突变导致的AR遗传病；FAP4是由位于5q14.1上的*MSH3*基因突变导致的AR遗传病。

（四）遗传性非息肉性结直肠癌

1. 疾病概述 遗传性非息肉病性结直肠癌（hereditary nonpolyposis colorectal cancer，HNPCC）又称林奇综合征（Lynch syndrome）（OMIM#120435），1966年由美国医生林奇（Lynch）首次报道，是一种较为常见的AD遗传病，占所有结直肠癌的2%～5%，人群发病率为1/1000～1/200。HNPCC最为明显的临床特征是家族性聚集，发病年龄较早，多见于右半结肠，伴同时性或异时性的肠外恶性肿瘤，特别是子宫内膜癌、胃癌、卵巢癌等。其临床特征明显区别于家族性腺瘤性息肉病转化的结直肠癌，发病时结直肠内没有大量的息肉病变，且致病基因不同。

2. 发病遗传机制 DNA错配修复（mismatch repair，MMR）基因突变是发病的主要原因。这些错配修复基因主要包括*MLH1*、*MSH2*、*MSH6*及*PMS2*基因，前二者较多见。除此之外，*BRAF*突变和*EPCAM*基因的缺失也可导致HNPCC发生。

二、常染色体隐性遗传的恶性肿瘤综合征

一些以体细胞染色体断裂为主要表现的综合征多具有 AR 遗传特性，统称为染色体不稳定综合征。

（一）布卢姆综合征

1. 疾病概述 1954 年布卢姆（Bloom）首次报道了布卢姆综合征（Bloom syndrome，BLM/BS）（OMIM*604610），是一种罕见的 AR 遗传病，又称“面部红斑侏儒综合征”。布卢姆综合征比较罕见，目前在人群中的发病频率仍未确定。

侏儒体型是布卢姆综合征的特有体征，表现为比例相称的身材矮小。布卢姆综合征对日光高度敏感，典型面容包括面部毛细血管扩张性蝶形红疹，皮损集中于颊和鼻部；皮疹也可以出现在其他日光暴露区，皮肤表现是以躯干为主要分布区的局限性咖啡斑或色素沉着。轻度颜面部畸形，通常表现为面部狭长、下颌小和耳鼻突出。

布卢姆综合征患者具有高度癌症易感性，约 50%的布卢姆综合征患者可罹患癌症，最常见的是实体瘤（约 53%）、白血病（11.3%）或淋巴瘤（25%）；布卢姆综合征患者癌症发病年龄早，平均发病年龄约 15 岁；癌症是布卢姆综合征患者死亡的常见原因。

2. 发病遗传机制 引起布卢姆综合征的分子基础是由位于 15q26.1 的 *BLM* 基因（RECQL3）突变。

布卢姆综合征是一种典型的“染色体断裂综合征”，隐性的 *BLM* 基因突变导致遗传性染色体断裂和重排。*BLM* 基因编码产物是 RecQ 解旋酶，其功能为维持 DNA 的结构和稳定性，防止过多的姐妹染色单体交换。*RECQL3* 基因突变产生截短蛋白并丧失了 DNA 解链酶的功能；错义突变可能影响该酶蛋白的激活，同样失去解链酶功能，导致高频染色体断裂或染色体不稳定增加。由于缺失 RECQL3 蛋白，布卢姆综合征患者细胞姐妹染色单体交换的频率大约是正常人的 10 倍。布卢姆综合征患者对阳光等 DNA 损伤因素具有高度敏感性，这是由于细胞修复紫外线引起的 DNA 损伤功能降低，从而不能修复在 DNA 复制过程中出现的各种异常 DNA 结构，以致出现染色体断裂，易位和姐妹染色单体交换等染色体不稳定综合征的细胞遗传学特征，这种基因改变促使细胞无序分裂从而导致布卢姆综合征患者癌症的发生。

（二）范科尼贫血

1. 疾病概述 1927 年瑞士儿科医生范科尼（Fanconi）发现一种罕见的 AR 遗传病，表现为贫血、先天畸形及骨髓脂肪化，1931 年该病被正式命名为范科尼贫血（Fanconi anemia，FA）（OMIM#227650）。范科尼贫血是一种先天性家族性再生障碍性贫血，又名先天性全血细胞减少症，发病率为 1/160 000。

范科尼贫血患者罹患再生障碍性贫血、骨骼异常、器官缺陷和癌症发病风险增高。大约 90%范科尼贫血患者骨髓造血功能受损，导致再生障碍性贫血；患者由于贫血出现极度疲劳，因中性粒细胞减少而频发感染，因血小板减少导致出现凝血障碍。

范科尼贫血患者常出现血液系统、头颈部、皮肤、消化系统或生殖系统肿瘤的发病风险增高。患者儿童期患白血病的发病风险明显增高，尤其易患急性髓细胞性白血病。

2. 发病遗传机制 范科尼贫血的分子基础是 DNA 修复基因发生突变。遗传性范科尼贫血致病基因具有遗传异质性，目前已经确定 17 个相关基因突变可以导致范科尼贫血，其中 16 个基因位于常染色体，仅 *FANCB* 定位于 X 染色体上，表现为隐性遗传。这 17 个范科尼贫血相关基因均参与 DNA 损伤的识别和修复，如果其中一个基因发生突变则会使损伤的 DNA 无法修复而导致肿瘤发生。80%～90%的范科尼贫血病例是由于 *FANCA*、*FANCC* 和 *FANCG* 三个基因中的一个突变引起。

（三）毛细血管扩张性共济失调综合征

1. 疾病概述 毛细血管扩张性共济失调综合征（ataxia telangiectasia syndrome）（OMIM#208900）由路易斯-巴尔（Louis-Bar）在 1941 年首次报道，是一种罕见的 AR 遗传性神经变性，发病率为 1/100 000～

1/40 000，无种族和民族差异。

该病患者首发症状表现为共济失调，为神经系统退行性变所致。感染和肿瘤为本病的常见症状，患儿伴发白血病、淋巴瘤和乳腺癌等恶性肿瘤的概率比正常人高约 100 倍。1 岁左右即可发病，发病初期仅表现姿势和步态异常，闭目难立征阳性，两上肢意向性震颤和眼球震颤等，可有吞咽困难、膝反射消失，随年龄增长缓慢加重。10～20 岁出现手足徐动、舞蹈样动作、发音不清及智力低下。本病患者很少存活过儿童期。

2. 发病遗传机制 *ATM* 基因是该病唯一的致病基因，位于 11q22.3，有 66 个外显子，是迄今发现的外显子最多的基因之一，编码由 3056 个氨基酸残基组成的蛋白质。该病发生的分子基础是 *ATM* 基因突变导致编码的 ATM 蛋白缺失，丧失对下游基因的调控作用，阻碍 DNA 修复，从而导致染色体断裂和基因组不稳定并出现恶性肿瘤。

（四）着色性干皮病

1. 疾病概述 着色性干皮病（xeroderma pigmentosum，XP）（OMIM#278700）等是一组罕见的 AR 遗传病，主要临床特征是患者皮肤对日光特别是紫外线高度敏感，暴露部位的皮肤易发生色素沉着、萎缩、角化过度和癌变等。

XP 发病率较低，欧美人群报道的发病率约为 1/1000 000，东亚、中东和北非人群发病率稍高一些，发病无性别差异。XP 共有 8 种亚型，其分布有明显地域差异。

2. 发病遗传机制 与 XP 发病相关的有 7 个 DNA 损伤修复基因（*XPA*～*XPG*）和 1 个 DNA 错配修复基因变异型（*XPV*），它们均是核苷酸切除修复（nucleotide excision repair，NER）的关键因子，这些致病基因突变导致的 DNA 切除修复酶系统功能缺陷是 XP 的病因。

Summary

Tumours are categorized as benign or malignant and are identified as neoplasms formed by a group of cells with uncontrollable proliferating ability. A malignant tumour results from a genetic occurrence within somatic cells and is triggered by structural and constitutional alterations of tumour-related genes (including oncogenes and tumour suppressor genes), which are frequently accompanied by genome instability or telomerase activation. The cell integrates and interprets the host of signals it receives from its environment and determines whether to grow or stop growing and differentiate. Tumour-related genes are normally involved in the regulation of cell growth and the repair of DNA damage. However, 5% of cancers are caused by germline mutations and can be passed on to the next generation.

Despite the many scientific discoveries of the 21st century, our understanding of tumour aetiology remains insufficient. In addition, cancer incidence and mortality rates continue to increase, even as promising gains against infectious diseases and increases in longevity are made. Increases in cancer incidence and mortality are closely associated with environmental pollution, stress, and unhealthy habits, such as smoking. Thus far, however, no apparent determining factor has been identified in the pathogenesis of most malignant tumours, in which a genetic basis is believed to play a critical role. It would be relatively easy to understand the initiation and promotion of cancer if cancer was a disease involving a single gene mutation. Unfortunately, this is not the case. Current theories assume that cancer develops via the accumulation of a series of genetic alterations and that missteps in the induction of proliferation or regulation of the cell cycle and/or programmed cell death (apoptosis) inevitably lead to the development of a tumour.

（孙文靖）

第十五章　遗传病的诊断

遗传病的诊断是一项复杂的工作，需要多个临床学科的密切配合。遗传病的诊断除了需要常规的临床诊断方法外，还需要运用一些特殊的诊断方法和技术，如系谱分析、染色体检查、基因诊断等。目前，遗传病的诊断根据诊断时间不同，分为现症患者诊断、症状前诊断和产前诊断三种类型。随着生物技术和生殖医学的迅速发展，产前诊断形成了一个新的分支——胚胎植入前诊断。

遗传病的诊断是遗传病防治的基础。绝大多数遗传病和与遗传相关疾病还没有理想的治疗方法，这些疾病的诊断（特别是产前诊断和携带者检出）显得更加重要。

第一节　现症患者诊断

现症患者诊断（symptomatic diagnosis）就是根据患者已出现的各种临床症状、结合系谱分析和一些相关的遗传学检查，诊断疾病。现症患者诊断是遗传病诊断的主要内容，既依赖于常规临床诊断技术，如病史、症状、体征及常规实验室检查等，还依赖于遗传病的特殊诊断，包括系谱分析、染色体检查、生化检查和基因诊断等。

一、常规临床诊断

遗传病的常规临床诊断与其他疾病的临床诊断的方法基本相同，即通过收集病史、了解症状和体征、必要的实验室检查和辅助性检查，对患者做出初步的临床诊断。遗传病诊断和一般疾病的诊断相比有其特殊性。遗传病种类繁多，但每种疾病的患者较少；由于多种因素的影响，同一种遗传病的临床表现都有较大的差异，不同种疾病又有相同的临床表现。因此，遗传病的诊断比较困难，要求医生有更多的综合诊断知识、手段和方法，实验室诊断等特殊的诊断技术相对来说也更为重要。

遗传病病史采集的真实性和完整性对后续的研究分析和诊断至关重要，主要通过采集对象的描述和有关个体的病案查询。临床实践中还应注意不同个体描述是否可以相互印证，以确保资料的可信度。对于发病原因、过程、时间、地点、治疗情况等也应详细记录。另外还要收集患者的家族史、婚姻史和生育史等资料。家族史要了解本病在家族各成员中的发病情况，若家族中有人患有某种疾病，应询问其发病年龄、病情特点等；婚姻史主要了解婚龄、结婚次数、配偶健康情况及有无近亲婚配等；生育史主要包括生育年龄、子女健康状况，有无流产、死产、早产，如有新生儿死亡或患儿，还应了解患儿有无产伤、窒息；妊娠早期有无药物和放射线等致畸因素的接触史。

遗传病的症状和体征有和其他疾病的共同性，亦有遗传病本身的特殊性。有些遗传病有自己特有的症状和体征，易于诊断。如智力低下同时伴有霉臭尿则提示为苯丙酮尿症，尿有焦糖味应考虑枫糖尿病的可能性，智力低下同时伴有眼距宽、眼裂小、外眼角上斜等体征应考虑为唐氏综合征，患儿有特殊的猫叫样哭声应考虑为5p部分单体综合征等。一般说来，染色体畸变综合征往往具有智力发育不全、生长迟缓、先天性心脏病、皮纹改变和头面部畸形等症状。根据这些症状体征，即可做出初步诊断，只需进一步做相关实验室检查，进行确诊。除注意遗传病的特异性症候群，还应注意身体发育、智力发育、性器官及第二性征发育情况。

实验室检查和临床辅助检查也是遗传病的临床诊断的重要手段。实验室检查包括血尿便常规检查、生化检查等，临床辅助检查包括X线、超声、心电图、脑电图、CT等。

二、系谱分析

系谱分析对遗传病的诊断非常重要。系谱以图解的方式提供各种信息，易于分析和解释。根据对先证者及其家族成员患病情况的调查结果绘制成系谱，并进行分析，确定该病是否遗传病，是哪一种类型的遗传病，如果是单基因遗传病，属于哪一种遗传方式。系谱分析有助于区别某些表型相似的遗传病，以及同一遗传病的不同类型，也可鉴别由于遗传异质性造成的遗传方式的不同。此外，系谱分析还可用于遗传咨询中个体患病风险的计算和基因定位中的连锁分析。

系谱分析往往是根据先证者的症状、体征、实验室检查和其他辅助检查作出疾病的诊断后，追溯家系中其他成员的患病情况，绘出系谱图。

在绘制系谱过程中要注意：

（1）系统完整性：一个完整的系谱要包括三代以上各成员的患病情况，对于死者亦要尽可能详细地核查死因。如有近亲婚配、死胎、流产和婴儿死亡等，也须询问清楚，记录在系谱中。

（2）真实可靠性：由于患者及家属的文化水平、医学知识、表达和判断能力不一样，往往会提供一些模糊概念；也有的患者不愿承认自己是遗传病，怕影响本人和子女的婚配；有的怕暴露自己的生育次数；重婚、再婚者，非婚子女、养子养女等亦有不愿告诉医生实情的。因此，需要医生耐心热情地取得患者及家属的信任，讲明意义，晓以利害，引导其说明家系中一切与此病相关的真实信息，以便明确诊断。

（3）注意新的基因突变：有些遗传病家系中除先证者本人外，找不到其他患者，从系谱中难以判断其遗传方式，应考虑是由于新的基因突变引起的。例如，进行性假肥大性肌营养不良（DMD）约有 1/3 的病例是新的基因突变引起的。一般认为是由于患者母亲卵子形成过程中 X 染色体上 *DMD* 基因突变所致。

系谱分析时，要注意区别孟德尔遗传病、非孟德尔遗传病、遗传异质性和一些特殊的遗传现象，如遗传印记和动态突变等。

（一）孟德尔遗传病

孟德尔遗传病为单基因病，符合孟德尔遗传特征。系谱分析对这类疾病的分析非常有用，分析时要考虑到某些疾病的遗传异质性、不规则显性、不完全显性和延迟显性等情况，避免误判及发病风险的错误估计。

由于遗传异质性，相同的临床症状是由不同的遗传基础引起的，就给临床诊断分析带来困难。例如引起先天性耳聋的原因中有 50%为单基因遗传病，其中 AR 占 43.5%，AD 占 6.0%，XR 占 0.5%，另外还有 30%是由于环境因素所致，特发的占 20%；引起先天性白内障的原因有 20%为染色体畸变，25%为胎内感染，10%是单基因病（多数 AD，少数 AR），此外尚有 34%是特发的。

在 AD 遗传病中，有一类延迟显性，患者往往到成年后甚至延迟到老年才发病，如成年型多囊肾平均 40 岁才发病，亨廷顿病多数病例也在成年以后发病，阿尔茨海默病（一种遗传性老年痴呆）则要到 55 岁以后才发病。在绘制这些病例系谱时，有些患者尚未表现症状，若不了解该病的遗传规律，就会影响对这些疾病的分析判断。此外，某些显性遗传病，由于不规则显性会导致隔代遗传现象，很容易将显性误作隐性遗传病对待。

（二）非孟德尔遗传病

已经有不少遗传病，其传递规律并不符合经典的孟德尔遗传规律。

1. 线粒体遗传病　线粒体基因突变所引起的遗传病只通过母系遗传，女性患者的子女都有可能患病。线粒体遗传病表现为晚发、进行性加重。

2. 多基因遗传病　是一大组常见的多发性疾病，包括许多出生缺陷和慢性晚发型疾病。发病原因复杂，遗传基础是多对等位基因，同时又受环境因素的影响，其家族聚集性可能类似于孟德尔遗传病，但并不遵循孟德尔规律。

（三）具有特殊遗传学现象的疾病

1. 基因组印记 部分来自双亲的等位基因和染色体区域的表达不是等同的，这些等位基因在传递上符合孟德尔规律，但在表达方面受传递的双亲性别影响，产生母源印记或父源印记，在系谱分析中要加以注意。例如：家族性血管瘤，在家系数代中传递并且两种性别的个体都会受累，但是未受累的男性的母亲或祖母是患者，他的孩子就可能患病。这种传递方式提示是一种 AD 突变基因被母源印记，在卵子中被灭活（子代不患病），而在精子中被重激活（表型正常的男性携带者的子代患病）。

2. 动态突变 在孟德尔遗传病中，突变后的基因在世代传递中稳定存在，但在三核苷酸重复序列扩展所致的遗传病中，处于突变状态的基因在世代传递甚至在体细胞的世代传递中表现为不稳定，其重复单元的数目发生改变。如：脆性 X 综合征中出现正常传递男性者，似乎与 X 连锁不符，但若考虑到脆性 X 突变基因存在前突变及前突变经女性传递转变成全突变，则圆满地解释了这一现象。

三、细胞遗传学检查

细胞遗传学检查是确诊染色体病的主要方法和重要依据。染色体和染色质检查是较早应用于遗传病诊断的辅助手段。近年出现的染色体原位杂交技术，使染色体病的诊断和定位更加准确。

（一）染色体检查

染色体检查也叫核型分析（karyotype analysis），即通过血液或组织培养制备染色体标本，通过显带（包括 Q 显带、G 显带、C 显带和 R 显带等）和显微摄影，进而进行配对、编号和分组的分析过程。通过该方法可准确地检出 100 多种染色体畸变综合征和其他异常核型。随着高分辨染色体显带技术（单倍染色体 550～850 条带）的应用，能够更准确地发现和辨别微小的染色体畸变。因而不断地有新的人类染色体异常核型发现，为人类染色体畸变的研究提供了越来越多的可借鉴的资料。

染色体检查标本可是患者的外周血、骨髓、胸腔积液、腹水、手术切除的病理组织、培养细胞等，也可取自胎儿的皮肤、脐带血、受精卵卵裂细胞、绒毛和羊水中胎儿脱落细胞，从而进行产前的染色体诊断。

染色体检查适应证可归纳为下列几个方面：①智能低下、生长迟缓或伴有其他先天畸形者；②夫妇中有染色体异常，如平衡结构重排、嵌合体等；③家族中已有染色体异常或先天畸形个体；④多发性流产的妇女及其丈夫；⑤原发闭经和男女不育症者；⑥35 岁以上的高龄孕妇；⑦有两性内外生殖器畸形者；⑧身材高大，性情粗暴的男性；⑨恶性血液病患者；⑩长期 X 线、电离辐射或致畸突变物接触的人员。

（二）性染色质检查

1. X 染色质检查 X 染色质的检查可刮取口腔黏膜、阴道黏膜上皮细胞，亦可采用绒毛或羊水中胎儿脱落细胞涂片，经硫堇或甲苯胺蓝染色，在光镜下计数 X 染色质的数目，从而推导个体的 X 染色体数目。可用于两性畸形或 X 染色体数目异常而引起的性染色体畸变综合征的检测。如特纳综合征（45，X）X 染色质为阴性，克兰费尔特综合征（47，XXY）X 染色质为阳性。该方法操作简单，但确诊仍需进行染色体检查。

2. Y 染色质检查 利用荧光染料盐酸喹吖因等染料进行 Y 染色质数目的检查。适用于检测具有一个或一个以上 Y 染色体的个体或细胞群。如正常男性（46，XY）只有一个 Y 染色质，而超雄征（47，XYY）患者有 2 个 Y 染色质。

（三）染色体原位杂交

染色体原位杂交（in situ chromosome hybridization）是应用生物素、地高辛或荧光染料标记的特异性DNA探针与玻片上的细胞中期染色体或间期核的DNA进行杂交检测。在这些核酸不改变原来结构的情况下，研究核酸片段的位置、相互关系，因此称为原位杂交。通过染色体原位杂交可完成非整倍体的检测，如发现单体性和三体性染色体异常的患者；进行中期染色体原位杂交还可检测染色体微小缺失、插入、易位、倒位或扩增等结构异常。

荧光原位杂交（FISH）技术是以细胞遗传学为基础建立起来的分子细胞遗传学新技术。荧光原位杂交方法使用荧光素标记探针，以检测探针和分裂中期的染色体或间期的染色质的杂交。不同荧光染料在不同的激发光下显示不同的颜色，例如DAPI、喹吖因、PI用于染色体着色显示红色，AMCA、FITC、Bidopy标记探针显示绿色，罗丹明、Texas red标记探针显示红色。用不同荧光颜色标记的多种探针同时进行多色FISH，或用不同的标志物配比标记不同的染色体，或用两种标志物分别标记患者和正常人的DNA标本（比较基因组杂交，CGH），通过计算机图像处理系统，可获得更加生动的染色体图像，大大提高了染色体畸变的检出率和准确性。

四、生物化学检查

生化检查是遗传病诊断的重要辅助手段，包括一般的临床生化检验和遗传病的特异检查。生化检查主要是对由于基因突变引起的蛋白质和酶结构或功能活性的检测，此外还包括反应底物、中间产物或终产物和受体的结合能力检查。该检查特别适用于分子病、先天性代谢缺陷、免疫缺陷等遗传病的诊断。所用的材料主要有血液、活检组织、尿、粪、阴道分泌物、脱落细胞和培养细胞等。

生化检查可以分为两个方面：

（一）酶和蛋白质的分析

基因突变引起的单基因病主要是特定的酶和蛋白质的质和量改变的结果。因此，利用血液和特定的组织细胞（如肝细胞、皮肤成纤维细胞、肠黏膜细胞等）对酶的活性和蛋白质的含量进行检测以确诊单基因病。主要方法：电泳技术、酶活性检测、层析技术、免疫技术、氨基酸序列分析技术等。表15-1是临床上常见的通过酶活性检测而诊断的遗传代谢病。

表15-1 常见的通过酶活性检测而诊断的遗传代谢病

疾病	缺陷的酶	采样组织
白化病	酪氨酸酶	毛囊
半乳糖血症	半乳糖1-磷酸-尿苷转移酶	红细胞
黑矇性痴呆	氨基己糖苷酶	白细胞
戈谢病	β-葡萄糖苷酶	白细胞、皮肤成纤维细胞
腺苷脱氨酶缺乏症	腺苷脱氨酶	红细胞
糖原贮积症Ⅰ型	葡糖-6-磷酸酶	肠黏膜
糖原贮积症Ⅱ型	α-1，4-葡萄糖苷酶	皮肤成纤维细胞
糖原贮积症Ⅲ型	脱支酶	白细胞、皮肤成纤维细胞
糖原贮积症Ⅳ型	分支酶	白细胞、皮肤成纤维细胞
糖原贮积症Ⅵ型	肝磷酸化酶	肝、白细胞
精氨酸琥珀酸尿症	精氨酸代琥珀酸裂解酶	红细胞
胱硫醚尿症	胱硫醚酶	肝、白细胞、成纤维细胞
组氨酸血症	组氨酸酶	指（趾）甲屑
同型胱氨酸尿症	胱硫醚合成酶	白细胞、成纤维细胞
枫糖尿病	支链酮酸脱羧酶	肝、白细胞、成纤维细胞
苯丙酮尿症	苯丙氨酸羟化酶	肝

续表

疾病	缺陷的酶	采样组织
酪氨酸血症Ⅰ	对羟苯丙酮酸羟化酶	肝、肾
酪氨酸血症Ⅱ	酪氨酸氨基转移酶	肝
氨酰脯氨酸缺乏症	氨酰脯氨酸酶	白细胞
高苯丙氨酸血症	二氢蝶啶还原酶	皮肤成纤维细胞
瓜氨酸血症	精氨酰琥珀酸合成酶	皮肤成纤维细胞
进行性肌营养不良	肌酸磷酸激酶	血清

（二）代谢产物的检测

利用血液、尿液和羊水对代谢产物进行质和量的检测。主要方法有血液滤纸片法和显色反应等。

苯丙酮尿症、枫糖尿病、同型胱氨酸尿症等氨基酸类代谢病可通过枯草杆菌抑制试验及大肠埃希菌代谢物抑制试验等简便的相关生化手段检测待检者的血液滤纸片；一些遗传代谢病患者尿排泄物与三氯化铁显色反应，例如，苯丙酮尿症患者的尿呈绿色，酪氨酸血症患者的尿呈绿色并迅速褪色，枫糖病症患者的尿呈灰绿色，组氨酸血症患者的尿呈淡绿色，尿黑酸尿症患者的尿则呈深棕色。

表 15-2 列出了常用于尿检测的一些简便方法。这些方法用于初检和普查非常有效。

表 15-2 一些遗传代谢病的尿检测法

方法	阳性反应	检出物	可呈阳性反应的代谢病
10%三氯化铁试验	绿色	苯丙酮酸	苯丙酮尿症、尿黑酸尿症、组氨酸血症、高酪氨酸症
2，4-二硝基苯肼试验	黄色沉淀	α-酮酸	苯丙酮尿症、枫糖尿病、高酪氨酸血症、组氨酸血症
靛红反应	尿滤纸呈深蓝色	脯氨酸、羟脯氨酸	高脯氨酸血症、脯氨酸尿症、羟脯氨酸血症
银硝普钠试验	紫色	同型胱氨酸	同型胱氨酸尿症
甲苯胺蓝试验	尿滤纸呈紫色	硫酸软骨素	黏多糖贮积症各型、马方综合征
尿糖定性试验	由绿转黄色	半乳糖、葡萄糖、果糖、戊糖	半乳糖血症、果糖不耐受症、特发性果糖尿症、乳糖不耐受症、戊糖尿症
邻-联甲苯胺反应	尿滤纸呈蓝色	铜	肝豆状核变性
碘反应	尿滤纸不脱色	胱氨酸、半胱氨酸同型半胱氨酸、胱硫醚、蛋氨酸	胱氨酸尿症、同型胱氨酸尿症、胱硫醚尿症、肝豆状核变性

五、基 因 诊 断

利用分子生物学技术，从基因水平检测体内 DNA 或 RNA 结构和表达水平变化，从而对疾病做出诊断的方法，称为基因诊断（gene diagnosis），又称为分子诊断（molecular diagnosis）。1978 年，简悦威（Yuet-Wai Kan）等第一次利用分子生物学技术成功地对镰状细胞贫血进行产前诊断，开创了遗传病基因诊断的新时期。目前基因诊断已应用于临床，不但用于遗传性疾病，而且用于一些传染性疾病和肿瘤的诊断。

基因诊断和传统的诊断方法主要差异在于直接从基因型推断表型，越过基因产物（酶或者蛋白质）直接检测基因最终作出诊断。基因诊断可以对遗传病患者作出临症诊断，可以在发病前作出症状前诊断，还可以对有遗传病风险的胎儿/胚胎作出产前/植入前诊断。此外基因诊断不受取材的细胞类型和发病年龄的限制，也不受基因表达的时空限制，还可以有效检出携带者。例如苯丙氨酸羟化酶基因（PAH）不在羊水和绒毛细胞中表达，用一般的生化检查方法无法在产前检测。而用基因诊断方法就可以检测羊水脱落细胞中 *PAH* 基因的缺陷，从而作出产前诊断。

基因诊断具有以下特点：①特异性强，以特定基因为目标，检测基因突变和表达信息；②灵敏度高，采用分子杂交技术和PCR技术具有信号放大作用，微量样品即可进行诊断；③应用广泛，可用于尚无出现临床症状前、胎儿出生前的诊断、群体筛查等；④样品获得便利，取材不受个体发育阶段性和基因表达组织特异性的限制。

基因诊断的方法随着分子生物学的发展、技术的进步而不断改进，朝着高效、准确、灵敏和无创伤的方向发展。基因诊断是遗传病诊断的重要手段，可诊断的病种日益增多，未来有望对人类4000多种单基因遗传病中的大多数疾病实行基因诊断。

（一）基因诊断的基本技术

基因诊断技术和方法根据其原理，主要可分为三大类：杂交技术、聚合酶链反应技术以及两者结合的技术。经常用于基因诊断的方法有分子杂交、聚合酶链反应、DNA序列测定和DNA芯片四种技术。

1. 分子杂交技术 分子杂交是最早用于基因诊断检测遗传病基因缺陷的方法，是从核酸分子混合液中检测特定大小的核酸分子的传统方法。其原理是核酸变性和复性理论。DNA双螺旋结构在高温、强酸强碱或使氢键断裂的任何试剂中都可以变性（denaturation），双链分离成单链，当缓慢恢复到正常生理条件时，变性的单链以碱基互补原则，重新恢复为具有生物活性的双链DNA，称为复性（renaturation）。分子杂交（molecular hybridization）就是利用DNA的基本特性，运用特异标记的DNA片段（即探针），与变性后的靶DNA单链或RNA分子进行特异的复性过程，分子杂交技术即这一过程中所涉及的相关分子生物学手段。

分子杂交技术涉及了：①用于杂交的探针的获得和标记；②靶DNA（或RNA）的分离，与支持物的结合，如打点于膜上或印迹到膜上；③探针与靶DNA（或RNA）的杂交；④杂交后的检测等步骤。

分子杂交的必备条件之一是制备用于杂交的基因探针。基因探针（probe）是一段带有标记的、与待测基因有关的核酸序列。这段序列可以是基因本身，也可以是与某基因连锁的DNA片段（遗传标记），能特异性地和被检测的基因或基因侧翼DNA同源序列进行杂交。根据杂交结果就可以分析待测标本DNA中基因的存在及表达状况或与疾病基因的连锁关系，据此做出诊断。目前基因探针的制备主要有下列三种方法：①基因组探针（genomic probe），根据不同种生物基因序列存在同源性，其他动物（一般为哺乳动物）某一相应基因或基因片段从人类基因文库调出人类的相应基因或基因片段用作探针。②cDNA探针（cDNA probe），将正常细胞中某一基因的转录产物mRNA分离后，应用逆转录酶逆转录成cDNA。③寡核苷酸探针（oligonucleotide probe），体外人工合成，与已知基因序列互补的，长度十几个到几十个核苷酸的片段。

在进行分子杂交前，必须用同位素（^{32}P、^{35}S）或其他方法（地高辛、辣根过氧化物酶或生物素等）对上述得到的多拷贝的基因探针进行标记，以便对杂交结果进行分析。目前常用的也是最准确的方法是同位素或非同位素通过缺口平移和六核苷酸引物标记法标记。

通常意义上的分子杂交是指标记了的变性的单链探针与结合到支持物（如尼龙膜或硝酸纤维素膜）上的已经变性的单链待检核酸样品复性，特异性的碱基互补配对，重新形成新的双链核酸分子的过程。包括斑点杂交、DNA印迹法和RNA印迹法。

（1）斑点杂交（dot hybridization）：是在未经电泳分离的总的核酸标本中鉴定核酸序列的最方便的方法。将待测的DNA（如人基因组DNA）变性后，点加在硝酸纤维素膜（或尼龙膜、PVDF膜）上，将膜置于含有单链标记探针序列的溶液中，在一定的时间和温度存在的条件下，形成探针和靶DNA的异源双链，洗膜除去未结合的探针，放射自显影，判断是否有杂交及其杂交强度，主要用于基因缺失或拷贝数改变的检测。等位基因特异性寡核苷酸（allele-specific oligonucleotide，ASO）杂交也可以采用斑点杂交形式。

（2）DNA印迹法（Southern blotting）：1975年由英国人萨瑟恩（Southern）创建。DNA片段被

克隆、分析后就可用作探针，检测同源的 DNA 序列，区别个体间的差异。

基因组 DNA 用一种或数种限制性核酸内切酶消化产生不同长度的 DNA 片段，凝胶电泳按片段长度分离 DNA 后进行碱变性，进一步转移到硝酸纤维素膜上进行固定。凝胶中 DNA 片段的相对位置在转移到滤膜的过程中保持不变。用 ^{32}P 标记的 DNA 为探针与滤膜上固定的 DNA 进行分子杂交，杂交后洗去游离的探针，通过放射自显影确定与探针结合的每一条 DNA 带的位置，即能检测与探针同源的 DNA 片段的位置和大小（图 15-1）。通过 Southern 印迹杂交后与正常的对照分析可检测两种突变：①任何重排、缺失或插入。长度大于 50～100bp 的变化可以靠电泳片段长度的改变而发现。②单个碱基的变化正好发生在限制酶识别位点上，丢失或产生一个新的酶切位点，引起酶切后片段长度的变化。

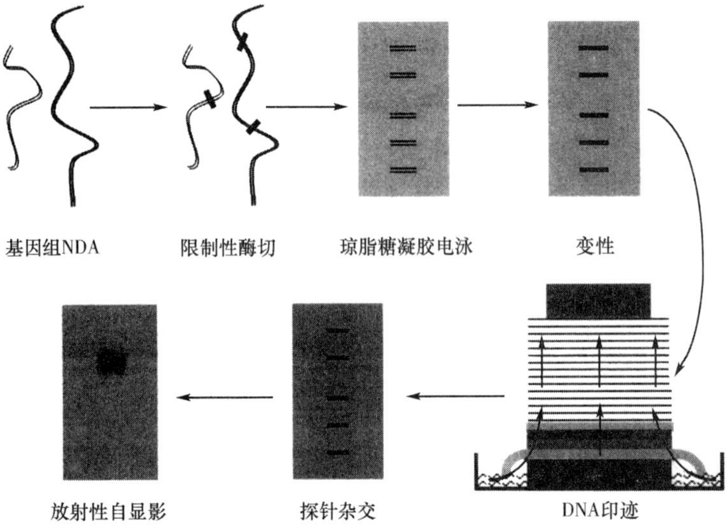

图 15-1　DNA 印迹法流程图

应用 DNA 重组技术和 Southern 杂交能分析得知染色体中基因的限制酶酶谱、基因组中基因的拷贝数以及被检测的基因和已知基因之间的相似程度。

（3）RNA 印迹法（Northern blotting）：是 RNA 杂交的常用方法。应用特异性基因探针也可以分析基因的转录水平，包括基因是否被转录、转录的量的变异及确定转录物的 mRNA 的长度。

RNA 印迹法的基本原理：在待测组织中提取总 RNA，经过寡聚胸苷酸纤维素亲和层析提纯 mRNA，通过含变性剂的凝胶电泳按分子量大小分离不同片段，将此分离的 RNA 转移到硝酸纤维素膜上进行固定，用已标记好的特异性 DNA/RNA 探针进行分子杂交（图 15-2）。

根据杂交带的有无，判断基因是否表达。如果有杂交带，根据 RNA 标志物估计 mRNA 的长度。带的密度也能粗略说明 mRNA 的含量。

2. 聚合酶链反应（polymerase chain reaction，PCR）**技术**　是 1985 年美国穆利斯（Mullis）等建立的生物技术。它是模拟体内条件，在体外应用 DNA 聚合酶特异性扩增某一 DNA 片段的技术。有了 PCR 技术，我们无须进行克隆化，就可以有目的地扩增基因内某一特异 DNA 片段，以利于多方面的分析研究。

PCR 扩增首先需要一对引物，根据待扩增区域两端已知序列合成两个与模板 DNA 互补的寡核苷酸引物，这一单链引物的序列将决定扩增片段的特异性和片段长度。PCR 反应体系由基因组 DNA、一对引物、dNTP、*Taq*DNA 聚合酶、酶反应缓冲体系及必需的离子浓度等组成。反应体系加热时，基因组双链 DNA 变性为单链（变性），再通过降低温度使特异性引物与互补的 DNA 序列特异性结合（复性）。然后在耐高温的 *Taq*DNA 聚合酶作用下，以基因组单链 DNA 为模板，从引物 3′端开始按 5′→3′方向合成 DNA 链（延伸）。这样经过一个周期的变性—复性—延伸三步反应就可以产生倍增的 DNA，反复 n 周期后，理论上就能扩增为 2^n 倍，一般经过 30～40 周期就能扩增 100 万倍以上（图 15-3）。

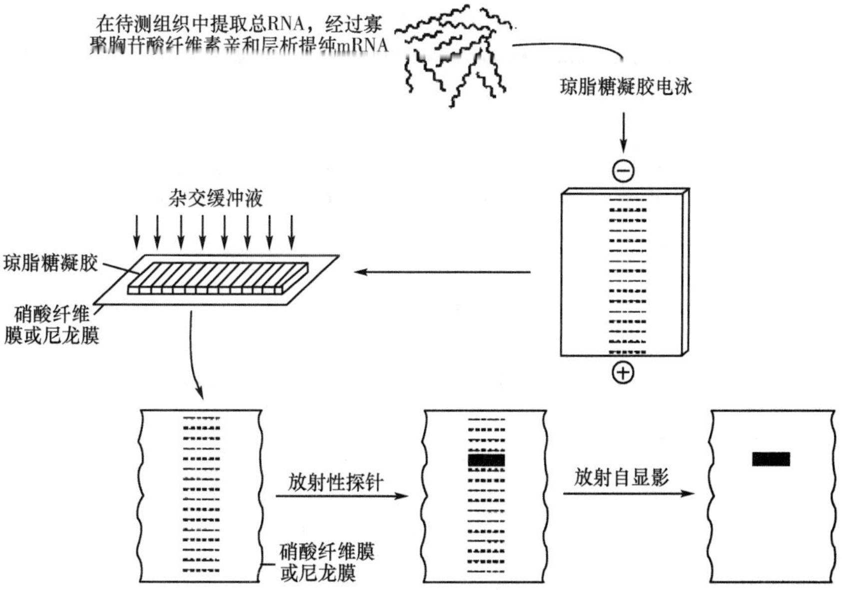

图 15-2　RNA 印迹法杂交示意图

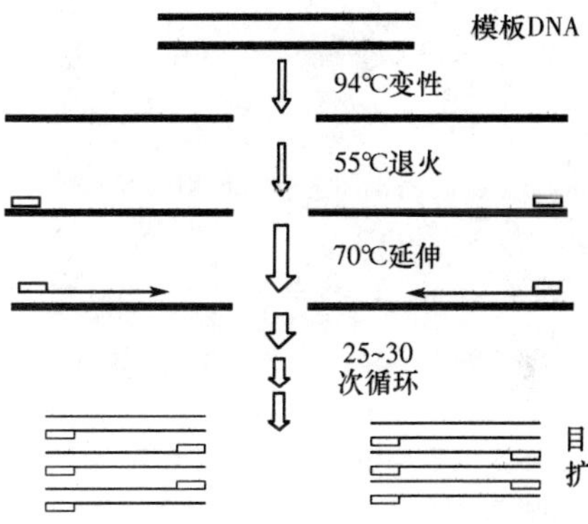

图 15-3　PCR 原理示意图

PCR 技术除了它的快速、简便、准确、经济、特异性强等优点外，还具有敏感性高，对 DNA 纯度要求低的特点。它能扩增混迹于大量 DNA 中的极微量的靶 DNA 分子，在 10^5～10^6 细胞中有一个靶序列就能扩增出来。与 DNA 印迹法对 DNA 的高纯度要求相比，PCR 技术对靶 DNA 的纯度要求不高，只需简单地破坏细胞、去蛋白即可。即使靶 DNA 有所降解，只要引物所处的位置之间有完整的靶 DNA 片段，就不妨碍 PCR 特异性扩增。因此，PCR 模板 DNA 可来自一个细胞、一根头发、一滴精斑、血斑、经固定液固定或石蜡包埋的标本，甚至 2000 多年前的木乃伊均可有效地进行扩增。所以该技术除用于遗传病的诊断外，还被广泛地应用于病原体检测、司法鉴定、新品种的培育、物种分类及其他的分子生物学研究。

当然，PCR 技术也有不足之处。首先，由于它十分敏感，实验中任何器皿和用具的污染都会造成假阳性，所以操作中必须十分严格，每次反应设阴性和阳性对照或内对照。此外，由于耐热的 *Taq*DNA 聚合酶无 3′→5′外切酶的校对机制，所以在合成过程中容易出差错。1988 年才木（Saiki）测算 *Taq*DNA 聚合酶的错配频率约为 2×10^{-4}，延德尔（Tindel）等测算为 1.1×10^{-4}，也就是说每合成 5000～10 000 个碱基就出现一个错配。在 *Taq*DNA 聚合酶基础上，近年来已出现产业化生产的许多种类的耐热的 DNA 聚合酶，错配率明显降低。

PCR 经常结合其他技术进行基因诊断，这些技术包括：

（1）PCR 等位基因特异性寡核苷酸探针杂交（PCR-allele-specific oligonucleotide hybridization，PCR/ASO）：是基于核酸杂交的一种方法，它根据已知基因突变位点的碱基序列，设计和制备只有几十个核苷酸的 ASO 探针，检测被检 DNA 中的同源序列。由于探针比较短，当被检 DNA 序列与探针不完全互补，甚至只要有一个碱基的差异，杂交分子就不能稳定形成，因此该方法的灵敏度非常高，特异性也非常好，可准确鉴定被检者的基因。该方法包括：①PCR，即利用一对特异性引物，将目标 DNA 扩增；②杂交，利用标记的 ASO 探针与 PCR 产物杂交，根据杂交信号进行基因型的判断。如果

PCR 产物中的序列与探针序列完全配对，则出现典型的杂交信号；如果不完全配对，杂交信号都将明显减弱甚至消失。通常进行 ASO 探针杂交时，选用一系列序列差异的探针，以求准确判定等位基因类型（图 15-4）。

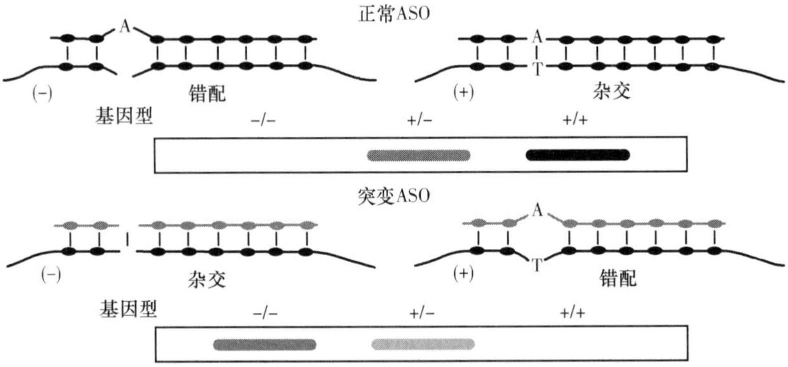

图 15-4　ASO 探针杂交原理示意图

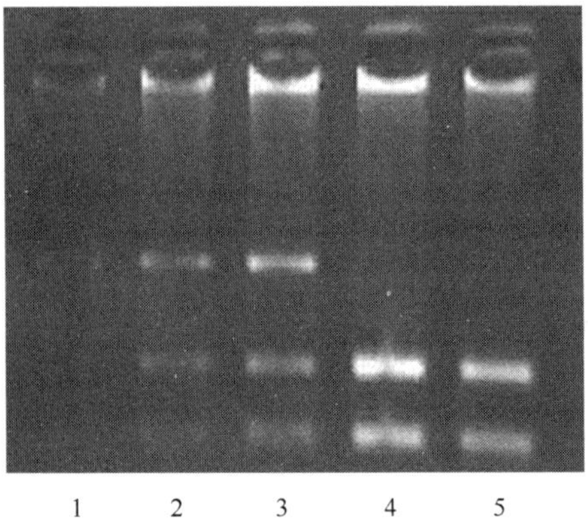

图 15-5　PCR-RFLP 检测基因突变

1. 突变前不能切，只有一条 PCR 产物的条带；2、3. 杂合子，PCR 产物一部分能切，一部分不能切，有三条带；4、5. 突变后能切，PCR 产物被切成两段，有两条带

应该说 PCR-ASO 方法本身并不复杂，但杂交过程耗时较多，不利于快速出结果。另外每一个探针检测范围只有几十个碱基，跨度太小，这些都是该方法的缺陷。

（2）PCR-限制性片段长度多态性（PCR- restriction fragment length polymorphism，PCR-RFLP）连锁分析：是将聚合酶链反应与 RFLP 方法结合的一种检测技术。由于 DNA 序列的变化，造成了内切酶位点的变化，或是新的酶切位点的产生；或是原酶切位点的消失。通过酶切后电泳检测其多态性，结合系谱分析，进行基因诊断。该方法包括①PCR：即利用一对特异性引物，将目标 DNA 扩增；②酶切：利用某种限制性内切酶消化 PCR 产物，如 PCR 产物中含有相应的酶切位点序列，DNA 片段则被切开；③电泳：在琼脂糖凝胶或聚丙烯酰胺凝胶上，电泳分离 PCR 产物被酶切后的片段，根据电泳图谱判断结果（图 15-5）。

如果某 DNA 序列已经全部确定，则可以通过计算机辅助设计特异性 PCR 引物，扩增 DNA 片段和进行酶切位点分析。该方法简便易行、精确度也很高。但是该方法也有一定的局限性，如果多态性位点的 DNA 序列没有相应的内切酶，则该方法不适用。

（3）逆转录 PCR（reverse transcription-PCR，RT-PCR）：RT-PCR 是将 mRNA 的逆转录和 cDNA 的聚合酶链反应相结合的技术。它是一种检测 RNA 的方法。其过程是首先从组织中提取总 RNA，经逆转录酶合成 cDNA，再设计引物，以 cDNA 为模板，特异性扩增目的片段。RT-PCR 技术快速、简便、灵敏而且用途广泛，可用于检测细胞中基因表达水平、细胞中 RNA 病毒的含量和直接克隆特定基因的 cDNA 序列。RT-PCR 检测的对象是基因的转录产物，即 mRNA，与基于 DNA 的其他基因诊断方法相比，其所检测的 DNA 的长度大大缩小。RT-PCR 特别适合于诊断外显子的碱基变化、外显子的缺失和增加以及剪接位点突变所引起的 mRNA 加工错误。

（4）多重 PCR（multiplex PCR）：多重 PCR，又称多重引物 PCR 或复合 PCR，它是在同一 PCR 反应体系里用二对以上引物，同时扩增出多个 DNA 片段的 PCR 反应。其反应原理、反应试剂和操作过程与一般 PCR 相同。自从 1988 年张伯伦（Chamberlain）首先描述了该技术以来，这一技术已经应用到 DNA 检测的许多领域，包括基因缺失、基因突变和基因多态性，以及基因定量检测和逆转录 PCR。

（5）PCR-单链构象多态性分析（PCR-single strand conformation polymorphism，PCR-SSCP）：PCR-SSCP 分析技术是 1989 年槛田（Orita）等建立的 PCR 扩增产物单链 DNA 凝胶电泳技术。它是一种基于单链 DNA 构象差别的快速、敏感、有效的检测基因点突变的方法。其基本原理是，检测某段 DNA 内部是否有突变，设计一对引物进行 PCR 扩增这段 DNA 序列，将扩增的 DNA 片段取出一部分（一般为 1μl），在 96%的甲酰胺溶液中变性成单链，然后在不含变性剂的中性聚丙烯酰胺凝胶（PAGE）中电泳，由于单链 DNA 中碱基配对或聚集，当温度或变性剂等环境改变时会引起不同的构象。因此，相同长度的单链 DNA 因其碱基序列不同，甚至单个碱基的差异就会形成不同的构象，从而导致电泳的泳动速度不同，体现在凝胶上就是泳动距离不同，即泳动变位。所以，我们通过对照待检测的 DNA 片段和正常 DNA 片段，观察单链是否有泳动变位，来判断是否存在基因突变（图 15-6）。最常用的观察方法是应用改良的银染法，用硝酸银染色 PAGE 胶上的 DNA 电泳带，该方法简便、经济、易于掌握。

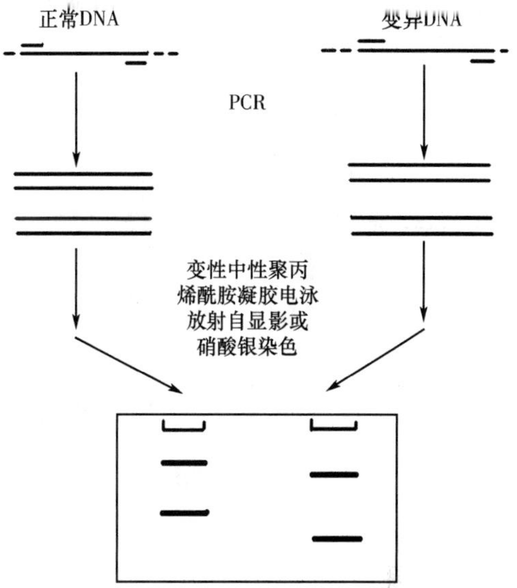

图 15-6 PCR-SSCP 分析步骤和原理

PCR-SSCP 分析的主要优点是简单、灵敏并且可同时分析多个样本。缺点：①不能确定突变的部位和性质，需要 DNA 测序进一步确认。②不能 100%检测出突变。当 PCR 产物小于 200bp 时，PCR-SSCP 分析能够检测出 70%～95%的突变。这是因为，单个核苷酸的变化一般会引起 DNA 单链构象的变化，但这并不是绝对的，也可能使构象变化很小，不足以在 PAGE 凝胶上体现。SSCP 突变检测敏感性随 PCR 产物长度的增加而降低，一般用于检测较小外显子的突变。

（6）PCR-变性梯度凝胶电泳（PCR-denaturing gradient gel electrophoresis，PCR-DGGE）：也是利用野生型和突变型 DNA 电泳移动速度的差异来检测 DNA 双链中是否存在错配碱基。DNA 双链在变性时总是从结合较松的部位开始分开，一般 AT 对较丰富部位容易分开。因此，将 PCR 产生的双链 DNA 在含尿素和甲酰胺浓度递增的变性胶上电泳，随着 DNA 迁移，DNA 片段上低温解链区的双链渐渐先后分开，这部分的解链导致 DNA 迁移速度下降。观察产物的迁移率即可判断是否存在变异。只要有一个碱基突变，即可用 DGGE 方法检测。

用 PCR-DGGE，DNA 片段长度 600bp 以内的突变检出率可达 95%，较 PCR-SSCP 方法更加可靠，扩增的 PCR 片段长度也增加，基因诊断精确度进一步提高。DGGE 也有局限性，它只能检测突变的存在而不能确定突变的位置，而且初始 PCR 引物及条件较为复杂，梯度变性胶的制备需要一定的设备。

3. DNA 测序技术 DNA 测序测定（DNA sequencing）技术是现代分子生物学研究中常用的技术，也是分析致病基因结构与功能关系的前提。

（1）第一代测序技术：是马克萨姆-吉尔伯特（Maxam-Gilbert）化学降解法和桑格-库森法。

Maxam-Gilbert 化学降解法是利用特异地反应于某单一碱基的化学试剂，在特定单核苷酸切断 DNA 分子产生不同长度的 DNA 单链，经过凝胶电泳分离就能读出待测 DNA 一级结构中碱基的排列序列。

桑格-库森法是应用 DNA 聚合酶以待测 DNA 为模板延伸 DNA 链的过程中，当 2′, 3′-二脱氧核苷酸掺入时无法再形成下一个磷酸二酯键而停止反应的原理。以四种不同的双脱氧核苷酸（ddATP、ddGTP、ddCTP、ddTTP）分别进行反应，即含 ddATP 的反应体系中产生的 DNA 其长度不同，但单链末端都是二脱氧腺嘌呤核苷酸。通过含变性剂的凝胶电泳按大小分离被合成的单链片段，根据电泳带的位置可读出碱基序列，也就分析到待测 DNA 的碱基序列。据此，对特定位点的 PCR 产物作 DNA

序列测定，比较正常和突变基因的序列，可确定基因的突变位点与类型。目前，最常用的方法是用不同荧光标记的四种不同二脱氧核苷酸为原料进行 PCR 扩增，经过毛细管电泳分离，应用激光分析及计算机处理就能直接读出碱基顺序（图 15-7）。

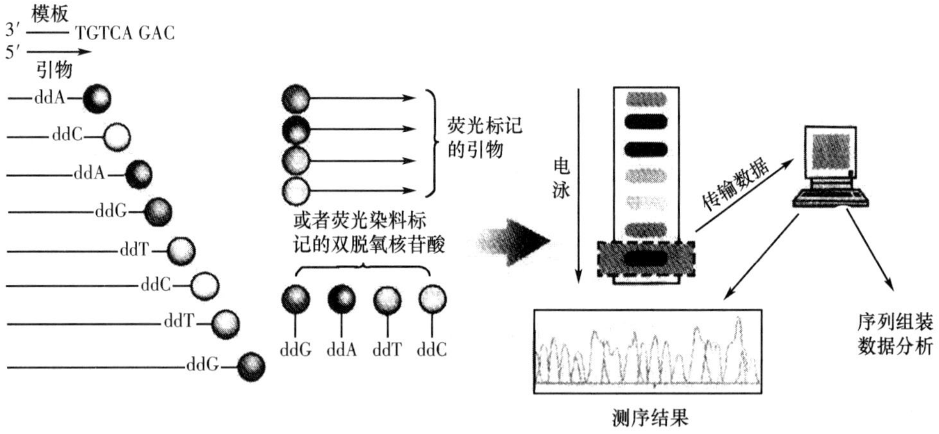

图 15-7 DNA 荧光自动测序法示意图

2001 年完成的首个人类基因组图谱就是以桑格-库森法为基础的。第一代测序技术已成为分子诊断的金标准。

一般第一代测序技术测序长度可达 1000 个碱基，准确性高，但成本高，通量相对较低。

（2）第二代测序技术：又称为高通量测序（high-throughput sequencing，HTS）技术，可以一次对几十万到几百万条核酸分子进行序列测定，该技术的出现使得对一个物种的转录组和基因组进行细致全貌的分析成为可能。

第二代测序技术主要包括两大技术：一是边连接边测序（sequencing by ligation），二是边合成边测序（sequencing by synthesis）。边连接边测序是利用 DNA 连接酶进行连接反应，并在此过程中进行测序的方法，具体步骤是：使用带有荧光标记的探针与 DNA 片段杂交，并与相邻的寡核糖核苷酸链进行连接，从而得以成像，并通过荧光基团的发射波长来确定碱基的序列。边合成边测序是利用 DNA 聚合酶使碱基在 DNA 链的延伸过程中被插入，插入的碱基可以通过其所标记的荧光基团进行检测，或者通过离子浓度的变化进行检测。

第二代测序技术的缺点是序列读长较短，有的平台最长为 250～300bp，而有的平台也只有 500bp 左右。优点是：一次能够同时得到大量的序列数据，相比于一代测序技术，通量提高了成千上万倍；单条序列成本非常低。

第二代测序技术是现阶段科研市场的主力平台，主要应用于基因组测序、转录组测序、群体测序、扩增子测序、宏基因组测序、重测序等。由于成本较低，其在医学领域包括癌症基因组、遗传病基因组、肿瘤与代谢疾病等也广泛应用。

（3）第三代测序技术：基因组中存在许多序列较长的重复序列，基因组的拷贝数变化和结构变化也涉及长序列，而二代测序技术无法满足此类研究所需的测序长度要求，所以研究人员开发了长读长的技术，即第三代测序技术。与前两代测序技术相比，第三代测序技术是单分子测序技术，测序时，不需要经过 PCR 扩增，实现了对每一条 DNA 分子的单独测序。测序原理主要有两种：

1）单分子荧光测序：代表技术是美国太平洋生物（Pacific Bioscience）的 SMRT 技术——PacBio SMRT 技术。PacBio SMRT 技术应用边合成边测序，以 SMRT 芯片为测序载体，基本原理是：4 色荧光分别标记 4 种脱氧单核苷酸（即 dNTP），DNA 聚合酶和模板结合，按照碱基互补的原则，不同脱氧单核苷酸的加入，会发出不同荧光，根据荧光的波长与峰值可判断进入的碱基类型，从而达到测序的目的。

SMRT 技术的特点：①测序速度很快，每秒约 10 个 dNTP。②读长可以超过 50kb，平均读长可达 10～15kb。③RNA 测序。既然 DNA 聚合酶能够实时检测，那么以 RNA 为模板复制 DNA 的逆转录酶也同样可以。RNA 的直接测序，将大大降低体外逆转录产生的系统误差。④甲基化的 DNA 测序。DNA 聚合酶添加 dNTP 的速度是不一样的。以正常的 C 或者甲基化的 C 为模板，DNA 聚合酶停顿的时间不同。根据这个不同的时间，可以判断模板的 C 是否甲基化。

2）纳米孔测序：代表技术是牛津纳米孔科技（Oxford Nanopore Technologies，ONT）有限公司开发的纳米单分子测序技术。它是基于电信号而不是光信号的测序技术。它采用了一种以 α-溶血素为材料的纳米孔，纳米孔的直径非常细小，仅允许单个核苷酸通过。当 DNA 单核苷酸（dNTP）通过纳米孔时，由于 ATCG 单个碱基的带电性质不一样，从而影响流过纳米孔的电流强度，所以通过检测电信号的差异就能识别出通过的 dNTP 类别，实现测序。

纳米孔测序的主要特点：①读长可长达 2～300kb，即能够完整地把一条 DNA 链从头测到尾，因此它的测序读长就是 DNA 的长度；②纳米孔测序通量很高，样品制备简单便宜；③弱点是测序错误率高。

第三代测序技术在 DNA 片段读长优于第二代测序技术，目前主要应用于基因组测序、甲基化研究、突变鉴定（SNP 检测）这三个方面上。基因测序技术逐渐成为临床分子诊断中重要技术手段，第三代测序技术是未来主要发展方向。

4. 基因芯片（gene chip）　也叫 DNA 芯片，是近年来发展十分迅速的大规模、高通量 DNA 序列检测技术。基因芯片大小如指甲盖一般，其基质一般是经过处理后的玻璃片。其基本原理是核酸杂交，基本过程是将许多特定的寡核苷酸片段或基因片段作为探针，有规律地排列固定于支持物上，形成矩阵点。现在的技术可以做到在 $1cm^2$ 上排列成千上万个“点”。样品 DNA/RNA 通过 PCR/RT-PCR 进行扩增，掺入荧光标记分子，然后在芯片上探针与待测样品进行杂交，再用荧光检测系统对芯片进行扫描，并配以计算机系统对每一探针上的荧光信号做出比较和检测，得出所需要的信息（图 15-8）。

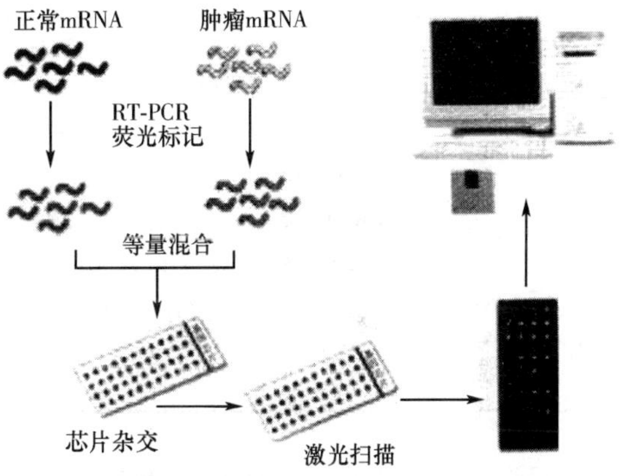

图 15-8　基因芯片工作流程示意图

基因芯片可以微量化、大规模、并行化、高度自动化地处理待检的生物样品，精细地研究各种状态下分子结构变异，了解组织细胞基因表达情况。特别适用于多个基因、多个位点的同时检测，大大节省了诊断时间。而且，通过设计不同的探针阵列、使用特定的分析方法可使该技术具有多种不同的应用价值，如基因表达谱测定、检测基因的多态性、基因突变、基因表达水平和基因组文库作图等。但目前基因芯片检测费用较高，还没有在临床上广泛使用。随着技术的成熟和费用的降低，用于临床诊断的前景十分广阔。

（二）基因诊断的途径和方法的选择

1. 基因诊断途径的选择　基因诊断的途径有两种：直接诊断和间接诊断。采取哪一种途径主要取决于对待检基因及其分子病理学的了解程度和基因本身突变型的复杂性。因此，在进行基因诊断之前，首先必须明确以下问题：①待检基因是否已在染色体上定位；②待检基因结构是否明确；③待检基因已知的突变类型；④待检基因有无紧密连锁的 DNA 多态标记；⑤待检基因是否为外源性基因。只有弄清上述情况后，才能针对不同的情况选用不同的基因诊断途径或综合几种方法进行诊断。

直接诊断，是直接检测致病的基因，通常根据基因本身或紧邻的 DNA 序列设计探针进行分子杂交，或通过 PCR 扩增产物，以探查基因有无突变、缺失等异常。它适用于已知基因异常的疾病。当致病基因的某种突变类型与发病有直接的因果关系，或者对致病基因以及分子机制已完全了解，或者对致病基因以及分子机制部分了解但已知其中规律，可应用此途径。

间接诊断，也称基因连锁分析，是当致病基因虽然已知但其异常尚属未知或突变类型较多时；或致病基因本身尚属未知，但被检测基因有紧密连锁的 DNA 多态标记，也可以通过对受检者及其家系进行连锁分析，以推断受检者是否获得了带有致病基因的染色体。连锁分析原理是，紧密连锁的基因或遗传标记通常一起传给子代，那么检测与致病基因相邻近基因或遗传标记是否传递给了子代，可以间接地判断致病基因是否传递给子代。连锁分析多使用基因组中广泛存在的各种 DNA 多态性位点，特别是基因突变部位或紧邻的多态性位点作为标记。RFLP、STR、SNP、VNTR 等标记均可用于连锁分析。

2. 基因诊断方法的选择 各种遗传病的基因异常是不同的，同一遗传病也可以有不同的基因异常，但这些异常大体可分为基因缺失和突变两大类型。后者包括单个碱基置换、移码突变、整码突变和动态突变。根据对基因异常类型的了解，可以采用不同的诊断方法（表 15-3）。基因缺失可用基因探针杂交，PCR 扩增直接检测。基因突变可用等位基因特异的 ASO 探针、SSCP、DNA 测序等直接检查，一般无须对家系成员进行分析。但条件是必须知道基因异常的性质，并肯定该异常与疾病之间的关系。

表 15-3 遗传的基因诊断方法

基因异常	方法	探针、引物或限制酶
基因缺失	基因组 DNA 印迹杂交	缺失基因的探针
	PCR 扩增	引物包括缺失或在缺失部位内
点突变	RFLP 分析	突变导致其切点消失的限制酶
	ASO 杂交	正常和异常的 ASO 探针
	PCR 产物的多态性分析（RFLP、SSCP、DGGE）	引物包括突变部位
t 基因已知但异常不明	基因内或旁侧序列多态性（RFLP、SSCP、AMP-FLP）连锁分析	基因内或旁侧序列探针或引物
基因未知	与疾病连锁的多态性，如 SSCP、AMP-FLP 连锁分析，RFLP 位点单体型连锁分析	与疾病连锁的多态位点探针或引物

目前，能直接诊断的病种虽日益增多，但仍然是比较有限的。许多遗传病的致病基因可在任何位点上产生突变，或基因尚未分离克隆，或异常致病基因尚不清楚，因此还不能采用突变检测方法进行诊断。但如果通过家系分析能证明某一 DNA 标记（无论是等位基因还是多态性位点或片段）与致病基因连锁，则凡带有该标记的成员都可能带有致病基因，从而可作出间接的连锁分析诊断。

应用连锁分析诊断时应注意如下几个问题：①基因与 DNA 标记之间可能发生重组，因此连锁分析的准确性取决于 DNA 与致病基因连锁的紧密程度，连锁越紧密，可靠性越高，故应采用尽量靠近致病基因，即连锁紧密的标记，或采用多个遗传标记以尽可能排除重组。由于可能存在重组，连锁分析不能完全确定致病基因是否存在，而是指出存在可能性或概率的大小。如果标记距基因有 5cM（centimorgan 厘摩，为遗传学距离单位。1cM 等于 1%重组率。大写 M 为英文名字的第一个英文字母），即重组率为 5%，则作出诊断时尚有 5%误差的可能，即只有 95%的把握做出肯定或否定的结论。②选用的遗传标记在人群中的杂合度：如果标记的杂合度在人群中很低，即多数个体为纯合子，则这种标记用处不大。因为如家系中关键成员不能提供致病基因在哪一条染色体上的信息，常使连锁分析无法进行，因此需选用人群中杂合度高的标记。③在连锁分析时，有时只分析一个多态位点还不能把某一家系中带有致病基因的染色体与正常染色体区分开来。这通常是由于关键成员如待诊者的父母是纯合子，不能提供必要的信息，这时可同时分析更多的多态位点，即作单倍型分析。单倍型（haplotype）是指一条染色体上两个或两个以上多态位点的状态的组合。两条染色体多个位点上都纯合的概率毕竟是很小的，因此单倍型有助于区分两条常染色体，并追踪致病基因的分离情况。

（三）基因诊断在遗传病诊断中的应用

1. 对单基因病的基因诊断

（1）点突变型遗传病的基因诊断：以镰状细胞贫血的基因诊断为例。

已知镰状细胞贫血发病的分子机制是β珠蛋白基因的第6位密码子由GAG变为GTG，从而使β珠蛋白肽链的第六位氨基酸由谷氨酸变成了缬氨酸，因此可用如下方法进行诊断。

1）Southern杂交：利用限制性内切酶MstⅡ（其识别序列为CCTNAGG）消化待测的DNA，正常的β珠蛋白基因（$β^A$）和突变的β珠蛋白基因（$β^S$），其第5～7位密码子序列分别为$β^A$：CCTGAGGAG；$β^S$：CCTGTGGAG，可见$β^S$在第6位密码子由原来的A变成T，从而使*Mst*Ⅱ不能识别，因而比$β^A$少了一个识别位点。如用β珠蛋白的基因作为探针，基因组DNA经*Mst*Ⅱ酶切后Southern杂交，$β^A$的杂交片段为1.15kb，而$β^S$的杂交片段为1.35kb一个片段，这样就可根据*Mst*Ⅱ切点的有无而产生的不同长度的片段来对HbS进行基因诊断（图15-9）。图中1.15kb为正常人的β珠蛋白基因的等位片段，而1.35kb为镰状细胞贫血患者和携带者特有的等位片段。

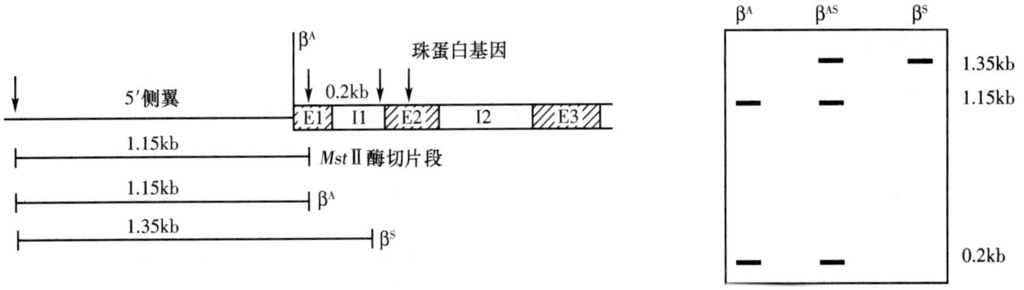

图15-9　用*Mst*Ⅱ酶切、β珠蛋白基因作探针的HbS基因诊断

2）PCR-RFLP：在突变位点的两侧设计一对特异性引物，PCR扩增包括突变位点在内的一段DNA序列，PCR产物用限制性内切酶*Mst*Ⅱ酶切后，琼脂糖凝胶电泳检测，$β^A$基因的PCR产物被切成两条小的片段，而$β^S$基因的PCR产物切不开。

3）ASO斑点杂交：合成两种ASO探针，一种是正常ASO探针，与正常$β^A$基因序列完全一致，能与之稳定地杂交；另一种是突变ASO探针，与突变基因序列一致，能与$β^S$基因稳定杂交。根据杂交结果，就可以把发生了突变的$β^S$基因检测出来。

如图15-10，正常人的基因组DNA只能和正常ASO探针结合；携带者的基因组DNA既能和正常ASO探针结合，又能和突变ASO探针结合；镰状细胞贫血患者的基因组DNA只能和突变ASO探针结合。

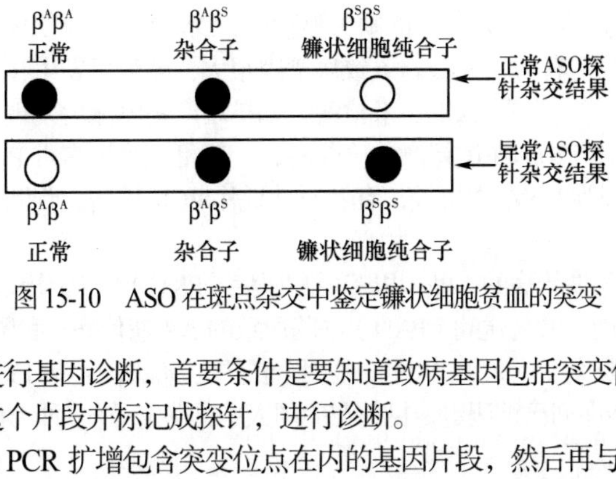

图15-10　ASO在斑点杂交中鉴定镰状细胞贫血的突变

应用寡核苷酸探针进行基因诊断，首要条件是要知道致病基因包括突变位点在内的一段DNA序列，然后才能设法合成这个片段并标记成探针，进行诊断。

4）PCR-ASO：即先PCR扩增包含突变位点在内的基因片段，然后再与两种ASO探针杂交。这样可减少目的基因DNA用量，并降低与基因组DNA杂交时的非特异性信号。

5）PCR-DNA 测序：即先 PCR 扩增包含突变位点在内的基因片段，然后直接检测 PCR 产物的核苷酸序列，看 β 珠蛋白基因是否存在 GAG→GTG 的突变，最终做出基因诊断。

（2）基因缺失型遗传病的诊断

1）α 珠蛋白生成障碍性贫血的基因诊断：α 珠蛋白生成障碍性贫血发生的原因主要是 α 珠蛋白基因缺失，一对 16 号染色体（16q13）上一共有 4 个 α 珠蛋白基因，所以缺失的基因个数可以是 1～4 个。巴氏胎儿水肿综合征是最严重的 α 珠蛋白生成障碍性贫血，患儿缺失了 4 个 α 珠蛋白基因。

a. Southern 杂交：用 α 珠蛋白基因的特异性片段作探针，和经限制性内切酶 BamH Ⅰ 切割后的基因组 DNA 进行杂交。16 号染色体上如果正常有两个 α 基因，得到一个 14kb 的杂交带；如果缺失一个 α 基因，得到一条 10kb 的杂交带；如果两个 α 基因都缺失，就没有杂交带。如图 15-11，1 为正常人，有 4 个 α 基因（αα/αα），得到一条双份的 14kb 杂交带；2 为静止型 α 珠蛋白生成障碍性贫血，缺失 1 个 α 基因（αα/α-），得到一条 14kb 杂交带和一条 10kb 的杂交带；3 为标准型 α 珠蛋白生成障碍性贫血，缺失两个 α 基因（αα/--），得到一条单份的 14kb 杂交带；4 为标准型 α 珠蛋白生成障碍性贫血，缺失两个 α 基因（α-/α-），得到一条双份的 10kb 杂交带；5 为 Hb H 病，缺失 3 个 α 基因（α-/--），得到一条单份的 10kb 杂交带；6 为巴氏胎儿水肿综合征，缺失 4 个 α 基因（--/--），没有杂交带。

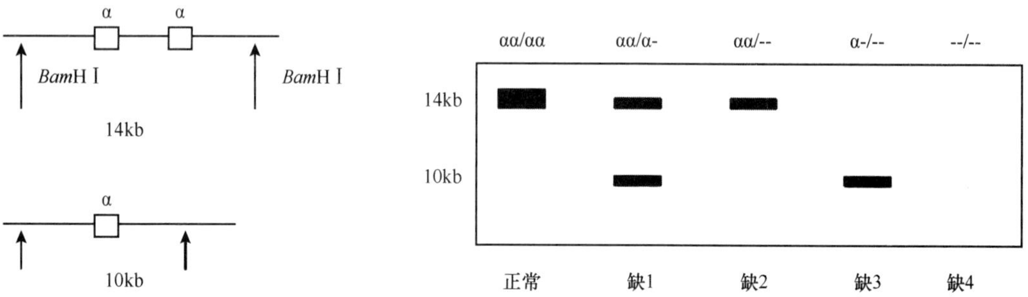

图 15-11 α 珠蛋白生成障碍性贫血的基因缺失的 DNA 印迹法诊断

b. ASO 斑点杂交：一种较简便的方法是直接用 α 珠蛋白基因探针进行斑点杂交，自显影后根据斑点杂交信号的有无及深浅的不同也可以对 α 珠蛋白生成障碍性贫血作出诊断。

c. PCR 诊断：更为简单的方法是 PCR 诊断，即在 α 基因缺失范围内设计一对引物，然后 PCR 扩增胎儿的 DNA。如为巴氏水肿胎，则无扩增产物，电泳后无任何条带，从而可建议进行人工流产，但此法不能诊断其他类型的 α 珠蛋白生成障碍性贫血（除非另设计引物作 PCR）。

1987 年张基增等用引物 PCO_1 和 PCO_2 扩增 α 珠蛋白基因的 136bp 的片段，用引物 PCO_3 和 PCO_4 扩增 β 珠蛋白基因（位于 11 号染色体短臂）的片段作为内参照。从巴氏胎儿水肿综合征的羊水脱落细胞中提取基因组 DNA，PCR 扩增后，电泳检测，根据有 β 珠蛋白基因的扩增产物，却没有 α 珠蛋白基因的扩增产物，就做出明确的产前诊断。

2）假性肥大型肌营养不良（DMD）的缺失型诊断：DMD 是一种 XR 遗传的神经肌肉系统受累的遗传病。DMD 有 70%左右为缺失型。该致病基因很大，缺失可发生在不同部位，因此应尽可能采用多对引物作 PCR 扩增（多重 PCR）来检测。如扩增产物电泳后发现有条带的缺失，即可作出诊断并对缺失定位（图 15-12）。在进行产前诊断时，一般可先采用多重 PCR 检测先证者的缺失区，然后以胎儿的羊水脱落细胞 DNA 为模板，有针对性地作 PCR 扩增，判断胎儿是否也获得了相同的基因缺失。

（3）基因异常不明的遗传病的诊断：以苯丙酮尿症（PKU）的基因诊断为例。

经典 PKU 是肝脏苯丙氨酸羟化酶（PAH）缺陷所致的 AR 遗传病。我国发病率为 1/16 500。PKU 的分子基础是 *PAH* 基因点突变。人类 PAH 的基因全长约为 90kb，共有 13 个外显子，编码 451 个氨基酸的酶单体，其核苷酸序列已被测定。目前在中国人中已确定 20 多种 *PAH* 基因突变类型，大约占所有基因突变类型的 80%。

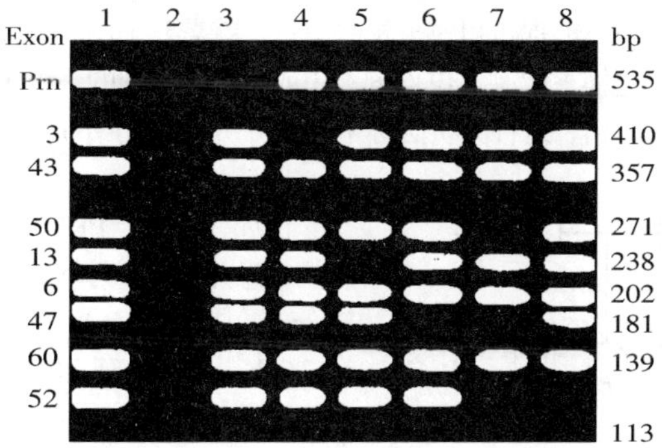

图 15-12　DMD 基因缺失的多重 PCR

Exon. 外显子；Prn. 启动子；1. 正常，九条带；2. 基因全缺失；3. 启动子区缺失；4. 第 3 外显子缺失；5. 第 13 外显子缺失；6. 第 47 外显子缺失；7. 47～52 外显子区段缺失；8. 第 52 外显子缺失

1）RFLP 连锁分析：DNA 限制性内切酶能识别并切割 DNA 上特定的核苷酸序列，并得到一定长度的 DNA 片段，若 DNA 分子中单核苷酸碱基的变化发生在某限制性内切酶的识别位点上，则 DNA 限制性片段长度就发生改变，如这种变化与待检测的基因紧密连锁时，就可以用这些 RFLP 作为遗传标记，结合家系分析进行基因诊断。

1983 年，胡流清等用 *Sph* Ⅰ限制性内切酶对苯丙酮尿症成功地进行了基因诊断。从图 15-13 可见苯丙氨酸羟化酶基因 *PAH* 有 3～4 个 *Sph* Ⅰ酶切位点，用此酶消化可产生 11kb、9.7kb 和 7kb 等位片段。胡流清等应用 PAH cDNA 探针和经 *Sph* Ⅰ消化的 PKU 家系成员外周血 DNA 进行杂交，从图 15-14 可见 11kb 片段是所有成员共有的，不能提供有效信息，但 9.7kb 和 7.0kb 等位片段在各成员之间存在有差异。结合家系分析发现 9.7kb 等位片段与 PKU 连锁，因此再次妊娠就可以在产前对胎儿作出明确诊断，即只有 9.7kb 等位片段的就是患者。

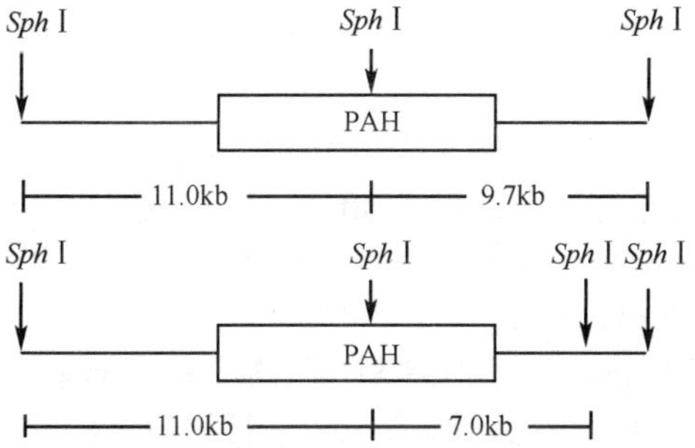

图 15-13　*PAH* 基因 *Sph* Ⅰ切点示意图

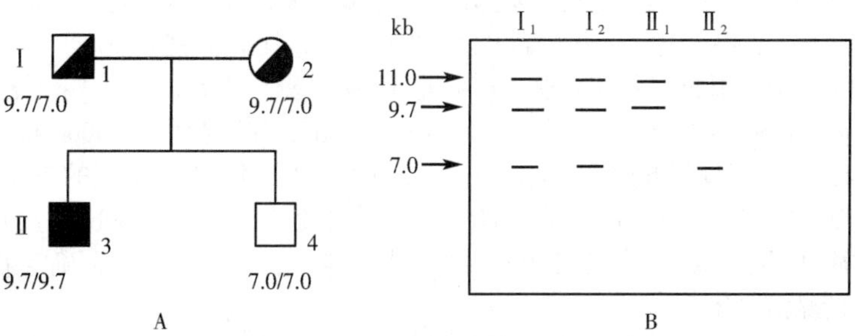

图 15-14　*Sph* Ⅰ酶对 PKU 的 RFLP 分析

A. 系谱；B. RFLP 图

有时用一种酶一个探针还不能提供可供分析的信息，就需要采用一种以上的酶和几个基因探针进行杂交分析，根据同一条染色体上限制性位点的丢失或获得而出现的一组多态位点所构成的不同片段长度的随机组合类型来进行分析，这种分析法称单体型分析（haplotyping），通过单体型分析可提高诊断的正确性。

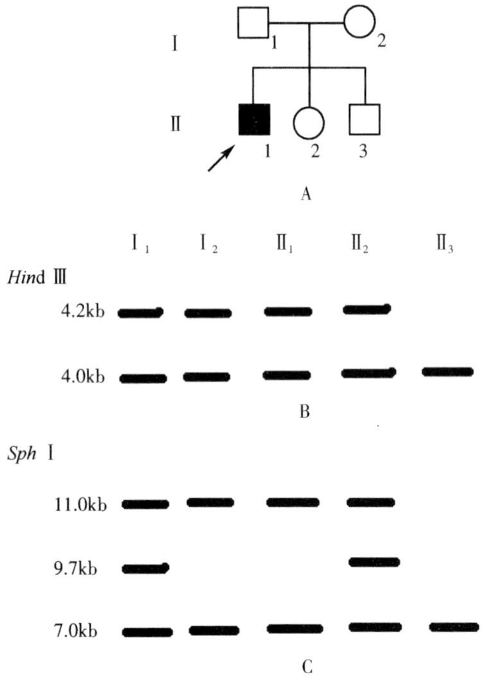

图 15-15　一个 PKU 家系的 RFLP 单体型分析图

A. 系谱；B. *Hin*d Ⅲ酶切 RFLP 图；C. *Sph* Ⅰ酶切 RFLP 图

例如，在一个 PKU 患者的家系中，用 *Hin*d Ⅲ酶切，患儿、父、母均为 4.2kb/4.0kb 的杂合体，无法分析（图 15-15B）。再用 Sph Ⅰ酶切，患儿为纯合 7.0kb；母亲只有 7.0kb，其中之一必为突变型；父亲为 9.7kb、7.0kb 杂合体。所以，患儿一定是从父亲获得了 7.0kb 突变型（图 15-15C）。

从 *Hin*d Ⅲ酶切的 RFLP 来看，正常同胞Ⅱ$_3$为纯合的 4.0kb，根据Ⅱ$_3$同时也是 Sph Ⅰ 7.0kb 的纯合体，所以，父亲的 H4.0kb 和 S7.0kb 构成单体型，并且是突变的单体型，正常同胞Ⅱ$_3$一定从父亲获得突变单体型 H4.0kb S7.0kb。患儿Ⅱ$_1$之 Hind Ⅲ的 RFLP 为 4.0kb 和 4.2kb 杂合体，所以，母亲一定有突变单体型 H4.2kb S7.0kb 和正常单体型 H4.0kb S7.0kb。这样，正常同胞Ⅱ$_2$的两个单体型一定是 H4.2kb S9.7kb 父、H4.0kb S7.0kb 母，正常同胞Ⅱ$_3$的两个单体型一定是 H4.0kb S7.0kb 父、H4.0kb S7.0kb 母，是一位携带者；患儿Ⅱ$_1$则为两个突变单体型 H4.0kb S7.0kb 父、H4.2kb S7.0kb 母。因此，用单体型分析即可作出准确诊断，再次生育时，H4.0kb S7.0kb 父、H4.2kb S7.0kb 母为患者，H4.0kb S7.0kb 父、H4.0kb S7.0kb 母和 H4.2kb S9.7kb 父、H4.2kb S7.0kb 母都是携带者。

2）STR 连锁分析：已有研究表明，*PAH* 基因内含子中存在大量的短串联重复序列（short tandem repeat，STR），STR 多态是进行连锁分析的重要遗传标记，可以用 PCR-STR 连锁分析技术进行 PKU 基因诊断。*PAH* 基因内含子 3 中有一 STR，其核心序列为（TCTA）$_n$。欧洲人群检测出 9 种 STR 等位基因，扩增片段长度在 228～260bp 之间，杂合子频率为 81%，该位点的多态性信息量（PIC）为 0.80。我国人群中也检测到 9 种 STR 等位基因，但扩增片段长度 224～256bp，杂合子频率为 64%～69.6%，正常人群 PIC 为 0.585～0.654，PKU 家系 PIC 为 0.693～0.730。PCR-STR 的优点：简便、可靠、实用，不需使用放射性同位素及限制性内切酶，凝胶银染显带效果好，易操作、易保存，便于分析。缺点是不能直接检出 PKU 突变位点，提供的产前基因诊断信息量有限，故直接影响产前基因诊断率。

如图 15-16 所示一个 PKU 家系。先证者Ⅱ$_1$为 PKU 患者，其弟Ⅱ$_2$能否发病？以 *PAH* 基因内含子 3 中的 STR 为遗传标记，用 PCR 技术对这一家系进行连锁分析。其父Ⅰ$_1$、母Ⅰ$_2$、先证者Ⅱ$_1$ STR 位点分别是：父Ⅰ$_1$（240bp 和 236bp），母Ⅰ$_2$（240bp 和 232bp），先证者Ⅱ$_1$（240bp 和 232bp），这样即可确定出父的 240bp 等位片段和母的 232bp 等位片段与致病基因相连锁，而父的 236bp 和母的 240bp 等位片段则与正常基因连锁。先证者之弟的 STR 位点等位片段的长度均为 240bp，分别来自父的 240bp 等位片段（与致病基因相连锁）和母的 240bp 片段（与正常基因相连锁），故而确定弟Ⅱ$_2$是致病基因携带者，与实际情况相吻合。

3）PCR-DNA 测序：设计特异性引物，分别扩增 13 个外显子序列，对 PCR 产物进行测序，和正常基因对照分析找到患者的致病突变，进而可以检出家系中携带者，对再生胎儿进行产前诊断。

2. 多基因遗传病的基因诊断　多基因病具有一定的遗传因素，家庭发病率高于人群发病率，但是疾病的产生都受环境条件的影响，遗传因素对于发病所起作用程度各异。多基因病中的遗传因素是若干个易感基因微效作用的累加，某一易感基因结构的变化不足以导致疾病的产生。尽管多基因病的遗传基因较为复杂，但在不少多基因病中往往只有一个或少数几个遗传基因起主导作用，这就为多基因病的分子生物学研究提供了重要途径，使人们有可能应用分子生物学技术从部分基因位点着手寻找多基因病的致病基因。人类基因组多态性是多基因病基因诊断的基础，易感基因多态性的检测能帮助我们理解多基因病发生的机制，有助于疾病的诊断和分类。

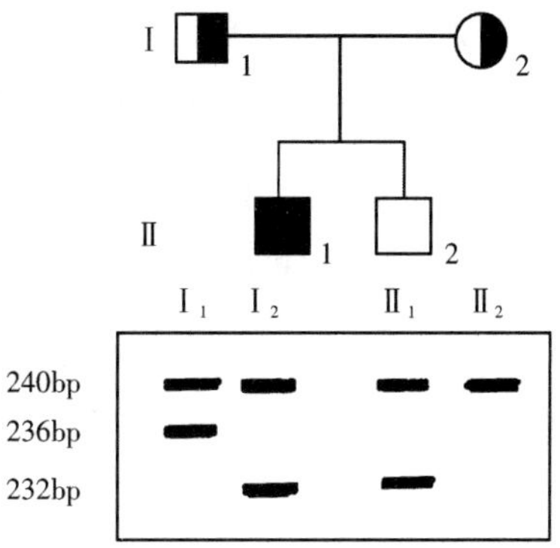

图 15-16 *PHA* 基因 STR 连锁分析

目前已经发现一些多基因病相关基因，如载脂蛋白 E（ApoE）基因的多态性与阿尔茨海默病有高度相关性、血管紧张肽转换酶基因的多态性与原发性高血压和心肌梗死高度相关。

ApoE 存在三种异构体：E2、E3 和 E4，这三种基因型可组成 6 种不同的表型。研究表明，ApoE4 基因与阿尔茨海默病高度相关，ApoE4 纯合子患本病的风险是非 ApoE4 型的 18 倍，ApoE4 杂合子患本病的风险也显著高于非 ApoE4 型。因此，用 PCR-RFLP 技术检测 ApoE 基因的多态性是阿尔茨海默病诊断、预后及风险性估计的重要指标。

3. 肿瘤的基因诊断 人类恶性肿瘤的演变过程复杂，是多基因参与、多步骤的分子事件，涉及多个癌基因的激活和抑癌基因的失活。现以人大肠癌为例说明这一演变过程，进而提供基因诊断的依据。正常肠上皮细胞经腺瘤Ⅰ、Ⅱ、Ⅲ级最终发展成为恶性肿瘤——大肠癌，并依其解剖部位分为结肠癌、直肠癌。在癌变的过程中存在抑癌基因 *FAP*、*DCC*、*TP53* 的缺失或突变，癌基因 *K-ras* 的点突变、*C-myc* 的过量表达等现象。

（1）*K-ras* 基因突变的检测

1）PCR-ASO 方法：已知 *K-ras* 基因突变的热点在 12、13 及 61 密码子，人工合成的位于待测点两侧的引物，扩增含 12、13 及 61 密码子的基因片段，然后将扩增产物结合在尼龙膜上分别与 *ras* 癌基因密码子 12、13 及 61 所有可能引起氨基酸改变的碱基突变寡核苷酸探针杂交。杂交后，经严格的洗膜，仅允许完全相配的杂交双链存在。探针结合处在 X 线胶片上呈阳性斑点，从而判断突变类型。

2）PCR-SSCP 方法：首先将肿瘤细胞或正常细胞的 *K-ras* 基因进行扩增，PCR 扩增产物变性成单链后在 6%非变性的聚丙烯酰胺凝胶电泳，进行凝胶银染色，分析结果。已有报道用此法曾在 66 例腺癌标本中检出 14 例激活的 *K-ras* 基因。

3）DNA 测序：是检测 *K-ras* 癌基因点突变的最直接、最根本的方法。

（2）*p53* 基因的检测：人的 *p53* 基因长度为 20kb，定位于 17 号染色体，具有 11 个外显子，mRNA 长度为 2.5kb。*p53* 基因是许多恶性肿瘤常见的基因损伤靶位，其结构改变与表达异常是这些肿瘤发生的重要环节之一。已有大量证据表明，许多肿瘤细胞中存在 *p53* 基因的缺失、突变，这些肿瘤包括成骨肉瘤、肺癌、结（直）肠癌、神经纤维肉瘤、脑瘤、乳腺癌等。

PCR 法检测 *p53* 的突变热点第 5～8 外显子。设计特异性引物扩增外显子 5～8，进而对突变位点做详尽分析，可以直接测序，也可以先做 SSCP 分析，然后测序。

（四）疾病基因诊断的展望

任何疾病的发生都是遗传物质和环境因素相互作用的结果。人类疾病基因和相关基因的定位、分离和克隆，为现代医学带来了空前的机遇。疾病基因突变谱，尤其是 SNP 图谱的建立，势必为基因诊断提供强有力的工具。

基因诊断的发展趋势是：一方面应用现有的 DNA 分析技术不断扩大可进行基因诊断的疾病的病种；另一方面加强对疾病发生的分子基础研究。不仅要在 DNA 水平上阐明疾病的分子缺陷，还要进一步探索在转录和翻译水平上疾病发生的分子病理学。因此，基因诊断应分为DNA诊断和RNA诊断两部分，DNA诊断分析静态的基因结构，RNA诊断检测动态的基因功能。

未来的基因诊断将朝着三个主要方向发展：①植入前诊断——在囊胚4～8个细胞期，通过对其中一个细胞的染色体和基因进行检测，将人类的遗传缺陷控制在最早期阶段；②母体外周血中胎儿细胞/胎儿游离DNA分析技术；③对常见病、多发病如心血管系统疾病、糖尿病、精神疾病、神经系统疾病、恶性肿瘤、哮喘、近视眼等进行基因诊断。

基因诊断是伴随遗传学理论和细胞分子生物学理论和技术迅速发展而产生的一种新型诊断技术。在分子诊断技术发展历程中，提高自动化程度、稳定性、可靠性，简易快速、低成本将是发展方向，最终有利于提高人类健康水平。

第二节 症状前诊断

症状前诊断（presymptomatic diagnosis）是针对遗传异常的个体采取多种方法，在他们出现症状前予以诊断确认，从而既有助于"患者"在其组织器官尚未出现器质性病变前采取有效预防和治疗，也有助于遗传咨询。这些个体往往发病年龄延迟，或者发病需要一定的诱因。如AD的延迟显性者，如果能出现症状之前作出诊断，可以避免他将致病基因传递给后代，降低遗传病的发病率。

症状前诊断方法有三种：

（1）家系分析：根据遗传规律，分析该家系中每个成员的基因型。在家系分析时，有些成员的基因型容易确定，有些成员两种基因型都有可能，必须做进一步的检查。

（2）生化检查：酶活性和蛋白水平的测定（包括代谢底物和产物的测定），对于一些先天性代谢病的检测有一定的意义。

（3）基因诊断：从分子水平即利用DNA或RNA分析技术直接检出，特别是一些异常基因产物还不清楚的遗传病，或用一般生化方法不能准确检测的遗传病，如慢性进行性舞蹈病，进行基因分析能快速、准确地诊断出杂合子。

第三节 产 前 诊 断

产前诊断（prenatal diagnosis）又称宫内诊断（intrauterine diagnosis）是对胚胎或胎儿在出生前是否患有某种遗传病或先天畸形作出准确的诊断。在遗传咨询的基础上，对高风险的妊娠进行产前诊断，如果确认为正常胎儿则继续妊娠至足月生产；如果确认胎儿患有一种遗传病则选择性流产，这是预防遗传病患儿出生的有效手段。产前诊断工作始于1966年，斯蒂尔（Steele）和布雷格（Breg）发现通过培养羊水中细胞可以确定胎儿染色体组成是否正常而做出产前诊断，分子遗传学的发展，更进一步促进了产前诊断的临床应用。产前诊断的目的不仅仅是检测胎儿有无异常，还包括以下几方面：①减少患者及家属的焦虑，特别是高危人群；②提供夫妇生育患儿的风险信息；③使具有生育特殊缺陷孩子风险的父母知道胎儿是否患病，经产前诊断证实，从而使他们可以拥有健康的孩子；④使夫妇对即将生育一个有遗传病的孩子有心理准备及相关妊娠处理和产后护理；⑤对受累胎儿进行产前治疗。

一、产前诊断的适应证

产前诊断的适应证的选择原则，一是有高风险和危害较大的遗传病，二是目前已有对该病进行产前诊断的手段。这些遗传病包括以下几类：①染色体病；②特定酶缺陷所致的遗传性代谢病；③可进行DNA检测的遗传病；④多基因遗传的神经管缺陷；⑤有明显形态改变的先天畸形。

应该接受产前诊断的适应证包括下列情况：

（1）35岁以上的高龄孕妇或夫妇一方有明显致畸因素接触史。

（2）夫妇之一有染色体数目或结构异常者；或曾生育过染色体病患儿的孕妇。

（3）已知或推测孕妇是 AR 或 XR 携带者；曾生育过某种单基因遗传病患儿的孕妇。

（4）曾生育过先天畸形（尤其是神经管畸形）的孕妇。

（5）有原因不明的自然流产、畸胎、死产及新生儿死亡的孕妇。

（6）有遗传病家族史，又是近亲婚配的孕妇。

二、产前诊断的方法和技术

产前诊断主要通过胎儿形态特征检查、染色体分析、生物化学检查、DNA 分析来进行诊断，方法如下。

（一）仪器诊断

利用各种仪器观察胎儿的形态特征，进行解剖学诊断。其中包括：

1. X 线检查诊断　胎儿的骨骼在妊娠 20 周后开始骨化，所以在妊娠 24 周后可以对胎儿进行 X 线检查。可诊断无脑儿、脑积水、脊柱裂、软骨发育不良、小头畸形等骨骼先天畸形。诊断剂量的 X 线检查，对胎儿无不良影响。

2. 超声诊断（ultrasonic diagnosis）　是一种非常简便而且对胎儿损伤极小的产前诊断方法，能够详细检查胎儿的外部形态和内部结构，目前使用最多的是 B 型超声波诊断仪。可用于多胎妊娠、羊水过多、羊水过少、无脑儿、脑积水、脊柱裂、脑膜膨出、多囊肾、唇裂、腭裂、肢体短小等发育迟缓的诊断。应用 B 超还可以作胎盘定位以选择羊膜穿刺的进针部位和绒毛膜绒毛吸取术的部位。

3. 胎儿镜检查诊断　胎儿镜（fetoscope）是一种带有羊膜腔穿刺的双套管的光导纤维内镜。最佳检查时间是妊娠 18～20 周。插入羊膜腔后可直接观察胎儿性别、发育情况及是否有畸形，同时可以抽取羊水、胎儿血样和组织进行检测，还可进行宫内治疗。但由于该技术操作困难，会引起流产、母体免疫反应等并发症，目前还不能被广泛接受。

（二）细胞学方法

利用羊水细胞和绒毛细胞进行染色体核型分析。羊水细胞主要来源于胎儿的皮肤、胃肠道、呼吸道、泌尿生殖道的黏膜脱落细胞，将羊水中的细胞经过常规培养后制备显带染色体进行核型分析或不经细胞培养直接进行染色质检查。孕早期绒毛细胞可直接进行染色质检查或染色体检查，也可短期温育后进行染色体核型分析。必要时可用羊水细胞和绒毛细胞进行染色体原位杂交，检测非整倍体（如单体性和三体性染色体异常）患者，还可检测染色体微小缺失、插入、易位、倒位或扩增等结构异常。

（三）生物化学方法

利用羊水上清液、羊水细胞和绒毛膜细胞进行生化检查。用羊水上清液测定激素、胆红素、肌苷、卵磷脂与鞘磷脂等较难获得胎儿患某种遗传病的证据，但对了解胎儿的肝、肾、肺的成熟度有所帮助。羊水甲胎蛋白（alpha fetoprotein，AFP）和乙酰胆碱脂酶（acetylcholinesterase，AChE）测定有助于检出神经管缺陷的胎儿。对某些遗传性代谢病高风险的孕妇测定羊水细胞中有关酶的活性和代谢产物的浓度可获得胎儿是否患病的信息。

目前开展的母体血清三项筛查是生化检查常用方法。母体血清三项筛查是指妊娠 15～20 周时对具有较高妊娠风险的孕妇进行 AFP、非结合雌三醇（uE_3）和人绒毛膜促性腺激素（hCG）三项血液指标检测。胎儿为神经管缺陷（NTD）时，母体的 AFP 水平增高；胎儿为唐氏综合征时，母体的 AFP 和 uE_3 水平降低，均为正常的 70%左右，hCG 水平大大升高，为正常的 2 倍；类固醇硫酸酯酶缺乏症和史-莱-奥（Smith-Lemli-Optitz）综合征时，母体的 uE_3 水平极低；18 三体综合征时，母体血清三项血液指标均降低。需要注意的是，母体血清三项筛查只是一种筛查试验而非诊断，需要结合其他相关检查才能对胎儿进行确诊。

（四）分子生物学方法（基因分析）

利用限制酶酶切技术、分子杂交技术、PCR 技术、DNA 测序技术等分子生物学手段，对羊水细胞、绒毛或其他胎儿组织中提取的 DNA 进行基因诊断。目前已对地中海贫血、苯丙酮尿症、进行性假肥大性肌营养不良和血友病等几十种遗传病成功地进行了产前基因诊断。

三、产前诊断的标本及采集技术

进行产前诊断需要孕妇和胎儿的一些相应体液、组织作为检测材料，目前所使用的检测标本包括：羊水上清液、羊水细胞、绒毛细胞、脐带血、孕妇外周血中胎儿细胞、孕妇外周血中胎儿游离 DNA/RNA、孕妇血清和尿液、受精卵和胚胎组织等。这些标本一般通过有创和无创两类技术进行采集。

（一）有创产前检测技术

有创产前检测技术包括羊膜腔穿刺术、绒毛膜绒毛吸取术、脐带穿刺术、胎儿镜检查等，它们都对母体和胎儿有一定的伤害，有一定的流产风险，因此必须达到产前诊断适应证标准才能开展。

1. 羊膜腔穿刺术（amniocentesis） 一般在妊娠 16～18 周时进行。此时羊水量多、胎儿浮动，穿刺时容易进针，且不易伤及胎儿，发生感染、流产及其他并发症的风险相对较小。在 B 超的监护和引导下，无菌抽取胎儿羊水（图 15-17）。先令孕妇排空膀胱后轻微翻动身体，触诊定位，在腹正中线或脐与髂前上棘连线的中点处，用消毒的 20～22 号腰穿针穿刺，当有两个落空感时，表示针头已穿过腹壁和子宫壁进入羊膜腔。抽取 20～30ml 淡黄色混浊的羊水。对抽取的羊水及其中的胎儿脱落细胞进行细胞培养，进行染色体、基因及生化检测。

2. 绒毛膜绒毛吸取术（chorionic villus sampling，CVS） 在妊娠早期产前诊断中最为常用，一般在妊娠于 7～9 周时进行。在 B 超监护下，用取样器（一种长 25cm，直径 1.5cm 的塑料管，末端套一个 20ml 注射器）从孕妇阴道经子宫颈进入子宫，沿子宫壁到达取样部位，吸取绒毛组织（图 15-18）。将吸取的绒毛组织放入盛有 Hanks 液的无菌试管中，用滴管反复吸推，以使绒毛与蜕膜分离。将 5～10ml 绒毛组织吸入平皿中，用 Hanks 液漂洗后，放在倒置显微镜下选择增殖出芽的绒毛，经短期温育后，可进行胎儿性别鉴定、核型分析、生化检查和 DNA 分析等。绒毛膜绒毛吸取术的优点是检查时间早，早发现有遗传缺陷的胎儿，早进行选择性流产，给孕妇带来的损伤和痛苦相对较少；缺点是胎儿和母体易感染、取样标本容易污染，操作难度大，引起流产的风险是羊膜腔穿刺术的两倍。

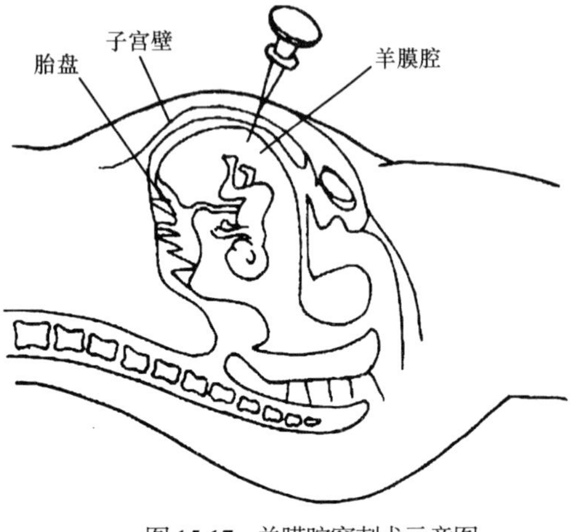

图 15-17 羊膜腔穿刺术示意图

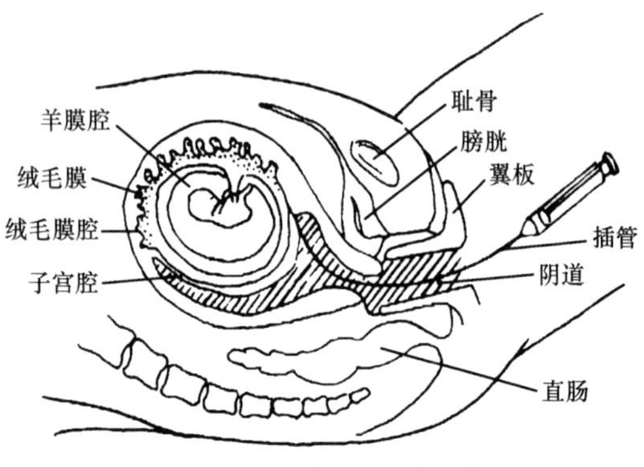

图 15-18 绒毛膜绒毛吸取术示意图

3. 脐带穿刺术（cordocentesis） 是在 B 超监护下，用一细针经孕妇腹壁进入胎儿的脐带，抽取胎儿脐静脉血，进行染色体、生化、基因及血液学各种检查。一般在孕中期（妊娠18周）进行。常作为羊水细胞培养失败，或错过绒毛和羊水取样时机的补救措施。也可用于DNA分析无法诊断而能用胎儿血浆或血细胞进行生化检测的疾病。

4. 胎儿镜检查 详见“仪器诊断”。

（二）无创产前检测技术

由于有创产前检测技术对胎儿及母体具有一定的损伤和风险，因此近年来发展出了非侵入性的无创产前检测（non invasive prenatal testing，NIPT），使孕妇流产的风险大为降低，是产前诊断的一项革命性进展。相对于有创产前检测技术，抽取母体外周血进行检测更易于被孕妇接受，具有重要的临床意义。

1. 母体外周血分离胎儿有核细胞 1959年有研究证实母血液循环中存在胚胎滋养层细胞，1969年在孕妇外周血中发现了核型为46，XY的淋巴细胞。研究证实，存在于母血中的胎儿细胞包括滋养叶细胞、胎儿淋巴细胞、胎儿有核红细胞等。胎儿有核红细胞是公认的适合进行遗传诊断的胎儿细胞，其表面有多种胎儿特异性的抗原标志物可供鉴别，且半衰期相对较短。

通过分离胎儿有核红细胞进行某些单基因遗传病、非整倍体染色体病的遗传学分析，从20世纪90年代就已在实验室开展，并取得良好的实验结果。胎儿有核细胞在遗传诊断中存在的问题主要有：母体外周血中的胎儿细胞非常稀少，约1个细胞/ml孕妇血；分离富集的方法相对价格昂贵、烦琐复杂；有研究表明，前次妊娠的胎儿有核红细胞在分娩后会存在母体血中若干年，从而影响检测的准确性。

2. 母体外周血胎儿游离DNA 1997年，卢煜明等利用实时定量PCR的方法，从孕妇血浆的总游离DNA中成功扩增出男性胎儿的Y染色体特异性序列（SRY基因序列），首次证实胎儿DNA可以进入母体外周血液循环，并以游离DNA的形式稳定存在。孕妇外周血中胎儿游离DNA的发现，为无创产前诊断带来了希望。胎儿游离DNA含量相对高，提取及分析过程也相对简单，易于发展为可用于临床的大样本高通量的检测方法。另外胎儿DNA在孕早期就可检出，且分娩后很快被母体清除，不会受前次妊娠的影响。因此，对孕妇外周血中胎儿游离DNA的检测，明显优于对孕妇外周血中胎儿细胞的检测。

胎儿游离DNA在产前诊断中的应用主要有：胎儿性别鉴定，排除患性连遗传病的风险；父系遗传的单基因遗传病；胎儿非整倍体染色体病；胎儿Rh血型D抗原判断；异常妊娠，如先兆子痫等孕妇外周血中胎儿DNA水平变化明显且早于临床症状出现，因此有可能把它作为一个高危的早期筛查指标。

四、胚胎植入前诊断

临床上10%～15%的育龄夫妇患有不孕不育症，所以就出现了辅助生殖技术来帮助他们达到生育的目的。辅助生殖技术经历了人工授精（AI）及三代试管婴儿的发展。第一代试管婴儿技术是体外受精-胚胎移植（in vitro fertilization and embryo transfer，IVF-ET），第二代试管婴儿技术是卵胞质内单精子注射（intracytoplasmic sperm injection，ICSI），第三代试管婴儿技术是在IVF技术的基础上，结合胚胎活检和分子或细胞遗传学技术对体外受精的胚胎进行遗传学诊断，判断胚胎是否携带有致病基因或畸变染色体，从而选出正常的胚胎植入子宫，即胚胎植入前遗传学诊断（preimplantation genetic diagnosis，PGD）（图15-19）。

PGD技术将产前诊断时限提早到胚胎植入之前，将人类遗传缺陷的发生控在最早阶段，避免了产前诊断可能引起出血、流产和感染以及伦理问题，最大限度地减少给母体和家庭带来的痛苦，是遗传病产前诊断的重大突破。PGD为降低遗传病发生率、控制遗传病患儿出生、探讨出生缺陷发病机制等方面提供了新途径。

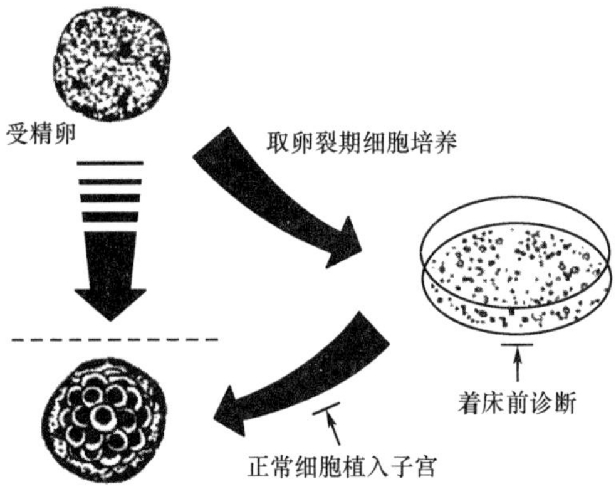

图 15-19 植入前诊断示意图

（一）PGD 的适应证

PGD 的适应证包括：①遗传性疾病携带者的夫妇；②生育过遗传缺陷的患儿，准备再次生育且具有高风险的；③因遗传性疾病而反复流产的夫妇为避免紧张、焦虑造成严重的精神负担者。

由于 PGD 突破了产前诊断中某些伦理学的限制，使产前诊断中难以实施的适应证在 PGD 中可以进行，因而近年来其应用范围进一步拓展，如在有地中海贫血或范科尼贫血等需要长期输血疾病的患儿家庭行胚胎植入前诊断的同时行 HLA 配型，选择与现存患儿 HLA 相配的胚胎移植，使出生婴儿在健康的同时，其脐血和骨髓还可以治疗现存患儿。PGD 也可应用于某些遗传易感性的晚发性疾病，如对于有卵巢癌家族史患者的胚胎行易感基因的筛选，可使后代发生卵巢癌的风险降低。

（二）PGD 的材料来源

1. 极体分析 该方法又称孕前诊断，是将卵子的极体用显微操作针抽出做遗传学分析。母亲如果是致病基因的携带者，由于卵母细胞在第一次减数分裂后期同源染色体要分离，即等位基因要分离，所以正常或突变的等位基因都可能在极体中（概率各为 50%）。如果极体中含有致病基因，说明该基因已转移至极体中，那么卵细胞就可用于体外受精。

2. 卵裂球细胞活检 在体外，受精卵分裂到 4～6 细胞期时，通过显微操作吸取 1～2 个细胞用于遗传性疾病的诊断或性别的鉴定。现已证实从 3～8 细胞期的胚胎中取出 1～2 个卵裂球做活检不会影响胚胎的正常发育。此方法的局限性为：只能获取 1 或 2 个卵裂球细胞进行分析，实验条件和技术要求极高；不能检测到胚胎在随后发育中形成的嵌合体。

3. 囊胚滋养层细胞活检 囊胚期的胚胎分化为内细胞团和滋养层。由于滋养层不参与胎心的发育，因此从中吸出 10～30 个细胞做遗传学诊断不会对胚胎造成损伤。该方法的优点为取材获得的细胞较多，增加了诊断的可靠性，存在的问题是正常的人工受精卵在体外最多只有 25%～50%能够发育到囊胚期。

（三）PGD 的主要检测技术

1. 聚合酶链反应（PCR） 单细胞 PCR 技术的发展，使 PGD 能用于临床，该技术主要应用于性别与单基因遗传病的诊断。采用引物延伸预扩增（primer extension preamplification，PEP）技术，以随机引物对单个细胞基因组进行全基因扩增，使单个细胞的多位点分析成为可能。

（1）扩增 Y 染色体上的特异性序列，根据片段存在与否判断胚胎性别。1990 年，汉迪赛德（Handyside）等采用 PCR 技术扩增 Y 染色体特异重复序列，对胚胎进行性别诊断，植入女性胚胎，避免高危 XR 遗传病男性患儿的出生，开创了人类 PGD 的先河。

（2）扩增目的基因后结合 RFLP、SSCP、DGGE、分子杂交及 DNA 测序等方法分析扩增产物。

（3）采用等位基因特异性 PCR（allele specific PCR，AS-PCR），即将突变的碱基设计在 3′端的引物与正常序列引物分别在两个扩增体系里进行扩增，也可以将引物标记混合在一起，然后再在同一扩增体系进行扩增只有引物与模板互补，才能出现明显扩增带。此法已用于囊性纤维增生症 Δ*F508* 突变的 PGD 诊断。

（4）对基因缺失型遗传病，在缺失的基因序列内设计引物，根据扩增产物存在与否判断该基因是否缺失。

2. 荧光原位杂交（FISH）**技术** 将 DNA 探针用不同颜色荧光染料标记，与固定在玻片上的卵裂球细胞或滋养层细胞杂交后，在荧光显微镜下，杂交的部分呈现不同颜色的荧光，从而可以判断胚胎是否有染色体异常。通过 FISH 技术可进行性别鉴定，避免性连锁疾病患儿的出生，也可诊断染色体病。

3. 比较基因组杂交（comparative genomic hybridization，CGH） 是一种与 FISH 相关的技术。将来自待测标本的 DNA 用绿色荧光标记，来自已知正常核型的 DNA 用红色荧光标记。这两组 DNA 同时与一个玻片上的正常中期染色体杂交。若样本中无染色体不平衡（如绿色 DNA 与红色 DNA 核型相同）两种颜色的 DNA 片段平等地竞争染色体上的杂交位点，红色、绿色 DNA 等量杂交产生黄色。但若测试样本中含有多余的染色体如 21 三体，这条染色体的绿色 DNA 片段多于红色，这种效果可产生微绿的颜色。相反若测试样本中染色体缺失，这条染色体的红色 DNA 片段多于绿色，就产生微红的颜色（图 15-20）。计算机分析软件可计算每条染色体全长红：绿的精确比率，最后做出诊断。CGH 还可测出易位携带者。

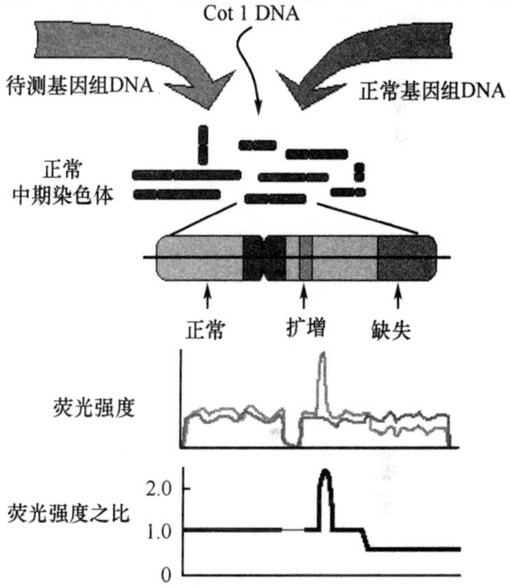

图 15-20 比较基因组杂交技术原理

4. 全基因组测序 2013 年 7 月 22 日，我国已成功将全基因组测序技术应用于体外受精获得的胚胎染色体异常分析。2015 年我国发布自主研发的新型桌面化测序系统 BGISEQ-500，该系统可以通过其内置的应用软件直接生成分析报告，从 DNA 样本到数据分析结果的全过程最快可在 24 小时内完成。该新技术的成功应用揭开了 PGD 的新篇章，为接受试管婴儿治疗的人群提供了新的选择。

基因芯片等分子生物学技术的成熟完善以及新技术的出现，必将扩展 PGD 检测疾病谱的范围，相信很快 PGD 就会成为临床上常规的诊断技术。

Summary

Diagnosis of genetic diseases is a complex task，involving almost all clinical disciplines.Diagnosis of genetic diseases，in addition to general clinical diagnostic methods，need to use some special methods in Genetics. The diagnosis of genetic diseases include history taking，symptoms and signs，pedigree analysis，chromosome examination，biochemical tests，and genetic diagnosis. Diagnosis of genetic diseases is the basis of genetic disease prevention and treatment，which can be divided into symptomatic diagnosis，presymptomatic diagnosis and prenatal diagnosis，the most important of which are the prenatal diagnosis and presymptomatic diagnosis. Symptomatic diagnosis is done after the patient's clinical symptoms have appeared；Presymptoms diagnosis is done before the onset of symptoms；Prenatal diagnosis is done before the birth of the baby to determine whether it has genetic diseases.Presymptomatic diagnosis and prenatal diagnosis of genetic disease can find earlier patients or carriers， so that doctors can select abortion of early embryos in order to reduce the birth rate in patients or carriers，or early treatment before the onset of symptoms to control the frequency and severity of the symptoms.Prenatal diagnosis of genetic diseases is an effective means of prevention.Before embryo implantation in the uterus，give the fetus or embryo prenatal diagnosis of genetic diseases，and then take appropriate measures to reduce genetic disease of children born.

Genetic diagnosis is based on DNA or RNA as diagnostic materials，and check the structure of diseased genes and the expression of functional genes to diagnose disease. Common method of gene diagnosis：molecular hybridization，polymerase chain reaction，DNA sequencing and DNA chip technology can detect single-gene genetic diseases，many genetic diseases and tumors. Genetic diagnosis，particularly prenatal diagnosis of genetic diseases and prenatal and postnatal care，are very important for improving the quality of the population and have social and economic significance.

（滕 蕾）

第十六章　遗传病的治疗

随着分子生物学技术在医学中广泛应用，医学临床诊断和临床检测技术得到迅速提高，对人类遗传病的研究取得了许多重要成果；特别是 DNA 重组技术、转基因技术等在医学中的应用，遗传病的治疗有了突破性的进展，已从传统的手术治疗、饮食治疗和药物治疗等跨入了基因治疗，为遗传病的根治开辟了广阔的前景。

第一节　手 术 治 疗

当遗传病发展到已出现各种临床症状，尤其是在器官组织已出现损伤时，应用外科手术的方法对病损器官进行切除、修补或替换，可有效地减轻或改善症状。手术疗法主要包括手术矫正和器官移植两方面。

一、手 术 矫 正

外科手术矫正是手术治疗中的主要手段。对遗传病所造成的畸形可用手术进行矫正或修补，如修补和缝合唇裂、腭裂，矫正先天性心脏畸形及两性畸形等。对某些先天性代谢病可以用手术的方法调整体内某物质的生化水平。例如，高脂蛋白血症Ⅱa 型患者进行回肠-空肠旁路手术后，肠道中胆固醇吸收减少，使患者体内胆固醇水平下降。

二、器 官 移 植

根据遗传病患者受累器官或组织的不同情况，针对性地进行组织或器官的移植是治疗某些遗传病的有效方法。例如，对家族性多囊肾、遗传性肾炎等进行肾移植，肾移植也是迄今最成功的器官移植；对重型 β 地中海贫血和某些遗传性免疫缺陷患者施行骨髓移植术；对胰岛素依赖性糖尿病进行胰岛细胞移植术；对遗传性角膜萎缩症患者施行角膜移植术及对黏多糖代谢障碍所致的黏多糖贮积症患者实施白细胞或成纤维细胞移植等，都可以收到一定的治疗效果。

由于成功的同种异体移植可以持续提供所缺乏的酶或蛋白质，因此，对于某些先天性代谢病进行器官移植而达到治疗目的越来越受到重视。例如，α_1-抗胰蛋白酶缺乏症患者在进行肝移植治疗后，可使血中的 α_1-抗胰蛋白酶达到正常水平；通过肾移植可以治疗胱氨酸尿症。移植物能提供正常的酶原，所以这种移植又称酶移植（enzyme transplantation）。

对某些遗传病的胎儿进行宫内的手术治疗是遗传病治疗领域的一种有意义的实践。例如，对常导致智力障碍的脑积水胎儿实施子宫内脑室引流术，将过多的脑积液通过塑料导管引至羊膜腔，可防止胎儿的脑组织萎缩；对于先天性尿道狭窄或尿道梗阻的胎儿可将孕妇的子宫切开，取出胎儿进行尿道修复手术，然后再放回子宫继续发育，这样可防止胎儿出现肾功能不全及因胎尿量不足、羊水量少、胎儿吞入的羊水不够所致的肺发育不全。如果在胎儿出生后再进行这类手术则会因患儿肾、肺等脏器已经出现严重的功能障碍而达不到较好的疗效。

第二节　药 物 治 疗

对遗传病的药物治疗的原则是“补其所缺”“去其所余”，实施过程可分为出生前治疗、症状前治疗和现症患者治疗。

一、出生前治疗

药物治疗可以在胎儿出生前进行，可以大幅度地减轻胎儿出生后的遗传病症状。例如，产前诊断如确诊羊水中甲基丙二酸含量增高，提示胎儿可能患甲基丙二酸尿症，该病会造成新生儿发育迟缓和酸中毒，在出生前和出生后给母体和患儿注射大量的维生素 B_{12}，能使胎儿或婴儿得到正常发育。此外，对确诊为维生素 B_2 依赖型癫痫的胎儿，给孕妇服用维生素 B_2，胎儿出生后可不出现癫痫。

二、症状前治疗

对于某些遗传病，采用症状前药物治疗也可以预防遗传病的病症发生而达到治疗的效果。如发现新生儿甲状腺功能低下，可给予甲状腺素制剂终身服用，以防止其发生智能和体格发育障碍。对于苯丙酮尿症、枫糖尿病、同型胱氨酸尿症或半乳糖血症等遗传病，如能通过筛查在症状出现前做出诊断，及时给予治疗，可获得最佳效果。

三、现症患者治疗

若在出生后，当遗传病发展到各种症状已经出现，机体器官已经受到损害，这时治疗的作用就仅限于对症。

（一）去其所余

对于一些因酶促反应障碍，导致体内贮积过多的代谢产物，可使用各种理化方法将过多的毒物排出或抑制其生成，使患者的症状得到明显的改善，称为去余。主要方法包括：

1. 应用螯合剂 例如，肝豆状核变性（威尔逊病）是一种铜代谢障碍性疾病，应用青霉胺与铜离子能形成螯合物的原理，给患者服用青霉胺，可除去患者体内细胞中堆积的铜离子。地中海贫血患者因长期输血，易发生含铁血黄素沉积症，使用去铁胺 B 与铁蛋白形成螯合物可去除多余的铁。

2. 应用促排泄剂 例如，家族性高胆固醇血症患者口服考来烯胺（cholestyramine）可降低血中胆固醇水平。考来烯胺是一种不被肠道吸收的阴离子交换树脂，可结合肠道中的胆酸排出体外，从而阻止胆酸的再吸收，并可促使胆固醇更多地转化为胆酸排出体外，使患者血中胆固醇水平降低。

3. 利用代谢抑制剂 由于酶活性过高所造成的生产过剩病，可用代谢抑制剂抑制酶活性，以降低代谢率。例如，用别嘌醇（allopurinol）抑制黄嘌呤氧化酶，可减少体内尿酸的形成，可用于治疗原发性痛风和莱施-奈恩（Lesch-Nyhan）综合征。

4. 血浆置换和血浆过滤 血浆置换（plasmapheresis）可除去大量含有毒物的血液，此法已成功应用于重型高胆固醇血症的治疗。溶酶体贮积病及某些遗传性溶血性贫血的患者，亦可通过血浆置换的方法得到治疗。血浆过滤（plasmafilter）是将患者的血液引入含有特定亲合剂的容器内，由于亲合剂与血浆中“毒物”选择性结合后不能通过回输滤器，而使患者的血液得到清理，在将血液重新输入患者体内后，获得治疗效果。例如，治疗家族性高胆固醇血症，将患者的血液引入含肝素-琼脂糖小球和氯化钙的输血瓶内混匀，使患者血中的低密度脂蛋白（LDL）与肝素等形成难以通过滤器的不溶性复合物，当回输时不能通过滤器进入患者体内，可使家族性高胆固醇血症患者血中胆固醇水平下降 50%，疗效显著。

5. 平衡清除（equilibrium depletion） 对于某些溶酶体贮积症，由于其沉积物可弥散入血，并保持血与组织之间的动态平衡。如果把一定的酶制剂注入血液以清除底物，则平衡被打破，组织中沉积物可不断进入血液而被清除，周而复始，以达到逐渐去除“毒物”的目的。

（二）补其所缺

有些遗传病是某些酶缺乏而不能形成机体所必需的代谢产物所致，如给予补充，即可使症状得到明显的改善，达到治疗目的，即称补缺。例如，对于某些因X染色体畸变所引起的女性疾病，可以补充雌激素，使患者的第二性征得到发育，也可以改善患者的体格发育。垂体性侏儒患者可给予生长激素治疗。先天性肾上腺皮质增生症患者，可用类固醇激素予以治疗；糖尿病患者注射胰岛素等均可使症状得到明显的改善。但这种补充常需终身进行才能维持疗效。先天性无丙种球蛋白血症患者，给予丙种球蛋白制剂，可使感染次数明显减少；乳清酸尿症患者，因体内缺乏尿苷而引起贫血、体格和智能发育障碍，如果给予尿苷治疗，症状即可得到缓解。

（三）酶疗法

遗传性代谢病通常是基因突变造成酶的缺失或活性降低，可用酶诱导和酶补充的方法进行治疗。

1. 酶诱导治疗　在某些情况下，酶活性不足不是结构基因的缺失，而是其表达功能“关闭”，可使用药物、激素和营养物质诱导其“开启”合成相应的酶。例如，新生儿非溶血性高胆红素Ⅰ型（吉尔伯特综合征）是AD遗传病，患者因肝细胞内缺乏葡萄糖醛酸尿苷转移酶，胆红素在血中滞留而导致黄疸、消化不良等症状，苯巴比妥能诱导肝细胞滑面内质网合成该酶，所以给予患者苯巴比妥治疗，即可使症状消失。雄激素能诱导 α_1-抗胰蛋白酶的合成，因而可应用于 α_1-抗胰蛋白酶缺乏症的治疗。

2. 酶补充疗法　给患者体内输入纯化酶制剂是酶补充疗法的重要途径。如给脑苷脂病（戈谢病）患者注射β-葡萄糖苷酶制剂，可使患者肝和血液中的脑苷脂含量降低，缓解症状；对严重的 α_1-抗胰蛋白酶缺乏症患者每周用4g强化的 α_1-抗胰蛋白酶静脉注射，连用4周后便可获得满意的效果。用从人胎盘提取的α-半乳糖苷酶A治疗法布里（Fabry）病也可取得一定的疗效。

在临床上很多情况下，直接输入酶制剂，往往受到机体免疫功能的作用而被破坏，因而不能有效地发挥作用。为了减少外源酶在体内被破坏，延长酶作用的半衰期，目前采用将纯化酶制剂装入载体后再输入给患者的办法。载体容易以胞吞作用通过细胞膜进入细胞，载体所带的酶逐渐释放，发挥治疗作用，提高疗效。常用的载体是红细胞胞影和脂质体（liposome）。

目前，应用酶受体介导分子识别法（receptor-mediated molecular recognized process）补充酶已经取得临床疗效。此法是把所用的酶进行一定的改造，用靶细胞表面特殊受体的抗体包裹，注入体内后，更易为靶细胞的某些结合部位所识别并与之特异性结合。例如，治疗Ⅱ型糖原贮积症，可使α-糖苷酶与LDL结合，把酶引入肝外有LDL受体的细胞，取得了治疗效果。

（四）维生素疗法

有些遗传代谢病是酶反应辅助因子（如维生素）合成不足，或者是缺乏的酶与维生素辅助因子的亲和力降低，因此通过给予相应的维生素可以纠正代谢异常。例如，叶酸可以治疗先天性叶酸吸收不良和同型胱氨酸尿症；生物素可以用于治疗混合型羧化酶缺乏症和丙酸血症等。近年来，在临床上应用维生素C治疗因线粒体基因突变引起的心肌病有一定的疗效。

第三节　饮食疗法

饮食疗法治疗遗传病的原则是禁其所忌，即对因酶缺乏而造成的底物或中间产物堆积的患者，制定特殊的食谱或配以药物，以控制底物或中间产物的摄入，减少代谢产物的堆积，达到治疗的目的。

一、产前治疗

现代医学遗传学技术已经根据系谱分析和产前诊断确诊多种遗传病胎儿，有些遗传病可以在其母亲怀孕期间就进行饮食治疗，使患儿症状得到改善。例如，遗传病饮食治疗第一个获得成功的例子是对患有半乳糖血症风险的胎儿，在孕妇的饮食中限制乳糖和半乳糖的摄入量而代以其他的水解蛋白（如大豆水解蛋白），胎儿出生后再禁用人乳和牛乳喂养，患儿会得到正常发育。

二、现症患者治疗

1953 年，比歇尔（Bichel）等首次用低苯丙氨酸饮食疗法治疗 PKU 患儿，治疗后患儿体内苯丙氨酸明显减少，症状得到缓解。现在经新生儿筛查确认的病例用低苯丙氨酸奶粉喂养，可避免患儿出现智力低下等症状。随着患儿年龄的增大，饮食治疗的效果就越来越差，所以要求早诊断、早治疗。目前，针对不同的代谢病已设计出 100 多种奶粉和食谱。

通过减少患者对所忌物质的吸收避免出现或减轻症状是饮食疗法的另一条途径，而且更易被接受。例如，在 PKU 患儿常规进食后，让其服用肠溶型苯丙氨酸氨基水解酶胶囊，酶在肠内释放后可将食物消化后形成的苯丙氨酸转化成苯丙烯酸，从而使苯丙氨酸在未被肠道吸收前被选择性清除；又如给家族性高胆固醇血症患者服用糠麸，也可减少肠道对胆固醇的吸收，延缓和减轻动脉粥样硬化等症状的形成。

第四节　基 因 治 疗

遗传病的基因治疗（gene therapy）是运用重组 DNA 技术，将具有正常基因及其表达所需的功能片段导入病变细胞或替代细胞中，以替代或补偿缺陷基因的功能，或抑制基因的过度表达，从而达到治疗遗传性疾病的目的。

一、基因治疗的策略

根据遗传病类型与宿主病变的不同，基因治疗的策略概括起来主要有下列几种。

（一）基因修正

基因修正（gene correction）是通过特定的技术，如同源重组或靶向突变等方法对突变的 DNA 进行原位修复。这种方法只纠正致病基因的突变碱基。尽管原位修复的方法无疑是进行基因治疗最理想的途径和目的，但目前在技术上还无法做到。由于在人类基因组的某个特异部位上进行定点突变或重组是一个非常复杂的过程，目前在临床上还是无法实现。

（二）基因替代

基因替代（gene replacement）指将功能正常的基因取代整个变异基因，使致病基因得到永久更正。传统上所谓基因治疗实际上就是指基因替代疗法，就像外科移植手术一样。近年来随着基因编辑等技术的不断提高和安全性验证，基因替代在临床上的应用将成为可能。

（三）基因添加

基因添加（gene addition）指非定点导入外源正常基因，而没有去除或修复有缺陷的基因，即间接疗法。此法难度较小，是目前多采用的策略，并已付诸实践。

（四）基因增强

基因增强（gene augmentation）指将目的基因非定点导入病变细胞或其他细胞，目的基因的表达产物可以补偿缺陷细胞的功能或使原有的功能得到加强。近 10 年来已经发展了许多有效的方法，可将目的基因导入真核细胞并获得表达，因而是目前较为成熟的方法。这一方案最适宜隐性单基因疾病的治疗。

（五）基因抑制和（或）基因失活

导入外源基因去干扰、抑制有害的基因表达。例如，向肿瘤细胞内导入肿瘤抑制基因（如 *Rb* 或 *p53*），以抑制癌基因的异常表达。

此外，利用反义技术（antisense technology）封闭某些特定基因的表达，以达到抑制有害基因表达的目的。反义技术是反义核酸（RNA 或 DNA）技术、核酶技术及反义核酶的总称。如反义 RNA 被誉为“基因封条”，能封闭 mRNA，抑制基因的表达。再如核酶实际上也是一种反义 RNA，与靶细胞的 mRNA 结合后，还能切割杂交分子，使之断裂，所以可以封闭或抑制某一基因所编码的特定蛋白质。这一新技术已被广泛用于肿瘤和病毒性疾病（如艾滋病）等的基因治疗研究中。

（六）“自杀基因”的应用

在某些病毒或细菌中的某基因可产生一种酶，它可将原无细胞毒或低毒药物前体转化为细胞毒物质，将细胞本身杀死，此种基因称为“自杀基因”。

（七）免疫基因治疗

免疫基因治疗是把产生抗病毒或肿瘤免疫力的对应的抗原决定簇基因导入机体细胞，以达到治疗目的。如细胞因子（cytokine）基因的导入和表达等。

（八）耐药基因治疗

耐药基因治疗是在肿瘤治疗时，为提高机体耐受化疗药物的能力，把产生抗药物毒性的基因导入人体细胞，以使机体耐受更大剂量的化疗。如向骨髓干细胞导入多药抗性基因 *mdr-1*。

二、基因治疗的种类

基因转移是基因治疗的关键和基础。基因转移是指将外源基因导入靶细胞内的技术。基因转移方法可分为物理、化学和生物等方法。导入受体的途径有两种：一是体内（in vivo）转移，也称为直接活体转移，是指将含外源基因的重组病毒、脂质体或裸露的 DNA 直接导入体内；二是体外（ex vivo）转移，也称为回体转移，是指将外源基因克隆至一个合适的载体，首先导入体外培养的自体或异体（有特定条件）的细胞，经筛选后将能表达外源基因的受体细胞重新输回受试者体内。体外转移比较经典、安全，而且效果较易控制，但是步骤多、技术复杂难度大、不容易推广；体内转移法操作简便、容易推广，但尚不成熟，存在疗效短、免疫排斥及安全性等问题，它是基因转移研究的方向，只有体内转移方法成熟了，基因治疗才能真正走向临床。

对于遗传病而言，理想的基因治疗是将遗传物质高效率转移到个体细胞中，并且能整合到细胞基因组中，在细胞中长期表达。但是目前的基因转移方法很难满足理想基因转移方法的全部要求，因此探索理想的基因转移方法是基因治疗的一项重要内容。

根据靶细胞的类型，基因治疗可分为生殖细胞基因治疗、体细胞基因治疗和干细胞基因治疗。

1. 生殖细胞基因治疗（germ line gene therapy，GGT） 是将正常基因转移到患者的生殖细胞（精细胞、卵细胞），通过体外受精胚胎移植术（in vitro fertilization and embryo transfer，IVF-ET）使基因矫正后的胚胎发育成正常个体。由于该技术涉及伦理学问题，包括我国在内的大多数国家明确禁止该方法应用于临床研究。2018 年底，我国的一个研究小组利用基因编辑技术对生殖细胞进行改造，并使基因编辑的婴儿诞生，该做法在国内外被广泛谴责。

2. 体细胞基因治疗 在基因治疗中，靶细胞多为体细胞。体细胞基因治疗（somatic cell gene therapy，SCGT）是指将正常基因转移到体细胞，使之表达基因产物，以达到治疗目的。其中最理想的方法是将外源正常基因导入靶体细胞后，通过基因重组到染色体特定基因座位，以替换异常基因，使其发挥稳定治疗作用。靶向基因替换修复，技术难度较大，具有随机插入引起新的基因突变的可能性。一般情况，体细胞基因治疗采用将基因转移到基因组上非特定座位，即随机整合。只要该基因能有效地表达出其产物，便可达到治疗的目的。补偿异常基因的功能缺陷的策略较易于获得成功。据美国国立卫生院统计，目前美国有 600 多项临床试验研究正在利用 SCGT 的方法进行，多数集中在免疫缺陷病、血友病、地中海贫血等重症遗传病。

3. 干细胞基因治疗 干细胞作为体细胞的特殊类群，具有持续增殖、可体外培养、细胞表面免疫原性低等特点，在基因治疗临床研究与实践中发挥着更为重要的作用。

三、基因治疗的方法

（一）目的基因的转移

把外源基因安全有效地转移到靶细胞中，是实现基因治疗的第一个关键步骤。目前基因转移技术可分为六种类型。

1. 物理方法 分为直接注射法、电穿孔法和微粒子轰击法。

（1）直接注射法：直接在体外借助于显微镜向靶细胞核内注射外源基因，并使其在靶细胞内得以表达。该方法适合对卵细胞或受精卵细胞进行操作，在小鼠、兔、猪、鱼等转基因动物已有成功的例子。但一次只能注射一个细胞，工作量大。

（2）电穿孔（electroporation）法：将靶细胞置于高压脉冲电场中，通过电击使细胞产生可逆性的穿孔，周围基质中的 DNA 可渗进细胞。该方法适合于对细胞来源丰富的体细胞进行操作，基因转染效率高。

（3）微粒子轰击法（microparticle bombardment）：即基因枪技术，利用亚微粒的钨和金吸附 DNA，并将其包裹起来形成微粒，通过物理途径（一般应用可调电压产生的轰击波）使微粒以很高的速度瞬间即可进入靶细胞，达到转移基因的目的。该方法适合对多细胞组织进行操作，基因转染效率高。

2. 化学法 应用磷酸钙沉淀法改变细胞膜通透性，以加强细胞从培养液中摄取外源 DNA。但此法转移效率低，其成功率在 1/1000～1/100。

3. 膜融合法 利用人工脂质体或红细胞影泡、微细胞、原生质球等（如人工脂质体）通过与靶细胞融合或直接注射到病灶区，令其内含的外源基因表达，可达到基因治疗的目的。

4. 受体载体转移法 是将含有目的基因的重组质粒和某些细胞表面受体能识别的特异性多肽（配体）形成复合物，通过细胞内吞途径达到将基因转移至受体细胞的目的，这种方法可使外源基因在活体内导向特异类型的细胞，如可将目的基因和去唾液酸糖蛋白耦联，使肝细胞特异性地吸入表达。

5. 同源重组（homologous recombination）法 是将外源性目的基因定位或原位修补，导入的外源基因和染色体上的基因在同源序列间发生重组而插入染色体，这样外源基因不是随机地而是专一地整合到靶细胞特定位点，取代原位点上的缺陷基因。

6. 病毒介导基因转移（viral mediated gene transfer）法 是通过转换方式完成基因转移，即以病毒为载体，将外源目的基因通过基因重组技术组装于病毒上，让这种重组病毒去感染受体细胞，这种病毒称为病毒载体（viral vector）。目前有两类病毒可以作为载体。

（1）逆转录病毒（retrovirus）：虽是 RNA 病毒，但有逆转录酶，可使 RNA 逆转录为 DNA，再整合到细胞基因组（图 16-1）。逆转录病毒具有以下三个优点：首先是它具有穿透细胞的能力，转染率可达 100%；其次是宿主范围广，可同时感染大量细胞并长期停留。再者病毒基因和它所载的外源基因都能表达。但它也有不足之处，主要是病毒基因容量有限，一般插入片段只能在 7kb 左右，如果为较大基因则要用其 cDNA；病毒随机插入靶细胞基因组中，因病毒具有强大的启动子和增强子，能使插入位点附近的基因过度表达或失活；最严重的问题是由于病毒自身含有病毒蛋白和癌基因，可使宿主细胞感染病毒和致癌。因此，人们有目的地将病毒基因及其癌基因去除，仅保留它们的外壳蛋白，以保留其穿透细胞的能力，避免上述缺点，这种改造后的病毒称为缺陷型病毒。在逆转录病毒载体中，最常用于人类的是人工构建的小鼠白血病病毒（Mo-MLV）。

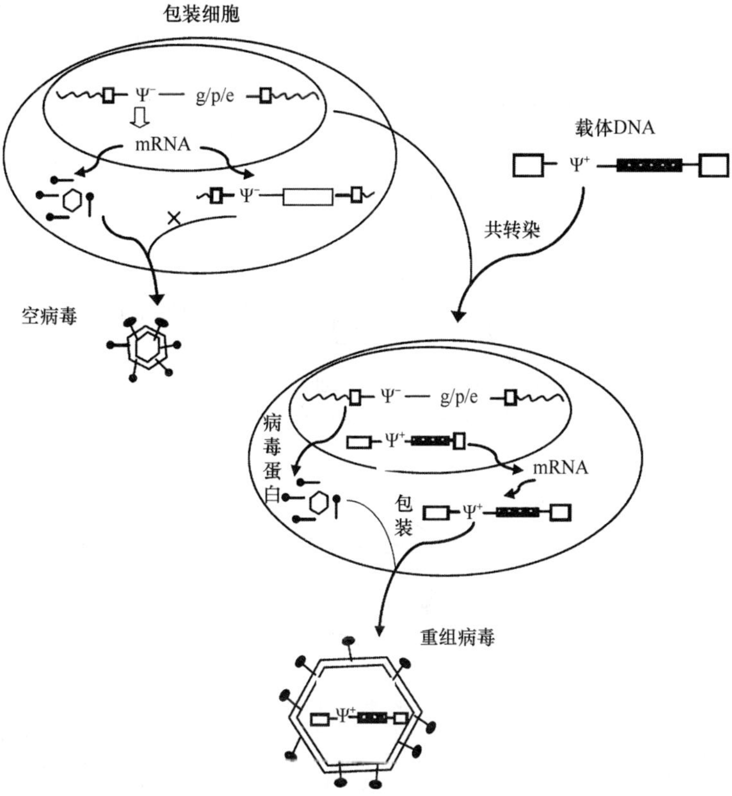

图 16-1 逆转录病毒介导的基因转移

（2）DNA 病毒（DNA virus）：包括腺病毒、SV_{40}病毒、牛乳头瘤病毒、疱疹病毒等。其中腺病毒是近年来备受关注的 DNA 病毒，因为它具有插入 DNA 较长，不需要正在分裂的靶细胞，可以原位感染和病毒滴度高等优点，此外，由于腺病毒载体一般不会整合到宿主的基因组中，从而大大减少了插入突变的危险。腺病毒目前已鉴定出 40 个以上的血清型，常用作基因转移载体的是 2 型（Ad2）和 5 型（Ad5），它们常被切除 E1 和 E3 基因，造成复制缺陷型，可在缺少 E1 基因的细胞中繁殖（图 16-2）。1993 年美、法等国成功采用腺病毒载体进行心、脑、肺、肝内胆管和肌肉组织的体内基因转移。采用复制缺陷的腺病毒进行基因治疗有以下优点：①该病毒可感染分裂和非分裂的细胞，并能得到大量基因产物，对神经细胞、心肌细胞等基因缺陷的纠正有特殊意义。②病毒颗粒相对稳定，并易于纯化和浓缩，且感染力不降低。③可有效转导多种靶细胞后而游离于细胞基因组外，并持续表达。④已用于基因治疗的 Ad5 属腺病毒 C 亚群，无致癌性。虽然有上述优点，但是它不会整合入宿主细胞基因组，因此腺病毒不能在细胞内长期存在，在基因治疗中往往需要反复“给药”。这可能会引起对输注的腺病毒产生免疫反应，从而阻止重复感染。

（二）靶细胞的选择

这里所指的靶细胞是指接受转移基因的体细胞。选择靶细胞的原则：①必须较坚固，足以耐受处理，并易于由人体分离又便于输回体内；②具有增殖优势，生命周期长，能存活几个月至几年，最后可延续至患者的整个生命期；③易于受外源遗传物质的转化；④在选用逆转录病毒载体时，目的基因表达最好具有组织特异性的细胞。目前使用较多的是骨髓干细胞、皮肤成纤维细胞、肝细胞、血管内皮细胞和肌细胞等。许多遗传病与造血细胞有关，故可用于如β地中海贫血、严重复合免疫缺陷病等的基因治疗。皮肤成纤维细胞易于移植和从体内分离，又可在培养中生长，并易存活，故有人将其用于乙型血友病的基因治疗。有不少遗传病表现了肝细胞功能缺陷，因此，在家族性高胆固醇血症的治疗中，有将低密度脂蛋白（LDL）受体基因转移至肝细胞的尝试。在动物实验中已证明：β-半乳糖苷酶基因、*ADA* 基因、小肌营养不良蛋白（minidystrophin）基因都已证明能在肌细胞中表达。

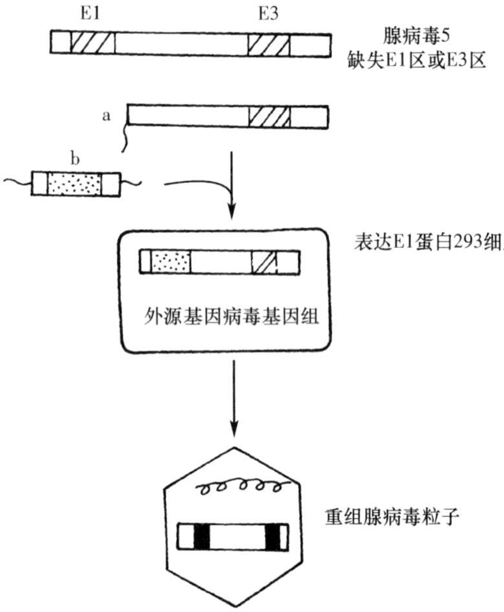

图 16-2 腺病毒介导的基因转移

（三）反义寡核苷酸技术

一些遗传病和肿瘤往往是基因突变或过量表达而产生异常的蛋白质所致，应用DNA和RNA的碱基互补可形成同源和异源双链的原理将这些突变基因转录的mRNA（DNA）阻断在翻译（或转录）前，可使症状得到改善，即人为地制成反义核酸，使其和mRNA互补结合，阻止其翻译成蛋白质而达到治疗疾病的目的。目前常用的就是将人工合成的反义寡核苷酸导入细胞，使它识别并结合到靶mRNA上，从而使之灭活。下列几种技术可达到治疗的目的：①反义 RNA 表达载体。例如，曾溢涛应用脂质体载体将含有β珠蛋白基因反义核酸真核表达载体导入β地中海贫血细胞中，结果显示反义RNA能纠正患者培养红细胞β珠蛋白基因异常转录物剪接，增加β地中海贫血患者培养细胞正常β珠蛋白链的生物合成。②反义 RNA（或 DNA）的体外微注射，即人工合成或通过噬菌体 RNA 聚合酶产生靶基因的反义RNA，通过微注射导入细胞达到抑制靶基因 mRNA 的目的。③用脂质体运送反义RNA，脂质体是由双磷脂膜包围的水相封闭的水泡，反义 RNA 即溶于其中然后注入体内。④其他方法如利用 $CaCl_2$ 法或细胞打孔仪、逆转录病毒载体等导入反义RNA或DNA。

（四）三链形成寡核苷酸

三链形成寡核苷酸（triplex-forming oligonucleotides，TFO）是指一段 DNA 或 RNA 寡核苷酸在DNA 大沟中以胡斯坦（Hoogsteen）氢键与 DNA 高嘌呤区结合，形成三链结构。TFO 可与启动子区或结构基因结合而抑制基因转录。为达到靶向突变的目的，发展了一种新型结构的双功能TFO并被应用于疾病的基因治疗研究中。该分子含有两种功能结构域，一种是 DNA 结合结构域，可以指导分子靶向结合到嘌呤丰富的DNA区；另外一种突变结构域可使TFO对靶位点处的单个碱基进行突变。目前卡尔弗（Culver）等已将 TFO 导入人的淋巴细胞，纠正腺苷酸脱氨酶缺乏症的基因缺陷，并推测此过程是在细胞内的碱基切除修复系统（NER）参与下完成的。这项策略要求 DNA 靶位点附近的嘌呤含量丰富，因而限制了该项技术的广泛应用。

（五）核酶与核酶介导的反式剪接

核酶（ribozyme）是由 RNA 构成的具有催化功能的酶，可以作为基因表达和病毒复制的抑制剂，在肿瘤和 HIV 感染的基因治疗中有广泛的应用。这里主要介绍核酶介导的反式剪接对 RNA 的修复。反式剪接的 mRNA 来自两条不同的 pre-mRNA。反式剪接又分两种类型：四膜虫Ⅰ类核酶（tetrahymena group Ⅰ ribozyme）介导的反式剪接与剪接体介导的反式剪接。这两种反式剪接在体内及体外都可用正常基因外显子替代突变的外显子，从而达到 RNA 水平修复缺陷基因的效果。

（六）RNA 干扰

RNA 干扰（RNA interference，RNAi）现象发现于 1998 年，是一种由双链 RNA（double stranded RNA，dsRNA）始动的序列特异性基因沉默机制，在大多数生命有机体中，包括原核生物及植物、昆虫、哺乳动物、人类等真核生物在内，均存在这种机制。

菲雷什（Fire）和梅洛（Mello）等发现 RNA 的有义链和反义链均可抑制基因的表达。有义链和反义链 RNA 共存抑制基因表达的效率达到单一有义链或反义链 RNA 的 10 倍以上，这种双链 RNA（dsRNA）介导的转录后基因沉默（post-transcription gene silencing，PTGS）现象称为 RNAi。应用 RNAi 技术可以关闭某些致命病毒的基因和在人体中引发恶性肿瘤等疾病的癌基因、致病基因。RNAi 技术的应用具有治疗效果好、特异性强、使用方便、副作用小和成本低的特点。主要用于 RNAi 的分子有三类：微 RNA（microRNA，miRNA）、干扰小 RNA（short interfering RNA，siRNA）和小发夹 RNA（short hairpin RNA，shRNA）。

（七）药物靶向治疗

药物靶向（drugs targeting）治疗机制可概括为病毒导向酶的药物前体治疗（virus-directed enzyeme-prodrug therapy，VDEPT），即用逆转录病毒载体的外源基因转移到细胞内。该基因编码一种酶，此酶可将一种无害的药物前体转变为细胞毒素复合物。带有这一基因的病毒载体只在特殊组织或肿瘤细胞中而不在正常细胞中表达。例如，胞嘧啶脱氨酶（cytosine deaminase）可将无害的 5-氟胞嘧啶（5-fluorocytosine，5-FC）转变为细胞毒素 5-FC。此病毒可感染正常细胞和癌细胞，但将该酶基因连接到一种“分子开关”后，则只能在肿瘤细胞中表达。西科拉（Sikora）等设计一个“嵌合小基因”（chimeric minigene），即将酶基因连接到 *erbB2* 基因启动子的下游，此启动子活性增强，使 *erbB2* 在乳腺癌细胞中过度表达。此时，药物 5-FC 注入细胞后即转变为 5-FU 而致癌细胞死亡。当 5-FC 给予含有此嵌合基因却无 *erbB2* 表达的细胞时，亦无药物前体活性。这一基因治疗的新策略，有可能使人对肿瘤等不同疾病进行基因治疗。

（八）多抗药基因疗法

由于多抗药性（MDR）基因已被克隆，因此人们设想分离患者的造血干细胞，将 *MDR* 基因从体外转导进去，这种干细胞获得多药耐药性后再回输给患者，使得由此类被修饰的干细胞繁衍的白细胞具有多药耐药性，而肿瘤细胞未获得 *MDR* 基因，不具备耐药性或耐药性较差，这样在加大化疗剂量或在持续较长时间化疗的情况下，可大量杀死肿瘤细胞而白细胞较少受损，以此达到治疗肿瘤的目的。

（九）抑癌基因疗法

野生型抑癌基因的失活和肿瘤的发生密切相关，因此人们设想将正常的野生型抑癌基因导入肿瘤细胞以代替和补偿有缺陷的抑癌基因，从而抑制肿瘤的生长或逆转其表型。这是基因添加的一种方式。这方面研究最多的是*p53*基因。其机制如图16-3。

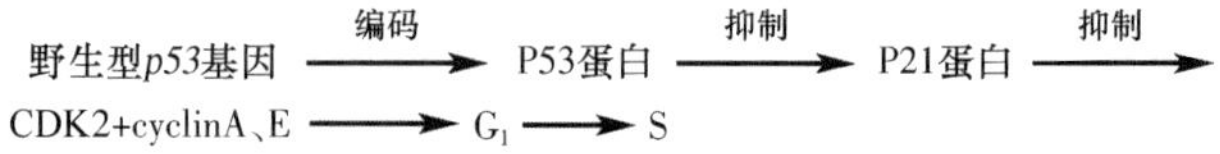

图16-3 *p53*基因影响细胞分裂的机制示意图

四、适于基因治疗的遗传病

常被选择适于基因治疗的遗传病是已经在临床上经过基因治疗获得疗效的少数几种疾病，如ADA、血友病B、家族性高胆固醇血症和囊性纤维变性等。还尚有一类作为基因治疗候选疾病，如PKU、半乳糖血症、戈谢病、α-抗胰蛋白酶血症等。

成功的基因治疗必须具备的条件：①选择对其发病机制及相应基因结构功能了解清楚的疾病；②纠正该病的目的基因已被克隆，并了解该基因表达与调控的机制与条件；③目的基因具有适宜的受体细胞，并能在体外有效表达；④具有安全有效的转移载体和方法，以及可供利用的动物模型。

对于某一疾病进行基因治疗的价值需要进行几方面的估计：①人群中的发病率；②疾病对患者的危害性；③患者对家庭和社会的影响；④其他治疗方面的可用性。

总之，开展基因治疗有待克服的问题：把足够的治疗（外源）性基因导入合适的靶组织或靶细胞，外源基因的表达调节和建立合适的动物模型。人类基因组计划的成果和对一些疾病生化及分子生物学基础的阐明，必将大大推动基因治疗的开展。基因治疗除用于上述遗传病外，对于癌症、心血管病、呼吸疾病、创伤愈合、神经性疾病等方面具有不可估量的应用前景。

五、基因治疗的临床应用

据美国国立卫生院统计，全球2500多种疾病被列为基因治疗临床研究的对象，从各种单基因疾病到传染病、复杂的神经退行性疾病及癌症等，部分疾病研究已进入了临床试验阶段（表16-1）。其中，免疫缺陷性疾病（如腺苷脱氨酶缺乏症、重症联合免疫缺陷病等）、遗传性失明、血友病、血液病（如β地中海贫血等）、脂肪代谢紊乱、帕金森病等多种遗传病的基因治疗在临床上已有治疗有效的案例。

表16-1 目前临床试用的基因治疗遗传性疾病

疾病	传递的基因或产物	靶细胞或组织	载体
α-抗胰蛋白酶缺乏症	α-抗胰蛋白酶	呼吸道	脂质体
慢性肉芽肿	p^{47PHoX}	骨髓细胞	逆转录病毒
囊性纤维化	囊性纤维化跨膜调节蛋白	呼吸道	腺病毒、脂质体腺伴随病毒
家族性高胆固醇血症	低密度脂蛋白受体	肝细胞	逆转录病毒
范科尼综合征	互补组C基因	造血祖细胞	逆转录病毒
戈谢病	葡萄糖脑苷脂酶	周围血细胞或造血干细胞	逆转录病毒
亨特综合征	艾杜糖醛酸-2-硫酸酯酶	淋巴细胞	逆转录病毒
腺苷脱氨酶缺乏引起的疾病	腺苷脱氨酶	淋巴细胞	逆转录病毒

（一）遗传病

1. 腺苷脱氨酶（adenosine deaminase，ADA）**缺乏症** ADA是一种AR遗传病，因ADA缺乏，致脱氨腺苷酸增多，改变了甲基化的能力，产生毒性反应，患者T淋巴细胞受损，引起反复感染等症状。

安德森（Anderson）等提出了一项关于ADA缺乏症的临床基因治疗方案，该方案得到了美国国立卫生研究院重组 DNA 咨询委员会（RAC）批准。具体内容：先分离患者外周血 T 淋巴细胞，在体外培养；在培养时，用 IL-2 等促细胞生长因子刺激它生长，一旦 T 淋巴细胞分裂后就用含正常 *ADA* 基因的反转录病毒载体 LASN 导入这种细胞，然后回输患者体内，以达到用正常的 *ADA* 基因替代有缺陷的 *ADA* 基因的目的，实现基因治疗（图 16-4）。

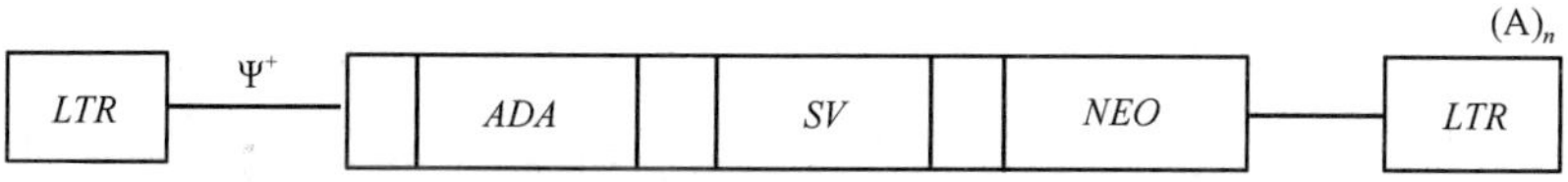

图 16-4　*ADA* 基因治疗中应用的 *ADA* 转移和表达载体结构（LASA）

LTR 示长末端重复序列；*ADA* 示 *ADA* 基因的 cDNA；*NEO* 示新霉素抗性基因；（A）$_n$ 示多聚腺苷酸；ψ^+示包装信号；*SV* 示 SV_{40} 启动子和增强子

该方案分别于 1990 年和 1991 年，对两例 ADA 缺乏症女孩进行临床基因治疗。第一个患者在 10.5 个月内接受了 7 次基因治疗，第二个女孩接受了 11 次基因治疗；经 ADA 基因治疗的这两名患者，未见明显的副作用，导入的正常 *ADA* 基因已表达，ADA 水平已由原来的相当于正常人的 1%上升至 25%。患儿由原来行动困难到能够上学。这一实例表明遗传病的基因治疗首次获得成功，足以说明基因治疗是可行的。

2. 血友病 B　是 XR 遗传病，患者因子Ⅸ缺乏，基因定位于 Xq26.3-q27.2。主要临床特征是易出血，凝血时间长，外伤后常出血不止。人群中发病率为 1/30 000。

我国复旦大学应用逆转录病毒载体转移因子*Ⅸ*基因到培养的中国仓鼠卵巢细胞（CHO）中，得到了较好的表达。1990 年又将该基因转移至患者皮肤成纤维细胞中，产生了高滴度有凝血活性的因子Ⅸ蛋白。1991 年又通过上述方法，将因子*Ⅸ*基因转入 2 名患者体外培养的细胞中，然后回植入患者皮内，已检测到导入体内的因子*Ⅸ*基因表达产物，患者症状也有所改善，获得了初步疗效（图 16-5）。

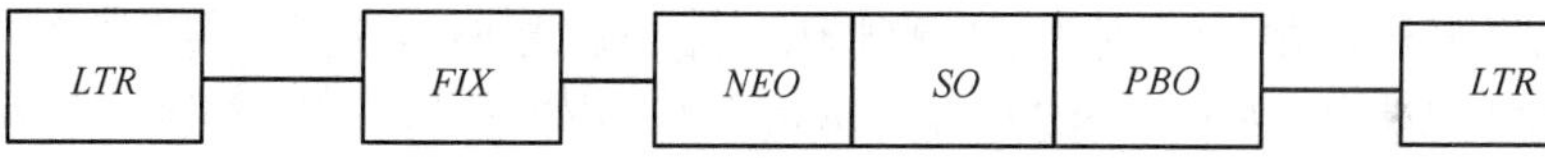

图 16-5　凝血因子Ⅸ cDNA 转移和表达载体结构图（PXL-ⅨJ）

LTR 示长末端重复序列；*FⅨ* 示凝血因子Ⅸ cDNA；*NEO* 示新霉素抗性基因；*SO* 示 SV_{40} 病毒复制起始点；*PBO* 示 PBR322 复制起始点

3. 囊性纤维化（cystic fibrosis，CF）　是累及少数器官系统的常见的 AR 遗传病，该致病基因已被克隆，基因产物为一种跨膜离子转导调节因子（CFTR）。CF 引起的慢性肺疾病的发病率和病死率高。应用腺病毒载体输入正常的 *CFTR* 基因到呼吸道上皮的多基因治疗试验已经成功，并取得进展。CF 也累及胃肠道、胰腺和肝胆系统，研究提示应用腺病毒把 *CFTR* 基因转移到体内胆管上皮细胞内后，即可使转移基因最初全部在肝内胆管上皮细胞表达。

4. α-抗胰蛋白酶缺乏　这是另一种累及多器官的遗传病。因 α-抗胰蛋白酶缺乏引起的肺疾病是目前应用基因治疗的焦点。应用腺病毒载体把 α-抗胰蛋白酶基因转移到呼吸道上皮细胞，已可阻止慢性阻塞性肺疾病的发展。

5. LDL 受体缺乏　纯合低 LDL 受体缺乏可导致家族性高胆固醇血症（FH）和相关动脉粥样硬化心血管疾病的早期发生。尽管 LDL 受体在大多数细胞中表达，但正是这些受体的肝内表达，调节了体内胆固醇的稳定性。把 LDL 受体基因转移到肝细胞治疗 FH 是一种更实用的方法。对人类的临床研究已经实施，应用逆转录病毒载体和体外方法已经把 LDL 受体基因转移到 FH 患者的肝细胞中。动物模型的研究表明，将人 LDL 受体基因输送到 WHHL 家兔的肝细胞，可致 20%的细胞感染；受试动物血清总胆固醇可降低 30%～50%，而且至少持续 4 个月。

（二）免疫缺陷

原发性免疫缺陷多有遗传背景，如淋巴细胞功能相关抗原-1（LFA-1）缺损是近年来发现的免疫分子缺损，LFA-1 缺损是一种白细胞黏附分子缺损（LAD）。LFA-1 存在于淋巴细胞、单核细胞及粒细胞表面，由 α、β 链以非共价键连接而成。LFA-1 缺损是 β 链基因突变所致。希布斯（Hibbs）等采用二步法把含 β 链的 cDNA 输给 LAD 患者的 B 细胞，B 细胞可表达 LFA-1 分子，RNA 印迹证实细胞内含大量外源性 β 链 mRNA，功能试验证明 LFA-1 可与其配体分子相互作用，说明 LFA-1 缺损已得到纠正。

（三）肿瘤的基因治疗

肿瘤的基因治疗分为对宿主细胞的修饰和对肿瘤细胞的修饰。对宿主细胞的修饰包括：①将一些对细胞有毒药物具有抗性的基因转移至造血前体细胞，以降低治疗药物对骨髓的毒性，这样就可以用高剂量的药物杀伤肿瘤细胞而不破坏骨髓细胞。例如，向造血干细胞中导入二氢叶酸还原酶（DHFR）基因，可使细胞获得对甲氨蝶呤的抗性。②涉及免疫系统，如果抗肿瘤应答（如 CTL、TIL 等）已经存在，导入细胞因子的基因有可能扩大抗肿瘤效应。

对肿瘤细胞的修饰为了达到以下三个目标：①改正肿瘤细胞的基因突变，降低其生长率，诱导肿瘤消退。对此目前研究最多的是肿瘤抑制基因。许多研究表明，如果细胞内抑癌基因丢失、失活或突变将会导致细胞恶性变。野生型 *p53* 基因所编码的蛋白质具有抗肿瘤活性，在 *p53* 缺失或突变的许多肿瘤细胞系中，导入 *p53* 基因后，其表达能明显抑制瘤细胞的增殖。将正常的 Rb 转移到视网膜母细胞瘤细胞或骨瘤细胞后，可逆转瘤细胞的恶性生长和形态特点。②导入酶前体药物（prodrug），形成肿瘤特异的敏感性。其主要原理是让病毒基因编码合成的酶在细胞中的表达依赖于细胞中某些蛋白质的诱导，所表达的酶能使无毒的药物前体转变成有毒的药物，从而杀伤肿瘤，而不伤及正常细胞。此方法的优点是不需要所有肿瘤细胞都被转导，因为有旁观者效应（bystander effect），但缺点是必须确认只有肿瘤细胞被转导，而正常细胞不被转导。③导入目的基因以增强肿瘤的免疫原性，从而被机体的免疫系统所识别。随着多种细胞因子（IL-1、IL-2、TNF-α、GM-CST、IFN）基因的克隆化，将这些基因以各种基因转移方法导入各种类型的靶细胞，并在细胞内进行表达，直接发挥杀伤肿瘤细胞的功能，或是诱导淋巴细胞成为 LAK 细胞，或是诱导主要组织相容性复合物（MHC）抗原的表达，增加双识别抗肿瘤的免疫功能。也可将 MHC Ⅰ型和Ⅱ型抗原的基因导入肿瘤细胞中，使 MHC 抗原表达较弱的肿瘤细胞膜上表达足够量的 MHC 抗原，刺激机体肿瘤抗原的 MHC 抗原双识别的免疫应答，提高机体抗肿瘤免疫的功能。加强肿瘤细胞膜表面抗原性的另一重要手段，就是利用基因转移技术，将某些病毒的基因导入肿瘤细胞中，细胞膜上出现病毒的某些抗原，增强肿瘤细胞的异质性。流感病毒、单纯疱疹病毒基因转移与表达及其与免疫抗肿瘤的作用和机制已进行了研究。

（四）艾滋病的基因治疗

艾滋病是由 HIV 感染引起的。HIV 是一逆转录病毒，与靶细胞膜上的 CD4 分子结合后进入细胞，HIV 基因组 RNA 在逆转录酶的作用下逆转录成 cDNA，然后整合至宿主染色体。

HIV 感染的基因治疗策略主要有抗病毒基因治疗（细胞内免疫）和基因免疫治疗两方面。前者指将人工构建的一个重组基因导入易感细胞内，该重组的基因可在转染细胞中表达病毒基因的反义核酸或病毒蛋白的突变体，以便有效地干扰野生型病毒的复制和增殖。后者包括体内直接注射 DNA（基因免疫接种），以及转移针对 HIV-1 抗原特异性的携带自杀基因的 $CD8^{+}$T 细胞，以治疗 HIV 感染。此外，阻断 HIV 和 CD4 结合也是治疗 HIV 感染的策略之一，即将重组的可溶性 CD4 基因直接注射或导入体外培养的人 T 细胞后再输回体内。

（五）乙型肝炎的基因治疗

HBV 慢性感染的发病率和死亡率很高。尽管 α-干扰素用于许多乙肝病例是有效的，但是迄今为止，尚没有特异的治疗方法。某些前瞻性的工作表明，乙肝的基因治疗是一种可行的治疗方法。一般采用外源基因受体介导转移技术导入到目的肝细胞中。将去唾液酸血清类黏蛋白与结合有外源基因 DNA 的多聚赖氨酸结合，通过肝细胞去唾液酸血清类黏蛋白受体，将结合有外源基因的复合物导入到细胞内。应用反义寡脱氧核苷酸已经成功地抑制了体内 HBV 的复制，把反义序列经静脉注射到感染的北京鸭体内，与对照组比较，发现用两种不同的反义寡脱氧核苷酸，对病毒复制的抑制都超过 90%。

（六）血管疾病的基因治疗

把外源性基因成功地转移到动脉血管壁细胞，给动脉性疾病的病理生理学研究带来了一线曙光。在一个特定的部位把转移基因转移到血管壁细胞，转移基因所编码的重组蛋白在该处持续地表达，从而产生有意义的生物学效应，最终达到治疗的效果。自动脉性疾病领域应用基因转移以来，这项技术近 5 年来有了突飞猛进的发展。在血管成形术中，目前可应用局部导管经皮进行基因转移。随着重组 DNA 技术的发展，我们已经设计出了一些新的载体，从而以较高的转化率将 DNA 导入血管内皮和导管肌细胞内。

六、基因治疗面临的问题

（一）提供更多可利用的基因

目前有治疗价值的基因太少。基因治疗是导入外源基因以达到治疗目的的新型医疗方法。以恶性肿瘤为例，能抑制肿瘤生长的基因为数不多；遗传病中多基因疾病的致病基因尚不清楚，因此难以达到治疗目的。

（二）设计定向整合的载体

目前导入基因的手段不理想。基因治疗的要求是采用高效基因导入手段，而且能定向地导入体内某种细胞。已有手段均属低效和无导向性。因此，即使导入的基因有治病效果，但由于不能有效地导入，效果也会大受影响。

（三）导入基因的高效表达

迄今所有导入细胞的目的基因表达率都不高，如血友病 B 的基因治疗、凝血因子Ⅸ的表达量只有正常人的 5%，若能达到 10%，则治疗效果会大大提高。这与基因转移方法、靶细胞的选择等有关。目前多采用将高效启动子在逆转录病毒载体上重组到目的基因上游，来实现修正基因在靶细胞中的高效表达，如人巨细胞病毒的启动子。但如何实现这些基因在特定的组织中维持正常水平表达，依然是临床应用中亟需解决的问题。

（四）导入基因调控治疗

理想的基因治疗应能根据病变的性质和严重程度不同，调控治疗基因在适当的组织器官内和以适当的水平或方式表达。但目前还达不到这一目标，导入的基因缺乏可控性：如要导入一个胰岛素基因使体内分泌胰岛素，目前是可以做到的，但是导入的胰岛素基因每天都在分泌胰岛素，而不受机体内血糖浓度和激素的调控，将会造成严重后果。因此，亟需解决如何对导入基因的表达实现可控调节。

（五）伦理问题

遗传病治疗方案中，在靶细胞的选择上，体细胞选择不存在伦理上的问题。但是，通过体外对胚胎干细胞、生殖细胞基因进行修正，并应用于胚胎发育与生殖，这存在伦理上的问题，是包括我国在内的绝大多数国家所禁止的。

（六）安全性问题

安全性问题是基因治疗临床试验前应该首先要重视的问题。一方面，虽然已有的临床试验还未出现野生型病毒感染现象，但逆转录病毒基因转移系统的安全性问题仍然必须重视；另一方面，目前基因治疗研究尚未发展到重点整合、置换有缺陷或有害基因这一阶段，治疗基因在基因组中随机整合，有可能激活原癌基因或失活抑癌基因，而引起细胞恶性转化。

以上举例问题代表了基因治疗领域的关键问题，其核心问题在于基因治疗的靶向性，目前全世界范围内的科学家都在不同层面上对这些问题进行着深入研究。基因治疗的发展方向为改善和优化基因导入系统的靶向性和效率，构建新的基因定点整合载体、提高原位纠错效率，以及分离克隆新的表达调控元件和构建可控性表达载体的切入点，研究和解决以上关键问题，不仅将大幅度地提高基因治疗的疗效，还可为基因治疗的最后成功铺平道路。

Summary

With the molecular biology technologies in medicine extensively applied, the medical clinical diagnosis and clinical testing technologies are rapidly increased. People have obtained a lot of important achievements in human genetics studies, especially the DNA recombinant techniques used in medical applications. It has made breakthrough progress that the genetic diseases treatment, already from traditional surgery, diet and medication therapy etc, has entered into the gene therapy which opens up vast prospects for genetic diseases radical cure.

Surgical therapy: When a genetic disease development already appears various clinical symptoms, especially organ tissue damage, application of surgery method such as organs excision and repair or replacement can effectively relieve or improve symptoms. Surgical therapy mainly includes two aspects of surgical correction and organ transplantation.

Medications: Drug treatment principle for genetic illnesses is "replenishing its lacking" and "Remove redundant". The implementation process can be divided into treatment before birth and treatment before symptoms and treatment before symptoms and treatment for the patients.

Diet therapy: Dietotherapy principle for genetic illnesses is forbidden to avoid. Namely for patients with lack of enzyme we must formulate special diet or drug treatment to control the substrate or intermediate product intake and achieve the objective of treatment.

Gene therapy: Gene therapy for genetic illnesses is, using recombinant DNA technology, insertion the normal genes and their expression required sequence into somatic cells. Which replace and make up the function of the defects gene or inhibit gene over-expressed, to achieve the purpose of hereditary disease treatment.

（任立成）

第十七章　遗传病的预防

目前绝大多数遗传病尚无有效的治疗措施，即使能够治疗，但费用昂贵，难以普遍施行。而且现有的治疗方法主要是纠正某些遗传病患者的临床症状或防止某些遗传病的发生，但并不能改变生殖细胞中的致病基因，因此仍可将致病基因遗传给后代，导致后代发病。因此，遗传病的预防至关重要。

我国非常重视遗传病的防治工作，自 1986 年起，我国开始组建出生缺陷监测体系，逐步落实并优化完善适合中国人群的三级预防措施：①群体筛查和携带者检出；②发病前的防治；③出生前的防治。

以基因组医学为核心内容的分子医学检验不仅可以提高疾病诊断的准确性，还可以在疾病症状和体征出现前，进行预测性诊断。如能及早检测到缺陷基因，可及时采取措施进行直接的医学干预，或及早改变生活习惯，避开可能引发缺陷基因表达的条件，从而预防疾病的发生。

目前，遗传病的预防主要采取以下措施：遗传病的普查和登记、遗传携带者的检出、遗传咨询、新生儿筛查、产前诊断（详见第十五章）等。

第一节　遗传病的普查和登记

为了预防遗传病的发生，控制其在群体中的流行，首先要对某一地区的人群进行遗传病的抽样普查，明确该地区内遗传病的种类、遗传方式、遗传异质性、危害程度及其患者数量等情况，然后利用这些数据计算出各种遗传病的发生率、基因频率、携带者频率和突变率等。群体筛查和全人群预防也是遗传三级预防中的第一个重要环节。

普查的选点要有代表性，应包括城市、农村、山区等不同特点的人群。普查应包括该地区人口的 1%～10%，至少包括 10 万人口。

普查要有专业性队伍，其中包括临床各科的医生和医学遗传学专业人员。普查时，对遗传病的诊断要建立统一的方法和标准，设计简要的遗传病筛查表。

在普查的基础上，应对所发现的严重遗传病患者进行登记。登记的内容应力求全面、真实，以便更为有效地控制这些遗传病在该地区的流行，为进一步的研究提供信息。登记内容应包括：

1. 个人病史　包括姓名、性别、年龄、民族、籍贯、现住址、职业、身高、体重、出生地和何时迁入本地，所患疾病名称、开始发病年龄、病程进展情况、受累器官、受累程度。诊断依据包括临床表现、面貌和体征的特殊变化、感觉和运动能力的改变、行为改变、语言能力、智力水平、血和尿的改变、影像学检查、生化检查、核型分析以及其他的主要改变。

2. 发育史　包括出生日期、出生时父母亲年龄、父母是否近亲婚配、分娩方式。第几胎、第几产，母亲妊娠期有无服药、感染、射线接触史和烟、酒嗜好。有无产程困难、新生儿窒息，新生儿出生时体重及有无婴儿期和儿童期发育障碍等。

3. 婚姻和生育史　包括配偶姓名、性别、年龄、民族、籍贯、职业、何时迁入本地、与本人是否为直系亲属、身高、体重、健康状况。结婚时双方年龄、共妊娠次数、生育次数、子女数、子女现在年龄和健康状况。是否有过自发流产、早产、死产、人工流产等。如果是再婚，应将以前的婚姻和生育情况按上述各项记录。

4. 亲属病情　包括父母年龄、职业、籍贯、是否近亲婚配。所患疾病名称、发病年龄、病程进展情况、器官受累程度等。同胞数（包括患者和正常者）、患者数、所患疾病名称、开始发病年龄、病程进展情况、器官受累程度。婚姻状况、生育状况及子女数和健康状况。二三级亲属的人数、居住地区、健康状况等。

5. 系谱绘制 在全面调查的基础上，对患者的各家系绘制一个系谱图，进行分析研究。对亲属中的患病者，应将通信地址（电话、电子邮箱、工作单位等）进行登记，以备查询或随访。

第二节 遗传携带者的检出

遗传携带者（genetic carrier）：是指表型正常，但带有致病遗传物质的个体。一般包括：①隐性遗传病杂合子；②显性遗传病的迟发和不完全外显者；③染色体平衡易位及倒位携带者。遗传携带者检出就是为了预防某些发生率高的遗传病在群体中的发生，采用经济实用、准确可靠的方法检出遗传携带者后进行婚姻生育指导，达到预防遗传病的目的。

遗传携带者检出对遗传病的预防具有重要意义。因为人群中，虽然许多 AR 遗传病的发生率不高，但杂合子的比例相当高。例如，PKU 的纯合子在人群中为 1∶16 900，则携带者（杂合子）的频率为 1∶65，为纯合子的 260 倍。对发生率很低的遗传病，仅对患者亲属及其配偶进行筛查，即可收到良好的效果。对发生率高的遗传病，普查携带者的效果显著。如在意大利，由于地中海贫血在群体中携带者的频率很高（大约 10%），所以携带者的检出已法律化，规定所有学龄前儿童都必须接受地中海贫血携带者的检查，确定为携带者的男女，禁止相互结婚并进行婚姻和生育指导，从而有效降低地中海贫血的发生率。

检出遗传携带者的方法主要有以下几种：

1. 家系分析法 首先确定遗传病的遗传方式，然后根据遗传规律，分析该家系中每个成员的基因型。在家系分析时，有些成员的基因型容易确定，有些成员两种基因型都有可能（可疑携带者），必须做进一步的检查和风险估计。

2. 风险估计 家系分析只是根据遗传理论确定每个成员的基因型，但对可疑携带者需要进一步做风险估计，尤其是目前尚无实验方法检出携带者的遗传病，对可疑携带者的风险估计尤为重要。

3. 实验室检查 可分为细胞水平、酶和蛋白质水平及基因水平的检查。细胞水平主要是染色体畸变检查，多用于染色体平衡易位或倒位携带者的检出。酶和蛋白质水平的测定（包括代谢中间产物的测定），采用负荷试验和酶活性测定方法，目前对于一些分子代谢病杂合子的检测有一定的意义。基因水平的检查是从分子水平即利用 DNA 或 RNA 分析技术直接准确检出杂合子，用基因分析检测杂合子的方法日益增多，并日趋简单、快速、准确、广泛，当前，分子检测技术已经可以检验 500 余种遗传病，为有效地预防生育遗传缺陷提供支持。

第三节 遗传咨询

遗传咨询（genetic counseling）是指咨询医师（counselor）与咨询者（counselee）就其家庭中遗传病的病因、遗传方式、诊断、治疗、预防、预后、复发风险等所面临的全部问题进行讨论和商谈，最后做出恰当对策与选择，供咨询者参考，并在咨询医师的帮助下付诸实施，以达到最佳防治效果的过程。遗传咨询是预防一个家庭中出现遗传病患儿的最有效的方法。

一、遗传咨询门诊和咨询医师

遗传咨询一般是在遗传医学中心和综合性医院附设的遗传咨询门诊。遗传咨询是一项复杂的工作，要有效地进行整个咨询过程，需要较完备的仪器设备和具有较高专业素质工作人员，建立遗传咨询门诊要求具备下列条件：

（一）合格的遗传咨询医师

遗传咨询医师必须具备以下素质才能承担这一工作。

1. 具有扎实的遗传学知识。对遗传学的基本理论、基本知识有全面的认识与理解，熟悉国内外最新研究进展。

2. 掌握诊断各种遗传病的基本技术，包括临床诊断、生化诊断、细胞遗传学诊断和基因诊断等技术。

3. 能娴熟地处理临床遗传学问题，熟练地运用遗传学理论对常见的遗传病和正在咨询的遗传病进行病因分析，确定遗传方式及遗传异质性；由于常染色体显性遗传病的复杂性，能区分出外显不全、表现度不一致和发病年龄不一等问题；对各种遗传病进行再发风险的计算等。

4. 掌握某些遗传病的群体资料，包括群体发病率、基因频率、携带者频率和突变率，才能正确估计复发风险。

5. 对遗传病患者及其家属富有爱心。在咨询商谈的过程中热情、耐心，具有同情心，进行详细的检查、正确的诊断，尽可能给予必要的诊疗。耐心地从心理上对患者及其家属给予开导，帮助患者减轻痛苦和精神上的压力。

由于遗传病的多样性和复杂性，不论是遗传病的诊断、治疗、预后、再发风险的计算，还是对某一对策的选择与执行，都不是某一位临床医师所能承担的，往往需要各种医学专业人员的配合。所以，这里所说的遗传咨询医师是指由临床各科医生与医学遗传学专业人员共同组成的一支队伍，来共同承担这一工作。

（二）有一定条件的实验室和辅助检查手段

实验室除进行一般医院常规化验外，还应有细胞遗传学、生化遗传学及分子遗传学等方面的检测。辅助性检查手段包括X线、超声诊断、心电图、脑电图、肌电图、各种内镜、造影技术和断层扫描等。

（三）有各种辅助性工作基础

如病案的登记，特别是婚姻史、生育史、家族史（包括绘制系谱图）的记录和管理；产前诊断必需的绒毛、羊水和胎血采集技术的配合；以及处理阶段所需的避孕、流产、绝育和人工授精等手段。

二、遗传咨询的种类和内容

一个人在健康、婚姻和生育问题上如果遇到问题，意识到可能面临患遗传病的潜在风险，或者本人及血缘亲属已患遗传病，就应该立即进行遗传咨询。遗传咨询的对象：①夫妻双方或家系成员患有某些遗传病、先天畸形者或原因不明的智能低下者；②遗传病筛查阳性者；③原发性不育的夫妇或具有不明原因的习惯性流产、早产、死产和死胎史的夫妇；④35岁以上高龄孕妇；⑤近亲婚配夫妻及后代；⑥接触致畸因素并要求生育的育龄男女及患有某些慢性病的孕妇；⑦性器官发育异常者或行为发育异常者。

遗传咨询的种类主要有婚前咨询、生育咨询、一般咨询和行政部门咨询等。

（一）婚前咨询

婚前咨询一般提出的问题是：①因为男女双方或一方，或亲属中有遗传病患者，担心婚后是否会生出同样遗传病患儿；②男女双方有一定的亲属关系，咨询两人能否结婚，如果结婚对后代的影响有多大？③双方中有一方患某种疾病，咨询是否为遗传病？如结婚能否传给后代？

（二）生育咨询

生育咨询主要是产前咨询，是已婚男女在孕前、孕期或产后前来进行咨询，一般提出的问题如下：①夫妻双方之一或亲属中有某种遗传病患者，咨询他们生育该病患儿的机会有多大？如何防止？②曾生育过智能低下或残疾儿或某种遗传病患儿，或患儿因病早亡，询问再生育能否出现同样的情况？

③女方为习惯性流产者，是否有遗传方面的原因？可否再生育？如何防治？④结婚多年不育，是否有遗传因素？⑤孕期患过病、服用过某些药物、接触过化学毒物或在有放射线污染的岗位上工作过，是否会影响胎儿健康？

（三）一般咨询

针对遗传学中的一般问题进行咨询，包括：①本人或亲属所患疾病是不是遗传病？如何防治？②性别畸形能否结婚？能否生育？如何处理？③已知患有某种遗传病，能否治疗？④疑对方有婚外情，对所生子女有怀疑，要求做亲子鉴定；等等。

（四）行政部门咨询

卫生行政部门在制定有关优生政策时常常需咨询从事医学遗传工作者的意见，例如，对某些优生法规、条例的制定是否合理；某地区常见遗传病的控制有何对策？某些遗传病的调查应如何进行；等等。

三、遗传咨询的方法和步骤

遗传咨询最好在婚前进行；如果已结婚，最好在孩子出生以前进行；如果是已生出遗传病患儿，应立即进行遗传咨询，以免失去适当的治疗时机。遗传咨询时，最好为患者或患儿和其父母都来门诊进行咨询。只有这样才能向咨询医生提供全面的相关信息，以做出更准确的诊断。另外，遗传咨询过程也是一个有关遗传病的简短的教育过程，双方都能通过遗传咨询受到教育而提高对遗传病的认识，并相互协商，使他们对预防遗传病再发所提出的可供选择的对策，能够及时做出恰当的决定。当然，也可以通过各种通讯方式向咨询医生提出问题和进行讨论。总之，不论以何种方式进行遗传咨询，最重要的是咨询者要实事求是地全面地向咨询医生提供家庭成员的发病情况，不能有所隐瞒。只有这样，咨询医生才能获得准确的全面信息，依此所做的判断才能准确，所提供的对策才能恰当。遗传咨询大致可分为下列几个步骤。

（一）综合各种信息确定是否为遗传病

咨询者带着患儿来到遗传咨询门诊以后，咨询医师要详细填写遗传咨询病历，并妥善保存，以备以后咨询再用。首先要根据患者的症状和体征对患者做必要的体格检查和辅助性检查及必要的实验室检查，弄清所患疾病的性质，是单基因病还是多基因病，是否为染色体病、遗传代谢病或分子病。如果是单基因病，有些病种是很罕见的，咨询医师可能未接触过，可参阅有关的医学遗传学著作，做出相应的诊断。如果是染色体病，应先进行患儿的染色体检查，以明确其染色体改变的特征。有时，还要对患儿的父母进行染色体检查，以明确其染色体改变是新产生的，还是由父母传递而来。如果是遗传代谢病或分子病，除必要的生化检查外，还要对致病基因进行 DNA 的检测。对一些原因不明的疾病也应依据具体情况估计出是单基因突变所致，还是多基因遗传造成。检查要有针对性，不是每一个患者都要做各种检查。有时这类检查还需要扩展到其一级亲属，特别是父母。一般需要在第二次甚至第三次咨询时才能根据病史、家族史、临床表现及实验室和辅助性检查结果做出初步诊断。

（二）绘制系谱，确定遗传方式

有了明确诊断后，就要收集先证者家族中的发病情况，绘出系谱。为了对系谱做出确切的分析，有时还要对家族中的发病成员做一些补充检查，不应满足于亲属的回顾性口述，只有这样，才能获得准确无误的资料。

在收集先证者家族中的发病情况时，咨询医师应耐心向咨询者说明获得完整、全面资料的重要性，这对正确诊断、治疗和预防是非常重要的，所以希望他们尽量配合，提供全面的确切资料。咨询医师应注意，患者或患者的家属由于先证者患了严重的遗传病而心情抑郁，或是不愿公开某种隐私而可能未提供全面、确切的资料。因此，咨询医师必须首先消除他们思想上的顾虑，才能获得预期的良好效果。

有了系谱，就可以根据系谱特征判断先证者所患的遗传病属于 AR、AD、XD、XR、Y 连锁遗传病及多基因病、线粒体遗传病、染色体病中的哪一种。

（三）对再发风险作出估计

部分遗传病是致残的、致愚的，甚至是致死的，故应对那些要求生育第二胎的咨询者做出再发风险的估计。

再发风险（recurrence risk）又称复发风险（率），是指某一遗传病患者的家庭成员再次生育该病患儿的概率。再发风险一般用百分率（%）或比例（如 1/2、1/4）来表示。风险率高低是相对的。一般认为 10%以上属于高风险。5%～10%为中度风险，5%以下为低风险。各类遗传病（单基因病，多基因病，染色体病）的再发风险估计方法不同。在涉及婚姻和生育咨询中，风险的大小还必须与疾病的严重程度相结合来考虑。

（四）提出对策和措施

通过上述工作，使咨询者对疾病的病因及遗传情况有了全面的了解。这时咨询医师应该把有关治疗和预防再次生育遗传病患儿的对策全面地向咨询者说明，供他们选择。这些对策包括：

1. 产前检查　在先证者所患遗传病较严重且难以治疗，再发风险高，但患儿父母又迫切希望有一个健康孩子的情况下，如能对该种疾病进行产前诊断，可运用产前检查，进行选择性生育。如一妇女生出一个唐氏综合征患儿，经检查患儿为 14/21 易位性，这位母亲为平衡易位携带者。再次生育时再发风险将高于 10%，属于高风险。如这位妇女再次妊娠时，进行产前诊断，确诊为唐氏综合征胎儿时，可采取选择性流产；确诊为正常核型的胎儿时，则可继续妊娠至足月生产。

2. 冒险再次生育　在先证者所患遗传病不太严重且只有中度再发风险（4%～6%）时，可以做出此项选择。

3. 不再生育　对一些危害严重、致残的遗传病，目前尚无有效疗法，也不能进行产前检查，再次生育时的再发风险很高，宜采取这种对策。

4. 过继或认领　对一些危害严重且致残或致死的遗传病，目前无治疗方法，再发风险高，又无产前检查手段，但咨询者又迫切希望有一个健康的孩子，可采取这种对策。

5. 人工授精　一对夫妇婚后生出了严重的常染色体遗传病患儿，或丈夫患严重的常染色体遗传病或丈夫为染色体易位的携带者，而且已生出了遗传病患儿，再次生育时再发风险高，又无产前检查方法，这时可采用他精人工授精的对策。如丈夫为同源染色体的平衡易位、整臂易位和插入易位携带者，一般不可能生育出正常的后代，用他精人工授精可获得正常后代。

6. 借卵怀胎　依据《卫生部关于修订人类辅助生殖技术与人类精子库相关技术规范、基本标准和伦理原则的通知》（卫科教发〔2003〕176 号文件），关于“接受卵子赠送适应证”与“赠卵的基本条件”的条例，如果上一项中的情况发生于一对夫妇中的妻子，可由供卵者提供卵子，与丈夫的精子在体外进行人工授精，再植入妻子的子宫中，可望得到一个健康的孩子。

7. 终止恋爱　近亲之间如果在恋爱或有婚约，一旦认识到婚后将面临生出 AR 遗传病患儿的高风险时，应该采取这种对策。

以上只是咨询医师提出可供咨询者选择的若干方案，并要陈述各种方案的优缺点，让咨询者做出选择，而咨询医师不应代替咨询者做出决定。因为在处理方法上往往存在多种选择，各有利弊，而这种选择又必须适应社会、家庭及个人的不同要求。如果医师将某种方法强加于人，必然会引起不愉快的后果。

（五）随访和扩大咨询

为了确保咨询者提供的信息可靠，观察遗传咨询的效果和总结经验教训，有时需要对咨询者进行回访，以便改进工作。如果从全社会或本地区降低遗传病发病率的目标出发，咨询医师应利用随访的机会，在扩大的家庭成员中，就某种遗传病的传递规律、有效治疗方法、预防对策等方面，进行解说、宣传，了解家庭其他成员是否患有遗传病，特别是查明家庭中的携带者，以扩大预防效果。

四、遗传病再发风险估计

（一）单基因遗传病再发风险的估计

1. 单基因遗传病的复发风险估计概述 单基因遗传病的复发风险估计主要是依据家系调查得到的有关资料，按孟德尔遗传的基本规律进行基因型分析，再辅以对某些遗传病的特殊考虑，如发病年龄、外显率等，必要时还要借助一些数学方法进行概率运算，以求得出相对准确的复发风险。

（1）亲代基因型已推定者：单基因遗传病的基因型已推定者，再发风险按孟德尔遗传定律推算。①AD 遗传病：此类患者多为杂合体，如外显率为 100%，双亲中一方为杂合子患者，子女患病风险为 1/2；双亲中一方正常，另一方为纯合子患者，子女患病风险为 100%；双亲均为杂合子患者，子女患病风险为 3/4（纯合子患病风险是 1/4，杂合子患病风险为 1/2）。如为不完全外显遗传病：双亲中一方正常，另一方为纯合子患者，子女为杂合子的患病风险等于外显率；双亲中一方正常，另一方为杂合子患者，子女为杂合子的患病风险为 1/2×外显率；双亲均为杂合子患者，子女为杂合子患者的风险是 1/2×外显率。双亲均正常，子女发病，一般为基因突变。②AR 遗传病：双亲均为同一致病基因携带者，生育的子女患病风险为 1/4；双亲中一方正常，另一方为患者，子女患病风险为 0；双亲一方为患者，另一方是携带者，子女患病风险为 1/2；双亲均为患者，子女患病风险为 100%。③XR 遗传病：若母亲为携带者，男孩患病风险为 1/2，女孩将有 1/2 为杂合子；父亲若为患者，女孩全部为杂合子，男孩全部正常。若父亲为患者，母亲为携带者，子女患病风险均为 1/2。④XD 遗传病：父亲是患者，他的女儿全部是患者，儿子全部正常；如果母亲是患者，父亲正常，她所生的儿子和女儿各有 50%是患者，50%正常。

但是有些单基因遗传病是由 1 个致病基因引起的，上述分析不能简单认为夫妇双方罹患同一种遗传性疾病或携带同一种遗传性疾病的致病基因就一概而论。而是应该判断夫妇双方携带的致病基因是否为等位基因，如果不是，可以通过产前诊断等方法指导咨询者生育不同致病基因的杂合子，隐性遗传病携带者或患者的子女理论上表型应该是正常的。

（2）亲代基因型可做概率估计时：亲代基因型不能确定，但可以根据家庭成员的发病情况运用孟德尔遗传定律推算出具有某种基因型的概率，可运用概率的乘法定律原则做复发风险估计。如一女性的父母表型正常，但她有两个患甲型血友病的舅舅，据此只能估算出这一女性是甲型血友病基因携带者的概率为 1/2，所以她所生的儿子患血友病的风险应为 1/2×1/2=1/4。AR 遗传病近亲婚配后代复发风险估计参见第四章有关内容。

（3）贝叶斯（Bayes）法计算复发风险：如果夫妇双方或一方基因型根据家系所提供的信息不能确定，而家系中又提供有其他信息，如正常孩子或患儿数、实验室的某些有关数据、年龄等都可否定或确定带某种基因的可能性，这时要估计子代发病的危险率较为复杂，可根据贝叶斯逆概率定理进行计算，这是由贝叶斯于 1963 年提出的一种确认两种相互排斥事件相对概率的理论。1975 年墨菲（Murphy）和蔡斯（Chase）开始在遗传咨询中应用贝叶斯定理（Bayes' theorem）估计复发风险或携带者风险，由于它考虑到出现某一事件以前另一有关联的事件，据此计算的发病风险比仅根据遗传规律计算的发病风险要精确得多，并很快得到普遍采用。贝叶斯法是目前估算单基因遗传病发病风险较为准确的方法，该方法分别从前概率和条件概率计算出联合概率和后概率，从而得出子代复发风险。贝叶斯法计算时常用的几个概念如下：

前概率（prior probability）：是按照有关遗传理论或遗传病的遗传方式，列出有关成员可能有的基因型及产生这种基因型的概率。此概率是根据孟德尔遗传定律得出的理论概率。

条件概率（conditional probability）：根据已知咨询者家庭成员的健康状况，如正常子代数、患儿数、实验室检查结果等，列出上述遗传假设下产生这种特定情况的概率。

联合概率（joint probability）：为某一基因型前提下前概率和条件概率所说明的两个事件同时出现的概率，即前概率与条件概率的乘积。

后概率（posterior probability）：是假设条件下的联合概率除以所有假设条件下联合概率的总和，也就是联合概率的相对概率（relative probability）。必须注意的是，在特定的遗传情况下，要把各种可能的假设条件，即各种可能的基因型均考虑在内。

以下分别按照孟德尔遗传定律和利用贝叶斯法来估计不同遗传方式的遗传病的复发风险，通过比较不难看出后者具有优越性。

2. AD 遗传病发病风险的估计　亨廷顿病（Huntington disease）是一种 AD 遗传（延迟显性）病，群体调查得知本病的杂合体在 40 岁时外显率为 70%，而 20 岁时外显率仅为 10%。

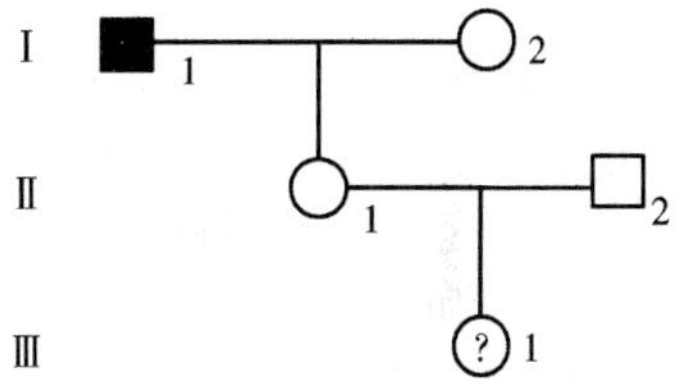

图 17-1　一个亨廷顿病的系谱

图 17-1 是一个亨廷顿病的系谱，I_1患此病，II_1已 40 岁，其表型正常，III_1已 20 岁，表型正常。III_1将来是否会发生此病？发病的危险性有多大？

在这个系谱中，如按遗传规律计算，II_1将来的发病风险应为 1/2，III_1的发病风险为：1/2×1/2=1/4。

按贝叶斯法来计算，先计算II_1是杂合体的概率。①根据遗传规律可知，II_1是杂合体（Aa）和不是纯合体（aa）的概率各为 1/2，这是从其父亲I_1为杂合体患者推算出来的，即前概率；②根据该病发病的实际情况，年龄成为此病发病的重要条件。$\text{II}_1$40 岁尚未发病，这是一个重要信息，如果II_1是杂合体，在 40 岁时致病基因 7/10 表达而发病，所以II_1是杂合体未发病的条件概率为 3/10；如果II_1不是杂合体则不会发病，所以在 40 岁未发病的条件概率为 1；③前概率和条件概率乘积得联合概率；④根据联合概率求出后概率（表 17-1）。

表 17-1　图 17-1 中II_1为杂合体的概率

指标	II_1为 Aa	II_1为 aa
前概率	1/2	1/2
条件概率	1−7/10=3/10	1
联合概率	1/2×3/10=3/20	1/2×1=1/2
后概率	$\frac{3/20}{3/20+1/2}$=3/13	$\frac{1/2}{3/20+1/2}$=10/13

有了II_1是杂合体的概率，再依贝叶斯法计算III_1是杂合体的概率。按遗传规律计算，III_1是杂合体（Aa）的前概率是：1/2×3/13=3/26，III_1不是杂合体（aa）的前概率是：1−3/26=23/26。III_1是杂合体 20 岁未发病的条件概率为 9/10，III_1不是杂合体 20 岁未发病的条件概率为 1。由此，求出联合概率和后概率（表 17-2）。

表 17-2　图 17-1 中III_1为杂合体的概率

指标	III_1为 Aa	III_1为 aa
前概率	1/2×3/13=3/26	1−3/26=23/26
条件概率	9/10	1
联合概率	3/26×9/10=27/260	23/26×1=23/26
后概率	$\frac{27/260}{27/260+23/26}$=27/257	$\frac{23/26}{27/260+23/26}$=230/257

因此，在此家系中，按遗传规律计算，$Ⅲ_1$将来的发病风险为 1/4（25%），按贝叶斯法计算$Ⅲ_1$将来的发病风险仅为 27/257（10.5%）。而且，随着$Ⅱ_1$和$Ⅲ_1$年龄增长而仍不发病，$Ⅲ_1$的发病风险也越来越小。

3. AR 遗传病发病风险估计 赫尔勒（Hurler）综合征（黏多糖贮积症ⅠH 型）又名 α-*L* 艾杜糖醛酸酶缺乏症，为 AR 遗传病，患者智力迟钝，角膜混浊，骨骼畸形、身体比例失常，有时伴有先天性心脏病。图 17-2 是一个 Hurler 综合征的系谱，$Ⅲ_1$和$Ⅲ_2$是表兄妹结婚，他们身体健康，已有一个正常的孩子，因知道他们外婆的两个哥哥（$Ⅰ_1$和$Ⅰ_2$）都患 Hurler 综合征，他们以后再生孩子的再发（患 Hurler 综合征）风险有多大？

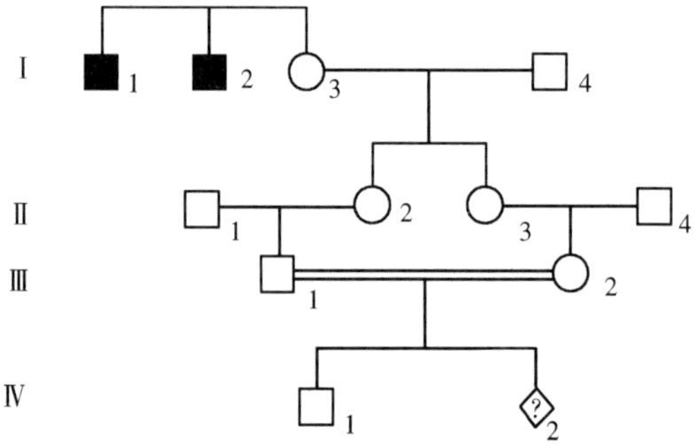

图 17-2 一个 Hurler 综合征的系谱

首先按遗传概率计算。因为$Ⅰ_3$的两个哥哥（$Ⅰ_1$、$Ⅰ_2$）患 Hurler 综合征，所以$Ⅰ_3$是携带者的概率为 2/3。$Ⅱ_2$和$Ⅱ_3$分别有 2/3×1/2=1/3 的概率也带有致病基因。$Ⅲ_1$和$Ⅲ_2$是携带者的概率均为：1/3×1/2=1/6。因此，$Ⅲ_1$和$Ⅲ_2$生出患儿的风险为：1/6×1/6×1/4=1/144=0.69%。

若按贝叶斯法计算，则$Ⅲ_1$和$Ⅲ_2$同为携带者的前概率为：1/6×1/6=1/36，不同为携带者的前概率为：1−1/36=35/36。他们已生出一个健康的孩子，这是一个重要信息，这在他们同时是携带者的假设条件下，只有 3/4 的可能为正常（另有 1/4 的可能生出患儿），这就是他们同时是携带者的条件概率，他们不同为携带者时生出的孩子都正常，所以条件概率为 1。据此，我们可以计算出他们同为携带者的联合概率和后概率，最后算出他们生出患儿的风险（表 17-3）。

表 17-3 图 17-2 中$Ⅲ_1$和$Ⅲ_2$同为携带者的概率

指标	$Ⅲ_1$和$Ⅲ_2$同为携带者	$Ⅲ_1$和$Ⅲ_2$不同为携带者
前概率	1/6×1/6=1/36	1−1/36=35/36
条件概率	3/4	1
联合概率	1/36×3/4=3/144	35/36×1=35/36
后概率	$\frac{3/144}{3/144+35/36}=3/143$	$\frac{35/36}{3/144+35/36}=140/143$

根据表 17-3 中数据，$Ⅱ_1$和$Ⅱ_2$生出患儿的风险为：3/143×1/4=3/572=0.52%。

4. XR 遗传病发病风险估计

例 1. 甲型血友病为 XR 遗传病，其携带者频率很低，通常散发型很可能是新突变产生的。男性患者的女儿，以及有两个以上患儿的母亲，或虽只有一个患儿，但母系中也有此病患者的母亲可确定为此病基因的携带者。图 17-3 是一个甲型血友病的系谱。系谱中，$Ⅲ_2$的两个舅舅患血友病，$Ⅲ_2$所生儿子患血友病的风险有多大？

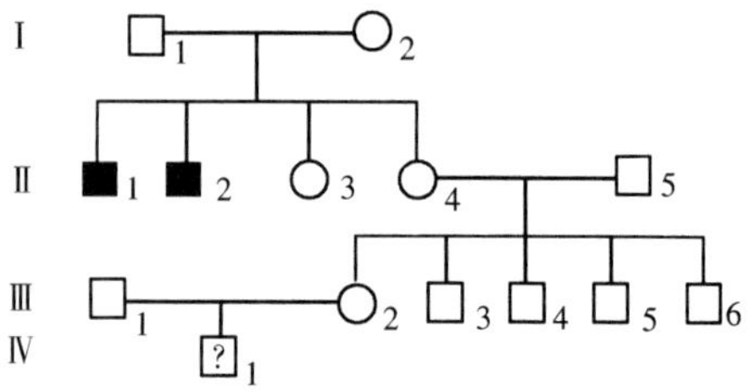

图 17-3 一个甲型血友病的系谱

按遗传规律计算，因$Ⅱ_1$和$Ⅱ_2$都已发病，表明患者的致病基因不是新突变发生，而是由$Ⅰ_2$传来，$Ⅰ_2$为肯定携带者（X^HX^h），$Ⅱ_4$是携带者的概率为 1/2，$Ⅲ_2$是携带者的概率为 1/4，因此，$Ⅳ_1$的发病风险为：1/4×1/2=1/8（12.5%）。

如果按 Bayes 法计算，则结果有所不同。首先计算$Ⅱ_4$是携带者（X^HX^h）的概率。在不考虑其生育情况下，她是携带者的前概率为 1/2；$Ⅱ_4$已生出 4 个无病的儿子（$Ⅲ_3$、$Ⅲ_4$、$Ⅲ_5$、$Ⅲ_6$），这是一个重要信息。如果$Ⅱ_4$是携带者，所生 4 个儿子都无此病的条件概率为：1/2×1/2×1/2×1/2=1/16；如果

Ⅱ$_4$不是携带者，所生 4 个儿子都无此病的条件概率为 1。据此计算出Ⅱ$_4$是携带者和不是携带者的联合概率和后概率（表 17-4）。

然后再计算Ⅲ$_2$是携带者的概率，因Ⅱ$_4$是携带者的概率为 1/17，则Ⅲ$_2$是携带者的概率为：1/17×1/2=1/34，从而可以估计出Ⅳ$_1$的发病风险为：1/34×1/2=1/68（1.47%）。

表 17-4　图 17-3 中Ⅱ$_4$是携带者的概率

指标	Ⅱ$_4$为 X^HX^h	Ⅱ$_4$为 X^HX^H
前概率	1/2	1/2
条件概率	$(1/2)^4=1/16$	1
联合概率	1/2×1/16=1/32	1/2×1=1/2
后概率	$\frac{1/32}{1/32+1/2}=1/17$	$\frac{1/2}{1/32+1/2}=16/17$

例 2. 进行性假肥大性肌营养不良（DMD）是一种 XR 遗传病。临床医学已建立了几种非特异性的生化指标用于该病的诊断和女性携带者的检出，其中最常用的是磷酸肌酸激酶（creatine phosphatekinase，CPK）检测。但是，大约 1/3 的女性携带者其血清 CPK 值并不高，属正常范围。图 17-4 是一个 DMD 的系谱，该家系两个男孩Ⅲ$_1$ 和Ⅲ$_2$ 均为 DMD 患儿，他们的妹妹Ⅲ$_3$是携带者的可能性有多大？此家系成员经 CPK 值检测，Ⅲ$_3$的 CPK 值属正常范围。

因Ⅲ$_1$ 和Ⅲ$_2$ 均为患者（X^dY），所以Ⅱ$_2$ 是肯定携带者（X^DX^d）。因此，按分离率，Ⅲ$_3$是携带者的概率为 1/2。

根据Ⅲ$_3$ 的值属正常范围的条件，按 Bayes 法分析，Ⅲ$_3$是携带者的概率降为 1/4（表 17-5）。

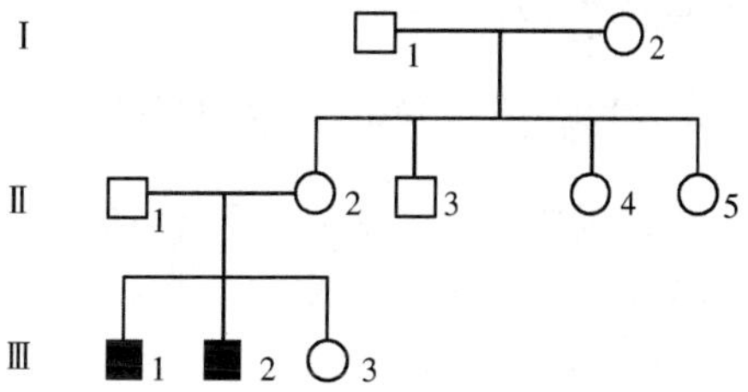

图 17-4　一个 DMD 的系谱

表 17-5　图 17-4 中根据 CPK 检测计算Ⅲ$_3$是携带者的概率

指标	Ⅲ$_3$是 X^DX^d	Ⅲ$_3$不是 X^DX^d
前概率	1/2	1/2
条件概率（CPK 值正常）	1/3	1
联合概率	1/2×1/3=1/6	1/2×1=1/2
后概率	$\frac{1/6}{1/6+1/2}=1/4$	$\frac{1/2}{1/6+1/2}=3/4$

此家系成员同时也进行了限制性片段长度多态性（RFLP）连锁分析，Ⅲ$_3$所得的杂交 RFLP 片段均是与 DMD 正常基因连锁，但所用的探针 PERT87-8 与 DMD 基因突变位点之间的距离为 5cM，故考虑重组率为 5%。所以，根据 RFLP 连锁分析的结果，Ⅲ$_3$是携带者的概率为 5%。将上述 CPK 检测与 RFLP 连锁分析结果均考虑在内，通过贝叶斯法分析得出Ⅲ$_3$为携带者的概率为 1/50（0.02），见表 17-6。

表 17-6　图 17-4 家系中Ⅲ$_3$为携带者的概率

指标	Ⅲ$_3$是 X^DX^d	Ⅲ$_3$不是 X^DX^d
前概率	1/2	1/2
条件概率（CPK 值正常）	1/3	1

续表

指标	$Ⅲ_3$是X^DX^d	$Ⅲ_3$不是X^DX^d
单体型正常	0.05	0.95
联合概率	0.008333	0.475
后概率	$\frac{0.008\ 333}{0.008\ 333+0.475}\approx 0.02$	$\frac{0.475}{0.008\ 333+0.475}\approx 0.98$

从上述材料可见，根据家系按分离率得出$Ⅲ_3$是携带者的可能性为 1/2（0.5），用贝叶斯法根据CPK 检测结果得出$Ⅲ_3$为携带者的可能性下降到 1/4（0.25），而用贝叶斯法把 RFLP 连锁分析结果也考虑在内，则$Ⅲ_3$的携带者可能性下降到 1/50（0.02），这样$Ⅲ_3$子代患此病的风险也随之下降。

从以上例子可以看出，仅按遗传规律计算和按贝叶斯法计算的发病风险有很大差异，后者由于考虑到全面的信息，更能反映该家系的实际情况。通常按贝叶斯法计算出的发病风险比仅按遗传规律计算的风险要低。一般规定，发病风险高于 10%，就是高风险，应劝阻其生育；发病风险低于 1%，就是低风险，可不劝阻其生育；发病风险为 1%～10%（尤其是 4%～6%）则为中度风险，可根据病情严重程度，予以适当指导。从以上举例可以看出，不少病例仅按分离率计算，发病风险高于 10%；如按贝叶斯法计算，则发病风险低于 10%。所以，能不能掌握贝叶斯法分析将会影响遗传咨询医师对该病例指导时所取的态度。

（二）多基因遗传病再发风险估计

多基因遗传病再发风险受遗传基因和环境因素的双重影响。一般根据该病的群体发病率、遗传率、亲缘关系、亲属中已患病人数及病情严重程度来估算再发风险率，有些多基因遗传病发病风险与性别有关。

（三）染色体病再发风险估计

染色体异常大部分发生在亲代的生殖细胞形成过程中，只有小部分是由于双亲中有平衡携带者的结果。前一种情况下，患者同胞的再发风险和一般人相同，后一种情况下则再发风险较高。所以，在估计染色体病的再发风险时，应根据患者及其父母的核型具体分析。

（1）夫妻双方染色体正常，已经生育一个染色体数量异常患儿（如 21 三体综合征），其再生育子女的发病风险略高于一般群体发病率，孕妇年龄越大，生育风险越高。

（2）夫妻一方为非同源染色体的平衡易位、整臂易位和插入易位携带者或夫妻一方为臂间或臂内倒位携带者，出生后代中有 1/4 正常、1/4 为携带者、1/2 为部分三体和部分多体患者（参见第七章）。这些携带者的后代流产、死胎或畸形儿的风险极高，所以不宜生育，若生育应做产前诊断。

（3）夫妻一方为同源染色体的平衡易位、整臂易位和插入易位携带者，一般不可能生育出正常的后代，只能形成部分三体性和部分多体性患儿。

五、遗传咨询的常见实例

例 1. 一对夫妇生了一个软骨发育不良性侏儒患者，前来遗传咨询。

这种病在临床上用放射学即可诊断，该病的遗传方式为 AD 遗传，完全外显，表现度也很少变化。如果双亲表型都正常，该患儿的出生很可能是父亲或母亲的生殖细胞基因发生突变所致。这种情况下，再生一个孩子的复发风险很低，大约为 1/12 000，因此，可以生第二胎；如果双亲之一也是软骨发育不良性侏儒，则再次妊娠有 1/2 的风险生育患儿。这种情况下，必须在妊娠后进行产前诊断，用 B 超扫描可以检出患儿，经选择性流产可防止患儿的出生。

例 2. 一对刚结婚的青年男女，女方的弟弟患 PKU，由于担心婚后也生育 PKU 患儿而来进行遗传咨询。

对于这个问题，咨询医师首先应该先复查患者，PKU 为 AR 遗传，如确诊其弟弟患 PKU，则其父母亲都是肯定携带者，从理论上估计，该女子虽然表型正常，但有 2/3 的可能性为杂合子。此病在我国人群中的发病率为 1/16 900，致病基因频率为 1/30，携带者的频率为 1/65。即男青年是携带者的频率为 1/65，他们婚后生出 PKU 患儿的风险为：2/3×1/65×1/4=1/390，这种风险并不高。咨询医师还应进一步向他们说明，怀孕后可作产前基因诊断，确证胎儿是否为 PKU 患儿，如果是 PKU 患儿可进行治疗性流产；如果产前没有做基因诊断，孩子出生后，即可进行早期诊断，一旦诊断为 PKU 患儿，立即进行饮食控制疗法，用低苯丙氨酸食物喂养婴儿，可收到良好的疗效。如果能在婴儿出生后 1 个月内开始治疗，坚持到学龄期，患儿智力可不受损伤，如开始治疗较晚，则患儿智力将受到不可逆的损伤。2007 年我国首例 PKU 孕妇，通过饮食控制成功诞下正常婴儿。

例 3. 某男性，38 岁，两次结婚，第一妻妊娠 8 次均于妊娠 2 个月左右流产，故离婚，与第二妻婚后，女方受孕 3 次也在 3 个月内流产，要求明确流产原因及是否能再妊娠。

本例显然是男方的问题，特别是因为在询问病史中得知其第一妻与其离异后再婚生育正常。在 3 个月内自然流产者 50%的病因是由于染色体异常，特别是男方原因引起的更是如此，故首先检查男女双方的核型。经检查，女方核型正常，男方为 13 号同源染色体间的平衡易位 t（13q；13q）。这类同源染色体间的罗伯逊易位携带者有 5 种：t（13q；13q）、t（14q；14q）、t（15q；15q）、t（21q；21q）及 t（22q；22q）。由于这类易位不能形成正常的配子，故不可能有正常的后代，这时应劝男方做绝育手术，如双方同意可进行人工授精或领养。如果男方是非同源罗伯逊平衡易位，如 t（13q；14q）等，则仍然有 1/2 为部分三体和部分多体患者（畸形儿和流产）、1/4 为同样的携带者、1/4 正常。对后代危害极大，也应劝阻再次生育，若生育应做产前诊断。

例 4. 一对夫妇生出了一个智力低下的患儿前来就诊，咨询能否治疗？如再生育是否会出现同样的情况？

对于这类问题，咨询门诊经常遇到，大约占咨询门诊病例的 50%。咨询医师首先应该对患儿做一些必要的检查，以了解智力损伤的严重程度和一些并发症。然后查找原因，鉴别出是否能够治疗的病型，以便及早进行治疗。

智力低下的原因比较复杂，它涉及单基因、多基因与染色体的遗传因素，也涉及环境因素。其中较多见的有下列几种：

（1）AD 遗传所致的智力低下，如结节性硬化、多发性神经纤维瘤、慢性进行性舞蹈症（青年型）等均伴有智力低下；如果双亲之一有智力低下，子女发病风险为 50%。

（2）AR 遗传病所致的智力低下约占智力低下的 5%，患儿的父母为肯定携带者，子女的发病风险为 25%。这类疾病如 PKU、半乳糖血症、甲状腺功能低下、同型胱氨酸尿症、枫糖尿病、黏多糖贮积症 I 型、黑朦性痴呆、肝豆状核变性、小脑畸形等都伴有不同程度的智力低下。

（3）XR 遗传病所致的智力低下占智力低下的 1%～3%，如自毁容貌综合征、脆性 X 综合征、脑-眼-肾综合征、黏多糖贮积症Ⅱ型等，均有智力低下的表现。双亲正常的家庭出现患儿，说明其母亲大多为携带者，再次妊娠发病风险儿子为 50%，女儿有 50%为携带者。

（4）染色体异常所致的智力低下约占智力低下的 10%。21 三体性唐氏综合征最为常见，其他的常染色体异常也可引起智力低下，如嵌合体、易位性唐氏综合征。如果双亲核型正常，则复发风险较低，但要注意母亲的妊娠年龄。如果双亲之一为易位携带者时，复发风险为 10%。性染色体异常引起的疾病，如性腺发育不全，可伴有轻微的智力损伤，这可能是 X 染色体失活的缘故。

（5）多基因遗传所致的智力低下，占智力低下的 15%～20%。患儿的智力损伤多数为轻度到中度，患儿的父母智力水平也有可能偏低，下次妊娠的复发风险＜5%，如果已生了两个智力低下的患儿，或双亲智力正常，已生育 1 个患儿，双亲同胞中有 1 个患者，则复发风险将超过 10%。

（6）环境因素所致的智力低下，约占智力低下的 20%。如胎儿宫内各种病毒感染，风疹病毒感染可致多发畸形和智力低下；巨细胞病毒感染也可使胎儿出生后有小脑畸形和智力低下；弓形虫感染也可导致新生儿出现小脑或脑水肿，并伴智力低下。环境中的致畸剂可引起智力低下，如 X 线照射可导致胎儿小头畸形和智力低下；孕妇服用苯妥英钠、乙内酰脲（又名海因）、碘化钾，可引起胎儿生长发育迟缓和出生后的智力低下；母亲的营养缺乏，如饮食中缺碘使胎儿的智力受到严重的损伤；新生儿的营养不良，如蛋白质的严重缺乏，也会影响智力发育。产伤、产程缺氧及出生后因素（颅脑组织感染和外伤、中毒、内分泌失调、营养不良等）也可导致智力低下。

（7）原因不明的智力低下占 30%～40%。

对于上述种种原因，咨询医师必须仔细鉴别，才能提出有效的对策，供咨询者选择决定。人类大脑的神经细胞和神经胶质细胞主要于胎儿期到出生后 3 岁内分裂增殖，到出生后 8 岁完成分化。为避免儿童在大脑发育定型后造成的不可挽回的影响，对智力低下进行早期确诊和矫治是十分重要的。这是因为 1～4 岁是大脑发育的重要时期。如 PKU、半乳糖血症、甲状腺功能低下和同型胱氨酸尿症等，如能在出生后早期诊断，及早开始饮食控制治疗或药物治疗，可收到较好的疗效，可使患儿达到基本正常的智力水平。

例 5. 一对青年夫妇第一胎生出一个无脑儿的孩子，前来进行遗传咨询。

无脑儿是胚胎发育过程中神经管缺损所造成的。一对夫妇生出一个无脑儿后，再次妊娠胎儿患神经管缺损的风险可达 5%～6%。如果该家系中另有其他成员也患神经管缺损（如脊柱裂），不论该患者是患儿的一级亲属还是二级亲属，再次妊娠患神经管缺损的风险均高于 10%，属于高风险。咨询医师一定要详细了解其家族史以后，再估计复发风险，并对他们的生育计划给予指导。

对这种畸形，检测羊水中的甲胎蛋白、乙酰胆碱脂酶或 B 超扫描，都可以进行产前诊断，早期选择治疗性流产，避免患儿的出生。这对夫妇如果再次妊娠，一定要进行产前诊断，或在产前先检测孕妇血液中的甲胎蛋白水平，也可预测胎儿是否有神经管缺损，如果母血中甲胎蛋白含量高，再进行羊膜穿刺抽取羊水。检测羊水中的甲胎蛋白水平，防止患儿的出生。

例 6. 一位 22 岁的女性，由于本人无月经，外生殖器发育异常，前来求诊，咨询是否可结婚，婚后能否生育。

体检中发现该女性阴蒂肥大，呈龟头状，阴道末端与尿道同一开口，第二性征呈女性，乳房发育，腋毛与阴毛均呈女性分布，子宫、输卵管及卵巢可扪及。由于外生殖器特点及无月经应考虑两性畸形的可能性，此时做染色体检查是必要的。因为两性畸形分为真性与假性两类：真性具有两种性别表型，既有睾丸又有卵巢，核型多为 46，XY/46，XX 嵌合体，而男性假两性畸形，即睾丸女性化综合征，核型为 46，XY，具有女性性征。本例核型检查结果为 46，XX/46，XY，结合临床表现诊断为真两性畸形。这类问题的处理要特别慎重，要充分考虑其性腺及外生殖器发育的情况、年龄、社会性别及个人要求，提出建议。本例考虑到其社会性别已属女性，建议手术处理使其向女性转化。在剖腹探查后发现左侧为卵巢，由于卵巢有可能恶性变，故建议切除。手术将阴道和尿道分开并作阴道成形术，这样婚后可有正常性生活，并有可能妊娠。

作为人类性别的判断标准有 4 条。①遗传性别：取决于受精卵的性染色体，有两条 X 染色体的为女性，一条 X、一条 Y 则是男性；②性腺性别：有卵巢的为女性，有睾丸的为男性；③表型性别：即外生殖器及青春发育后表现的第二性征，从外表判断是男或是女，这也是一般人认为的性别标准；④抚养性别及社会性别：是某个人被抚养及投入社会活动的性别身份。一般情况下，人的 4 种性别应是完全一致的。但是因从受精卵长成一个有特定性别的新生儿及到达青春期，其间经历很多复杂的性征发育过程，任何一个阶段的障碍和异常都可能导致前三种性别的矛盾，即可发生两性畸形。对于怀疑两性畸形者，应及早做性别鉴定，确定真正性别后应权衡各方面因素及早选定社会性别，选择合理的抚养方式，必要时进行适当的性别矫形手术，以减少心理创伤。对处于青春期后的需决定手术改变性别的患者，咨询医师要特别注意耐心解说手术的利弊，包括身体、心理上的变化及社会融入和社会接纳问题。

第四节　婚姻指导及生育指导

对遗传病患者及其亲属进行婚姻指导和生育指导，必要时选择结扎手术或终止妊娠，可防止患儿出生，减少群体中相应的致病基因。

一、婚 姻 指 导

（1）显性遗传病能致死、致残、致患者，其下一代患病风险达 50%，如所患的疾病不能进行产前诊断，患者不宜结婚。

（2）隐性遗传病的杂合子间的婚配是生育重型遗传病患儿的最主要来源，如所患的疾病比较严重，且不能进行产前诊断，或疗效较差，此类杂合子间不宜结婚。

（3）近亲婚配可使后代患病的概率增加许多倍，因此近亲之间不宜结婚。

（4）严重的多基因遗传病患者可能携带更多的致病基因，使其后代更易患病，因此患者之间不宜结婚。

二、生 育 指 导

（1）对已婚的遗传病患者，已明确双方为同一隐性遗传病的携带者而又不能进行产前诊断时，需进行绝育。

（2）如果女性 X 连锁致病基因携带者已受孕，应做产前诊断，确定胎儿的性别和疾病情况，进行选择性流产。

第五节　新生儿筛查

新生儿筛查（newborn screening）是指在新生儿期对严重危害新生儿健康的先天性遗传病施行专项检查，提供早期诊断和治疗的母婴保健技术。为做好新生儿疾病筛查工作，卫生部于 2008 年开始对 2004 年印发的《新生儿疾病筛查技术规范》进行修订，2009 年卫生部发布《新生儿疾病筛查管理办法》，目前《新生儿疾病筛查技术规范（2010 版）》已由卫生部修订后印发。2010 年版技术规范包括 6 个部分：①新生儿遗传代谢病筛查血片采集技术规范；②新生儿遗传代谢病筛查实验室检测技术规范；③苯丙酮尿症和先天性甲状腺功能减退症诊治技术规范；④新生儿遗传代谢病筛查操作流程；⑤新生儿遗传代谢病筛查知情同意书；⑥新生儿听力筛查技术规范、新生儿听力筛查技术流程和新生儿听力筛查知情同意书。

我国列入筛查的疾病有 PKU、先天性甲状腺功能减退症（congenital hypothyroidism，又称家族性甲状腺肿）、先天性肾上腺皮质增生症（congenital adrenal hyperplasia）、G6PD 缺乏症（南方）等 4 种代谢病及听力障碍。如上海市儿童医院新生儿疾病筛查中心年筛查量近 70 000 人，覆盖率达 97%。截至 2008 年底，中心筛查近 80 万新生儿，确诊近 500 例代谢病患者，经中心随访治疗，99%的患者智力和体格发育均正常。

新生儿筛查程序包括血片采集、送检、实验室检测。血样的采集要在出生后 72 小时内，婴儿至少哺乳一次后，采取 2～3 滴足跟血滴于专用采血滤纸卡上，自然干燥后即密封送检。尿样的采集是在新生儿的尿布中夹着滤纸或直接收集新鲜尿液 1.2～2ml（图 17-5）。

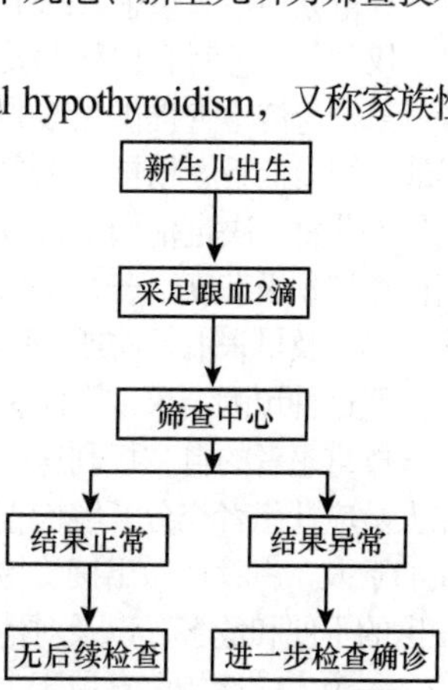

图 17-5　新生儿筛查流程

新生儿筛查的检测技术也在不断更新，如 PKU 过去常采用 Guthrie 细菌抑制法，现已逐步被连续流动荧光分析和串联质谱技术取代。细菌抑制法是基于枯草杆菌（*Bacillus subtilis*）对β-噻吩丙氨酸敏感的特性，将枯草杆菌与琼脂相混，并将β-噻吩丙氨酸加入平皿中，将印有血斑的滤纸用打孔机打下的3～6mm直径小片，放置于琼脂上，每个平皿中放置多个小片，在37℃温箱中培养24小时，只在血中苯丙氨酸升高的血斑滤纸周围，才能看到枯草杆菌在苯丙氨酸、苯丙酮酸、苯乙酸含量高的情况下形成增殖环，与平皿中央的标准相比较即可知其含量，从而做出诊断。而荧光分析法可以直接检测血斑标本中苯丙氨酸含量。除此之外，连续流动荧光分析技术还可以用于先天性甲状腺功能减低、半乳糖血症和G6PD缺乏症的筛查。

我国新生儿遗传代谢性疾病筛查率已从2002年的15%提高到2011年的69.6%，部分省市的新生儿遗传代谢性疾病筛查率已超过95%，新生儿听力障碍筛查率达到90%以上。

第六节 遗传医学中的伦理学

遗传医学是为遗传病患者提供临床服务的一门学科。在目前所提供的遗传咨询、基因诊断（包括携带者检出）、产前诊断、细胞遗传学检查、基因治疗和辅助生殖等遗传医学的服务内容中，由于遗传物质的异常可以传递给下一代，这就使得遗传医学服务不仅关系到患者或当事人本人，也涉及其他家庭成员和亲属，从而可能引起一系列伦理学问题。

一、医学伦理学原则

遗传医学的服务应遵循下列医学伦理学原则：有利与无害、尊重、公正。

（一）有利与无害原则

医学遗传学的研究和应用应维护和促进患者或当事人的利益，不能以任何理由剥夺他们生命、健康、结婚等权利。例如，亨廷顿病一般发病年龄在40～50岁，此病还没有有效的治疗手段，如果某人是一位症状前突变基因携带者，让其知道自己的实情，是利大于弊还是弊大于利？至今尚未得到公认。一方面，基因突变检测是有益的，为避免下一代患者的出生，他可以不结婚或结婚但不生育，也可采取产前诊断、辅助生殖等措施，这对家庭和社会都有好处；另一方面，基因突变检测会增加患者的思想负担，带来巨大的心理压力，如果携带者已结婚生子，其致病基因可能传递给了下一代，这会造成携带者的负罪感。

（二）尊重原则

尊重原则指尊重患者的个人自主权、知情同意权、保密权和隐私权。尊重患者首先是尊重患者的自主权利，即患者有权利就关于自己的问题做出决定，这就要求医师或提供遗传服务的工作人员向患者就某种遗传检查提供足够的信息，使患者根据这些信息做出独立的、自愿的判断。但有些患者由于年幼、智力低下、精神不正常等，缺乏自主做出合理决定的能力。例如，在遗传病家系中，如果风险成员是儿童，决定他们是否应该进行遗传学检查是一个十分困难的问题，父母通常对风险儿童的遗传病检查持积极态度，若儿童患的是无法有效治疗的疾病，父母可以尽早做好准备；对儿童的晚发性疾病，如果及早采取预防或治疗措施，能降低发病率或延长寿命。因此，对儿童进行遗传学检查是有利的，但这种预测结果常常使患儿受到不必要的歧视。

尊重患者的自主权利这一原则要求，在进行遗传学检查前要取得患者的知情同意。医务人员或研究人员应让患者充分了解检查的目的、必要性、风险及可能出现的结果，并争取他们的配合，而不能强加于人。患者在做出接受检查的决定前，应知道检查的性质、持续时间、目的、方法和手段，可能发生的不便和危害，以及对他的健康和个人可能产生的影响。

一个人的遗传信息属于个人隐私的范畴，医务人员应予以保密。如果隐私信息被第三者掌握，容易给患者或当事人造成伤害，第三者包括家庭成员、雇主、其他人员等。

（三）公正原则

公正原则是指对患者或当事人应公平对待，不应该因性别、经济能力等不同而有差别。遗传信息被第三者掌握后，可能影响当事人一系列的社会权利问题，如能否享有生育权利、工作权利、父母选择子女性别的权利和获得医疗健康保险的权利，有可能在求学、就业、婚育、保险等方面受到不公平的待遇。

有一类疾病，易感基因突变并不一定致病。例如，AD 遗传性乳腺癌和卵巢癌与易感基因 *BRCA1* 和 *BRCA2* 的突变有关。突变基因携带者中有 50%～95%机会发生癌变，对杂合子进行遗传学检查是有利的，易感个体可以定期采取措施监视疾病的发生或采用手术治疗以降低发病的危险。但是，由于在癌症监测和癌变危险性估计方面都存在不确定性，有关措施需要易感个体来决定，医务人员应考虑到易感个体生命质量、健康保险等问题，对检查结果保密。如果检查结果被第三方知道了，可能导致携带者受歧视，这与通常的公正原则是不相容的。

遗传医学的迅猛发展，使之在人们健康和疾病中发挥越来越大的作用，如果能够合乎伦理原则地应用它，必将使人们更健康、幸福地生活。

二、遗传医学服务中伦理问题

目前遗传医学所提供的主要服务内容是：遗传咨询、基因诊断、产前诊断、细胞遗传学检查、基因治疗和辅助生殖等，其意义在于提高遗传病患者的治愈率、降低遗传病的发生率和减少遗传病新生儿的出生率。遗传医学服务的主要对象是与基因或染色体异常有关疾病的患者、携带者及其亲属，目标是帮助他们：①尽可能正常地生活和生育；②在健康和生殖问题上作出知情选择；③帮助他们进入相关的医疗服务机构（诊断、防治、康复）或社会支持系统。

因此，遗传医学服务的对象、目的和方法等均有一系列的特点，显然与遗传学知识和技术用于选育或改造动植物品种不同。在遗传医学服务中既要遵循医学伦理学原则，又要权衡遗传医学服务的特殊性。

（一）遗传咨询时应遵循的伦理原则

遗传咨询与普通门诊不完全一样，咨询者和一般患者也有很大不同，许多咨询者前来咨询时心存顾虑。作为咨询医生，应该在充分了解咨询者心理的情况下，设法打消他们的种种顾虑，通常的做法是告诉咨询者：①遗传病是一种疾病，不必有羞耻感；②尽管致病基因由父母遗传而来，但那是不以人的意志为转移的；③患病不是一种惩罚，父母无须将自己的任何行为或过失与遗传联系在一起，无须自责或相互指责，无须产生任何道德、伦理方面的思想负担。

根据遗传咨询的特点和咨询者的心理状态，咨询医师应遵循如下伦理原则。

1. 尊重隐私权　遗传咨询不宜在有无关人员在场的环境中进行，个人的隐私权应得到充分尊重。必要时咨询医师可以与前来咨询的夫妇分别谈话。这是因为遗传病不像感染性疾病或其他疾病，只涉及患者本人，而家系调查不可避免要涉及亲属，如父母、兄弟、姐妹。除了信任医师以外，咨询者可能不愿其他人甚至自己的配偶知道自己和家人的情况。如一位母亲为了自己成年儿子的生育问题，要求医生代为详细了解儿媳一家的患病情况。这说明即使在家庭内部成员之间，对有关遗传情况的交流仍然是敏感的。因此。咨询医师应当尊重咨询者的隐私权，为获得的资料保守秘密，避免这些资料被他人、雇主和保险商等利用，这将有利于家庭的和谐稳定。

2. 自愿和知情同意　遗传咨询本身应是自愿的、非指令性的，因此当咨询医师要求患者及其家系成员进行遗传学检查时，也应贯彻自愿，即知情同意的原则，以及对患者有益无害的原则。应让患者及有关人员充分了解检查的目的与必要性，并争取他们的主动配合。无论何时，有可能的时候，让儿童和青少年介入对自身有影响的决定。

3. 自主决定 咨询和检查的结果有可能证实遗传病的存在或计算出后代的再发风险。如证实一名儿童或胎儿为21三体综合征患者，或父母中一方是D/G易位的携带者。此时咨询医师应当向咨询者（患儿父母）详细介绍疾病的原因、后果和预后，以及不同核型的再发风险大小。但咨询医师绝不应代替患儿父母作出任何决定，包括是否继续受孕或人工流产等，决定权应属于患儿父母。任何咨询都应是非指令性的，决定权在于咨询者。

（二）遗传学检查中应遵循的伦理原则

遗传学检查包括分子遗传学和细胞遗传学检查。按进行的时间可分为产前检查（包括着床前检查）、患者的诊断性检查和预测性检查。

医师在进行遗传学检查时应遵循尊重隐私、知情同意和对咨询者及相关成员有益无害的原则。

除应遵循上述原则外，对于迟发遗传病的基因检查和家庭风险成员的检查，还有一些特别值得注意的问题。

对于某些遗传病，如亨廷顿病等这样的迟发遗传病，目前尚无有效的根治手段，甚至也无防止临床发病的有效措施。在进行迟发遗传病发病前的基因检查时，首先应进行遗传咨询，让受检者通过咨询充分了解疾病是否遗传、能否治疗及传递的风险等，使之有充分思想准备接受检查的结果。经过咨询后，受检者可能会改变初衷，放弃基因检查。其次，任何检查都应征得受检者的同意，咨询医师不应为了谋利或其他的目的进行指令性的检查。最后，任何检查的结果都应当为受检者保守秘密。

在遗传病家系中，除患者外，其他风险成员也可能自己要求检查，以了解自身是否为致病基因携带者，但通常更可能的是，在为咨询者进行遗传病检查，尤其家系分析时，要求未患病同胞和亲属提供标本进行染色体或基因分析，这确实可能引起一系列的伦理学问题，其中包括咨询（受检）者的心理负担、对亲属的负罪感及引起未患病同胞或其他风险成员对检查结果的恐慌，因为他们有可能被诊断为致病基因的携带者。所以，前面提到的自主决定、知情同意、保密和有益无害等原则，也完全适用于风险成员的遗传检查。

风险家庭成员的遗传检查有可能产生上面一些负面影响。然而，从家庭和社会预防遗传病患儿出生角度出发，这样的检查应该是有益的，甚至是必需的。例如，一个亨廷顿病患者的20岁儿子如检查结果证实为致病基因携带者，他可以选择不结婚，或婚后不育，或采取产前诊断、他精人工授精等措施，以避免携带致病基因胎儿的出生，这对家庭和社会都有好处。

（三）基因治疗中应遵循的伦理原则

体细胞基因治疗比较简易可行，也不引起严重的伦理学问题，因为引入基因不会影响到下一代。生殖细胞基因治疗则不同。由于治疗基因引入了生殖细胞或受精卵，它可以一代代地传递下去，从而改变子孙后代的遗传结构。这就提出了一系列的社会伦理问题，主要是现阶段基因疗法能否保证安全和有效性，什么是生殖细胞基因疗法的适用范围或指征，而伦理问题的核心是人类应不应该改造自身的遗传结构，或者为了什么目的进行这种改造才是合理的。基因治疗如同基因检测也存在着一些关键问题需要解决。这些问题中既包括技术问题，也包括伦理学、法学和社会学方面的问题。

目前，人类基因治疗的应用仅限于：①遗传病，尤其是严重的、现阶段难以治愈的遗传病，以及其他难治性疾病，如恶性肿瘤和艾滋病等尚无有效治疗手段的严重疾病；②基因治疗技术成熟，引入基因表达调控手段有效，并且经动物实验证明治疗有效的疾病；③导入基因不会激活有害基因如癌基因，抑制正常基因的功能。

同时，目前基因治疗应坚持只针对疾病，而不应该用于：①优生目的，包括未经充分界定的“优化”“改良”或含义尚不清的“遗传素质的提高”；②政治或军事的目的，即通过改造遗传结构而达到控制某一个体、群体、民族的目的，或用于发展基因战争等。

（四）辅助生殖中应遵循的伦理原则

各种辅助生育所引起的伦理、法律和社会问题大致可分为两类。第一类是由于采用了其他人的生殖细胞或生殖器官（如子宫），可能引发的家庭伦理或法律问题；第二类是辅助生殖手段提供的遗传选择的机会所引发的选择依据、选择标准和选择后果的问题。我国卫生部于 2001 年发布了《人类辅助生殖技术管理办法》和《人类精子库管理办法》，这是我国开展辅助生殖的行政规范和依据。

人工授精的家庭伦理和社会问题：采用丈夫精子不存在严重的伦理法律问题，最多只有性与生育分离的问题；但使用供体精子则有一系列的问题需要考虑和明确。有关精子库和人工授精的实施已有明确的条例规定。而伦理方面已经比较明确的是：①供精者只是提供精子或遗传物质，不能成为孩子的父亲；②尽量维护受精者的家庭稳定和避免家庭伦理问题的发生，为当事人即供精者和受精者保密并不应让孩子知道谁是供精者等，以利于孩子的健康成长；③不应过多地使用同一供体的精子。按我国规定，一名供精者最多只能提供精子给五名妇女受孕。

出于上述伦理和家庭稳定方面的考虑，在实施人工授精中应当贯彻如下原则：①夫妇双方自愿，并提出申请；②院方严格控制指征，包括要求出具不孕症的证明等，并不应为未婚男女、寡妇、身体健康而又非不孕症患者实施人工体外受精；③供精者知情同意，有妻室者还需征得妻子同意；④供精者与受精者互盲，与后代互盲，实施人工授精操作的医务人员与供精者互盲，与后代互盲。所有这些保密要求主要是保护受精者的利益，并有利于孩子的健康成长，当然受精者也应对后代保密。

体外受精的家庭伦理问题：试管婴儿的家庭伦理问题主要是因孩子有多个父母和利用代孕母亲引起的。所谓多个父母是指：提供精子或卵子的遗传父母、生后的养育父母、兼有两种身份的完全父母及提供子宫的代孕母亲。因此，试管婴儿可以：①只与父亲有血缘关系；②只与母亲有血缘关系；③与父母均有血缘关系；④与父母双方均无血缘关系；⑤与母亲有孕产关系；⑥与母亲无孕产关系，即由代孕母亲孕产等。

由于婴儿与父亲、母亲、代孕母亲在提供遗传物质、受孕生产和抚育三个方面可能出现的不一致性，这就导致了比人工体内受精更加复杂的家庭伦理和法律问题。即以谁提供卵细胞、谁完成受孕和生产、产后谁抚养就可区分遗传母亲、孕产母亲和抚养母亲等。虽然传统观念认为有血缘关系，即认为遗传父母才是真正的父母，但从稳定家庭和有利人工授精技术的应用出发，大多数国家，包括我国在内都主张抚养教育的父母才是真正的父母，并从法律上加以确认。

1997 年威尔穆特（Wilmut）将绵羊的乳腺细胞核移植入去核的成熟卵细胞中复制了多利羊，从而开创了克隆技术的新纪元，也引发了克隆人对自然、社会和伦理影响的大讨论。克隆人的身份问题、克隆人的社会地位、权利问题及克隆人会不会遭到社会的歧视等问题都是摆在人们面前亟待解决的难题。目前各国政府对“克隆人”基本持否定态度。

随着功能基因组学和蛋白质组学研究的深入与发展，遗传医学为临床医学提供的服务内容将更加广泛与深入，遗传咨询、基因诊断、产前诊断和基因治疗等将赋予更新、更多的内容，这要求在掌握和实施日益发展的现代医学的同时，充分掌握现代遗传医学服务的伦理准则也是所有医务工作者的职责。

Summary

The prevention of hereditary disease mainly includes population screening and family register of serious hereditary disease, genetic counseling, prenatal diagnosis, neonatal screening and carrier checking and so on.

Genetic counseling is an important measure of prepotency. The first procedure is to diagnose whether the diseases are hereditary or not, if they are, then we should confirm the pattern of inheritance. The recurrence risk can be evaluated according to the features of hereditary patterns. Finally, we should give suggestions to patients or their relatives and observe the people who are bound to get the disease.

A genetic carrier is a person who carries a mutation gene (aberrational chromosome) transmissible to subsequent generations where it is expressed as an abnormality, but who does not display that trait or show symptoms of the disease. Genetic carrier testing is an analysis of DNA, chromosomes, or gene products to provide specific information about variations in the number or form of genes or chromosomes in an individual.

Genetic ethics is the study of ethical issues arising from medical genetics. Ethical issues involve the code of ethics in genetic counseling, genetic testing, gene therapy, and assiste reproduction technology (ART). Genetic ethics can comply with the following rules, ①Autonomy: Being free to make decisions; ②Beneficence: Doing the right thing, promoting well being and preventing harm; ③Justice: Being fair; ④No maleficence: Doing no harm; ⑤Veracity: Telling the truth; ⑥Fidelity: Keeping all contracts and promises.

（张　喆）

主要参考文献

杜传书. 2018. 医学遗传学. 2 版. 北京：人民卫生出版社
刘祖洞，乔守怡，吴燕华，等. 2013. 遗传学 3 版. 北京：高等教育出版社
王培林. 2000. 遗传病学. 北京：人民卫生出版社
王培林，傅松滨. 2016. 医学遗传学. 4 版. 北京：科学出版社
左伋. 2018. 医学遗传学. 7 版. 北京：人民卫生出版社

医学遗传学学习的信息资源

一、数 据 库

（一）生物医学资料数据库

http://www.genome.ad.jp/dbget/dbget.links.html
https://www.ncbi.nlm.nih.gov/pubmed
http://www.ncbi.nlm.nih.gov/Genbank/GenbankOv
http://www.ebi.ac.uk/srs/srsc/
http://genome.dkfz-heidelberg.de/igd/
http://expasy.hcuge.eh
http://www.ncbi.nlm.nih.gov/science96/
http://www.hgmp.mrc.ac.uk/GenomeWeb/

（二）DNA 资料库

http://www.cdnap.org/
http://www.ebi.ac.uk/embl/
http://www.ddbj.nig.ac.jp/
http://www.ncbi.nlm.nih.gov/dbEST/
http://www.ncbi.nlm.nih.gov/dbSTS/
http://www.ncbi.nlm.nih.gov
http://www.ncgr.org/gsdb/gsdb.html

（三）转基因数据库

http://www.mshri.on.ca/nagy/cre.htm
http://tbase.jax.org/
http://transfac.gbf-braunschweig.de/TRANSFC/index.html

（四）基因表达数据库

http://www.dkfz-heidelberg.de/molecular_embryology/axeldb.htm
http://bodymap.ims.u-tokyo.ac.jp/
http://www.cbil.upenn.edu/cbil_home/notfound.php3
http://pbio07.de/

（五）蛋白质及其相关数据库

http://www.expasy.org/sprot/
http://www-nbrf.georgetown.edu/pir/
http://www.mips.biochem.mpg.de/

http://www.expasy.org/prosite/
http://www.ebi.ac.uk/interpro/
http://bioinformatics.weizmann.ac.il/
http://genome.wustl.edu/Pfam/
http://bioinf.man.ac.uk/dbbrowser/PRINTS/
http://protein.toulouse.inra.fr/prodom/current/html/home.php
http://protomap.cornell.edu/
http://pmd.ddbj.nig.ac.jp/
http://www.gdb.org/Dan/proteins/pir.html
http://www.gdb.org/Dan/proteins/owl.html
http:// www.blocks.fhere.org
http://histo.cryst.bbk.ac.uk
http://immuno.bme.nwu.edu

（六）蛋白双向电泳数据库

http://www.expasy.org/ch2d/2d-index.html
http://www.phoretix.com/customers/wl_2d_specific_sites.htm

（七）人类基因突变及疾病相关数据库

http://archive.uwcm.ac.uk/uwcm/mg/hgmd0.html
http://www.ebi.ac.uk/mutations/
http://www.kisac.ki.se/
http://snp.cshl.org/
http://www.ncbi.nlm.nih.gov/SNP/
http://www.ncbi.nlm.nih.gov/Omim/Index/mutation.html
http://bioinf.uta.fi/BTKbase/database.html
http://www.cbc.umn.edu/tad/
http://www.eur.nl/FGG/CH1/pompe/

（八）其他数据库

http://www.informatics.jax.org/
http://genome-www.stanford.edu/index.html
http://moulon.inra.fr/acedb/acedb.html
http://morgan.harvard.edu

二、网络期刊（医学遗传学学习与应用网址）

（一）基因组网站

http://igweb.integratedgenomics.com/GOLD/
http://www-genome.wi.mit.edu/
Gopher://megasun.bch.umontreal.ca/11/Organelles/Genomes
http://www.wiley.com/legacy/wileychi/genomics/

http://www.gene.ucl.ac.uk/hugo/

（二）RNA 网站

http://mbcr.bcm.tmc.edu/smallRNA/smallrna.html
http://www.rna.ucla.edu/
http://medstat.med.utah.edu/RNAmods/
http://132.210.163.235/subviral/home.cgi
http://alt-www.uia.ac.be/u/nicolai/rrna.html

（三）生物学学习与研究网站

http://medgen.genetics.utah.edu/
http://www.genetide.com（基因潮）
http://www.chinagenenet.com（中华基因网）
http://www.chinagene.cn（中华遗传网）
http://www.biosino.org（中国生物论坛）
http://www.bioon.com（生物谷）
http://www.biooo.com（中国生物论坛）
http://www.biosino.org.cn（中国生物信息网）
http://www.ebiotrade.com（生物通）
http://www.protocol-online.org/（实验方法站点）
http://www.bioprotocol.com（生物技术收集网站）
http://www.bioon.com/bioengineering/moletech.htm（分子生物学实验方法大全）

（四）医学遗传学学习与研究网站

http://medgen.genetics.utah.edu/
http://www.gcnet.org.cn（中国遗传咨询网）

中英文名词对照索引

Z

其他